Fresenius · Niklas · Schilcher
Freiverkäufliche Arzneimittel

# Freiverkäufliche Arzneimittel

Vorbereitung auf die Sachkenntnisprüfung und Leitfaden für die Praxis im Einzelhandel

Werner Fresenius, Wiesbaden
Herbert Niklas, Stuttgart
Heinz Schilcher, München

5., überarbeitete und aktualisierte Auflage

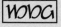 Wissenschaftliche Verlagsgesellschaft mbH Stuttgart 2001

**Anschriften der Autoren**

**Prof. Dr. Werner Fresenius**
Pommernstr. 29
65205 Wiesbaden

**Dr. Herbert Niklas**
Eichhaldenstr. 10
72074 Tübingen

**Prof. Dr. Heinz Schilcher**
Alfred-Neumann-Anger 17
81737 München

Ein Warenzeichen kann warenrechtlich geschützt sein, auch wenn ein Hinweis auf etwa bestehende Schutzrechte fehlt.

Die Deutsche Bibliothek – CIP-Einheitsaufnahme

Freiverkäufliche Arzneimittel: Vorbereitung auf die Sachkenntnis-Prüfung und Leitfaden für die Praxis im Einzelhandel / von Werner Fresenius ; Herbert Niklas ; Heinz Schilcher. – 5., überarb. und aktualisierte Aufl. – Stuttgart : Wiss. Verl.-Ges., 2001
ISBN 3-8047-1840-X

© 2001 Wissenschaftliche Verlagsgesellschaft mbH, Birkenwaldstr. 44, 70191 Stuttgart
Printed in Germany
Satz: Mitterweger & Partner Kommunikationsgesellschaft mbH, Plankstadt bei Heidelberg
Druck und Bindung: Kösel, Kempten
Umschlaggestaltung: Atelier Schäfer, Esslingen

# Vorwort

Nach weiteren arzneimittelrechtlichen Änderungen legen wir nunmehr die 5. Auflage des Lehrbuches zum Erwerb der Sachkenntnis im Einzelhandel mit freiverkäuflichen Arzneimitteln vor. Das Buch ist das Ergebnis von Überarbeitungen und Aktualisierungen aller drei Autoren. Neben Anregungen aus der Praxis sind insbesondere das jeweils gültige Deutsche Arzneibuch (DAB) und das Europäische Arzneibuch (Ph. Eur.) sowie die neuen arzneimittelrechtlichen Regelungen, darunter die Neufassung der Verordnung über apothekenpflichtige und freiverkäufliche Arzneimittel, berücksichtigt.

## Teil 1: Anleitung zum Erwerb der Sachkenntnis im Einzelhandel für freiverkäufliche Arzneimittel

Schrittweise wird mit den 7 Prüfungsgebieten, die in § 4 der Verordnung über den Nachweis der Sachkenntnis im Einzelhandel mit freiverkäuflichen Arzneimitteln festgelegt sind, vertraut gemacht.

## Teil 2: Arzneimittelkunde (Fertigarzneimittel)

Darreichungsformen, Zubereitungen und die wichtigsten im Einzelhandel außerhalb der Apotheken zugelassenen Arzneimittel werden besprochen. Dabei wird Wert gelegt auf häufig vorkommende wirksame Bestandteile, deren mögliche Gegenanzeigen und Nebenwirkungen.

## Teil 3: Rechtliche Grundlagen (Rechtsvorschriften mit Erläuterungen)

Die rechtlichen Grundlagen werden in diesem Teil ausführlich dargestellt. Die wichtigsten Gesetzestexte werden im Anhang wörtlich wiedergegeben, wobei auch das Heilmittelwerbegesetz Berücksichtigung findet.

Das vorliegende Lehrbuch bietet sämtliche Grundlagen, die zum Erwerb der Sachkenntnis im Einzelhandel **mit freikäuflichen Arzneimitteln** nötig sind. Darüber hinaus dient es zur Vertiefung des Wissens all derjeniger, die bereits die Sachkenntnis besitzen, sich aber im Sinne einer Fortbildung näher mit der Materie befassen wollen. Dieses Buch ist zudem ein Nachschlagewerk für die tägliche Praxis.

Die Autoren bedanken sich für ggf. erforderliche weitere Anregungen auch zu dieser Auflage, um das Lehrbuch in Zukunft ebenfalls praxisgerecht und aktuell vorlegen zu können.

Wiesbaden, Stuttgart, München,
im Mai 2001

Werner Fresenius
Herbert Niklas
Heinz Schilcher

# Abkürzungsverzeichnis

| | |
|---|---|
| AMG (61) | 1. Arzneimittelgesetz, verabschiedet 1961 |
| AMG (76) | 2. Arzneimittelgesetz, verabschiedet am 24. 8. 1976, verkündet im Bundesgesetzblatt am 1. 9. 1976, in Kraft getreten am 1. 1. 1978 |
| BGA | Bundesgesundheitsamt |
| BfArM | Bundesinstitut für Arzneimittel und Medizinprodukte (Sitz Bonn) |
| CE | Zeichen, welches die Übereinstimmung eines Medizinprodukts mit den Richtlinien des Medizinproduktegesetz dokumentiert |
| DAB | Deutsches Arzneibuch 2001 |
| DAC | Deutscher Arzneimittel-Codex 2001 |
| DIHT | Deutscher Industrie- und Handelstag |
| Erg.-Bd. | Ergänzungsband zum DAB 6 |
| EG | Europäische Gemeinschaft |
| EHG | Einzelhandelsgesetz |
| EWG | Europäische Wirtschaftsgemeinschaft |
| GMP | Good manufacturing practices. 1968 von der Weltgesundheitsorganisation herausgegebene Grundregeln für die Herstellung von Arzneimitteln und die Sicherung ihrer Qualität. Später überarbeitet als „Quality Control of Drugs" |
| LMBG | Lebensmittel- und Bedarfsgegenständegesetz |
| ÖAB | Österreichisches Arzneibuch 1990 |
| Ph. Eur. | Pharmacopoea Europaea, Europäisches Arzneibuch 1997 bis Nachhang 2001 |
| TCM | Traditionelle chinesische Medizin |
| WHO | World Health Organization (Weltgesundheitsorganisation) |
| ZLG | Zentralstelle der Länder für Gesundheitsschutz (ZLG für nicht aktive Medizinprodukte) |
| ZLS | Zentralstelle der Länder für Sicherheitstechnik (ZLS für aktive Medizinprodukte) |

# Inhaltsverzeichnis

## Anhang

## Sachregister

# Teil I

**Erwerb der Sachkenntnis
im Einzelhandel für freiverkäufliche Arzneimittel**

Heinz Schilcher

# 1 EINLEITUNG

Im Teil I wird der Studierende schrittweise mit den sieben Prüfungsgebieten, die in § 4 der Verordnung über den Nachweis der Sachkenntnis im Einzelhandel mit freiverkäuflichen Arzneimitteln festgelegt sind, vertraut gemacht. Dieser Teil lehnt sich somit eng an den bewährten Durchführungsmodus der Sachkundeprüfung an der Industrie- und Handelskammer Frankfurt/Main, derjenigen IHK mit der bisher größten Erfahrung (seit 1978) bei der Abnahme dieser Prüfung, an.

Die Anordnung des Stoffes ermöglicht dem Prüfungskandidaten eine optimale Einstellung auf die Prüfung, die, im Sinne der Verordnung, sämtliche sieben Prüfungsgebiete des § 4 (siehe dazu Kapitel 9) der Reihe nach berücksichtigen sollte. Der Gesetzgeber legte nach langwierigen Verhandlungen mit den verschiedenen Interessenverbänden ganz bewusst in Ziffer 2 der Prüfungsanforderungen im Detail fest, was unter Sachkenntnis im Einzelhandel mit freiverkäuflichen Arzneimitteln zu verstehen ist. Es entspricht nicht der gesetzlichen Anforderung, wenn gelegentlich (bei verschiedenen Kammern) nur einzelne Schwerpunkte der sieben Sachgebiete geprüft werden.

Teil I ist aufgrund der rund 40jährigen Erfahrung des Autors im Umgang mit freiverkäuflichen Arzneimitteln betont auf die Realitäten der Praxis abgestimmt. Auf den ersten Blick mögen dem Studierenden oder auch einem Prüfer, der in der Praxis wenig mit freiverkäuflichen Arzneimitteln zu tun hat, die Ausführungen in den Kapiteln 4–8 zu ausführlich erscheinen. In Wirklichkeit werden hier aber viele Details behandelt, die in der täglichen Praxis ständig vorkommen. So betrachtet stellen die Ausführungen im Teil I (ergänzt durch die Teile II und III) nicht nur eine Anleitung zum Erwerb der Sachkenntnis dar, sondern dienen gleichzeitig der Vertiefung des Wissens all derjeniger, die bereits die Sachkenntnis besitzen, sich aber im Sinne einer Fortbildung näher mit der Materie befassen wollen. Letzteres gilt besonders für die Textpassagen, die in Kleinschrift gesetzt sind.

Die Prüfungsanforderungen 1 und 7 des § 4 werden im Teil I nur kurz und in Form von Übersichten besprochen. Sie sind im Wesentlichen Gegenstand der Teile II und III. Bezüglich der genauen Gesetzestexte und der Kommentare dazu wird im Teil I auf die entsprechenden Seiten des Teiles III (Rechtliche Grundlagen) verwiesen. Da viele Prüfungskandidaten Schwierigkeiten bei der Auslegung und Anwendung von Gesetzestexten haben, wird im Teil I weitgehend darauf verzichtet. Der Kandidat wird somit stufenweise an die juristische Materie herangeführt, indem er zunächst mit den die tägliche Praxis betreffenden Gebieten vertraut gemacht wird.

# 2 GESETZLICHE GRUNDLAGE

Das am 1. Januar 1978 in Kraft getretene 2. Arzneimittelgesetz (häufig nur als AMG 76 bezeichnet, da dieses Gesetz am 24. Aug. 1976 verabschiedet und am 1. Sept. 1976 im Bundesgesetzblatt verkündet wurde) regelt im § 50 den **Einzelhandel mit freiverkäuflichen Arzneimitteln**. Die wichtigste Passage im § 50 lautet (den Gesamttext siehe Teil III, Kap. 1.7.7):

*„Die erforderliche Sachkenntnis besitzt, wer Kenntnisse und Fertigkeiten über das ordnungsgemäße Abfüllen, Abpacken, Kennzeichnen, Lagern und Inverkehrbringen von Arzneimitteln, die zum Verkehr außerhalb der Apotheke freigegeben sind, sowie Kenntnisse über die für diese Arzneimittel geltenden Vorschriften nachweist."*

## Durchführungsbestimmung für den Nachweis der Sachkenntnis

Was im Detail unter der Sachkenntnis verstanden wird und wie der Nachweis der erforderlichen Sachkenntnis konkret zu erbringen ist, wird durch die „Verordnung über den Nachweis der Sachkenntnis im Einzelhandel mit freiverkäuflichen Arzneimitteln", die am 20. Juni 1978 erlassen wurde, geregelt. In § 4 dieser Rechtsverordnung wird die erforderliche Sachkenntnis im Einzelnen in 7 Wissensgebiete aufgeschlüsselt. Diese lauten:

*(2) Im einzelnen ist festzustellen, ob der Prüfungsteilnehmer*

1. *das Sortiment freiverkäuflicher Arzneimittel übersieht,*
2. *die in freiverkäuflichen Arzneimitteln üblicherweise verwendeten Pflanzen und Chemikalien sowie die Darreichungsformen kennt,*
3. *offensichtlich verwechselte, verfälschte oder verdorbene freiverkäufliche Arzneimittel erkennen kann,*
4. *freiverkäufliche Arzneimittel ordnungsgemäß, insbesondere unter Berücksichtigung der Lagertemperatur und des Verfalldatums lagern kann,*
5. *über die für das ordnungsgemäße Abfüllen, Abpacken und die Abgabe freiverkäuflicher Arzneimittel erforderlichen Kenntnisse verfügt,*
6. *die mit dem unsachgemäßen Umgang mit freiverkäuflichen Arzneimitteln verbundenen Gefahren kennt,*
7. *die für freiverkäufliche Arzneimittel geltenden Vorschriften des Arzneimittelrechts und des Rechts der Werbung auf dem Gebiet des Heilwesens kennt.*

# 3 WISSENSGEBIET 1 – DAS SORTIMENT DER FREIVERKÄUFLICHEN ARZNEIMITTEL

Um das Sortiment der freiverkäuflichen Arzneimittel, das im Arzneimittelgesetz in den §§ 44, 45 und 46 festgelegt ist, verstehen zu können, muss sich der Prüfungsteilnehmer vorher mit den §§ 2, 3 und 4 des Arzneimittelgesetzes befassen. Die folgende Übersicht nennt nur schlagwortartig die **wichtigsten Begriffe**, deren Kenntnis unerlässlich ist! Der genaue Gesetzestext und der Kommentar dazu sind im Teil III nachzulesen und zu studieren (siehe Übersicht in Tabelle 3.1).

Das Sortiment freiverkäuflicher Arzneimittel, unabhängig davon ob es sich um Arzneimittel im Sinne des § 2 AMG 76 oder um Fertigarzneimittel im Sinne des § 4 (1) AMG 76 handelt, ist in den §§ 44, 45, und 46 gesetzlich verankert (siehe Übersicht in Tabelle 3.2).

Gemäß § 4 der VO über den Nachweis der Sachkenntnis bedarf es eines **gründlichen Studiums** der drei genannten Paragraphen nebst den Anlagen zu den Rechtsverordnungen nach §§ 45 und 46. Das zweite Arzneimittelgesetz vom 24. August 1976 hat, abgesehen von einigen Abänderungen, die Rechtsverordnungen des ersten Arzneimittelgesetzes, die am 1. Oktober 1969 in Kraft getreten sind, übernommen. Einzelheiten über das Sortiment von Fertigarzneimitteln sind im Teil II und im Teil III, Anhang, nachzulesen.

Beim Studium ist vor allem darauf zu achten, dass es neben den sog. **Positivlisten** einschränkende Listen, die sog. **Negativlisten**, gibt.

**Tab. 3.1:** Übersicht über wichtige Begriffe des Arzneimittelgesetzes

| Arzneimittelbegriff §2 AMG 76 | Stoffbegriff §3 AMG 76 | Fertigarzneimittel §4 AMG 76 |
|---|---|---|
| Arzneimittel sind Stoffe und Zubereitungen, die dazu bestimmt sind ... Krankheiten, Leiden ... **zu heilen u. zu lindern,** = „Heilmittel" **zu verhüten,** = „Vorbeugungsmittel" (= Prophylaktika) zu **erkennen,** = Diagnostika Krankheitserreger ... **abzuwehren, zu beseitigen** = Desinfektionsmittel, die am oder im Körper angewendet werden (Näheres dazu s. Teil III, Kap. 1.2) | Stoffe im Sinne des Arzneimittelgesetzes sind: 1. Chemische Elemente und chemische Verbindungen ... 2. Pflanzen, Pflanzenteile und Pflanzenbestandteile ... 3. Tierkörper ... und ... Stoffwechselprodukte von Mensch oder Tier ... 4. Mikroorganismen ... sowie deren Stoffwechselprodukte | Fertigarzneimittel sind Arzneimittel, die im **Voraus hergestellt** (z. B. im Voraus in Tüten abgefüllte Lindenblüten) und in einer zur **Abgabe** an den Verbraucher **bestimmten Packung** in den Verkehr gebracht werden. Zulassung bei der Bundesbehörde ist notwendig, sofern nicht durch eine Standardzulassung die Einzelzulassung entfällt. |
| Als Arzneimittel gelten ferner **Gegenstände,** die ein Arzneimittel **enthalten** bzw. auf die ein Arzneimittel **aufgebracht** ist, sowie Grobdesinfektionsmittel = sog. „fiktive" Arzneimittel (Näheres dazu s. Teil III, Kap. 1.2) | (Näheres dazu s. Teil III, Kap. 1.2) | Medizinprodukte sind Instrumente, Apparate, Stoffe und Zubereitungen aus Stoffen, die zur Anwendung für Menschen zur Erkennung, Verhütung, Überwachung, Behandlung von Krankheiten oder Kompensierung von Behinderungen sowie zur Empfängnisregelung bestimmt sind (Näheres dazu s. Teil III, Kap. 1.2.2). |

**Tab. 3.1:** Übersicht über wichtige Begriffe des Arzneimittelgesetzes (Fortsetzung)

Keine Arzneimittel sind:

| Lebensmittel | Diätetische Lebensmittel | Kosmetika/Medizinprodukte | Futtermittel |
|---|---|---|---|
| ... dienen der Ernährung und besitzen keine überwiegend arzneiliche Zweckbestimmung<br><br>...<br><br>Sie werden **verzehrt**, im Unterschied zu Arzneimitteln, die **eingenommen** werden. | ... dienen besonderen **Ernährungserfordernissen**, z. B. Vitaminmangel zu beheben. | werden äußerlich angewendet und dienen überwiegend der Reinigung, Pflege, Beeinflussung des Aussehens oder des Körpergeruchs.<br><br>**Medizinprodukte** sind Instrumente, Apparate, Stoffe und Zubereitungen aus Stoffen, die zur Anwendung für Menschen zur Erkennung, Verhütung, Überwachung, Behandlung von Krankheiten oder Kompensierung von Behinderungen sowie zur Empfängnisregelung bestimmt sind (Näheres dazu Teil III, Kap. 1.2.2). | ... dienen überwiegend der Tierernährung |

(Näheres zu der Abgrenzung Arzneimittel/Lebensmittel/Kosmetikum/Futtermittel s. Teil III, Kap. 1.2)

**Tab. 3.2:** Sortiment freiverkäuflicher Arzneimittel

| § 44 Ausnahme von der Apothekenpflicht | § 45 Ermächtigung zu weiteren Ausnahmen von der Apothekenpflicht | § 46 Ermächtigung zur Ausweitung der Apothekenpflicht |
|---|---|---|
| Abs. 1: Zu anderen Zwecken als zur Beseitigung oder Linderung von Krankheiten dienend (z. B. traditionell angewendete Arzneimittel nach § 109 a AMG zur<br>– Stärkung, Kräftigung<br>– Besserung des Befindens<br>– Unterstützung der Organfunktion<br>– Vorbeugung)<br>Abs. 2: Bestimmte „Heilmittel"-**Gruppen**, z. B. Pflanzen und Pflanzenteile, Mischungen aus ... Pflanzen und Pflanzenteilen als **Fertigarzneimittel,** Presssäfte aus frischen Pflanzen ..., Destillate aus Einzelpflanzen ..., natürliche und künstliche Heilwässer sowie deren Salze ..., medizinische Bäder, Desinfektionsmittel zum äußeren Gebrauch sowie Mund- und Rachendesinfektionsmittel usw. (komplette Liste s. Teil III, Anhang 1)<br>Charakteristisch für § 44 ist die Aufzählung von Arzneimittelgruppen (z. B. Pflanzenpresssäfte, Teemischungen) und nicht die Auflistung einzelner konkreter Arzneimittel<br><br>**Einschränkungen!**<br>Die oben genannten Arzneimittel können durch Rechtsverordnung zu § 46 (in sog. Negativlisten) vom Verkehr außerhalb der Apotheke ausgeschlossen werden (siehe dazu § 46).<br><br>(zu § 45) **Einschränkungen!** Anlage 1 b = Auflistung verbotener Pflanzen (s. Teil III, Kap. 1.7.3)<br>Anlage 3 = Auflistung von Krankheiten (sog. Krankheitsliste); (s. Näheres dazu Teil III, Kap. 1.7.3) | Durch Rechtsverordnung (vom 28. Sept. 1993) werden in einer sog. Positivliste (= **Anlage 1 a**) Stoffe und Zubereitungen aus Stoffen **konkret** genannt, welche als „Heilmittel" außerhalb der Apotheke vertrieben werden dürfen. Hierzu zählen:<br>Arnikatinktur zum äußeren Gebrauch, Baldriantinktur, Baldrianwein als Fertigarzneimittel, Fenchelhonig als Fertigarzneimittel, Hefe als Tabletten, Melissengeist als Fertigarzneimittel, Milchzucker, Wacholderextrakt, Zinksalbe usw.<br>(vollständige Liste s. Teil III, Kap. 1.7.2)<br>Zusätzlich sind noch folgende Arzneimittelgruppen als Heilmittel erlaubt:<br>**Destillate,** auch aus **Mischungen** von Pflanzen, Pflanzenteilen, ätherischen Ölen ... als ... Fertigarzneimittel, **Dragees, Kapseln oder Tabletten,** aus höchstens vier Drogen ..., **Lösliche Teeaufgusspulver** von Einzeldrogen oder Mischungen aus höchstens 7 Drogen und 4 Indikationsgebieten. Erlaubt sind ferner noch drei Anwendungsgebiete:<br>Mittel gegen Husten oder Heiserkeit zum Lutschen, Mittel als Abführmittel, Mittel gegen Hühneraugen und Hornhaut | Durch Rechtsverordnung zu § 46, in sog. Negativlisten, können Arzneimittel im Sinne des § 44 vom Verkehr außerhalb der Apotheke ausgeschlossen werden:*<br>Anlage 1b: = Auflistung „verbotener" Pflanzen<br>Anlage 3: = Auflistung von Krankheiten, die weder vorbeugend noch heilend mit freiverkäuflichen Arzneimitteln behandelt werden dürfen<br>Anlage 4: = Auflistung „verbotener" Stoffe und Zubereitungen<br>In § 9 der Rechtsverordnung vom 28. Sept. 1993: „verbotene" Eigenschaften (z. B. hormonartige Wirkung)<br>In § 3: verbotene Darreichungsformen (z. B. Injektionslösungen)<br>(s. Näheres dazu Teil III, Kap. 1.7.3)<br><br>* Anmerkung:<br>Die Rechtsvorschriften wurden erlassen auf Grund der §§ 30 und 32 des AMG 61 sowie der §§ 45 und 46 des AMG 76. |

# WISSENSGEBIET 2 – PFLANZEN, CHEMIKALIEN, DARREICHUNGSFORMEN IN FREIVERKÄUFLICHEN ARZNEIMITTELN

## 4.1 Pflanzen und Pflanzenteile

**Begriffsdefinition**

Unter **pflanzlichen Drogen** (Vegetabilien) versteht man: **getrocknete** und damit haltbar gemachte **Arzneipflanzen, getrocknete Pflanzenteile** (z. B. Blätter, Blüten, Früchte, Kraut, Rinde, Wurzel, Wurzelstock) und **Pflanzenbestandteile**, die keine Organstruktur mehr aufweisen (z. B. ätherische Öle, fette Öle, Harz, Aloe, Agar-Agar) bzw. **Pflanzeninhaltsstoffe** (z. B. Menthol, Chamazulen, Flavonoide).

Im englischen Sprachgebrauch bezeichnet das Wort „drug" Arzneimittel ganz allgemein, also auch diejenigen synthetischer Herkunft (z. B. Acetylsalicylsäure als Kopfschmerzmittel). Auch im deutschen Sprachgebrauch bürgert sich der Begriff „Droge" im Sinne von „Arzneimittel" immer mehr ein. Zusätzlich entsteht Verwirrung durch die Bezeichnung der **Rauschgifte als „Drogen"**. Wir haben es in unserem Falle ausschließlich mit „Heilkräutern" bzw. mit Arzneimitteln aus Arzneipflanzen, sog. Phytopharmaka (griech. phytón = Pflanze) zu tun.

**Drogengewinnung – Drogenherkunft**

Rund 60 % der etwa 240 im Drogenhandel befindlichen Drogen werden **wild gesammelt**. Drogen mit großem Umsatz (Kamillenblüten, Pfefferminzblätter, Fenchelfrüchte, Baldrianwurzeln, Sennesblätter, Hibiscusblüten u. a.) werden **kultiviert**. In der Regel besitzen kultivierte Arzneipflanzen, insbesondere wenn ein integrierter Pflanzenschutz betrieben wird, eine Reihe von Vorteilen gegenüber wild gesammelten Pflanzen. Nicht selten weisen

wild gesammelte Drogen höhere Rückstände (Herbizide, Fungizide, Insektizide, Schwermetalle usw.) als kultivierte auf! Der größte Teil der im Handel befindlichen Drogen stammt aus dem **Ausland** (ost- und südeuropäische Länder, Ägypten, Argentinien, überseeische Entwicklungsländer usw.).

**Drogenprüfung**

Da bei Drogen nicht nur Drogenverfälschungen (insbesondere bei wild gesammelten Drogen), sondern vor allem **minderwertige** Partien (– minderwertig z. B. bezüglich des Gehaltes an wichtigen Inhaltsstoffen –) vorkommen und in den Handel gelangen, muss jede Droge, **wenn sie als Arzneimittel abgegeben wird, geprüft** werden. Dabei ist es gleichgültig, ob sie als „Vorbeugungs"- oder als „Heilmittel" verkauft wird. Die Prüfung hat in den meisten Fällen nach einem der zur Zeit gültigen Arzneibücher (siehe Näheres dazu Teil III, Kap. 1.10) zu erfolgen. Auch der Einzelhändler ist z. B. bei der Abgabe von Leinsamen als Mittel **zur Behebung einer Darmträgheit** an die Qualitätsprüfung nach dem Europäischen Arzneibuch (Ph. Eur.) gebunden. Eine solche Prüfung kann vom Einzelhändler allerdings weiterdelegiert werden (z. B. an den Lieferanten, der durch die Vorlage eines Zertifikates oder eines Untersuchungsberichtes die Arzneibuchqualität bestätigt), so dass vom Einzelhändler nur noch die **Identität** überprüft werden muss.

Dass freiverkäufliche Einzeldrogen (z. B. abgefüllter Lindenblütentee usw.) auch als Vorbeugungsmittel gemäß § 55 AMG 76 an die entsprechenden Arzneibücher gebunden sind, wird häufig nicht beachtet! (Siehe dazu auch Kap. 4.2).

**Drogenwirkstoffe und deren Eigenschaften**

Die Wirksamkeit einer Droge bzw. Drogenzubereitung beruht auf dem Vorhandensein einzelner oder mehrerer Inhaltsstoffe mit arzneilicher Wirkung, sog. Wirkstoffe (= pharmakologisch relevante Inhaltsstoffe). Nicht in allen Fällen kennt man die Wirkstoffe bzw. das Wirkprinzip. Man kennt aber bei vielen Drogen wirksamkeitsmitbestimmende Inhaltsstoffe, auf die in qualitativ hochwertigen Phytopharmaka **standardisiert** wird.

In den freiverkäuflichen Drogen kommen hauptsächlich folgende Wirkstoffgruppen vor:

## 4.1.1 Ätherische Öle

Die ätherischen Öle sind überwiegend flüssige Pflanzeninhaltsstoffe, die einen charakteristischen, meist aromatischen Geruch besitzen und in Wasser schwer löslich sind. Wässrige Arzneipflanzenzubereitungen (z. B. Kräutertee, Pflanzenpresssaft) enthalten nur Spuren an ätherischem Öl. Gut löslich sind die ätherischen Öle dagegen in Alkohol (z. B. in den sog. „Geistern", wie Melissengeist etc). Wichtig ist zu wissen, dass diese Naturstoffklasse **leicht flüchtig ist.** Ätherische-Öldrogen müssen daher möglichst kühl (unter 20 °C) in aromadichten Verpackungen aufbewahrt und dürfen nur mit heißem Wasser **überbrüht** werden. Ätherische Öle sind chemisch uneinheitliche Stoffgemische und besitzen daher ein breites Wirkungsspektrum. Die wichtigsten Wirkungen sind folgende: antibakteriell, entzündungshemmend, sekretionsfördernd (d. h. appetitanregend, galletreibend usw.), blähungstreibend, krampflösend, harntreibend, auswurffördernd.

Folgende Drogen enthalten u. a. ätherische Öle: Anisfrüchte, Baldrianwurzel, Fenchelfrüchte, Johanniskraut, Kamillenblüten, Kal-

muswurzelstock, Kümmelfrüchte, Lavendelblüten, Melissenblätter, Pfefferminzblätter, Rosmarin, Salbeiblätter, Schafgarbenblüten, Thymian, Wacholderbeeren, Wermutkraut u. a.

## 4.1.2 Bitterstoffe

Bitterstoffe sind Naturstoffe, die durch Erregung der Bitter-Rezeptoren in den Geschmacksknospen am Zungengrund das physiologische Merkmal „bitter" auslösen. Hierbei werden nicht nur direkt die Speicheldrüsen angeregt, sondern indirekt über den Nervus vagus (= Lungen-Magen-Nerv) auch die Magensaft- und Gallensaftsekretion. Dieser sog. reflektorische Reaktionsmechanismus und die Erregung der Geschmacksnerven machen es notwendig, dass Bitterstoffzubereitungen 20–30 Minuten vor den Mahlzeiten (vor allem bei erwarteter appetitanregender Wirkung) und mit einer längeren Verweildauer im Mund eingenommen werden müssen. Wenn außer der Bitterwirkung noch weitere deutliche physiologische Wirkungen hinzukommen (z. B. die fiebersenkende Wirkung des Chinins), dann zählt man solche Naturstoffe nicht mehr zu den Bitterstoffen. Bitterstoffe können in der Regel mit Wasser gut extrahiert werden, und so ist z. B. ein Teeaufguss oder auch ein Kaltansatz aus Tausendgüldenkraut oder Wermutkraut eine sinnvolle Bitterstoffzubereitung. Die Bitterstoffe sind allerdings hitzeempfindlich und bei längerem Kochen nimmt der Bitterwert ab. Folgende Drogen enthalten u. a. Bitterstoffe: Aloe (z. B. in Schwedenbitter), Artischockenblätter und -wurzeln, Enzianwurzel, Löwenzahnkraut und -wurzeln, Salbeiblätter, Schafgarbenkraut, Tausendgüldenkraut und Wermutkraut.

## 4.1.3 Schleimstoffe

Schleimstoffe sind mit Wasser extrahierbare Kohlenhydrate, die mit Wasser eine zähflüssige (= viskose), kolloidale Lösung bilden.

Von Schleimstoffdrogen, die neben dem Pflanzenschleim (= Heteropolysaccharide) noch Stärke und Pektine enthalten (z. B. Eibischwurzeln), müssen Kaltwasserauszüge hergestellt werden. Vor allem bei einer Abkochung entsteht aufgrund des Stärke- und Pektingehaltes ein dicker, leimartiger Schleim.

Schleimstoffe wirken aufgrund ihrer abdeckenden (= Entstehung einer Art Schutzfilm) und einhüllenden Eigenschaften **reizmildernd**, z. B. bei entzündeter Rachen-, Magen- und Darmschleimhaut. Über den Nervus vagus (= Lungen-Magen-Nerv) kommt es möglicherweise zu einer indirekten reflektorischen **Linderung von Reizhusten**. Schleimstoffe, die im Verdauungstrakt entweder gar nicht (z. B. beim Leinsamenschleim) oder nur sehr langsam zu verdaulichen Kohlenhydratgrundbausteinen (= Zucker) zerlegt werden, besitzen eine **abführende** Wirkung. Diese kommt dadurch zu Stande, dass es durch die große Wasserbindungsfähigkeit (= Quelleffekt) der Schleimstoffe zu einer deutlichen Volumenzunahme kommt, die ihrerseits durch den Druck auf die Darmwand die Darmperistaltik (Darmbewegung) auslöst.

Folgende Drogen enthalten u. a. Schleimstoffe: Beinwellwurzel, Eibischwurzel, -blüten und -blätter, Flohsamen, Huflattichblätter und -blüten, Isländisch Moos, Kamillenblüten, Leinsamen und Lindenblüten.

## 4.1.4 Gerbstoffe

Gerbstoffe sind mit heißem Wasser gut extrahierbare Naturstoffe (z. B. Eichenrinde zu Fußbädern) und werden in der Hauptsache äußerlich angewendet (Bäder, Pinselungen). Die Gerbstoffe vermögen mit den Kollagenfasern der Haut zu reagieren, und es kommt dabei zu verfestigten Eiweiß-Gerbstoffverbindungen. Durch die Bildung einer Art „äußeren Schutzschicht" (= Koagulationsmembran) wirken die Gerbstoffe reizmildernd und entzündungshemmend (z. B. bei Sonnenbrand). Hinzu kommt noch die abdichtende Wirkung an den kleinsten Blutgefäßen (= Blutkapillaren), z. B. bei Zahnfleischblu-

ten, und ein sekretionshemmender Einfluss auf Schweißdrüsen. Bei den wenigen in Pulverform eingenommenen Gerbstoffdrogen (z. B. Blutwurz) werden die Gerbstoffe erst allmählich aus dem Drogenpulver freigesetzt, so dass die erwünschte Wirkung auch in tieferen Darmabschnitten zum Tragen kommt. Eine Reihe von Arzneipflanzen mit einem Gerbstoffgehalt um rund 2 % finden wegen ihres guten Geschmacks häufig eine Anwendung als Haustees ohne arzneiliche Aufgabe (z. B. Brombeerblätter, Himbeerblätter, Erdbeerblätter, Lindenblätter u. a.). Folgende Drogen enthalten u. a. Gerbstoffe: Blutwurz, Eichenrinde, Rhabarberwurzel, Gänsefingerkraut, Brombeerblätter usw.

## 4.1.5 Anthranoide (früher Anthraglykoside bzw. Anthrachinone)

Die Anthranoide, die in den Drogen meist als Anthrachinonglykoside (= oxidierte Form) vorliegen, sind je nach Droge mehr oder weniger gut in kaltem Wasser löslich. Mit heißem Wasser (– Vermeide Überdosierung bei einem Sennesblätteraufguss! –) oder mit Alkohol sind diese Naturstoffe gut zu extrahieren. Wässrige Zubereitungen sind sehr instabil; es bilden sich in kurzer Zeit die freien Aglyka, die Darmreizungen verursachen können. Die optimale galenische Zubereitungsform ist ein alkoholischer Trockenextrakt (in Dragees, Tabletten, Früchtewürfeln).

Die Anthranoide sind starke, dickdarmwirksame **Abführmittel** (Laxanzien) und dürfen nur kurze Zeit bei einer vorübergehenden Darmträgheit eingenommen werden. Bei chronischer Einnahme kann es nicht nur zu einem gefährlichen Elektrolytverlust (z. B. Kalium!) sondern zum Verlust der motorischen Funktion des Darmes kommen, was schon daran zu erkennen ist, dass die Dosis oft erheblich gesteigert werden muss. Während einer Schwangerschaft und bei Entzündungen im inneren Körperbereich sollen Anthranoid-Drogen nur mit ärztlicher Erlaubnis eingenommen werden. Ferner sei auf die Warnhinweise auf den Packungsinformationen verwiesen. Folgende Drogen enthalten u. a. Anthranoide: Aloe, Faulbaumrinde, Sennesblätter, Sennesschoten, Rhabarberwurzel, Kreuzdornfrüchte u. a.

Anm.: Durch die Verordnung vom 12. Nov. 1988 wurden die Anthranoiddrogen wie Aloe, Sennesblätter, Faulbaumrinde und Rhabarberwurzel **apothekenpflichtig** und sind **seit November 1990 nicht mehr freiverkäuflich.**

### 4.1.6 Flavonoide

Flavonoide sind meist gelb gefärbte (in vielen Blüten und Blattdrogen enthaltene), mit heißem Wasser, besser mit Alkohol, gut extrahierbare, weit verbreitete Naturstoffe. Der Name dieser Pflanzeninhaltsstoffe leitet sich vom lateinischen flavus (= gelb) ab.

Wegen ihrer Eigenschaft, die Durchlässigkeit (= **Permeabilität**) der Gefäßwände zu normalisieren, werden die Flavonoide auch als **Vitamin-P-Faktoren** bezeichnet. Selbst wenn die Wirkung auf die Kapillarwände zutrifft, so ist die Bezeichnung „Vitamin" unzutreffend, da es sich bei den Flavonoiden nicht um Substanzen handelt, deren Fehlen zu Mangelerscheinungen führt. Zutreffend ist die neue Bezeichnung „Phytamine". Die Flavonoide haben weiter einen präventiven (= vorbeugenden) und zum Teil auch kurativen (= heilenden) Einfluss auf die Brüchigkeit der kleinsten Blutgefäße (= Kapillarfragilität) und Kapillarelastizität. Höhere Dosen bestimmter Flavonoide wirken wassertreibend und krampflösend. Die Flavonoide der Mariendistelfrüchte besitzen eine Art Leberschutzwirkung gegenüber leberschädigenden Substanzen.

Folgende Drogen enthalten u. a. Flavonoide: Arnikablüten, Birkenblätter, Buchweizenkraut, Goldrutenkraut, Holunderblüten, Kamillenblüten, Lindenblüten, Mariendistelfrüchte, Mistelkraut, Passionsblumenkraut, Schachtelhalmkraut, Süßholzwurzel, Weißdornblüten und -blätter.

### 4.1.7 Saponine

Saponine sind wasserlösliche Pflanzeninhaltsstoffe, die sich in Wasser seifenähnlich (sapo = Seife) verhalten, d. h. stark schäumen. In pflanzlichen Gesamtextrakten wirken die Saponine aufgrund ihrer Emulgator- sowie Netz- und Dispergierwirkung als **Lösungsvermittler**, und sie können von Fall zu Fall die biologische Verfügbarkeit schlecht resorbierbarer Naturstoffe verbessern.

In höherer Dosierung wirken Saponine **örtlich gewebereizend.** Beim Pulverisieren von Saponindrogen kommt es am Auge zu Tränenfluss und in der Nase zu Niesreiz und schnupfenartiger Sekretvermehrung. Indirekt über den Nervus vagus (also reflektorisch), aber auch durch eine direkte Einwirkung im Bereich der hinteren Rachenpartien können Saponinzubereitungen den zähen Schleim in den Atemwegen verflüssigen, so dass dieser Schleim leichter abgehustet werden kann (= expektorierende Wirkung). Eine direkte, jedoch vertretbare Reizung des Nierengewebes (der Nierenepithelien), z. B. beim Goldrutenkraut oder ein osmotischer Reaktionsmechanismus verursachen einen wassertreibenden (= diuretischen) Effekt. Als Sonderwirkung des Saponingemisches des Rosskastaniensamens und des Mäusedornwurzelstocks ist die ödemhemmende und venentonisierende Wirkung zu nennen. Die Saponine der Ginseng- und Eleutherokokkuswurzeln wirken stressabschirmend und leistungssteigernd.

Folgende Drogen enthalten u. a. Saponine: Birkenblätter, Ginsengwurzel, Eleutherokokkuswurzel, Goldrutenkraut, Primelwurzel und -blüten, Rosskastaniensamen, Mäusedornwurzelstock, Süßholzwurzel u. a.

### 4.1.8 Weitere Stoffgruppen

**Alkaloide** und die **Herzwirksamen Glykoside** spielen aufgrund der Negativliste 1 b (siehe dazu Teil III, Kap. 1.7.3) bei freiverkäuflichen Drogen keine Rolle.

Sämtliche freiverkäufliche Drogen sind den sog. mite-phytopharmaka (= milde pflanzliche Arzneimittel) zuzuordnen, was nicht besagt, dass nicht auch hier unerwünschte Nebenwirkungen, wie z. B. Allergien und Kontaktdermatitiden (örtliche Hautreizung z. B. bei der Anwendung von Arnikablütenzubereitungen) auftreten können. Auch bei unsachgemäßer Einnahme z. B. bei einer Daueranwendung von hoch dosierten Wacholderölkapseln können schädigende Nebenwirkungen auftreten.

Die vielfach in der Werbung oder von Laien geäußerte Behauptung, pflanzliche Arzneimittel (= Phytopharmaka) seien **absolut** nebenwirkungsfrei und deshalb **stets** (auch bei Dauergebrauch) unschädlich, ist falsch, wie z. b. die längere Anwendung von Aloe, Sennesblättern usw. gezeigt hat.

## 4.2 Wichtige freiverkäufliche Arzneidrogen

Die folgende Besprechung gibt nur einen Teil der tatsächlich auf dem Markt befindlichen und in den Einzelhandelsgeschäften anzutreffenden Drogen wieder. Die Auswahl der ausführlichen Beschreibung von 36 Drogen basiert auf einer Analyse des Sortiments in Reformhäusern, Kräuterläden und Verbrauchermärkten und stellt ein **Mindestwissen** für einen Sachkundigen dar. Die nur namentlich aufgezählten Drogen wurden nicht in allen oben genannten Betriebsstätten vorgefunden. Umgekehrt wurden aber in Kräuterläden eine Reihe weiterer hier nicht aufgezählter Drogen beobachtet. In einem solchen Einzelhandelsgeschäft ist neben einer erweiterten Drogenkenntnis vor allem Sorge dafür zu tragen, dass ein **wissenschaftliches Nachschlagewerk** stets zur Verfügung steht (siehe dazu Abschnitt Weiterführende Literatur, Teil I, Kap. 4.3.2)!

Bei der Einzeldrogen-Besprechung kommt dem Punkt Qualitätsprüfungen eine besondere Bedeutung zu! Selbst wenn der Einzelhändler die angegebenen Qualitätsprüfungen nicht selbst durchführt, so muss er wissen, dass **minderwertige Drogen** und **Drogenverfälschungen** auf dem Drogenmarkt vorkommen, und **er** hat dafür zu sorgen, dass er eine Droge mit Arzneibuchqualität bzw. eine verkehrsfähige Droge abgibt. Dies gilt ganz besonders für Drogen, die weder im deutschen noch europäischen Arzneibuch aufgenommen sind, beispielsweise Drogen der traditionellen chinesischen Medizin (TCM) oder der

indischen Aryuveda-Medizin. Die besprochenen Qualitätsprüfungen sind betont **praxisorientiert**(!) und beziehen sich nur zum Teil auf die in den einzelnen Arzneibüchern (siehe dazu Teil III) vorgeschriebenen Prüfungen.

### 4.2.1 Abführmittel

**Physiologisch wirksame Mittel zur Anregung der Darmperistaltik (= Quellmittel)**

#### Leinsamen

**Volkstümliche Bezeichnungen:** Haarlinsen, Leinbollen.

**Lateinische Arzneibuchbezeichnung:** Lini semen Ph. Eur.

**Verwendete Pflanzenteile:** die reifen, mikrobiologisch einwandfreien, braunen oder gelben Samen des Ölleines.

**Qualitätsprüfungen:** Die Ph. Eur. verlangt eine Mindestquellzahl von 4, fremde Bestandteile (z. B. Unkrautsamen) dürfen nur bis zu 1,5 % vorhanden sein. Aus mikrobiologischer Sicht sollte der Samen nicht vom Faserlein stammen, der zur Flachsgewinnung angebaut wird, wobei hygienische Maßnahmen kaum Beachtung finden.

**Hauptinhaltsstoffe:** bis 25 % Ballaststoffe, darunter etwa 12 % Schleimstoffe; etwa 40 % fettes Öl, davon etwa 70 % Linol- und Linolensäure: etwa 25 % Eiweiß; 8–35 mg % Linustatin, ein cyanogenes (= blausäureabspaltendes) Glykosid, das allerdings bei normalen Magensaftverhältnissen **keine gesundheitsschädigenden** Nebenwirkungen verursacht.

**Anwendung:** Innerlich als **ganzer** oder nur als leicht gequetschter (nicht geschroteter!) Samen bei chronischer Darmträgheit in einer Dosierung von 2–3 mal täglich 1–2 Esslöffel zusammen mit viel Flüssigkeit (15 g Leinsamen mit 150 ml Flüssigkeit). Zur Herstellung einer **Schleim**abkochung bei Entzündungen der Magen- und Darmschleimhaut auch geschrotet verwendbar.

Äußerlich als geschroteter Leinsamen oder das Pulver des Pressrückstandes nach der Leinölgewinnung als heiße Packungen bei Entzündungen, Schmerz- und Krampfzuständen sowie bei Abszessen und Furunkeln. Das kaltgepresste Öl als Speiseöl und wegen seines hohen Anteiles an mehrfach ungesättigten Fettsäuren ($\alpha$-Linolensäure!) als Diätöl in der Herz- und Kreislaufdiät.

## Feigen

Die Feigen des Handels sind die reifen, getrockneten Fruchtstände von *Ficus carica L.*, einem Baum, der in Ländern mit warmem Klima heimisch ist bzw. dort kultiviert wird. Nach dem Trocknen werden die Feigenfruchtstände scheibenförmig zusammengepresst. Der Geschmack ist schleimig und angenehm honigsüß.

Die **schwach abführende Wirkung** beruht auf dem hohen Gehalt an Invertzucker (50 bis 70 %) und anderen Zuckern sowie auf Pektinen und Fruchtsäuren. Die Darmträgheit wird offensichtlich durch osmotische Vorgänge im Darm in Bewegung gesetzt.

Bei freiverkäuflichen Arzneimitteln muss darauf geachtet werden, dass die Feigen bzw. der Feigensirup nicht mit stärker wirksamen Anthranoid-Drogen kombiniert ist (z.B. Fei-

genpaste mit pulverisierten Sennesblätter in Neda®-Früchtewürfel).

## Tamarindenmus

Es wird aus den Hülsenfrüchten von *Tamarindus indicus L.*, einem Baum, der in Indien sowie im tropischen Afrika verbreitet ist, gewonnen. Zur Gewinnung des Fruchtmuses werden die zerkleinerten Früchte mit siedendem Wasser versetzt, zu einem dünnen Brei angerührt und durch ein Haarsieb zur Entfernung der Samenteile sowie der groben Fruchtschale getrieben. Der so gereinigte dünnflüssige Brei wird anschließend zu einem dicken Extrakt eingedampft und zur Konservierung mit 20 Teilen Rohrzucker versetzt. Das gereinigte Tamarindenmus (lateinische Bezeichnung ist Pulpa tamarindorum) riecht angenehm fruchtig und schmeckt süßsauer.

Die **schwach abführende Wirkung** beruht auf dem Gehalt an Fruchtsäuren, darunter hauptsächlich Weinsäure, Pektine und Invertzucker. Die Darmträgheit wird offensichtlich durch osmotische Vorgänge beseitigt.

Bei freiverkäuflichen Arzneimitteln muss darauf geachtet werden, dass das Tamarindenmus nicht mit Sennesblätterextrakt kombiniert ist. Die Kombination mit einer Anthranoid-Droge ist apothekenpflichtig!

Weitere verwendete Quellmittel sind:

**Flohsamen** (lateinische Bezeichnung: Psyllii semen Ph. Eur.)
**Tragant** (lateinische Bezeichnung: Tragacantha Ph. Eur.)
**Guar-Mehl** aus der Guarbohne
**Agar-Agar** (getrocknete Gallertstücke gewonnen aus Rotalgen)
**Weizenkleie**, welche allerdings eine relativ niedrige Quellzahl besitzt.

**Chemisch, d.h. durch Hemmung verschiedener aktiver Transportmechanismen in der Darmschleimhaut, wirkende Drogen, so genannte „echte" Laxanzien zur kurzfristigen Anwendung**

## Sennesblätter und -früchte

**Volkstümliche Bezeichnung der Früchte:** Sennesbälge, Sennesschoten, Mutterblätter, Muttersennesblätter!

**Lateinische Arzneibuchbezeichnungen:** Sennae folium Ph. Eur. (Sennesblätter) und Sennae fructus acutifoliae sowie Sennae fructus angustifoliae Ph. Eur. (Früchte der 2 verschiedenen im Arzneibuch erlaubten Sennesarten).

**Verwendete Pflanzenteile:** die getrockneten Fiederblättchen und die Früchte (= Schoten) des Sennastrauches.

**Qualitätsprüfungen:** Das Europäische Arzneibuch schreibt einen Mindestgehalt von 2,5 % Anthracenderivaten vor, Sennesblätter sollten ferner auf den Gehalt an Vorratsschutzmitteln (vor allem auf Insektizide) geprüft sein.

**Hauptinhaltsstoffe:** 1,5–3 % abführende Inhaltsstoffe, darunter die Sennoside A, B, C und D; ferner Flavonoide, die einem Sennesblättertee die gelbe Farbe geben.

**Anwendung:** zum kurzfristigen Gebrauch bei Verstopfung, die z.B. durch Bettlägerigkeit, Kostumstellung, Reisen, Stresssituationen u.a. verursacht worden ist. Um die Gefahr einer Überdosierung zu vermeiden, wird am besten ein **Teekaltansatz** zubereitet (1–2 Teelöffel auf 1/4 Liter kaltes Wasser). Zur Vermeidung einer unerwünschten Keimvermehrung während der mehrstündigen (meist über Nacht) Kaltmazeration soll der Auszug möglichst kühl aufbewahrt werden. Ferner kann man nach dem Abseihen der Sennesblätter oder Sennesfrüchte den Auszug aus mikrobiologischen Gründen kurz aufkochen.

**Anm.: Sennesblätter und -früchte sind seit November 1990 nicht mehr freiverkäuflich!**

## Faulbaumrinde

**Volkstümliche Bezeichnungen:** Glatter Wegdorn, Brechwegdorn, Spillbaum, Amselbaum, Gichtholz, Schusterholz, Sprickel.

**Lateinische Arzneibuchbezeichnung:** Frangulae cortex Ph. Eur.

**Verwendeter Pflanzenteil:** die im Frühjahr geerntete Rinde jüngerer Faulbaumsträucher, die vor der Anwendung mindestens 1 Jahr gelagert sein muss.

**Qualitätsprüfungen:** Im Handel sind Drogenpartien anzutreffen, bei denen die vorgeschriebene einjährige Lagerzeit nicht eingehalten wurde, und die somit die darmreizenden, noch nicht durch Luftsauerstoff oxidierten Verbindungen (Anthrone bzw. Anthranole) enthalten. Ferner gibt es Partien, die einen zu geringen Wirkstoffgehalt (unter 6 %) aufweisen oder die von nicht offizinellen Faulbaumarten stammen. Nicht nur die gesetzlichen Forderungen, sondern vor allem die Realitäten des Drogenmarktes machen die Vorlage eines Prüfungszertifikates dringend notwendig!

**Hauptinhaltsstoffe:** Bis 8 % Anthracenderivate (= Anthrachinone), darunter hauptsächlich Glukofrangulin A und B sowie Frangulin A und B.

**Anwendung:** Kurzfristig bei Verstopfung (etwas milder wirksam als Aloe oder Sennesblätter). Zur Daueranwendung bei chronischer Darmträgheit nicht geeignet. Als Einzeldosis 0,5–3 g zerkleinerte Faulbaumrinde auf 1/4 Liter Wasser (als Kaltansatz oder als Heißaufguss).

**Anm.: Faulbaumrinde ist seit November 1990 nicht mehr freiverkäuflich!**

Weitere Anthrachinon-Drogen sind:

**Amerikanische Faulbaumrinde** (Arzneibuchbez. = Rhamni purshianae cortex Ph. Eur.)
**Rhabarberwurzel** (Arzneibuchbez. = Rhei radix Ph. Eur.)
**Aloe** (Arzneibuchbez. = Curaçao-Aloe und Kap-Aloe Ph. Eur.)
**Kreuzdornbeeren** (Arzneibuchbez. = Rhamni cathartici fructus DAB)

## 4.2.2 Beruhigungsmittel

### Baldrianwurzel

**Volkstümliche Bezeichnungen:** Katzenkraut, Mondwurzel, Stinkwurz, Balderbracken, Balderjahn.

**Lateinische Arzneibuchbezeichnung:** Valerianae radix Ph. Eur.

**Verwendete Pflanzenteile:** die gesamten unterirdischen Pflanzenteile (= Wurzeln und Wurzelstock) des Echten Baldrians.

**Qualitätsprüfungen:** Prüfungen auf den Gehalt an ätherischem Öl, der zwischen 0,2 und 1,5 % liegen kann und bei einer wirksamen Droge mindestens 0,5 % betragen muss. Neuerdings wird noch auf Valepotriate geprüft. Diese Naturstoffe sind in den offizinellen europäischen Baldrian-Arten in weit geringerer Konzentration als in den überseeischen Baldrian-Arten (Mexiko, Pakistan, Indien) vorhanden. Daher sollten die **nicht-offizinellen Baldrian-Arten** als solche auch deklariert werden.

**Hauptinhaltsstoffe:** 0,2–1,5 % ätherisches Öl, darunter als charakteristische Verbindung die Valerensäure; 0,3–1,0 % Valepotriate in der Frischdroge (in der mexikanischen Baldrianwurzel bis 9 %).

**Anwendung:** Als Teeaufguss (2 Teelöffel auf 1 Tasse Wasser), Pflanzenpresssaft (§ 44,3.d, AMG 76), Baldrianwein oder Baldriantinktur

(Positivliste Anlage 1 a zu § 45 AMG 76) als Beruhigungsmittel bei Angst- und Spannungszuständen und bei nervösen Erschöpfungszuständen.

### Hopfen

**Volkstümliche Bezeichnungen:** Zaunhopfen, Bierhopfen, Hupfen.

**Lateinische Arzneibuchbezeichnung:** Lupuli strobulus Ph. Eur. = Hopfenzapfen und Glandulae Lupuli Erg. Bd. 6 = Hopfendrüsenschuppen.

**Verwendete Pflanzenteile:** a) Die getrockneten Fruchtstände (= Hopfenzapfen) der weiblichen Pflanze, die im Herbst gesammelt werden. Der „Pharma-Hopfen" kann im Unterschied zum „Brauerei-Hopfen" auch länger als 1 Jahr gelagert sein. b) Die von den Fruchtständen abgeklopften und abgesiebten gelblichen Drüsenschuppen.

**Qualitätsprüfungen:** Prüfung auf „Hopfenaroma", bestehend aus autoxidierten flüchtigen Hopfenbittersäuren, und auf ätherisches Öl, die beide bei zu heiß getrocknetem Hopfen verloren gehen.

**Hauptinhaltsstoffe:** 0,05–1,7 % ätherisches Öl mit Myrcen und Humulen; 10–20 % Harze, darunter das sedativ wirksame, flüchtige und durch Autoxidation aus Bittersäuren entstandene 2-Methyl-3-buten-2-ol.

**Anwendung:** Als Hopfentee, Hopfenkissen (vor allem bei Kleinkindern) und Hopfenbäder bei Unruhezuständen und Schlafstörungen; ferner appetitanregend.

### Johanniskraut

**Volkstümliche Bezeichnungen:** Hartheu, Tüpfelhartheu, Sonnwendkraut, Konradskraut, Hexenkraut, Herrgottsblut, Johannisblut, Walpurgiskraut.

**Lateinische Arzneibuchbezeichnung:** Hyperici herba Ph. Eur.

**Verwendete Pflanzenteile:** die getrockneten, während der Blütezeit gesammelten, oberirdischen Pflanzenteile oder besser nur die blühenden Zweigspitzen ohne Stängelteile.

**Qualitätsprüfungen:** Prüfung auf den Stängelanteil, da die Stängel keine arzneilich relevanten Inhaltsstoffe enthalten. Prüfung auf den Gehalt an Hypericinen.

**Hauptinhaltsstoffe:** Bis 1 % ätherisches Öl; Hypericine (bewirkten Rotfärbung der Ölauszüge = „Rotöl").

**Anwendung:** Innerlich als Johanniskrauttee (2 Teelöffel auf 1/4 Liter Wasser, 5 Minuten ziehen lassen) mehrmals täglich bei nervöser Unruhe im Klimakterium und gegen Depressionen. Äußerlich in Form eines Ölauszuges (= Johanniskrautrotöl) bei Durchblutungsstörungen und zur Wundbehandlung.

**Anm.:** Aufgrund möglicher Interaktionen mit anderen Arzneimitteln z. B. mit Cumarinpräparaten oder dem „Herzmittel" Digoxin u.a. wird zur Zeit diskutiert (Oktober 2000), Johanniskraut der Apothekenpflicht zu unterstellen. Außerdem sollte man sich nach der Einnahme von Johanniskrautzubereitungen keiner intensiven Sonnenbestrahlung aussetzen. Zur Zeit (Okt. 2000) sind Johanniskrautpräparate noch als freiverkäufliche Arzneimittel erhältlich.

## Lavendelblüten

**Volkstümliche Bezeichnungen:** Lavander, Kleiner Speik.

**Lateinische Bezeichnung:** Lavandulae flos. DAC

**Verwendete Pflanzenteile:** Lavendelblüten bestehen aus den kurz vor der völligen Entfaltung gesammelten und getrockneten Blüten von *Lavandula angustifolia* MILLER.

**Qualitätsprüfungen:** Lavendel-Hybriden oder der Spiklavendel lassen sich leichter kultivieren und kommen dadurch auf den Markt. Diese Lavendelarten sind analytisch an dem geringeren Gehalt an Linalylacetat (unter 30 %) und an dem mehr herben Geruch zu erkennen. Die Arzneibuch-Lavendelblüten enthalten ein fein riechendes ätherisches Öl mit bis zu 60 % Linalylacetat.

**Hauptinhaltsstoffe:** Eine gute Lavendelblütenqualität enthält bis zu 3 % flüchtiges ätherisches Öl mit den Hauptbestandteilen Linalylacetat (32–60 %) und Linalool (20–35 %).

**Anwendung:** Laut Monographie der Kommission E können Lavendeltee oder wenige Tropfen ätherisches Lavendelöl (auf einem Stück Zucker) bei Unruhezuständen, Einschlafstörungen und bei funktionellen Oberbauchbeschwerden, verursacht durch einen nervösen Reizmagen oder durch nervöse Darmbeschwerden, eingesetzt werden. In der Balneotherapie dienen Lavendelblüten-Aufgüsse oder emulgiertes ätherisches Lavendelöl zur Behandlung von funktionellen Kreislaufstörungen.

Weitere Drogen, die zur Beruhigung verwendet werden, sind:

**Melissenblätter** (Arzneibuchbez. = Melissae folium Ph. Eur.) mit geringer sedierender Wirkung!
**Passionsblumenkraut** (Arzneibuchbez. = Passiflorae herba Ph. Eur.)
**Herzgespannkraut** (Arzneibuchbez. = Leonuri cardiacae herba DAB) speziell bei nervösen Herzstörungen (funktionelle Störungen!)
**Pomeranzenblüten** (Arzneibuchbez. = Flores Aurantii DAC)

## 4.2.3 Mittel gegen Erkältungskrankheiten

**Gegen Husten mit starker Verschleimung oder Reizhusten (Expektoranzien und Antitussiva)**

### Thymian

**Volkstümliche Bezeichnungen:** Gemeiner Thymian, Römischer Quendel, Immenkraut.

**Lateinische Arzneibuchbezeichnung:** Thymi herba Ph. Eur.

**Verwendete Pflanzenteile:** die während der Blütezeit abgestreiften Blätter und Blüten, sog. „gerebelte" Ware, des Echten Thymians.

**Qualitätsprüfungen:** Prüfung auf den Stängelanteil, der dann relativ hoch ist, wenn das ganze Kraut geerntet wird. Bestimmung des Gehaltes an ätherischem Öl, der mindestens 1,2 % betragen muss und sehr starken Schwankungen unterworfen ist.

**Hauptinhaltsstoffe:** 0,4–5,4 % (!) ätherisches Öl, mit Thymol und Carvacrol als Hauptbestandteile. Das Mengenverhältnis beider isomerer Verbindungen hängt nicht nur von der Thymianart, sondern auch von den Standortbedingungen ab. In wässrigen Zubereitungen ist vor allem Rosmarinsäure vorhanden.

**Anwendung:** Als Teeaufguss (1 gehäufter Teelöffel und 1/4 Liter Wasser) oder als Thymianöl (siehe Teil III, Kap. 1.7.2, Anlage 1a) z. B. in Zuckersirup gegeben, bei Husten (speziell Krampfhusten) und Bronchitis; ferner gegen Blähungen und Appetitlosigkeit. Thymian ist daher auch ein beliebtes Gewürz, besonders in der italienischen Küche.

### Süssholzwurzel

**Volkstümliche Bezeichnungen für den Extrakt:** Lakritze, Bärendreck.

**Lateinische Arzneibuchbezeichnungen:** Liquiritae radix Ph. Eur. (ungeschält) und Liquiritiae radix sine cortice DAC (geschält).

**Verwendete Pflanzenteile:** die ungeschälten und die geschälten Wurzeln und Ausläufer; der eingedickte und zu Stangen geformte wässrige Extrakt (= Lakritze) aus den Wurzeln des Süßholzstrauches.

**Qualitätsprüfungen:** Prüfung auf Drogenteilchen, die von Insekten angefressen sind, ferner auf Teile, die nicht süß bzw. nicht bittersüß schmecken. Das Indische sowie das Jamaikasüßholz sind zwei nicht süß schmeckende Drogenverfälschungen mit gesundheitsschädigenden Nebenwirkungen.

**Hauptinhaltsstoffe:** Saponine, darunter als charakteristische Verbindung das sehr süß schmeckende Glycyrrhizin, das in Mengen von 2,5–15 % (!) in den Handelsdrogen vorkommt; Flavonoide, die für die gelbe Farbe verantwortlich sind.

**Anwendung:** Als Tee-Zubereitung (etwa 2 g geschnittene Droge mit 1/4 Liter heißem Wasser übergießen und 15 Minuten ziehen lassen oder mit kaltem Wasser ansetzen und nach 30–40 Minuten abseihen) bei Husten mit starker Verschleimung. Die Verwendung von Süßholzzubereitungen, z. B. von Lakritze zur Behandlung von Magengeschwüren (Ulkustherapie) muss unter ärztlicher Aufsicht erfolgen, und eine derartige Empfehlung ist aufgrund der Krankheitsliste verboten (siehe dazu Teil III, Kap. 1.7.2, Anlage 3). Eine Dauereinnahme von 20–45 g Lakritze pro Tag mit hohem Gehalt an Glycyrrhizin kann zu Wasseransammlungen im Gewebe (= Ödembildung) und zu einem Kaliummangel (= Hypokaliämie) führen.

### Eibischwurzel, -blüten und -blätter

**Volkstümliche Bezeichnungen:** Schleimwurzel, Weiße Malve.

**Lateinische Arzneibuchbezeichnungen:** Althaeae radix Ph. Eur., Folia Althaeae DAC Flores Althaeae.

**Verwendete Pflanzenteile:** Die im Herbst gegrabenen und vorsichtig bei etwa 35 °C getrockneten Wurzeln des Eibisch. Die Blätter werden vor oder während der Blütezeit gesammelt, und die Blüten erntet man, wenn sie voll geöffnet sind

**Qualitätsprüfungen:** Prüfung auf „geschönte" Wurzeln, die entweder mit Sulfitlauge oder mit Kalk bzw. Gips behandelt worden sind, um schön weiß auszusehen. Prüfung auf die vom Arzneibuch vorgeschriebene Mindestquellzahl 10. Prüfung der Blätter auf Befall mit dem Rostpilz *Puccinia malvacearum*.

**Hauptinhaltsstoffe: Wurzeln** bis zu 15 % Schleim, etwa 35 % Stärke und etwa 11 % Pektine; **Blätter** 6–9 % Schleim und etwas ätherisches Öl; **Blüten** 5–9 % Schleim und Blütenfarbstoffe (Anthocyane).

**Anwendung:** Als wässriger Kaltansatz von den Wurzeln (wegen des Gehaltes an Stärke und Pektinen) oder als heißer Teeaufguss von den Blättern und Blüten bei Reizhusten und entzündlichen Reizzuständen des Rachenraumes.

## Huflattichblätter und -blüten

**Volkstümliche Bezeichnungen:** Brustlattich, Brandlattich, Pferdefuß.

**Lateinische Arzneibuchbezeichnungen:** Farfarae folium ÖAB und Flores Farfarae DAB 6.

**Verwendete Pflanzenteile:** Verwendet werden die frischen oder die meist getrockneten Laubblätter von *Tussilago farfara L.*, die in der Regel erst nach der Blüte gesammelt werden. Die Blüten werden zur Zeit der Vollblüte sehr zeitig im Frühjahr gesammelt.

**Qualitätsprüfungen:** Direkte Verwechslungen oder zumindest Beimengungen mit den äußerst ähnlich aussehenden Pestwurzblättern sind sehr häufig anzutreffen. Eine makroskopische Unterscheidung als getrocknete und geschnittene Droge ist praktisch nicht möglich. Verfälschungen können nur an dem geringeren Schleimgehalt sowie an einem unterschiedlichen Fingerprint-Chromatogramm mittels Dünnschichtchromatographie nachgewiesen werden.
Der Gehalt an Pyrrolizidinalkaloiden (PA) darf nicht über 0,001 Prozent liegen.

**Hauptinhaltsstoffe:** Rund 8 % saurer Schleim und bis zu 17 % Gerbstoffe. Der Schleimgehalt in den Blüten ist niedriger. Wechselnde Mengen (in europäischen Herkünften jedoch immer nur Spuren) an Pyrrolizidinalkaloiden (= PA's) veranlassten die Kommission E zu den Gegenanzeigen: „Schwangerschaft und Stillzeit" sowie zu einer Anwendungsbegrenzung von nicht länger als 4 bis 6 Wochen pro Jahr!

**Anwendung:** Laut Monographie der Kommission E kann Huflattichtee bei akuten Katarrhen der Luftwege mit Husten und Heiserkeit sowie bei leichten Entzündungen der Mund- und Rachenschleimhaut angewendet werden. Der Teeaufguss bzw. auch der Frischpflanzen-Presssaft sollen langsam, schluckweise getrunken werden. Die Tagesdosis an Pyrrolizidinalkaloiden darf nicht über 10 Mikogramm (1 Mikrogramm = 1 µg = 1/1000 mg) liegen. Dies bedeutet, dass nur geprüfte Huflattichblätter und -blüten angewendet werden dürfen.

## Spitzwegerichkraut und -blätter

**Volkstümliche Bezeichnungen:** Spitz-Wegeblatt, Spitzfederich, Spießkraut.

**Lateinische Arzneibuchbezeichnungen:** Herba Plantaginis lanceolatae Erg. Bd. 6 und Plantaginis lanceolatae herba DAB.

**Verwendete Pflanzenteile:** Die zur Blütezeit geernteten oberirdischen Teile (Blätter, Blütenstände, Stängel) des Spitz-Wegerichs.

**Qualitätsprüfungen:** Prüfung auf übermäßig hohen Stängelanteil, auf unsachgemäß getrocknete und dann dunkel verfärbte Blätter sowie auf Beimengungen von Blättern des Breit-Wegerichs.

**Hauptinhaltsstoffe:** Bis zu 2 % Aucubin, ein antibakteriell wirksamer Naturstoff (= Iridoidglykosid), ferner Schleim und Gerbstoffe.

**Anwendung:** Als Teeaufguss, als Spitzwegerich-Frisch-Pflanzenpresssaft siehe Tab. 3.2 oder als Spitzwegerichsirup, (siehe Teil III, Kap. 1.7.2, Anlage 1a) als Fertigarzneimittel bei Husten und Katarrhen der Atmungsorgane. Der Spitzwegerichsirup eignet sich besonders für Kinder.

## Primelwurzel und -blüten

**Volkstümliche Bezeichnungen:** Schlüsselblume, Himmelsschlüssel.

**Lateinische Arzneibuchbezeichnungen:** Primulae radix Ph. Eur., Flores Primulae Erg. Bd. 6 und Flores Primulae sine calycibus Erg. Bd. 6.

**Verwendete Pflanzenteile:** die im Spätherbst geernteten Wurzeln samt Wurzelstock; die voll aufgeblühten Blüten mit bzw. ohne Kelch (= sine calycibus) der Hohen Primel und der Wiesen-Primel.

**Qualitätsprüfungen:** Bei den Wurzeln ist auf Beimengungen bzw. auf Verwechslungen mit den sehr ähnlich aussehenden Wurzeln der giftigen (!) Schwalbenwurz (= *Cynanchum hirundinaria* syn. *vincetoxicum*) zu achten. Bei den Blüten trifft man neben anderen Primelarten vor allem dunkelgrüne oder bräunlich verfärbte minderwertige Blüten an.

**Hauptinhaltsstoffe:** Saponine (in den Wurzeln 5–10 %, in den Blüten nur bis 3 %), darunter

als Hauptsaponin die Primulasäure A. In den Blüten sind noch Flavonoide und wenig ätherisches Öl enthalten.

**Anwendung:** Als Teeaufguss oder als Kaltansatz bei Husten mit starker Verschleimung sowie bei Bronchitis.

Weitere Drogen, die bei Husten und Bronchitis angewendet werden, sind:

**Huflattichblätter und -blüten** (Arzneibuchbez. = Farfarae folium ÖAB und Flores Farfarae DAB 6)
**Anisfrüchte** (Arzneibuchbez. = Anisi fructus Ph. Eur.)
**Fenchelfrüchte, Bittere** (Arzneibuchbez. = Foeniculi amari fructus Ph. Eur.)
**Fenchelfrüchte, Süße** (Arzneibuchbez. = Foeniculi dulcis fructus Ph. Eur.)
**Kümmelfrüchte** (Arzneibuchbez. = Carvi fructus Ph. Eur.)

**Als Begleitmittel (sog. Adjuvanzien) bei Erkältungskrankheiten**

## Lindenblüten

**Volkstümliche Bezeichnungen:** Sommerlinde, Winterlinde, Steinlinde.

**Lateinische Arzneibuchbezeichnung:** Tiliae flos Ph. Eur.

**Verwendete Pflanzenteile:** Die vollentwickelten ganzen Blütenstände mit dem Hochblatt der Sommer- und Winterlinde.

**Qualitätsprüfungen:** Im Handel sind häufig die billigeren Blüten der Silberlinde (ein Alleebaum) anzutreffen. Die Silberlindenblüten, die auch als Lebensmittel gehandelt werden, besitzen eine geringere arzneiliche Wirkung. Minderwertig sind auch Drogen, die vom Rußtaupilz befallen sind.

**Hauptinhaltsstoffe:** Schleim mit der hohen Quellungszahl 12; bis 2 % Flavonoide; etwas ätherisches Öl.

**Anwendung:** Als Teeaufguss (es sollte etwa 1/2 Liter heiß getrunken werden), als schweißtreibendes Mittel bei fieberhaften Erkrankungen und bei hartnäckigem Husten.

## Holunderblüten

**Volkstümliche Bezeichnungen:** Fliedertee, Schwarzer Holunder.

**Lateinische Arzneibuchbezeichnung:** Sambuci flos Ph. Eur.

**Verwendeter Pflanzenteil:** Die im Juni/Juli gesammelten, in einer Trugdolde angeordneten Blüten des schwarzen Holunders.

**Qualitätsprüfungen:** Prüfung auf einen zu hohen Anteil (über 10 %) an „Blütenstängeln" (Blütenstandsachsen) und Prüfung auf Drogenverfälschungen, wie z.B. auf Blüten des Mädesüß *(Filipendula ulmaria)*.

**Hauptinhaltsstoffe:** Über 1 % Flavonoide; ätherisches Öl und Gerbstoffe.

**Anwendung:** Als schweißtreibendes Mittel in Form eines Teeaufgusses bei Erkältungskrankheiten. Es sollte eine reichliche Menge möglichst heiß getrunken werden.

## Sonnenhutwurzel

**Volkstümliche Bezeichnungen:** Kegelblume, Kleine Sonnenblume.

**Lateinische Arzneibuchbezeichnungen:** Echinaceae radix purpureae DAC und Echinaceae radix angustifoliae DAB 9 (1989 ersatzlos aus dem Arzneibuch gestrichen).

**Verwendete Pflanzenteile:** Die Wurzeln und der gesamte Wurzelstock des purpurfarbenen und des schmalblättrigen Sonnenhutes. In der Homöopathie wird das blühende Kraut beider Echinacea-Arten verwendet.

**Qualitätsprüfungen:** Prüfung auf Beimengungen von *Rudbeckia*-Arten, einer eng verwandten Zierpflanzengattung. Prüfung auf den Gehalt an Echinacosid und Heteroxylanen.

**Hauptinhaltsstoffe:** Bis 0,2 % Echinacosid (= Verbindung zwischen Kaffeesäureestern und Zuckern); immunstimulierende Polysaccharide (Heteroxylane und Arabinorhamnogalaktane) sogenannte Paraimmunitätsinducer; im Kraut über 1 % ätherisches Öl und in den frischen Blättern etwa 215 mg % Vitamin C.

**Anwendung:** Alkoholische Auszüge als Fertigarzneimittel prophylaktisch zur Steigerung der körpereigenen Abwehrsysteme (= unspezifische Reizkörpertherapie) bei viralen und bakteriellen Infekten, somit auch als unterstützendes Mittel (= Adjuvans) bei Erkältungskrankheiten. Wichtig ist die Anwendung in der Präventivphase (= vorbeugend) in Intervallen.

## Weidenrinde

**Volkstümliche Bezeichnungen:** Korbweide, Silberweide, Bruchweide, Purpurweide, (= Bezeichnung verschiedener Weidenarten).

**Lateinische Arzneibuchbezeichnung:** Salicis cortex DAB.

**Verwendete Pflanzenteile:** die zu Beginn des Frühjahrs gesammelte und getrocknete Rinde von verschiedenen Weidenarten, vornehmlich der Silber-, Purpur- und Bruchweide. Die Rinde wird nur von jungen, kräftigen, 2- bis 3jährigen Zweigen gewonnen.

**Qualitätsprüfungen:** Die Droge darf höchstens 3 Prozent fremde Bestandteile (z.B. Weidenblätter, fremde Rinden) enthalten und muss mindestens 1,0 Prozent Gesamt-Salicin, berechnet als Salicin, besitzen.

**Hauptinhaltsstoffe:** Die Hauptinhaltsstoffe sind mehrere Derivate des **Salicylalkohols**, die als Gesamt-Salicin bezeichnet werden. Das Salicin bzw. der Salicylalkohol haben so genannten Prodrug-Charakter, d. h. sie besitzen selbst noch keine therapeutischen Effekte, sondern müssen erst im Körper zur Wirkform umgewandelt werden. Die therapeutische Wirksubstanz ist die im Körper gebildete **Salicylsäure**, die eine entzündungshemmende und fiebersenkende Wirkung besitzt.

**Anwendung:** Laut Monographie der Kommission E: „Bei fieberhaften Erkrankungen, bei rheumatischen Beschwerden und gegen Kopfschmerzen."

### 4.2.4 Herz- und Kreislaufmittel

**Drogen zur Anwendung bei beginnender Herzleistungsschwäche**

## Weißdornblätter, -blüten, -früchte

**Volkstümliche Bezeichnungen:** Hagedorn, Mehlbeere.

**Lateinische Arzneibuchbezeichnungen:** Crataegi folium cum flore Ph. Eur. und Crataegi fructus Ph. Eur.

**Verwendete Pflanzenteile:** Die zur Blütezeit gesammelten Blüten und Laubblätter von fünf Weißdorn-Arten. Die im Herbst geernteten roten Weißdornbeeren (= Scheinfrüchte).

**Qualitätsprüfungen:** Bei den Weißdornblättern mit Blüten ist eine Prüfung auf einen zu hohen Anteil an Zweigteilen dringend notwendig. Ferner kommen Beimengungen vom Rotdorn, der Zwergmispel und vom Schlehdorn vor. Die Früchte werden vor allem mit Ebereschenfrüchten (= Vogelbeeren) verfälscht.

**Hauptinhaltsstoffe:** wasserlösliche Flavonoide und Catechingerbstoffe; alkohollösliche oligomere Procyanidine und Triterpensäuren.

**Anwendung:** Als wässrige Zubereitungen (Teeabkochung, Teeaufguss, Pflanzenpresssaft) oder als alkoholische Auszüge (Weine, Tinkturen, Trockenextrakte) zur Kräftigung der Herztätigkeit, insbesondere beim sog. „Altersherz". Weißdorn ist nicht zur Blutdrucksenkung geeignet! Die Behandlung der Hypertonie (= Bluthochdruck) ist im Übrigen gemäß Krankheitsliste (s. Teil III, Kap. 1.7.2, Anlage 3) bei freiverkäuflichen Arzneimitteln nicht gestattet.

## Rosmarin

**Volkstümliche Bezeichnungen:** Kranzenkraut, Weihrauchkraut.

**Lateinische Arzneibuchbezeichnungen:** Rosmarini folium DAC und Rosmarini aetheroleum ÖAB (= ätherisches Rosmarinöl)

**Verwendeter Pflanzenteil:** Die Blätter und das mittels Wasserdampfdestillation daraus gewonnene ätherische Öl (= enthalten in Anlage 1 a, s. Tab. 3.2).

**Qualitätsprüfungen:** Prüfung auf Verwechslungen bzw. Beimengungen mit den Blättern von Sumpfporst, Lavendelheide und Berg-Gamander. Prüfung auf den Gehalt an ätherischem Öl, der über 1 % liegen sollte.

**Hauptinhaltsstoffe:** 0,8–2,5 % ätherisches Öl mit Cineol, Camphen, Borneol und Bornylacetat als wichtigste Bestandteile: Rosmarinsäure als charakteristischer Inhaltsstoff (= sog. Leitsubstanz) und Flavonoide.

**Anwendung:** Als Rosmarinaufguss (1 geh. Teelöffel mit 1/4 Liter Wasser überbrühen, 5 Minuten ziehen lassen), Rosmarin-Wein oder Rosmarin-Bad (handelsübliche Badeextrakte s. Tab. 3.2) oder etwa 1 g ätherisches Rosmarinöl auf eine Badewanne) zur Anregung von Herz- und Kreislauf, insbesondere bei allgemeinen Erschöpfungszuständen. Als Gewürz zur Stimulierung von Magensaft und Galleproduktion.

Äußerlich vor allem in Form des Rosmarinspiritus (Anlage 1a, Kap. 1.7.2, Teil III) als schmerzstillende Einreibung bei Muskel- und Gelenkschmerzen.

Weitere Drogen zur Anwendung funktionell bedingter Herz- und Kreislaufstörungen und beginnender Herzleistungsschwäche:

**Herzgespannkraut** (Arzneibuchbez. = Herba Leonuri cardiacae DAB)
**Melissenblätter** (Arzneibuchbez. = Melissae folium Ph. Eur.)

## Einfluss auf das Gefäßsystem bzw. prophylaktische Anwendung gegen allgemeine Arteriosklerose (siehe dazu Krankheitsliste Teil III, Kap. 1.7.3)

## Knoblauchzwiebel

**Volkstümliche Bezeichnungen:** Gruserich, Knofel.

**Lateinische Arzneibuchbezeichnung:** Allii sativi bulbi pulvis Ph. Eur.

**Verwendete Pflanzenteile:** Die reife, frische Sprosszwiebel, die aus einer eiförmigen Hauptzwiebel und 6–15 Nebenzwiebeln („Zehen") besteht. Beide sind von einer gemeinsamen, trockenen, weißen Niederblatthülle umgeben. Zur Weiterverarbeitung werden die frischen Zwiebeln schonend getrocknet und pulverisiert oder im frischen Zustand mit Pflanzenölen mazeriert. Durch Wasserdampfdestillation erhält man ein flüchtiges Knoblauchöl, das nicht verwechselt werden darf mit dem öligen Knoblauchmazerat.

**Qualitätsprüfungen:** Für die Wirksamkeit von Bedeutung ist entweder der Gehalt an geruchlosem **Alliin** (= eine schwefelhaltige Aminosäure) oder an **Allicin**, welches aus dem Alliin entsteht und bereits den Knoblauchgeruch besitzt. Durch weiteren Abbau des Allicins entstehen **Polysulfide**, deren Gehalt eventuell auch zur Qualitätsprüfung (z. B.

Gehalt an Vinyl-1,3-dithiin) herangezogen werden kann. Entscheidend für die Qualität bzw. für die Wirksamkeit ist auch die Menge des getrockneten Knoblauchpulvers, Extraktes bzw. Ölmazerates. Die Kommission E beim früheren Bundesgesundheitsamt erachtet für die Wirksamkeit eine Tagesmenge von 4 g frischen Knoblauch für notwendig. Umgerechnet auf getrocknetes Knoblauchpulver sind dies etwa 1200 mg Pulver pro Tag.

**Hauptinhaltsstoffe:** Wasserdampfflüchtiges **Allicin**, das bei der Aufbereitung (Trocknung, Extraktion, Destillation) aus der nichtflüchtigen, schwefelhaltigen Aminosäure **Alliin** entsteht. Je nach Knoblauch-Zubereitung kommt es zu einem mehr oder weniger weiteren enzymatischen Abbau des Allicins und es entstehen Polysulfide, die für den typischen Knoblauchgeruch verantwortlich sind. Die gleichen Abbaureaktionen finden im Übrigen auch im menschlichen Organismus statt. Darauf basiert der „Knoblauchgeruch" der Ausatmungsluft und der Hautausdünstung.

**Anwendung:** Laut Monographie der Kommission E: „Zur Unterstützung diätetischer Maßnahmen bei Erhöhung der Blutfettwerte und zur Vorbeugung altersbedingter Gefäßveränderungen, also zur Arterioskleroseprophylaxe." Volksmedizinisch wird Knoblauch gegen allerlei Altersbeschwerden, insbesondere der Knoblauchsaft innerlich gegen Bronchitis sowie äußerlich gegen Pilzerkrankungen verwendet.

## Mistelkraut

**Volkstümliche Bezeichnungen:** Hexenbesen, Hexennest.

**Lateinische Arzneibuchbezeichnungen:** Herba Visci albi DAB.

**Verwendete Pflanzenteile:** Die getrockneten jüngeren Zweige des kugeligen Strauches, der als Halbschmarotzer auf den verschiedenen Wirtsbäumen vorkommt (Nadelholz- und

Laubholzmistel). Für die Homöopathie die frischen Beeren und nur die frischen Blätter.

**Qualitätsprüfungen:** Prüfung auf verholzte Teile und auf Beimengungen der Riemenblume (= *Loranthus europaeus*)

**Hauptinhaltsstoffe:** Flavonoide; Viscotoxine, ein Gemisch von Peptidtoxinen mit ausgesprochen örtlich reizender bis nekrotisierender Wirkung (z.B. Viscotoxin $A_2$, $A_3$ und B); Mistellektine, darunter das Viscum-Lektin G1; Cholin und Acetylcholin.

**Anwendung:** Als Kaltansatz zur Behandlung der allgemeinen Arteriosklerose; **nicht** gegen Bluthochdruck! Ganz abgesehen davon, dass die Erfolgsquote bei Bluthochdruck unbefriedigend ist, ist es verboten, mit freiverkäuflichen Mistelpräparaten einen hohen Blutdruck behandeln zu wollen (siehe dazu Krankheitsliste, Teil III, Kap. 1.7.3)!

Weitere Drogen, die einen positiven Einfluss auf das Gefäßsystem besitzen:

**Buchweizenkraut** (Lateinische Bezeichnung = Fagopyri herba)
**Ginkgoblätter** (Lateinische Bezeichnung = Ginkgo folium)
**Mäusedornwurzelstock** (Lateinische Bezeichnung: Rusci aculeati rhizoma)
**Goldrutenkraut** (Arzneibuchbez. = Solidaginis herba DAB)
**Rosskastaniensamen** (Arzneibuchbez. = Hippocastani semen DAB)

## 4.2.5 Kräftigungsmittel

### Ginsengwurzel

**Volkstümliche Bezeichnungen:** Asiatischer Ginseng, Korea Ginseng.

**Lateinische Arzneibuchbezeichnung:** Ginseng radix DAB.

**Verwendeter Pflanzenteil:** Die möhrenförmige Wurzel von *Panax ginseng* C.A. MEYER, die je nach Alter eine mehr oder minder starke Verzweigung aufweist. Je älter die Wurzel ist, desto größer ist die Wurzelmasse, wobei der prozentuale Gehalt an Wirkstoff nicht höher ist als in jungen 1- oder 2jährigen Pflanzen. Der Hinweis auf „mindestens 7jährige Pflanzen" ist lediglich ein Werbeslogan.

**Qualitätsprüfungen:** Prüfung auf vornehmlich in Kanada und Japan kultivierte Ginseng-Arten, wie z.B. *Panax quinquefolius* (= amerikanischer Ginseng), *P. japonicus* (= japanischer Ginseng), *P. trifolius*, *P. pseudoginseng* u.a. Die Deklaration: „echter koreanischer Ginseng" ist keine Gewähr dafür, dass die Wurzeln auch tatsächlich von dem in Korea bzw. in Tibet heimischen *Panax ginseng* C.A. MEYER stammen.

**Hauptinhaltsstoffe:** 0,5–3,4 % (!) Triterpensaponine, die sog. Ginsenoside (über 10 Einzelverbindungen).

**Anwendung:** Als wässrige Zubereitungen (Teeabkochung, wässriger Trockenextrakt) bzw. als weinige oder alkoholische Fertigarzneimittel zur allgemeinen Kräftigung (Immunstimulierung und adaptogene Wirkung, d.h. bessere Gewöhnung an Belastungssituationen), insbesondere in der Rekonvaleszenz, bei nervöser Erschöpfung und Antriebslosigkeit. Häufig werden die Indikationen überzogen (z.B. als Potenzmittel).

Weitere tonisierende Drogen:

**Eleutherococcuswurzel, Taigawurzel, Russischer Ginseng** (Lateinische Bezeichnung = Eleutherococci radix Ph. Eur.),
**Potenzholz** (Lateinische Bezeichnung = Lignum Muira puama).

## 4.2.6 Magen-, Leber-, Gallemittel

### Anisfrüchte

**Volkstümliche Bezeichnungen:** Anis, Brotsamen, Süßer Kümmel.

**Lateinische Arzneibuchbezeichnung:** Anisi fructus Ph. Eur.

**Verwendete Pflanzenteile:** Die getrockneten Früchte von der Stammpflanze *Pimpinella anisum* L.

**Qualitätsprüfungen:** Prüfung auf Beimengungen fremder, ähnlich aussehender Früchte von Doldenblütlern (Apiaceae), wie den Früchten der Hundspetersilie oder des Korianders. Nicht selten ist ein erhöhter Stängelanteil vorhanden.

**Hauptinhaltsstoffe:** 2–6 % ätherisches Öl mit dem Hauptinhaltsstoff trans-Anethol, ferner fettes Öl und Eiweiß.

**Anwendungsgebiete:** Laut Kommission E: „Bei innerer Anwendung gegen dyspeptische Beschwerden (wie Völlegefühl, Magendrücken, Blähungen, Magen- und Darmkrämpfe etc.) sowie zur inneren und äußeren Anwendung bei Katarrhen der Luftwege".

Die Anwendung erfolgt als Teeaufguss, wobei darauf geachtet werden muss, dass die Früchte unmittelbar vor dem Übergießen mit kochendem Wasser angestoßen/gequetscht werden müssen, oder sie werden als alkoholische Tinktur bzw. als ätherisches Öl angewendet.

### Enzianwurzel

**Volkstümliche Bezeichnungen:** Bitterwurzel, Fieberwurzel.

**Lateinische Arzneibuchbezeichnung:** Gentianae radix Ph. Eur.

**Verwendeter Pflanzenteil:** Die ohne Fermentation schnell aber schonend getrockneten gesamten unterirdischen Pflanzenteile (= Wurzelstock, Wurzeln) des gelben Enzians, die in der Regel alle 15 Jahre – in Kulturen häufiger – gegraben werden.

**Qualitätsprüfungen:** Es ist auf den Bittwert zu prüfen, der bei unsachgemäßer Trocknung oder bei feuchter Lagerung unter dem Mindestbitterwert von 10 000 liegt (eine gute Droge hat einen Bitterwert über 20 000).

**Hauptinhaltsstoffe:** 2–3,5 % Bitterstoffe, darunter das Gentiopikrosid (= Gentiopikrin) und das Amarogentin als Hauptverbindungen; vergärbare Zucker und gelb gefärbte Xanthone.

**Anwendung:** Als Teeaufguss (bei längerem Kochen nimmt der Bitterwert ab!) oder als Enzian-Tinktur (Anlage 1 a, Tab. 3.2) zur Appetitanregung 1/4 bis 1/2 Stunde vor den Mahlzeiten bei Magerkeit, gestörter Verdauung, während der Rekonvaleszenz und bei fiebrigen Erkältungskrankheiten anzuwenden.

### Kamillenblüten

**Volkstümliche Bezeichnungen:** Deutsche Kamille, Garmille, Magdeblume.

**Lateinische Arzneibuchbezeichnung:** Matricariae flos Ph. Eur.

**Verwendeter Pflanzenteil:** Die voll aufgeblühten Blütenköpfchen (= Blütenstand) der echten Kamille mit hohem Blütenstandsboden, gelben Röhrenblüten und weißen Zungenblüten.

**Qualitätsprüfungen:** Zu prüfen ist auf einen übermäßig hohen Stängelanteil, der bei unsachgemäßer Ernte vorhanden ist, und vor allem auf den Mindestgehalt an 0,4 % ätherischem Öl, das kräftig blau gefärbt sein muss. Drogenverfälschungen, wie z.B. die Hundskamille oder die Strahlenlose Kamille erkennt man an den gefüllten Blütenstandsboden.

**Hauptinhaltsstoffe:** 0,2–0,8 % ätherisches Öl, mit dem blau gefärbten Chamazulen bzw. der farblosen Vorstufe Matricin, dem Bisabolol und den Bisabololoxiden als Hauptinhaltsstoffe; ferner Flavonoide und Schleimstoffe.

**Anwendung:** In Form wässriger Zubereitungen (Teeaufguss, Pflanzenpresssaft) bei Magen-Darm-Störungen, vor allem solchen, die mit Krämpfen verbunden sind sowie bei Durchfällen, Blähungen und Brechreiz. Alkoholische Zubereitungen und Kamillenextrakte (Tab. 3.2) werden sowohl innerlich (z. B. als Tropfen) als auch äußerlich (z. B. als Salben, Tropfen, Bäder) bei Entzündungen angewendet. Kamillendämpfe bringen Linderung bei Erkältungskrankheiten sowie bei Erkrankungen der Atemwege.

## Fenchelfrüchte

**Volkstümliche Bezeichnungen:** Brotsamen, Frauenfenchel.

**Lateinische Arzneibuchbezeichnungen:** Foeniculi amari fructus Ph. Eur. und Foeniculi dulcis fructus Ph. Eur.

**Verwendeter Pflanzenteil:** Die getrockneten reifen Früchte und das durch Wasserdampfdestillation daraus gewonnene ätherische Öl des Arznei-Fenchels.

**Qualitätsprüfungen:** Prüfung auf Beimengungen dunkel gefärbter und scharf schmeckender Früchte des im Mittelmeergebiet wildwachsenden Esels-Fenchels, Prüfung auf den vom Arzneibuch vorgeschriebenen Mindestgehalt von 4 % ätherischem Öl, der häufig von den Handelsdrogen nicht erreicht wird.

**Hauptinhaltsstoffe:** 2–5 % ätherisches Öl, mit Anethol und Fenchon als charakteristische Inhaltsstoffe; bis 28 % fettes Öl und etwa 20 % Eiweiß.

**Anwendung:** Als Teeaufguss (wobei die Früchte vor dem Überbrühen gequetscht wer-

den müssen), als blähungstreibendes Mittel, insbesondere bei Säuglingen und Kleinkindern. Alkoholische Auszüge sind zusammen mit anderen Drogenauszügen häufig in Hustenmitteln (Fertigarzneimitteln) enthalten. Im Fenchelhonig, einem Fertigarzneimittel der Anlage 1 a, ist das ätherische Fenchelöl der Hauptinhaltsstoff.

Weitere ätherische Öldrogen mit ähnlicher Wirkung und Anwendung wie Fenchelfrüchte:

**Anisfrüchte** (Arzneibuchbez. = Anisi fructus Ph. Eur.)

## Kümmelfrüchte

**Volkstümliche Bezeichnungen:** Echter Kümmel, Feldkümmel, Kümmel, Kümmich.

**Lateinische Arzneibuchbezeichnung:** Carvi fructus Ph. Eur.

**Verwendete Pflanzenteile:** Verwendet werden als Arzneidroge oder als Gewürz die reifen getrockneten Früche von *Carum carvi* L.

**Qualitätsprüfungen:** Nach Ph. Eur. müssen Kümmelfrüchte mindestens 3 % ätherisches Öl und dürfen höchstens 7 % Asche enthalten.

**Hauptinhaltsstoffe:** Das flüchtige ätherische Öl ist charakterisiert durch die beiden Inhaltsstoffe (+) Carvon (45–65 %) und (+)-Limonen (40–55 %)

**Anwendungen:** Laut Monographie der Kommission E eignen sich Kümmelfrüchte in Form der ganzen Früchte, die zerkaut werden müssen oder als Teeaufguss bei dyspeptischen Beschwerden, wie leichte, krampfartige Beschwerden im Magen-Darm-Bereich, Blähungen und Völlegefühl verwendet werden.
Die Tagesdosis soll bis zu 6 g Kümmel betragen, wobei die Früchte unmittelbar vor dem Überbrühen mit heißem Wasser angesto-

ßen/gequetscht werden müssen. Eine 10%ige Lösung von ätherischem Kümmelöl in Pflanzenöl wird zur Baucheinreibung bei Säuglingen und Kleinkindern gegen Blähungen verwendet.

## Salbeiblätter

**Volkstümliche Bezeichnungen:** Königs-Salbei, Edel-Salbei, Salver.

**Lateinische Arzneibuchbezeichnungen:** Salviae folium Ph. Eur. (= der sog. „dalmatinische" Salbei) und Salviae trilobae folium DAB (= der sog. „griechische" Salbei).

**Verwendeter Pflanzenteil:** Die kurz vor der Blüte geernteten Blätter und das daraus durch Wasserdampfdestillation gewonnene ätherische Öl (siehe Anlage 1a).

**Qualitätsprüfungen:** Der vom Aroma her wertvollere dalmatinische Salbei (Stammpflanze = *Salvia officinalis*) wird in der Regel teurer gehandelt und daher häufig mit dem billigeren griechischen Salbei (Stammpflanze = *Salvia triloba*) verfälscht. Der Drogenfachmann erkennt den griechischen Salbei nicht nur an der stärkeren Behaarung, sondern vor allem an dem Eukalyptus-ähnlichen Geruch (= Geruch nach dem Hauptinhaltsstoff Cineol). Beide Drogen sind im DAB aufgenommen, dürfen aber nicht gegeneinander ausgetauscht oder miteinander vermengt werden. Häufig kommt auch Droge in den Handel, die den Mindestgehalt an ätherischem Öl nicht besitzt (dalmatinischer Salbei muss 1,5 %, griechischer Salbei 1,8 % ätherisches Öl enthalten).

**Hauptinhaltsstoffe:** 0,5–2,5 % ätherisches Öl mit Thujon als Hauptinhaltsstoff in Salvia officinalis und Cineol als Hauptinhaltsstoff in Salvia triloba; Bitterstoffe, darunter in beiden Salbeiarten Pikrosalvin.

**Anwendung:** Als Teeaufguss oder als Frischpflanzenpresssaft als appetitanregendes Magenmittel sowie als Leber- und Gallemittel. Als Teeaufguss oder besser als alkoholischer Auszug mit Wasser verdünnt zum Gurgeln bei Entzündungen des Mund- und Rachenraumes. Das ätherische Öl dient zur Inhalation bei Husten und Erkältungskrankheiten.

Eine Sonderanwendung stellt die innerliche Einnahme wässriger oder alkoholischer Zubereitungen gegen übermäßigen Nachtschweiß dar. Die schweißhemmenden Wirkstoffe sind noch nicht aufgeklärt worden.

## Scharfgarbenkraut

**Volkstümliche Bezeichnungen:** Achilleskraut, Katzenkraut, Schafrippe, Tausendblatt.

**Lateinische Arzneibuchbezeichnung:** Millefolii herba Ph. Eur.

**Verwendete Pflanzenteile:** Scharfgarbenkraut wird entweder als Frischpflanze oder getrocknet verwendet und besteht aus den zur Blütezeit geernteten oberirdischen Teilen von *Achillea millefolium* L.

**Qualitätsprüfungen:** Bei guten Drogen muss der Stängelanteil niedrig sein, und die Droge soll in erster Linie aus Blüten- und Blattanteilen bestehen. Minderwertiges Scharfgarbenkraut enthält kein Chamazulen.

**Hauptinhaltsstoffe:** Die Scharfgarbe ist ein aromatisches Bittermittel: es enthält also Bitterstoffe vom Typ der Sesquiterpenlactone und 0,3 bis 1,4 % ätherisches Öl. Der bekannteste Inhaltsstoff ist das Chamazulen.

**Anwendung:** Laut Monographie der Kommission E ist der Scharfgarben-Frischpflanzenpresssaft oder ein Scharfgarbenkraut-Aufguss geeignet zur Anwendung bei Appetitlosigkeit und bei dyspeptischen Beschwerden, insbesondere bei leichten krampfartigen Beschwerden im Magen-Darm-Bereich. Die Wirksamkeit beruht auf der Stimulierung der Produktion an Magensaft und Galle, bei gleichzeitiger krampflösender Wirkung.

## Pfefferminzblätter

**Volkstümliche Bezeichnungen:** Englische Minze, Gartenminze, Teeminze, Aderminze.

**Lateinische Arzneibuchbezeichnung:** Menthae piperitae folium Ph. Eur.

**Verwendeter Pflanzenteil:** Das kurz vor und/oder während der Blütezeit geerntete Kraut, bei dem nach dem Schneiden maschinell die Stängelanteile weitgehend entfernt werden. In Feinschnitten, zur Verwendung für Filteraufgussbeutel, werden sehr häufig jedoch die minderwertigen Stängel mitverarbeitet!

**Qualitätsprüfungen:** Prüfung auf einen erhöhten Stängelanteil und auf Blätter, die einen massiven Befall mit Minzenrost (= *Puccinia menthae*) aufweisen. Neuerdings ist auf Verfälschungen mit einer kultivierten Ackerminze (*Mentha arvensis* var. *piperascens*), die zur Mentholgewinnung angebaut wird, zu achten. Überlagerte oder unsachgemäß getrocknete Drogen weisen nicht mehr den vom Arzneibuch geforderten Mindestgehalt von 1,2 % ätherischem Öl auf.

**Hauptinhaltsstoffe:** Bis 1,9 % ätherisches Öl, mit Menthol und Mentholestern als wichtigste Bestandteile. Für das unterschiedliche Aroma in den verschiedenen Pfefferminzkultivars sind Inhaltsstoffe verantwortlich, die mengenmäßig untergeordnet sind, so z.B. der Gehalt an Jasmon und Menthofuranen.

**Anwendungen:** Als Teeaufguss bei Magenbeschwerden und Galleleiden, vor allem solchen, die von krampfartigen Schmerzen begleitet sind. Der Pfefferminztee besitzt auch eine leichte blähungstreibende (karminative) Wirkung und wird daher gerne zusammen mit angestoßenem Fenchel Säuglingen gegeben. Ätherisches Pfefferminzöl bzw. natürliches oder synthetisches Menthol sind häufig Bestandteil von Hustenbonbons und Mundwässern. Alkoholisch-wässrige Destillate oder in Alkohol gelöstes Pfefferminzöl (z.B. Pfefferminzspiritus nach Anlage 1a Kap. 1.7.2, Teil

III) zur äußerlichen Anwendung bei Nervenschmerzen, nichtblutenden, stumpfen Sportverletzungen und zur Kühlung und leichten Anästhesie bei Kopfschmerzen und Migräne. Meistens sind die sog. Migränestifte nichts anderes als Mentholstifte (siehe dazu Anlage 1a, Kap. 1.7.2).

## Melissenblätter

**Volkstümliche Bezeichnungen:** Zitronenmelisse, Bienenkraut, Immenblatt.

**Lateinische Arzneibuchbezeichnung:** Melissae folium Ph. Eur.

**Verwendeter Pflanzenteil:** Das vor der Blütezeit geerntete Kraut, wobei erst nachträglich in besonderen Schneide- und Reinigungsanlagen die Blätter von den Stängeln getrennt werden.

**Qualitätsprüfungen:** Prüfung auf Beimengungen von Katzenmelisse oder Türkischer Melisse, die geruchlich wahrzunehmen sind. Prüfung auf den ohnehin schon niedrigen Mindestgehalt von 0,05 % ätherischem Öl.

**Hauptinhaltsstoffe:** Bis 0,2 % ätherisches Öl, mit den Hauptinhaltsstoffen Citronellal und Citral; Labiatengerbstoffe.

**Anwendung:** Als Teeaufguss bei Magen- und Darmbeschwerden, insbesondere nervöser Art. Die sog. „Melissengeister" des Handels (s. Teil II, Kap. 9 und Teil III, Kap. 1.7.2, Anlage 1a) sind in der Regel Destillate aus mehreren ätherischen Ölen (siehe dazu Verordnung „Destillate", Tab. 3.2, § 45), wobei in der Regel der Anteil an Melissenblättern bzw. Melissenöl untergeordnet ist (höchstens 30 %!). Die bei den betreffenden Fertigarzneimitteln genannten Wirkungen und Anwendungsgebiete dürfen daher nicht auf reine Melissenzubereitungen übertragen werden!

## Tausendgüldenkraut

**Volkstümliche Bezeichnungen:** Magenkraut, Fieberkraut.

**Lateinische Arzneibuchbezeichnung:** Centaurii herba Ph. Eur.

**Verwendete Pflanzenteile:** Die während der Blütezeit gesammelten oberirdischen Pflanzenteile.

**Qualitätsprüfungen:** Prüfung auf den Mindest-Bitterwert 2000, der von falsch getrockneter und feucht gelagerter oder von Droge mit hohem Stängelanteil nicht erreicht wird.

**Hauptinhaltsstoffe:** Bitterstoffe mit ähnlicher chemischer Zusammensetzung wie die „Enzianbitterstoffe", also Gentiopikrosid und Amarogentin als wichtigste Verbindungen.

**Anwendung:** Als Teeaufguss oder als alkoholische bzw. weinige Auszüge in Fertigarzneimitteln bei Appetitlosigkeit und bei mangelnder Produktion an Magensaft und Galleflüssigkeit.

## Teufelskrallenwurzel

**Volkstümliche Bezeichnungen:** Teufelskralle, Harpagophytumwurzel, Südafrikanische Teufelskralle.

**Lateinische Arzneibuchbezeichnung:** Harpagophyti radix Ph. Eur.

**Verwendete Pflanzenteile:** Die getrockneten knolligen Sekundär-Speicherwurzeln.

**Qualitätsprüfungen:** Bestimmung des Bitterwertes und eventuell zusätzliche Bestimmung des Gehaltes an Harpagosid, dem Hauptinhaltsstoff.

**Hauptinhaltsstoffe:** Bitter schmeckende Iridoide, darunter das Iridoidglykosid Harpagosid.

**Anwendungen:** Als Teeaufguss (aus Filterbeuteln) bei Appetitlosigkeit und dyspeptischen Beschwerden (Störung der Nahrungsmittelverdauung im Magen und Darm, verbunden mit Völlegefühl und „Magendruck") sowie in Form von Trockenextrakten wie Tabletten, Dragees und Weichgelatinekapseln zur unterstützenden Therapie degenerativer Erkrankungen des Bewegungsapparates. Gegenanzeigen sind Magen- und Zwölffingerdarmgeschwüre.

## Wermutkraut

**Volkstümliche Bezeichnungen:** Bitterer Beifuß, Absinth.

**Lateinische Arzneibuchbezeichnung:** Absinthii herba Ph. Eur.

**Verwendeter Pflanzenteil:** Die während der Blütezeit gesammelten oberirdischen Teile. Eine gute Arzneibuchware stammt allerdings nur von den blütenbesetzten Zweigspitzen.

**Qualitätsprüfungen:** Prüfung auf einem überhöhten Stängelanteil, vor allem auf markige Stängelbestandteile. Als Verfälschungen sind Beifuß und andere nicht bitterschmeckende Artemisia-Arten anzutreffen. Erhöhter Stängelanteil, Beimengungen von Drogenverfälschungen und/oder feuchte Lagerung sind in der Hauptsache dafür verantwortlich, wenn der vom DAB geforderte Mindestbitterwert von 15 000 nicht erreicht wird.

**Hauptinhaltsstoffe:** 0,15–0,3 % Bitterstoffe, die sich im Unterschied zu den meisten Bitterstoffdrogen im ätherischen Öl befinden (genau gesagt: die Bitterstoffe befinden sich zusammen mit dem ätherischen Öl in den gleichen Lokalisationsorten, nämlich in den Drüsenhaaren). Die beiden Hauptbitterstoffe, das Absinthin und das isomere Anabsinthin sind in den Blättern zu etwa 0,3 % und in den Blüten zu 0,15 % enthalten. Das ätherische Öl kommt in Mengen von 0,3–1,3 % vor und enthält neben 25–75 % Thujylalkohol noch 3–10 % Thujon, das bei Dauergebrauch gesundheitsschädigende Nebenwirkungen verursachen kann.

**Anwendung:** Als Teeaufguss ist die Wermutzubereitung in erster Linie ein Bittermittel zur Anwendung bei Appetitlosigkeit, verminderter Magensäureproduktion und bei Blähungen und kann auch längere Zeit eingenommen werden. Die alkoholische Zubereitung ist ein Amarum-Aromatikum (= aromatisches Bittermittel) und wirkt zusätzlich bei gestörter Galleproduktion in der Leber und bei gestörter Gallenausscheidung aus der Gallenblase (Choleretikum). Alkoholische Zubereitungen dürfen nicht längere Zeit eingenommen werden, da der Thujongehalt hier wesentlich höher ist als im Teeaufguss.

## Löwenzahnwurzeln mit Kraut

**Volkstümliche Bezeichnungen:** Ackerzichorie, Kuhblume, Pusteblume.

**Lateinische Arzneibuchbezeichnung:** Taraxaci radix DAC.

**Verwendete Pflanzenteile:** Der dickfleischige, milchsaftführende Wurzelstock samt den Nebenwurzeln, zusammen mit dem oberirdischen noch nicht blühenden Kraut.

**Qualitätsprüfungen:** Prüfung auf Verfälschungen mit Wegwarte und Rauhem Löwenzahn sowie auf stark verschmutzte und von Drogenschädlingen zerfressene Drogenbestandteile.

**Hauptinhaltsstoffe:** Bitterstoffe, darunter das Taraxerol; bis 40 % Inulin in der Wurzel; Terpenoide, Sterole u. a.

**Anwendung:** Als Teekaltansatz oder als Frischpflanzenpresssaft •(§ 44, s. S. 8) bei Erkrankungen der Leber und Galle, insbesondere als Leber-Stärkungsmittel sowie als harntreibendes Mittel.

## 4.2.7 Nieren- und Blasenmittel

**Harntreibende (= diuretisch bzw. aquaretisch wirksame) Mittel**

## Birkenblätter

**Volkstümliche Bezeichnungen:** Besenbaum, Frühlingsbaum, Maibaum.

**Lateinische Arzneibuchbezeichnung:** Betulae folium Ph. Eur.

**Verwendeter Pflanzenteil:** Die im Frühjahr abgestreiften Laubblätter von Hängebirken und Moorbirken.

**Qualitätsprüfungen:** Prüfung auf wertmindernde Zweigstückchen und Teile weiblicher Kätzchen, die beim Sammeln in die Droge gelangen und deren Anteil nicht mehr als 3 % betragen darf. Schließlich muss ein Mindestgehalt von 1,5 % Flavonoiden vorliegen.

**Hauptinhaltsstoffe:** 1,2–2,5 % Flavonoide, darunter das Hyperosid als Hauptflavonoid; Saponine und Gerbstoffe.

**Anwendung:** Als Teeaufguss oder auch als Teeabkochung sowie als Frischpflanzenpresssaft (nicht zu verwechseln mit dem „Birkensaft", der durch das Anbohren junger Birkenstämme gewonnen wird!) als harntreibendes Mittel zur volksmedizinisch genannten „Frühjahrs-Blutreinigungskur". Für die Indikationsgebiete Wassersucht und Gicht sind Birkenblätter-Zubereitungen nicht freiverkäuflich (siehe dazu Krankheitsliste Teil III, Kap. 1.7.3). Birkenblätter-Zubereitungen sind in erster Linie zur sogenannten Durchspülungstherapie geeignet.

## Samenfreie Gartenbohnenhülsen

**Volkstümliche Bezeichnung:** Bohnenschalen.

**Lateinische Arzneibuchbezeichnung:** Phaseoli fructus sine semine.

**Verwendete Pflanzenteile:** Verwendet werden die getrockneten von den Samen befreiten Hülsen von *Phaseolus vulgaris* L.

**Qualitätsprüfungen:** Fremde Bestandteile dürfen nicht mehr als 2 % betragen.

**Hauptinhaltsstoffe:** Bohnenschalen enthalten Flavonoide und Phytoalexine (= postinfektionelle, niedermolekulare Abwehrstoffe höherer Pflanzen) z. B. Phaseolin.

**Anwendungen:** Laut Monographie der Kommission E eignen sich Bohnenschalen in Form einer Teeabkochung zur unterstützenden Behandlung „dysurischer Beschwerden" (harntreibende Wirkung). Von der volkstümlichen Anwendung als „Diabetiker-Tee" muss dringend abgeraten werden! Samenfreie Gartenbohnenhülsen besitzen keine (!) blutzuckersenkende Wirkung.

## Schachtelhalmkraut

**Volkstümliche Bezeichnungen:** Zinnkraut, Pferdeschwanz, Scheuergras.

**Lateinische Arzneibuchbezeichnung:** Equiseti herba DAB.

**Verwendeter Pflanzenteil:** Die in den Sommermonaten gesammelten sterilen grünen Sprossstängel des Ackerschachtelhalms.

**Qualitätsprüfungen:** Da der Ackerschachtelhalm häufig mit anderen, z. T. giftigen Schachtelhalmarten vergesellschaftet ist (z. B. mit Sumpf- oder Teichschachtelhalm), muss auf die Abwesenheit solcher Verfälschungen geachtet werden. Nur der sachkundige Sammler wird den giftigen Sumpfschachtelhalm von dem Ackerschachtelhalm unterscheiden können.

**Hauptinhaltsstoffe:** Bis 10 % Kieselsäure, etwa 1/10 davon ist wasserlöslich; Flavonoide und Saponine.

**Anwendung:** Als Teeabkochung oder als Frischpflanzenpresssaft zur Ausschwemmung von Ödemen und als harntreibender Bestandteil in sog. „Blutreinigungsmitteln". Unter „Blutreinigung" im volksmedizinischen Sinne versteht man eine vermehrte Harnausscheidung (= diuretische Wirkung), eine gesteigerte bzw. zumindest geregelte Darmtätigkeit (= laxierende W.), eine Stoffwechselschlackenausscheidung durch die Haut (= diaphoretische W.) und schließlich eine vermehrte bzw. normalisierte enzymatische Verdauung (Magen, Leber, Galle, Bauchspeicheldrüse). Wegen des hohen Kieselsäuregehaltes werden Schachtelhalm-Zubereitungen noch bei brüchigen Fingernägeln und Haaren angewendet.

## Wacholderbeeren

**Volkstümliche Bezeichnungen:** Krammetsbeeren, Kranawitten.

**Lateinische Arzneibuchbezeichnungen:** Juniperi fructus DAB und Oleum Juniperi DAB.

**Verwendeter Pflanzenteil:** Die reifen, blauen Beeren (= botanisch Beerenzapfen) und das daraus hergestellte ätherische Öl des gemeinen Wacholders.

**Qualitätsprüfungen:** Prüfung auf unreife grüne bzw. graue Beeren, auf arzneilich nicht nutzbare Wacholder-Arten z. B. auf Juniperus oxycedrus u. a. und auf Drogen mit einem Gehalt an ätherischem Öl unter 1 %.

**Hauptinhaltsstoffe:** 0,5–2,5 % ätherisches Öl mit 40–70 % Terpenen (z. B. $\alpha$- und $\beta$-Pinen, Terpinen-4-ol) als Hauptbestandteile; etwa 30 % Invertzucker.

**Anwendung:** Als ganze Beeren, von denen man etwa 10 g am Tage kaut (nicht über längere Zeit), oder als Wacholderextrakt, Wacholdermus und Wacholdersirup (alle drei Zubereitungen sind in der Anlage 1 a zu § 45 AMG 76 enthalten) als harntreibendes Mittel, insbesondere zur sog. „Frühjahrskur".

Reines ätherisches Wacholderöl, als Fertigarzneimittel abgefüllt in Gelatinekapseln, besitzt gegenüber den anderen Formen bzw. Zubereitungen (z. B. Wacholderextrakt, Beeren) die stärkste diuretische Wirkung und sollte wegen seiner möglichen nierenreizenden Wirkung nicht länger als 4 Wochen eingenommen werden. Bei akuten Nierenerkrankungen und auch während der Schwangerschaft dürfen Wacholderprodukte nicht eingenommen werden.

## Brennesselblätter

**Volkstümliche Bezeichnungen:** Donnernessel, Hanfnessel.

**Lateinische Arzneibuchbezeichnung:** Urticae herba DAC.

**Verwendeter Pflanzenteil:** Die oberirdischen Pflanzenteile der großen und kleinen Brennnessel, die unmittelbar vor der Blüte mittels Sicheln oder Sensen geerntet werden.

**Qualitätsprüfungen:** Es ist darauf zu achten, dass die Pflanzen nicht auf Flächen geerntet werden, die mit Klärschlamm berieselt worden sind oder in der Nähe von Industrieanlagen und stark befahrenen Straßen liegen. Untersuchungen von Handelsdrogen zeigen leider, dass rund 40 % der Drogen überhöhte Mengen an Schwermetallen aufweisen.

**Hauptinhaltsstoffe:** Histamin, Acetylcholin, Serotonin; Ameisen-, Essig- und Buttersäure; ätherisches Öl mit Acetophenon und n-Methylheptenon; Mineralsalz, darunter vor allem Kaliumsalze und Kieselsäure.

**Anwendung:** Als Teeaufguss oder als Frischpflanzenpresssaft zur Anregung des gesamten Körperstoffwechsels, insbesondere zur vermehrten Harnausscheidung; ferner als **begleitende** Maßnahme bei Rheuma sowie bei Erkrankungen der Harnwege (z. B. Nieren- und Harngrieß).
Weitere harntreibende (diuretisch wirksame) Drogen:

**Bruchkraut** (Arzneibuchbez. = Herniariae herba DAC)
**Goldrutenkraut** (Arzneibuchbez. = Solidaginis herba DAB)
**Hauhechelwurzel** (Arzneibuchbez. = Radix Ononidis DAC)
**Indischer Nierentee** (Arzneibuchbez. = Orthosophonis folium Ph. Eur.)
**Liebstöckelwurzel** (Arzneibuchbez. = Levistici radix Ph. Eur.)
**Petersilienwurzel, -kraut, -früchte** (Arzneibuchbez. = Petroselini radix, herba, fructus Erg. Bd. 6)

## Desinfizierende Drogen
## (desinfizierend in den Harnwegen)

## Bärentraubenblätter

**Volkstümliche Bezeichnungen:** Wilder Buchs, Steinbeere, Sandbeere.

**Lateinische Arzneibuchbezeichnung:** Uvae ursi folium Ph. Eur.

**Verwendeter Pflanzenteil:** Die im Mai bis Juli gesammelten Blätter der Bärentraube.

**Qualitätsprüfungen:** Prüfung auf Beimengungen mitgesammelter Preiselbeerblätter und auf bewusste Verfälschungen mit den Blättern des Buchsstrauches. Der Stängelanteil darf nicht über 8 % liegen, und unsachgemäß getrocknete Blätter sind braun verfärbt. Der vom Arzneibuch vorgeschriebene Mindestgehalt an desinfizierenden Inhaltsstoffen (darunter das Arbutin) muss 6 % betragen und wird häufig nicht erreicht.

**Hauptinhaltsstoffe:** Phenolglykoside, darunter das Arbutin und Methylarbutin als wichtigste Verbindungen; 10–20 % (!) Gerbstoffe und 1–2 % Flavonoide.

**Anwendung:** Als Kaltansatz (etwa 2 Teelöffel auf 1 Tasse und 8–12 Stunden ziehen lassen) oder als Teeaufguss als Harndesinfiziens bei bakteriellen Entzündungen der ableitenden

Harnwege. Die desinfizierende Wirkung entfaltet sich nur in einem alkalisch reagierenden Harn bei genügend hoher Dosierung und mehrmaliger (4–6 mal) täglicher Einnahme. Die Alkalisierung des Harns erfolgt in der Regel durch die Verabreichung von Natriumbikarbonat. Wegen des hohen Gerbstoffgehaltes, der bei längerer Einnahme zu Magenreizungen führen kann, ist eine Teeabkochung nicht geeignet, da diese Zubereitung einen höheren Gerbstoffgehalt aufweist als ein Kaltansatz.

Weitere Harnweg-desinfizierende Drogen:

**Preiselbeerblätter** (Arzneibuchbez. = Folia Vitis idaeae Erg. Bd. 6) = Phenolglykosiddroge
**Heidekraut** (Arzneibuchbez. = Herba Ericae Erg. Bd. 6) = Gerbstoff- und Phenolglykosiddroge
**Birnenblätter** (in keinem Arzneibuch aufgenommen) = Gerbstoff- und Phenolglykosiddroge

**Drogen, die das Harnlassen beeinflussen (= miktionsbeeinflussende Drogen)**

## Kürbissamen

**Volkstümliche Bezeichnungen:** Babenkern, Herkulessamen.

**Lateinische Arzneibuchbezeichnung:** Cucurbitae semen DAB.

**Verwendeter Pflanzenteil:** Die reifen, dunkelgrünen, weichschaligen (im Handel als „schalenlos" bezeichneten) Samen speziell gezüchteter Arzneikürbisse, die sich botanisch vom Ölkürbis ableiten.

**Qualitätsprüfungen:** Von den meisten im Handel befindlichen sehr unterschiedlichen Kürbissamen gibt es keine medizinischen Wirksamkeitsprüfungen. Dies gilt in besonderem Maße für die hartschaligen Kürbiskerne bzw. für die geschälten, d.h. von der harten Samenschale befreiten, hellgrünen sog.

„Spitzkerne". Diejenigen Kürbissamen, die in klinischen Studien auf Wirksamkeit geprüft worden sind, leiten sich von dem weichschaligen, dunkelgrünen steirischen Ölkürbis ab und werden auf den Gehalt an Sterinen und Tocopherolen (= Vitamin-E-Verbindungen) geprüft.

**Hauptinhaltsstoffe:** Phytosterine, darunter δ-7-Sterine; etwa 50 % fettes Öl, mit hohem Anteil an mehrfach ungesättigten Fettsäuren; etwa 32 % Eiweiß und freie Aminosäuren, darunter vor allem das Cucurbitin; Farbstoffe (Carotinoide, Chlorophylle).

**Anwendung:** In Form der ganzen oder zerkleinerten Samen, auch als haltbar gemachte Granulate als Fertigarzneimittel im Verkehr, zur Kräftigung und Funktionsanregung der Blase, insbesondere bei Funktionsstörungen, die in Verbindung mit einem Prostata-Adenom I auftreten können (z.B. häufiges nächtliches Wasserlassen).

Weitere miktionsbeeinflussende Drogen:

**Kleinblütiges Weidenröschen** (lateinische Bezeichnung = Herba Epilobii)
**Zwergpalmenfrüchte bzw. Sabalfrüchte** (lateinische Bezeichnung = Fructus Sabal serrulatae)
**Brennnesselwurzel** (lateinische Bezeichnung = Urticae radix DAB)

## 4.2.8 Mittel zur Behandlung von Wunden und Prellungen

## Johanniskrautöl

**Volkstümliche Bezeichnungen:** Rotöl, Wundöl.

**Lateinische Arzneibuchbezeichnung:** Hyperici oleum.

**Verwendete Pflanzenteile:** Zur Herstellung des Johanniskrautöles werden die Blüten sowie nur die obersten Sprossspitzen in frischem Zustand mit Pflanzenölen, vorwiegend mit Erdnuss- oder Olivenöl, mehrere Wochen lang mazeriert. Die Extraktion ist abgeschlossen, wenn das ölige Mazerationsmedium eine kräftige rote Farbe angenommen hat.

**Qualitätsprüfungen:** Das Johanniskrautöl muss eine kräftige rote Farbe besitzen und darf nicht ranzig sein.

**Hauptinhaltsstoffe:** Hypericine (Naphthodianthrone), ätherisches Öl und Hyperforin (Phloroglucinderivat).

**Anwendungen:** Laut Monographie der Kommission E sind ölige Johanniskraut-Zubereitungen zur Behandlung und Nachbehandlung von scharfen und stumpfen Verletzungen, Myalgien und Verbrennungen 1. Grades geeignet. Rotöl wird auch bei Sonnenbrand eingesetzt, wobei man sich unmittelbar nach der Anwendung nicht dem Sonnenlicht aussetzen darf.

Die Indikation für traditionell angewendete Arzneimittel lautet: „Zur Unterstüzung der Hautfunktion."

## Ringelblumen

**Volkstümliche Bezeichnungen:** Calendula, Goldblume, Studentenblume.

**Lateinische Arzneibuchbezeichnung:** Calendulae flos Ph. Eur.

**Verwendete Pflanzenteile:** Die ganzen Blütenköpfchen mit dem grünen Hüllkelch (= Flores Calendulae cum Calycibus) oder die ausgezupften orangegelben Zungenblüten (sine Calycibus = ohne Kelch) der Ringelblume.

**Qualitätsprüfungen:** Prüfung auf missfarbene, z. T. hellgelbe bis weißliche Einzelblüten.

**Hauptinhaltsstoffe:** Carotinoid-Farbstoffe, Flavonoide und Triterpen-Saponine.

**Anwendung:** Calendula-Salbe und verdünnte Tinktur (1 Essl. auf 1/4 l abgekochtes Wasser) wirken entzündungshemmend und dienen als Wundheilmittel bei Entzündungen der Haut und Schleimhäute sowie bei Riss-, Quetsch- und Brandwunden. **Achtung!** Im freiverkäuflichen Bereich sind bei diesen Produkten lediglich vorbeugende Aussagen z. B. zur Verhütung von Wundsein (besonders bei Säuglingen und Bettlägerigen), erlaubt. Die o. g. Anwendungsgebiete dürfen aber genannt werden, wenn ein Drogen-Aufguss z. B. als Umschlag verwendet wird (§ 44). Eine Anwendung gegen Krebserkrankungen, wie sie in einigen Kräuterbüchern empfohlen wird, ist völlig überzogen und selbstverständlich verboten (Krankheitsliste!).

## Arnikablüten

**Volkstümliche Bezeichnungen:** Bergwohlverleih, Bergwurzkraut, Bergdotterblume, Johannisblume, Fallkraut, Gamskraut.

**Lateinische Arzneibuchbezeichnung:** Arnica flos Ph. Eur.

**Verwendete Pflanzenteile:** Gemäß Ph. Eur. die getrockneten, köpfchenförmigen Blütenstände (= Röhrenblüten, Zungenblüten, Hüllkelchblätter, Blütenstandsboden) von Arnika; nach DAB 6 sind es nur die ausgezupften Röhren- und Zungenblüten, und eine solche Droge wird nach wie vor unter der Bezeichnung Arnicae flos sine receptaculis (oder sine calycibus) gehandelt.

**Qualitätsprüfungen:** Prüfungen auf Verfälschungen mit sog. „mexikanischer" oder „portugiesischer" Arnika, die beide keine Arnikaarten sind (siehe dazu Weiteres unter „Drogenverfälschungen", Kap. 5). Im Blütenboden dürfen keine schwarzen Larven der Fliege *Trypteta arnicivora* (syn. *Tephritis arnicae*) vorkommen.

**Hauptinhaltsstoffe:** 0,2–0,5 % ätherisches Öl; Sesquiterpenlactone vom Typ des Helenalins.

Letztere sind nicht nur für die entzündungshemmende Wirkung im Wesentlichen verantwortlich, sondern rufen bei bestimmten, empfindlichen Personen auch Kontaktdermatitiden (Blasenbildung, Rötung der Haut) hervor; Carotinoide und Flavonoide.

**Anwendung:** Als Teeaufguss (1 gehäufter Esslöffel Arnikablüten wird mit 1 Tasse kochendem Wasser überbrüht) zu Umschlägen und Kompressen bei Schwellungen infolge von Verstauchungen und Quetschungen, bei Blutergüssen, Furunkeln, Insektenstichen, Muskelzerrungen und rheumatischen Beschwerden. Wirksamer als eine wässrige Zubereitung ist die Arnikatinktur (Anlage 1a, s. Tab. 3.2). In der Regel wird für die äußerliche Anwendung 1 Teelöffel Arnikatinktur mit 1 Tasse Wasser verdünnt oder mit 2 Teilen essigweinsaurer Tonerde versetzt (= ebenfalls in der Anlage 1a enthalten). Bei „Arnika-empfindlichen" Personen können nach Arnikaumschlägen starke Rötungen mit Blasenbildung (= Kontaktdermatitiden, „Arnika-Allergie") auftreten.

Die innerliche Einnahme von Arnikazubereitungen, die stark verdünnt erfolgen muss (z. B. 0,2 g Arnikablüten auf 200 ml Wasser als Teeaufguss), kann mit Reizerscheinungen im Magen-Darm-Kanal begleitet sein. Innerlich wird Arnika gegen Herz-Kreislauf-Störungen verwendet. Bei Überdosierung Vergiftungserscheinungen! Die Tinktur ist zur innerlichen Einnahme nicht freiverkäuflich.

## Beinwellwurzeln und -blätter

**Volkstümliche Bezeichnungen:** Beinwurz, Wallwurz, Comfrey.

**Lateinische Arzneibuchbezeichnungen:** Symphyti radix DAC, Radix Consolidae (= alte Handelsbezeichnung).

**Verwendete Pflanzenteile:** Die im März und April oder im September und Oktober gegrabenen rübenförmigen Wurzeln des Beinwell sowie das Kraut, das entweder vor der Blüte oder während der Blüte geschnitten wird.

**Qualitätsprüfungen:** Zu prüfen ist auf schlecht getrocknete und dann meist verschimmelte Wurzelteile. Falsch aufbereitete Blätter sind dunkel verfärbt.

**Hauptinhaltsstoffe:** Etwa 20 % Schleim in den Wurzeln und etwa 7 % Schleim in den Blättern; bis 1 % Allantoin, eine entzündungshemmende Verbindung; etwa 5 % Gerbstoffe; unerwünschte Pyrrolizidin-Alkaloide, die sich je nach Erntezeitpunkt, Pflanzenstandort, Beinwellart bzw. Beinwell-Kultursorte in Mengen von nicht nachweisbar bis maximal 0,05 % bewegen. Die Tagesdosis Pyrrolizidin-Alkaloide ist von der Kommission E auf 100 μg beschränkt worden.

**Anwendung:** Äußerliche Anwendung des grob pulverisierten Wurzelpulvers, aufgeschlämmt in einem Beinwellblätteraufguss, oder in Form von apothekenpflichtigen Pasten und Salben als Fertigarzneimittel zu Umschlägen bei unblutigen, stumpfen Verletzungen, Verstauchungen, Verrenkungen, Zerrungen, Prellungen, Quetschungen, Blut- und Reizergüssen sowie bei schlecht heilenden Wunden und lokalen Entzündungen (z. B. Nagelbettentzündungen). Die Indikation für freiverkäufliche Beinwellsalben darf allerdings **keine** Heilaussage beinhalten („zur Pflege der Beine"). Der Gehalt an Pyrrolizidin-Alkaloiden kann bei äußerlicher Anwendung vernachlässigt werden.

## 4.2.9 Mittel gegen Durchfallerkrankungen

### Eichenrinde

**Volkstümliche Bezeichnungen:** Eichenrinde, Spiegelrinde, Glanzrinde.

**Lateinische Arzneibuchbezeichnungen:** Quercus cortex DAC bzw. in anderen Arzneibüchern Cortex quercus.

**Verwendete Pflanzenteile:** Die Droge besteht aus der im Frühjahr gesammelten und getrockneten Rinde junger Zweige und Stockausschlägen von der Stieleiche und/oder Stein- bzw. Wintereiche.

**Qualitätsprüfungen:** Minderwertig sind Rindenteile älterer Zweige, die dann keinen „silbernen" Glanz aufweisen und bereits etwas Borke gebildet haben. Verfälschungen mit Eschenrinde können vorkommen.

**Hauptinhaltsstoffe:** 8 bis 20 % Gerbstoffe sowohl vom Typ der Catechin- als auch vom Typ der Gallussäuregerbstoffe.

**Anwendungsgebiete:** Laut Monographie der Kommission E werden Eichenrinden-Zubereitungen in Form von Spülungen, Umschlägen, Voll- und Teilbädern bei entzündlichen Hauterkrankungen angewendet. Eichenrinden-Auszüge haben sich ferner bei übermäßigem Fußschweiß, Frostbeulen und Ausschlägen bewährt. **Innerlich** empfiehlt die Kommission E Eichenrindenabkochung oder Eichenrindenpulver bei unspezifischen akuten Durchfallerkrankungen sowie als **Spülung** lokal bei leichten Entzündungen sowohl im Mund- und Rachenraum als auch im Genital- und Analbereich.

## Heidelbeeren

**Volkstümliche Bezeichnungen:** Blaubeeren, Bickbeeren, Schwarzbeeren.

**Lateinische Arzneibuchbezeichnung:** Myrtilli fructus.

**Verwendete Pflanzenteile:** Die vollreifen, getrockneten Früchte.

**Qualitätsprüfungen:** Prüfung auf ähnlich aussehende Früchte (z. B. Rauschbeere) sowie auf Insektenfraß.

**Hauptinhaltsstoffe:** Bis zu 10 % Catechingerbstoffe, Anthocyane (davon kommt die blaue Farbe), Pektine usw.

**Anwendungsgebiete:** Laut Monographie der Kommission E eignen sich hochdosierte Dekokte (Abkochungen) bei unspezifischen, akuten Durchfallerkrankungen. Als Tagesdosis werden Auszüge aus 20 bis 60 g Heidelbeeren empfohlen, die über den Tag verteilt langsam schluckweise getrunken werden sollen. Sollten die Durchfälle länger als 3–4 Tage anhalten, so ist ein Arzt aufzusuchen! Getrocknete Heidelbeeren bewähren sich besonders in der Kinderheilkunde.

**Bei den besprochenen Drogenbeispielen handelt es sich nicht nur um Drogen der Anlagen 1 c, 1 d und 1 e zur Verordnung nach § 45 AMG 76 (siehe dazu Teil III, Kap. 1.7.2), sondern auch um Drogen, die eine große Bedeutung als Monodrogen besitzen und die darüber hinaus in sehr vielen freiverkäuflichen Fertigarzneimitteln vorkommen. Der Prüfungsteilnehmer sollte sich von diesen Drogen eine Drogensammlung anlegen und sie morphologisch identifizieren können!**

## 4.2.10 Bewährte Heilkräuter zur Selbstmedikation

In diesem Kapitel werden die betreffenden Heilkräuter (Arzneipflanzen bzw. Drogen) nur kurz angesprochen. Detaillierte Ausführungen dazu sind in den jeweiligen Drogenbeschreibungen nachzulesen (Kap. 4.2).

### 1. Arzneipflanzen gegen Beschwerden im Magen- und Darmtrakt

a) Appetitfördernd und verdauungsanregend:
Enzianwurzel, Kalmuswurzel, Salbeiblätter, Schafgarbenkraut, Tausendgüldenkraut, Wermutkraut.

b) Bei zu wenig Magensäure:
Bitterstoffdrogen wie unter a) aufgezählt oder Ätherischöldrogen wie Anis, Kümmel, Fenchel, Pomeranzenschalen u. a. bzw. am besten eine Kombination aus Ätherischöldrogen zusammen mit Bitterstoffdrogen (= aromatisches Bittermittel).

c) Bei zu viel Magensäure:
Kamillenblüten, Leinsamenschleim.

d) Bei nervösem Magen:
Kalmuswurzel, Kamillenblüten, Pfefferminzblätter, Schafgarbenkraut.

e) Bei Blähungen:
Anis-, Kümmel-, Fenchel-, Korianderfrüchte, Kamillenblüten, Pfefferminzblätter, Schafgarbenkraut.

f) Bei Durchfall:
Blutwurz (Tormentillwurzel), Heidelbeeren, Gänsefingerkraut, Schwarzer Tee.

g) Bei Verstopfung (**apothekenpflichtig**):
Aloe, Sennesblätter, Sennesfrüchte, Faulbaumrinde, Rhabarberwurzel.

h) Bei chronischer Darmträgheit:
Leinsamen, Flohsamen, Manna-Feigensirup, Tamarindenmus.

## 2. Arzneipflanzen gegen Leber- und Gallenbeschwerden

a) Lebermittel:
Mariendistelfrüchte (u. a. Beschleunigung der Zellregeneration), Artischockenblätter und -wurzeln (u. a. Unterstützung der Entgiftungstätigkeit in der Leber).

b) Gallemittel:
Artischockenpresssaft, Gelbwurz (Curcuma), Löwenzahnkraut, Lavendelblüten, Schafgarbenkraut, Wermutkraut.

## 3. Arzneipflanzen gegen Beschwerden im Urogenitaltrakt (= Nieren- und Blasenmittel)

a) Harntreibend:
Birkenblätter, Goldrutenkraut, Brennnesselkraut, Indischer Nierentee (= Orthosiphonblätter), Bohnenschalen, Wacholderbeeren, Petersilienfrüchte und -wurzeln.

b) Harndesinfizierend (antibakteriell):
Bärentraubenblätter.

c) Zur Stärkung der Blasenfunktion, insbesondere bei der Reizblase und beim Prostata-Adenom im Stadium I und II:

Weichschaliger Kürbissamen, Kleinblütiges und Schmalblättriges Weidenröschen (als Begleittherapie).

## 4. Arzneipflanzen gegen Erkältungskrankheiten (= Bronchien- und Hustenmittel)

a) Zur vorbeugenden Steigerung der unspezifischen Abwehr-Funktion:
Sonnenhutwurzel (= Echinacea), Lindenblüten, Vitamin C, heißer Holundersaft.

b) Gegen Reizhusten:
Eibischwurzel, Huflattichblätter, Isländisches Moos, Malvenblätter und -blüten.

c) Auswurffördernd (= Erleichterung des Abhustens):
Primelwurzel, Süßholzwurzel, Wollblumen.

d) Desinfizierend (= keimhemmend) bei Husten:
Anis, Fenchel, Eukalyptusblätter, Thymiankraut, Spitzwegerichkraut.

e) Desinfizierend und entzündungshemmend bei Halsschmerzen und Heiserkeit:
Salbeiblätter, Baumflechte (in Dragees), Isländisches Moos (in Pastillen), Ätherische Öle in Bonbons (z. B. Eukalyptus- oder Thymianöl).

f) Gegen Fieber:
Lindenblüten oder Holunderblüten als sog. „Schwitztee".

## 5. Arzneipflanzen gegen Herz- und Kreislaufbeschwerden

a) Herzkräftigend: Weißdornblätter, -blüten und -früchte.

b) Kreislaufanregend: Rosmarinblätter und Rosmarinöl.

## 6. Arzneipflanzen gegen Beschwerden des Gefäßsystems (= Venen- und Arterienmittel)

a) Bei Funktionsstörungen der Venen:
   Buchweizenkraut, Mäusedornwurzel (Ruscus), Steinkleekraut, Rosskastaniensamen.
b) Bei Durchblutungsstörungen der Gehirnarterien:
   Auszug aus den Blättern von Ginkgo biloba.
c) Vorbeugend gegen frühzeitig auftretende allgemeine Arteriosklerose durch die Beeinflussung gewisser Risikofaktoren:
   Knoblauch, Mistelkraut, Buchweizenkraut bzw. isoliertes Rutin.

## 7. Arzneipflanzen gegen Beschwerden und zur Stärkung des Nervensystems (Beruhigungsmittel)

a) Zur allgemeinen Dämpfung nervöser Erscheinungen:
   Baldrianwurzel, Hopfenzapfen, Melissenblätter, Passionsblumenkraut.
b) Bei depressiven Zuständen:
   Johanniskraut.
c) Bei Stress:
   Ginsengwurzel, Eleutherokokkuswurzel.
d) Bei Einschlafstörungen:
   Baldrianwurzel, Hopfenzapfen, Passionsblumenkraut.

## 8. Arzneipflanzen und Kombinationen zur allgemeinen Kräftigung (Tonika und Roboranzien)

Ginsengwurzel, Eleutherokokkuswurzel, Vitaminpräparate allein bzw. kombiniert mit Eisensalzen und anderen Spurenelementen, Lecithin-Vitaminkombinationen, Blütenpollen.

## 9. Arzneipflanzen zur Wundbehandlung und bei unblutigen Verletzungen

Arnikablüten, Beinwellwurzel und -blätter, Ringelblumen.

## 10. Arzneipflanzen zur kurzfristigen Behandlung unspezifischer Durchfallerkrankungen

Eichenrinde, Heidelbeeren, Grüner Tee.

## 11. Arzneipflanzen und Stoffe zur Behandlung rheumatischer Beschwerden

**Innerlich:** Birkenblätter, Brennnesselkraut, Teufelskrallenwurzel, Weidenrinde.
**Äußerlich:** Arnikazubereitungen, Chilipfeffer, Campher, Fichtennadelöl, Menthol, Rosmarin- und Wacholderspiritus.

# 4.3 Pflanzenbestandteile und Zubereitungen aus Pflanzen

## 4.3.1 Ätherische Öle

(In den zur Zeit gültigen Arzneibüchern als *aetheroleum* = Singular bezeichnet – in älteren Arzneibüchern z.B. DAB 6 als *oleum* z.B. Oleum Foeniculi bezeichnet)

Ätherische Öle kann man durch Wasserdampf-Destillation, durch Auspressen, durch Extraktion mit Lösungsmitteln oder Fett gewinnen. (Sie sind in Anlage 1a der Verordnung über apothekenpflichtige freiverkäufliche Arzneimittel enthalten.)

## Angelikaöl, ätherisches

Aus der Engelwurz gewonnen; besitzt einen würzig-aromatischen Geruch und einen scharf-würzigen Geschmack.

Verwendung: äußerlich zu Einreibungen bei rheumatischen Beschwerden und Muskelschmerzen; innerlich als Aromatikum in Magenmitteln, viel verwendet in der Likörindustrie (Magenbitterliköre).

## Anisöl, ätherisches
(in der Ph. Eur. als Anisi aetheroleum)

Aus den reifen Anisfrüchten gewonnen; typischer „Anisgeruch" (= Geruch nach Anethol), würziger Geschmack.

Verwendung: als schleimlösender Bestandteil in Hustenmitteln (z. B. in Hustenpastillen laut Anlage 2 a, VO nach § 45 AMG 76) und als blähungstreibende Komponente in Magen- und Darmmitteln.

## Bergamottöl, ätherisches

Aus den Fruchtschalen einer speziellen Zitrusart, der Bergamotte, gewonnen; gelbliches Öl mit angenehmem cumarinartigem Geruch.

Verwendung: äußerlich in Einreibungen und vor allem in Kölnisch Wasser enthalten.

## Eukalyptusöl, ätherisches
(in der Ph. Eur. als Eucalypti aetheroleum)

Aus den frischen Blättern oder frischen Zweigspitzen verschiedener Eukalyptusarten gewonnen; farbloses oder schwach gelb gefärbtes Öl, mit aromatischem und campherartigem Geruch, brennendem und danach kühlendem Geschmack.

Verwendung: äußerlich unverdünnt zur Inhalation und als Bestandteil von Salben, Gelen und Bädern zur Anwendung bei Erkältungs-

krankheiten; innerlich als Zusatz von Heilmitteln gegen Husten und Heiserkeit zum Lutschen (z. B. Eucalyptusbonbons).

## Fenchelöl, ätherisches
(im DAB als Foeniculi aetheroleum)

Aus den reifen Fenchelfrüchten gewonnen; farbloses bis schwach gelbliches Öl mit würzigem Geruch und zuerst süßem, dann bitterem campherartigem Geschmack.

Verwendung: Bestandteil des Fenchelhonigs (Anlage 1 a), der vor allem bei Kindern als Hustenmittel verwendet wird; Zusatz zu Camphersalbe (Anlage 1 a) zur äußerlichen Anwendung bei Erkältungskrankheiten und Zusatz zu medizinischen Bädern.

## Fichtennadelöle, ätherische
(im DAB als Piceae aetheroleum)

Aus den frischen Nadeln und Zweigspitzen verschiedener Picea-Arten gewonnen; gelblich gefärbtes Öl mit starkem aromatischem Geruch („Fichtennadelduft").

Verwendung: zur Inhalation und als Badezusatz bei Erkältungskrankheiten; als Bestandteil des Fichtennadelspiritus (Anlage 1 a) und als Zusatz zur Camphersalbe (Anlage 1 a) zu Einreibungen bei rheumatischen Beschwerden.

## Kalmusöl, ätherisches
(im DAB 6 als Oleum calami)

Aus dem Rhizom (= Wurzelstock) des nordamerikanischen und in Europa kultivierten diploiden Kalmus gewonnen; gelblich gefärbtes Öl mit aromatischem Geruch und bitterem, brennendem Geschmack.

Verwendung: 1–4 Tropfen auf 1 Stück Zucker zur Anregung der Magenverdauung, als Zusatz in Magenmitteln; äußerlich unverdünnt oder als Zusatz in Bädern bei Durchblutungsstörungen der Unterarme und Unterschenkel.

## Kamillenöl, ätherisches
(im ÖAB als Matricariae aetheroleum)

Durch Destillation aus chamazulenhaltigen Kamillenblüten gewonnen und ist intensiv blau gefärbt.

Verwendung: Bestandteil von entzündungshemmenden, wundheilungsfördernden Salben, Tropfen und Bädern.

## Kiefernnadelöle, ätherische
(im DAB als Pini aetheroleum)

Ähnlich den Fichtennadelölen, gleiche Verwendung.

## Korianderöl, ätherisches

Aus den Korianderfrüchten hergestellt; meist farbloses Öl mit eigenartigem, wanzenartigem Geruch.

Verwendung: Bestandteil von festen (Tabletten, Dragees) und flüssigen (Tropfen, Destillate, Tonika) Magen- und Darmmitteln; Bestandteil von „Kräuterlikören".

## Krauseminzöl, ätherisches

Aus den Blättern der Krauseminze gewonnen; farbloses Öl mit „kümmelartigem" Geruch („Spearmint"-Kaugummi).

Verwendung: 5–10 Tropfen auf 1 Stück Zucker gegen Übelkeit und Erbrechen; zur Aromatisierung von Zahnpasten, Mundwässern und Kaugummis.

## Japanisches Minzöl, ätherisches
(im DAB als Menthae arvensis aetheroleum)

Aus den Blättern einer mentholreichen Kultur-Ackerminze hergestellt; farbloses Öl mit sehr erfrischendem Geruch und scharfem, kühlendem Geschmack.

Verwendung: zur Inhalation und zum direkten Einreiben (nur wenige Tropfen) bei Erkrankungen des Hals-, Nasen- und Rachenraumes; zum Betupfen der Stirn und der Schläfen bei Kopfschmerzen; innerlich verdünnt in einem Magen- oder Lebertee oder wenige Tropfen auf 1 Stück Zucker bei Verdauungsbeschwerden.

(Anmerkung: Das in der Werbung angepriesene „Allheilmittel" ist das „japanische" Minzöl nicht! Das japanische Minzöl kommt in der Regel nicht aus Japan, sondern aus Brasilien, China und Nordamerika).

## Lavendelöl, ätherisches
(in der Ph. Eur. als Lavandulae aetheroleum)

Aus den frischen Lavendelblüten gewonnen; farbloses bis schwach gelbliches Öl mit charakteristischem aromatischem Geruch und brennendem, schwach bitterem Geschmack.

Verwendung: als Zusatz zum Badewasser oder als Bestandteil von medizinischen Bädern zur Durchblutungsförderung; als Geruchsstoff in Seifen und „Kräuterduftkissen".

## Macisöl, ätherisches

Aus dem dunkelroten Arillus (= Samenmantel) der „Muskatnuss" gewonnenes, gelbliches Öl mit würzigem, aromatischem Geruch und scharfem Geschmack.

Verwendung: Bestandteil von Stomachika (= Magenmittel) und enthalten in Melissengeistern.

## Muskatöl, ätherisches

Aus dem vom dunkelroten Samenmantel (= Arillus) befreiten Muskatsamen (= „Muskatnuss") gewonnen; gelbliches Öl mit sehr würzigem, aromatischem Geruch und brennendem Geschmack.

Verwendung: wie Macisöl und zum Würzen.

Achtung: In höheren Dosen kann es zu Vergiftungserscheinungen kommen!

## Nelkenöl, ätherisches
(in der Ph. Eur. als Caryophylli flos aetheroleum)

Aus den ganzen oder zerkleinerten Nelken-Blütenknospen und Nelken-Blütenstielen gewonnen; farbloses, an der Luft sich bräunendes Öl mit würzigem Geruch und brennendem Geschmack.

Verwendung: zur örtlichen, schmerzlindernden Anwendung bei Zahnschmerzen; als Bestandteil in Zahnpulvern und Zahnpasten; äußerlich zur Abwehr von Insekten, insbesondere von Mücken.

## Pfefferminzöl, ätherisches
(in der Ph. Eur. als Menthae piperitae aetheroleum)

Aus den frisch geernteten, blühenden Pfefferminz-Zweigspitzen gewonnen; gelblichgrünes Öl mit typischem Mentholgeruch und erfrischendem Geschmack (Kältegefühl).

Verwendung: als Mundwasserzusatz, Bestandteil von Zahnpasten, Zahnpulvern, Mundwässern und Kaugummi; innerlich tropfenweise entweder verdünnt oder auf 1 Stück Zucker bei Übelkeit, Erbrechen und schlechtem Mundgeruch; als Geschmackskorrigens in Tonika.

## Pomeranzenblütenöl, ätherisches

Aus frischen Orangenblüten gewonnen; gelbliches Öl mit feiner Duftnote.

Verwendung: Bestandteil in Beruhigungsmitteln.

## Pomeranzenschalenöl, ätherisches

Aus frischen und getrockneten Orangenschalen gewonnen; gelbliches Öl mit angenehmem aromatischem Geruch und leicht bitterem Geschmack.

Verwendung: Bestandteil von Magenmitteln, zur Aromatisierung (= Geschmacksverbesserung) schlecht schmeckender Arzneimittel.

## Rosmarinöl, ätherisches
(im DAB als Rosmarini aetheroleum)

Aus den Rosmarinblättern bzw. aus den beblätterten Stängeln gewonnen; meist farbloses Öl mit kräftigem, campherartigem Geruch und anfangs mildem, später leicht kratzendem Geschmack.

Verwendung: Bestandteil von Einreibungen (z. B. Rosmarinspiritus, Anlage 1 a) gegen rheumatische Beschwerden, Bestandteil von medizinischen Badekonzentraten.

## Salbeiöl, ätherisches
(Salviae aetheroleum)

Aus den getrockneten Blättern des „dalmatinischen" Salbeis gewonnen; farbloses bis gelbliches Öl mit herbem Geruch und aromatischem Geschmack.

Verwendung: verdünnt zum Gurgeln bei Mund-, Rachen- und Halsentzündungen; zum Inhalieren bei Entzündungen im Rachenraum und bei Erkältungskrankheiten.

## Teebaumöl, ätherisches

Aus den Blättern von *Melaleuca alternifolia* (= australischer Teebaum) durch Wasserdampfdestillation gewonnenes ätherisches Öl, das ähnlich wie ätherisches Wacholderbeeröl riecht.

Verwendung: als Kosmetikum verwendet bei „unreiner" Haut Jugendlicher (als „Pickelstift") und zur Pflege der Haut älterer Menschen. Anm.: Teebaumöl ist in der BRD nicht als Arzneimittel zugelassen!

**Thymianöl, ätherisches**
(in der Ph. Eur. als Thymi aetheroleum)

Aus dem frischen oder getrockneten Thymiankraut gewonnen; farbloses Öl mit typischem „Thymolgeruch" und leicht brennendem Geschmack.

Verwendung: Bestandteil vieler „Hustensäfte" (z. B. Thymiansirup); zur Inhalation bei chronischen Bronchitiden; zur Spülung verdünnt bei Entzündungen in der Mundhöhle.

**Zimtöl, ätherisches**
(im DAB 7 als Oleum Cinnamomi)

Aus der Zimtrinde gewonnen; hellgelbes Öl mit angenehmem Geruch nach Zimt und anfangs süß-aromatischem, dann brennend scharfem Geschmack.

Verwendung: als Geschmackskorrigens in mehreren Tonika enthalten, insbesondere in aromatischen Bittermitteln (Amara-Aromatica); Bestandteil des Zimtsirups (Anlage 1 a).

**Zitronenöl, ätherisches**
(in der Ph. Eur. als Limonis aetheroleum)

Durch Auspressen der frischen Fruchtschalen der Zitrone gewonnen; hellgelbes bis schwach grüngelbes Öl mit kräftigem Zitronengeruch und mildem, später bitterem Geschmack; das Öl wird bei tieferen Lagertemperaturen trüb. Es handelt sich um ein sog. „Agrumenöl" (ausgepresstes Öl).

Verwendung: innerlich als Geschmackskorrigens; äußerlich als Duftkomponente in Badekonzentraten, Duschlotionen, Seifen, Feuchtigkeits- bzw. Reinigungstüchlein, Salben usw.

### 4.3.2 Sonstige Bestandteile und Zubereitungen aus Pflanzen

(im Wesentlichen enthalten in Anlage 1 a der Verordnung über apothekenpflichtige und freiverkäufliche Arzneimittel, siehe Teil III, Kap. 1.7.2)

**Agar** (Agar Ph. Eur.)

Getrocknete Schleimsubstanz von Rotalgen mit großem Quell- und Geliervermögen.

Verwendung: in Abführmitteln (Anlage 2 b); zur Herstellung von Bakteriennährböden; als Dickungsmittel in der Süßwarenindustrie.

**Aloetrockenextrakt, Eingestellter**
(Aloes extractum siccum normatum Ph. Eur.)

Stark bitterer Extrakt aus dem Zellsaft der Blätter südafrikanischer Aloe-Arten.

Verwendung: äußerlich als Zusatz in Fertigarzneimitteln (antiseptische Wirkung); innerlich unter einer Tagesdosis von 20 mg als Bittermittel in wässrig-alkoholischen Pflanzenauszügen (Fertigarzneimittel, z. B. Schwedenbitter). Tagesdosis bis 20 mg. Anm.: Als Kosmetikum wird der eingedickte Zellsaft von Aloe vera (= keine Arzneibuch-Aloeart) verwendet.

**Arnikatinktur**
(Arnicae tinctura DAB 1997)

Alkoholischer Auszug aus Arnikablüten, hergestellt mit verdünntem Alkohol im Verhältnis 1:10. Gelbbraune bis goldgelbe Flüssigkeit mit würzigem Geruch nach Arnikablüten. Freiverkäuflich nur zum äußeren Gebrauch.

Verwendung: äußerlich verdünnt zu Umschlägen bei Verstauchungen, Blutergüssen, Muskel- und Gelenkschmerzen, Entzündungen der Schleimhäute. Bei zu starker Konzentration sind schmerzhafte, juckende Hautreaktionen möglich. Auslösung von Allergien bei empfindlichen Personen, nach mehrmaliger Anwendung.

## Baldrianextrakt
(Valerianae extractum siccum DAB 1997)

Durch Extraktion von Baldrianwurzeln gewonnen und auch in Mischungen mit Hopfenextrakt als Fertigarzneimittel (z. B. in Form von Baldrian-Hopfenbädern oder Dragees) freiverkäuflich. Der Zusatz von arzneilich nicht wirksamen Hilfsstoffen ist erlaubt.

Verwendung: als Beruhigungsmittel bei Einschlafstörungen.

## Baldriantinktur
(Valerianae tinctura DAB 1997)

Alkoholischer Auszug aus den Wurzeln des europäischen Baldrian (*Valeriana officinalis*), hergestellt durch Perkolation mit verdünntem Alkohol im Verhältnis 1:5. Braune, nach Baldrian riechende und schmeckende Flüssigkeit.

Verwendung: innerlich bei Unruhezuständen und nervös bedingten Einschlafstörungen 1/2 bis 1 Teelöffel verdünnt mit Wasser, mehrmals täglich.

## Baldriantinktur, ätherische
(Tinctura Valerianae aetherea DAB 6)

Gelbbraune, nach Baldrian und Äther riechende und schmeckende Flüssigkeit. Auszug aus Baldrianwurzeln mit Ätheralkohol 1:5. (Feuergefährlich!)

Verwendung: tropfenweise auf Zucker als Hausmittel zur Behebung von Krämpfen und Ohnmachten.

## Baldrianwein

Auszug von Baldrianwurzeln oder Lösung von Baldrianextrakt, hergestellt mit Südwein (Likörwein). Freiverkäuflich nur als Fertigarzneimittel.

Verwendung: innerlich zur Beruhigung und bei leichten Einschlafstörungen.

## Birkenteer (Pix Betulae)

Dicke, schwarzbraune Flüssigkeit, gewonnen durch trockene Destillation von Birkenholz und -zweigen.

Verwendung: bei Hautkrankheiten von Tieren zum äußeren Gebrauch.

## Bromelain

Konzentrat proteolytisch wirkender (eiweißspaltender) Enzyme, gewonnen aus der Frucht und den Stängeln der Ananaspflanze.

Verwendung: in einer Reihe von Verdauungspräparaten, bei mangelnder Eiweißverdauung.

## Campherliniment, flüchtiges
(Linimentum ammoniato-camphoratum DAB 6)

Dickflüssige, milchige Emulsion aus Campher, fetten Ölen und Ammoniak (Geruch!).

Verwendung: äußerlich als Einreibung bei rheumatischen Beschwerden.

## Campheröl
(Oleum camphoratum DAB 6)

Lösung von Campher in Erdnussöl (oder einem anderen fetten Öl).

Verwendung: äußerlich als Einreibung bei rheumatischen Beschwerden.

## Camphersalbe
(Unguentum camphoratum Erg. Bd. 6)

Salbe mit Campher als Hauptwirkstoff, auch mit Zusatz von ätherischen Ölen, Menthol und Ethylglykolsäuremethylester als Fertigarzneimittel freiverkäuflich.

Verwendung: äußerlich als Einreibung bei Husten, Erkältungskrankheiten und rheumatischen Beschwerden. Vorsicht: nicht auf die Nasenschleimhaut von Kleinkindern auftragen (Kollapsgefahr!).

## Campherspiritus
(Spiritus camphoratus DAB 1997)

Alkoholische Campherlösung. Klare, farblose Flüssigkeit mit starkem Geruch nach Campher.

Verwendung: äußerlich als Einreibung bei Muskel- und Gelenkschmerzen, Prellungen, Verstauchungen, Zerrungen; zur Förderung der Hautdurchblutung.

## Chinawein, auch mit Eisen

Medizinischer Wein, hergestellt unter Verwendung von Extrakten der bitteren Chinarinde (chininhaltig); evtl. mit Zusatz von Eisencitrat.

Verwendung: innerlich als appetitanregendes und kräftigendes Mittel; auch bei Eisenmangelanämie. Freiverkäuflich nur als Fertigarzneimittel.

## Eibischsirup (Sirupus Althaeae)

Gelbliche, stark zuckerhaltige Flüssigkeit mit schleimigem Geschmack, bereitet aus Eibischwurzeln. Freiverkäuflich als Fertigarzneimittel.

Verwendung: innerlich löffelweise gegen Reizhusten und Bronchitis.

## Enziantinktur
(Gentianae tinctura DAB 1997)

Auszug aus Enzianwurzeln mit verdünntem Alkohol (1:5). Alkoholisch riechende braune Flüssigkeit mit stark bitterem Geschmack.

Verwendung: innerlich 10 bis 30 Tropfen vor dem Essen gegen Appetitlosigkeit und dyspeptische Beschwerden („Essen liegt wie ein Stein im Magen").

## Feigensirup, auch mit Manna

Stark zuckerhaltige Flüssigkeit, die unter Verwendung von Feigen und ggf. Manna (getrockneter Saft der Manna-Esche mit dem Zuckeralkohol Mannit als Hauptwirkstoff) hergestellt wird. Freiverkäuflich nur als Fertigarzeimittel.

Verwendung: innerlich als mildes Abführmittel für Kinder.

## Fenchelhonig

Süß schmeckende, dickflüssige, gelbe Flüssigkeit mit Fenchelgeschmack. Hergestellt unter Verwendung von mindestens 50 % Honig (Zusatz von anderen Zuckern erlaubt). Freiverkäuflich nur als Fertigarzneimittel.

Verwendung: innerlich löffelweise als Hustenmittel, v. a. bei Kindern.

## Fichtennadelspiritus

Klare Flüssigkeit mit typischem Geschmack nach Fichtennadelöl, welches in mindestens 70%igem Alkohol gelöst ist.

Verwendung: äußerlich als Einreibung bei rheumatischen Beschwerden.

## Franzbranntwein

Aromatisch weinbrandartig riechende Flüssigkeit, die durch Vermischen von Alkohol mit aromatischen Essenzen hergestellt wurde und Zusätze wie z. B. Kochsalz, Menthol, Campher, Geruchsstoffe oder Farbstoffe enthalten kann. Franzbranntwein kann farblos, grün oder braun gefärbt sein und ist mit einem Mindestgehalt von 45 % Alkohol freiverkäuflich.

Verwendung: äußerlich zu erfrischenden, durchblutungsfördernden Einreibungen gegen Wundliegen und rheumatische Beschwerden, auch bei Zerrungen und Prellungen.

### Hefe (Medizinische Hefe)

Gelbliches Pulver aus toten und lebenden Zellen der „Bierhefe". Typischer Geruch und Geschmack. Freiverkäuflich nur als Fertigarzneimittel, meist als Tabletten. (In anderer Form meist als diätetische Lebensmittel im Handel.)

Verwendung: innerlich gegen unreine Haut und Furunkulose.

### Heublumenkompressen

Blütenstände verschiedener Gräser; je nach Herkunft wechselnde Zusammensetzung. Üblicherweise in einem Gewebesäckchen (Heusack) verpackt.

Verwendung: zu schmerzstillenden Packungen bei rheumatischen Beschwerden, Hexenschuss und Leibschmerzen.

### Holzteer (Pix liquida DAB 6)

Durch tockene Destillation des Holzes verschiedener Bäume aus der Familie der Pinaceae, vornehmlich aus dem Holz der Waldkiefer (Pinus silvestris) gewonnen; braunschwarze, durchscheinende, dicke Flüssigkeit, mit eigentümlichem Geruch.

Verwendung: äußerlich als Hautmittel in der Tiermedizin; die Verwendung als Hautmittel beim Menschen sollte nur unter ärztlicher

Aufsicht erfolgen (Arzneimittelrisiko und beachte „Krankheitsliste" Teil III, Kap. 1.7.2, Anlage 3, Ziffer 15).

### Johanniskrautöl
(Oleum Hyperici Erg. Bd. 6)

Mazerat aus frischen Johanniskrautblüten mit Olivenöl, das nach etwa sechswöchiger Sonnenbestrahlung eine tiefrote Farbe aufweist (durch Extraktion der enthaltenen Hypericine). Freiverkäuflich nur als Fertigarzneimittel.

Verwendung: innerlich gegen depressive Verstimmung und Gallebeschwerden, äußerlich gegen Entzündungen und zur Wundheilung.

### Kamillenfluidextrakt
(Extractum Chamomillae fluidum)

Auszüge von Kamillenblüten mit Alkohol verschiedener Konzentration. Grünlichbraune Flüssigkeit mit Geruch nach Kamille. Freiverkäuflich als Fertigarzneimittel.

Verwendung: innerlich als entzündungshemmende, krampflösende Mittel bei Magen- und Darmerkrankungen; zu Inhalationen bei Erkältungskrankheiten, äußerlich zu Bädern und zur Wundheilung.

### Kamillenextrakt,
### auch mit Salbengrundlage

Kamillensalbe. Freiverkäuflich als Fertigarzneimittel.

Verwendung: äußerlich als entzündungshemmendes und wundheilendes Mittel.

### Karmelitergeist (Spiritus aromaticus compositus Erg. Bd. 6)

Klare Flüssigkeit mit würzig-aromatischem Geruch. Enthält Zitronellöl, ätherisches Muskatöl, Zimtöl, Nelkenöl und andere gelöst in verdünntem Alkohol.

Verwendung: innerlich gegen Magenbeschwerden und Verdauungsstörungen, Erkältungskrankheiten, äußerlich als durchblutungsfördernde Einreibung.

## Knoblauch

Ist in Form verschiedener Zubereitungen (Kapseln, Dragees, Perlen, Tropfen) als Fertigarzneimittel freiverkäuflich. Der typische Knoblauchgeruch entsteht durch Ausscheidung der schwefelhaltigen Abbauprodukte des Hauptwirkstoffes Allicin über die Haut und Atemluft.

Verwendung: zur Vorbeugung von Arteriosklerose (hohe Dosierung notwendig! z.B. 4 Gramm frischer Knoblauch) und gegen Verdauungsstörungen (dyspeptische Beschwerden) sowie Darminfektionen bei Tieren.

## Kondurangowein
(Vinum Condurango DAB 6)

Bitterschmeckender Südwein, hergestellt unter Verwendung von Kondurangorindenextrakt, Aromatischer Tinktur und Zucker. Freiverkäuflich nur als Fertigarzneimittel.

Verwendung: innerlich bei Appetitlosigkeit und dyspeptischen Beschwerden („schwacher Magen").

## Lärchenterpentin
(Terebinthina laricina Erg. Bd. 6)

Harzsaft der Europäischen Lärche (*Larix decidua*); gelblicher bis bräunlicher, klarer dick- bis zähflüssiger Balsam, mit eigentümlich würzigem Geruch und wenig bitterem Geschmack.

Verwendung: in der Humanmedizin als Arzneimittel nicht mehr gebräuchlich; in der Tiermedizin als Wundverschluss gelegentlich noch verwendet.

## Lecithin

Fett- bis wachsähnliche, bräunliche Masse, die sowohl aus pflanzlichem (Sojabohne und anderen Samen) als auch aus tierischem Material (z.b. aus Eigelb) gewonnen wird. Bestandteil der Nervensubstanz.

Verwendung: als Kräftigungsmittel, insbesondere der Nerven.

## Leinkuchen
(Placenta Seminis Lini DAB 6)

Pressrückstand nach der Gewinnung des Leinöles; bräunlichgraues Pulver, in frischem Zustand geruchsneutral, mit schleimigem und nichtbitterem Geschmack (Anmerkung: länger oder feucht gelagertes Leinkuchenmehl schmeckt bitter und riecht ranzig!).

Verwendung: äußerlich als heißer Brei bei Hautentzündungen und vor allem bei Furunkeln und Abszessen.

## Leinöl (Oleum Lini DAC)

Aus Leinsamen ohne Anwendung von Wärme gepresstes fettes Öl; gelbes, eigenartig riechendes (riecht ranzig nach längerer Lagerung), in dünner Schicht leicht trocknendes Öl; frisches Leinöl ist geschmacksneutral, überlagertes Leinöl schmeckt bitter und riecht firnisartig. Leinöl kann durch Zusatz von Tocopherolen (Vitamin E) haltbarer gemacht werden.

Verwendung: wegen seines hohen Gehaltes an mehrfach ungesättigten Fettsäuren als Adjuvans bei Hyperlipidämie und bei Arteriosklerose.

## Lorbeeröl (Oleum Lauri DAB 6)

Aus den Lorbeerfrüchten unter Anwendung von Wärme gepresstes oder durch Auskochen gewonnenes fettes Öl zusammen mit ätherischem Öl; salbenartige Masse mit grüner Farbe und würzigem Geruch.

Verwendung: äußerlich als Einreibung bei rheumatischen Beschwerden und zur Abwehr von Mücken; in der Tiermedizin bei „lahmenden" Tieren.

**Mandelöl** (Amygdalae oleum Ph. Eur.)

Kaltgepresstes fettes Öl aus süßen und/oder bitteren Mandeln. Klare, hellgelbe Flüssigkeit mit schwach süßlichem Geschmack. Mandelöl ist in frischem Zustand nahezu geruchlos, wird aber leicht ranzig. (Nicht zu verwechseln mit dem ätherischen Bittermandelöl.)

Verwendung: in Salbengrundlagen.

**Mannasirup** (Sirupus Mannae)

Stark zuckerhaltige Flüssigkeit, die unter Verwendung von Manna (getrockneter Saft der Manna-Esche mit dem Zuckeralkohol Mannit als Hauptwirkstoff) hergestellt wird.

Verwendung: innerlich als mildes Abführmittel für Kinder.

**Melissengeist**
(Spiritus Melissae comp. Erg. Bd. 6)

Aromatisch riechende, farblose Flüssigkeit mit hohem Alkoholgehalt (79 Vol%), hergestellt durch Destillation von Melissenblättern und anderen aromatischen Drogen mit Alkohol. Freiverkäuflich als Fertigarzneimittel.

Verwendung: innerlich gegen Übelkeit, Magenbeschwerden und zur Nervenberuhigung; äußerlich zum Einreiben bei Kopf- und Nervenschmerzen, Migräne.

**Melissenspiritus** (Spiritus Melissae)

Farblose, nach Melisse und Alkohol riechende Flüssigkeit, hergestellt durch Lösen von Melissenöl in Alkohol.

Verwendung: äußerlich zum Einreiben bei Nervenschmerzen.

**Mentholstifte** (Migränestifte)

Enthalten als Wirkstoff Menthol, das aus dem ätherischen Öl von Minzarten oder synthetisch gewonnen wird. Erzeugt Kältegefühl auf der Haut.

Verwendung: zum Einreiben der Stirn bei Kopf- und Nervenschmerzen.

**Minzöl, ätherisches**
(Menthae arvensis aetheroleum DAB)

Mentholreiches ätherisches Öl der japanischen „Pfefferminze" (Ackerminze).

Verwendung: innerlich tropfenweise zur unterstützenden Behandlung von Erkältungskrankheiten, Magen-, Darm- und Gallebeschwerden; äußerlich bei Katarrhen der Luftwege (nicht bei Säuglingen und Kleinkindern), bei Muskel- und Nervenschmerzen.

**Myrrhentinktur**
(Myrrhae tinctura DAB 1997)

Gelbrote bis braune Flüssigkeit von charakteristischem Geruch und anhaltend bitterem Geschmack. Sie ist ein Auszug aus Myrrhe (= Harz) mit 90%igem Alkohol.

Verwendung: als desinfizierende Pinselung bei Entzündungen der Schleimhäute in Mund und Rachen.

**Opodeldok, flüssiger**
(Spiritus saponato-camphoratus DAB 6)

Klare, gelbe Flüssigkeit mit kräftigem Geruch nach Ammoniak, Campher und ätherischen Ölen.

Verwendung: äußerlich als hautreizende Einreibung bei rheumatischen Beschwerden.

**Pepsinwein** (Vinum Pepsini DAB 6)

Hellbrauner Arzneiwein, hergestellt aus Südwein mit Zusatz von Salzsäure, Pomeranzentinktur und Pepsin (Verdauungsenzym des Magens). Freiverkäuflich nur als Fertigarzneimittel.

Verwendung: innerlich likörglasweise zur Appetitanregung und Unterstützung der Magenverdauung.

**Pyrethrumextrakt**

Extrakt aus Insektenblüten (*Pyrethrum*-Arten, Korbblütler).

Verwendung: als schnell wirkende Kontakt-Insektizide (Mittel gegen Ungeziefer) zur Anwendung bei Tieren (für Warmblütler wenig toxisch). Als Fertigarzneimittel in Form von Pudern, Flüssigkeiten, Sprays freiverkäuflich.

**Ratanhiatinktur**
(Ratanhiae tinctura DAB)

Rotbraune, fast geruchlose Flüssigkeit mit zusammenziehendem Geschmack nach Gerbstoffen. Sie wird hergestellt durch Perkolation von Ratanhiawurzeln mit verdünntem Alkohol im Verhältnis 1:5.

Verwendung: zu Pinselungen bei entzündetem Zahnfleisch, Zusatz zu Gurgelwässern.

**Rizinusöl** (Ricini oleum raffinatum, Ricini oleum hydrogenatum DAB)

Aus Rizinussamen durch Pressen ohne Wärmezufuhr erhaltenes fettes Öl; klare, dickflüssige, fast farblose oder schwach gelb gefärbte Flüssigkeit; fast geruchlos, milder, später kratzender Geschmack.

Verwendung: innerlich als Abführmittel (Anmerkung: Es muss absolut sicher sein, dass kaltgepresstes und dem Arzneibuch entspre-chendes Rizinusöl abgegeben wird, andernfalls kann es zu Vergiftungen mit Koliken und blutigen Durchfällen kommen!); äußerlich zur Herstellung von Haarbrillantinen, Haarwässern usw.

**Rosenhonig** (Mel rosatum Erg. Bd. 6)

Süß schmeckende und nach Rosenöl duftende Flüssigkeit auf der Basis von Honig.

Verwendung: Hustenmittel für Kinder.

Merke: der früher häufige Zusatz von Borax zur Behandlung von Mundsoor bei Säuglingen ist nicht mehr erlaubt (Borsäureverbindungen stehen in der Negativliste Anlage 4 zur VO nach § 46).

**Rosmarinspiritus**
(Spiritus Rosmarini Erg. Bd. 6)

Klare, farblose Flüssigkeit mit Geruch nach Alkohol und Rosmarinöl.

Verwendung: als Einreibung gegen Rheuma und Nervenschmerzen.

**Spitzwegerichauszug und Spitzwegerichsirup**

Auszug aus Spitzwegerichkraut bzw. -sirup, hergestellt mit Spitzwegerichauszügen. Freiverkäuflich nur als Fertigarzneimittel.

Verwendung: innerlich als Hustenmittel.

**Süßholzsaft** (Succus Liquiritiae DAB 6)

Eingedickter, wässriger zähflüssiger Extrakt aus der Süßholzwurzel; durch weitere Einengung erhält man Succus Liquiritiae depuratus und daraus wird durch Guss die Lakritze hergestellt; harte, glänzende, schwarze, in der Wärme etwas erweichende Stangen, die in scharfkantigen Stücken brechen und süß schmecken.

Verwendung: Lakritze (z. B. in Pastillenform) als Heilmittel gegen Husten und Heiserkeit (siehe Anlage 2 a); als Geschmackskorrigens, besonders in Hustenmitteln.

## Tolubalsam

Braungelbe Masse, die durch Einschnitte in die Rinde bestimmter Schmetterlingsblütler gewonnen wird (zähflüssiger Balsam tritt aus und erhärtet an der Luft), mit feinem Geruch, würzigem Geschmack.

Verwendung: in Hustenmitteln (s. Anlage 2 a, Kap. 1.7.2, Teil III).

## Tragant (Tragacantha Ph. Eur.)

Gummiartiger Schleim, gewonnen durch Anritzen der Stämme bestimmter Schmetterlingsblütler (Astragalus-Arten), mit hohem Quellvermögen.

Verwendung: innerlich als Abführmittel (s. Anlage 2 b, Kap. 1.7.2, Teil III), Bindemittel, Haftmittel für Zahnprothesen.

## Wacholderextrakt, -mus, -öl
## s. Wacholderbeeren, Kap. 4.2.7

## Wacholderspiritus

Klare Flüssigkeit, die durch Auflösen von ätherischem Wacholderöl in Alkohol hergestellt wird und kräftig nach Wacholder riecht.

Verwendung: äußerlich gegen rheumatische Beschwerden.

## Watte, imprägniert mit Capsicumextrakt

Capsicumextrakt wird aus Chilischoten gewonnen und wirkt stark durchblutungsfördernd und wärmend.

Verwendung: als Watteauflage bei Rheuma, Hexenschuss, Ischias und Nervenschmerzen.

## Weizenkeimöl (Tritici aestivi oleum virginale Ph. Eur.)

Fettes Öl der Keimlinge von Weizenkörnern. Es enthält viel Vitamin E.

Verwendung: innerlich in Kapseln oder Perlen als Stärkungsmittel, insbesondere von Herz und Kreislauf. Freiverkäuflich nur als Fertigarzneimittel.

## Weizenkleie

Beim Mahlen der Weizenkörner abgetrennte Teile des Speichergewebes sowie der Frucht- und Samenschale.

Verwendung: als Abführmittel (s. Anlage 2 b, Kap. 1.7.2, Teil III).

## Weiterführende Literatur

### 1. Sammeln und Trocknen von Arzneipflanzen

A. Poletti, H. Schilcher und A. Müller: Heilkräftige Pflanzen – erkennen, sammeln und anwenden, Walter Hädecke Verlag, Weil der Stadt, 3. Auflage 1997.
K. Ebert: Arznei- und Gewürzpflanzen – Ein Leitfaden für Anbau und Sammlung., Wissenschaftliche Verlagsgesellschaft mbH, Stuttgart 1982.

### 2. Arzneiliche Anwendung

M. Pahlow: Heilpflanzen, sanfte Behandlung von Alltagsbeschwerden. S. Hirzel Verlag, Stuttgart 2000.
H. Schilcher: Kleines Heilkräuter-Lexikon. 4. Aufl., W. Hädecke Verlag, Weil der Stadt 1999.
V. Schulz, R. Hänsel: Rationale Phytotherapie. 4. Aufl., Springer Verlag, Berlin 1999.
H. Schilcher, S. Kammerer: Praxisleitfaden Phytotherapie. Urban & Fischer Verlag, München 2000.
R. F. Weiss: Lehrbuch der Phytotherapie. 8. Aufl., Hippokrates Verlag, Stuttgart 1997.

## 3. Pflanzeninhaltsstoffe

H. Wagner: Arzneidrogen und ihre Inhaltsstoffe. 6. Aufl., Wissenschaftliche Verlagsgesellschaft, Stuttgart 1999.

M. Wichtl (Hrsg.): Teedrogen. 3. Aufl., Wissenschaftliche Verlagsgesellschaft, Stuttgart 1997.


# 4.4 Chemische Stoffe und deren Verwendung

Bei der folgenden alphabetischen Auflistung handelt es sich im Wesentlichen um arzneiliche Stoffe, die in den Positivlisten 1 a, 2 a, b und c der Verordnung über apothekenpflichtige und freiverkäufliche Arzneimittel stehen (s. Teil III). Sie werden von den einzelnen Prüfungskommissionen mit recht unterschiedlicher Intensität abgefragt.

**Ethanol (Alkohol, Spiritus, Weingeist, Ethylalkohol)**

▦ Klare, farblose Flüssigkeit, feuergefährlich (!)
▦ Typischer Geruch nach Alkohol
▦ Mischbar in jedem Verhältnis
Mit Wasser = Ethanol-Wasser-Gemische
Mit Ether = Etherethanolgemisch (sog. Hoffmannstropfen)
Mit ätherischen Ölen = Destillate, Tropfen etc.

Verwendung: zur Reinigung und Desinfektion der Haut, zur Herstellung von Tinkturen, Extrakten, Fluidextrakten und Destillaten. Hoffmannstropfen gegen Übelkeit und bei Ohnmacht.

**Ethanolamin (= 2-Aminoethanol)**

Basische, flüssige Komponente in Zubereitungen gegen Hühneraugen und Hornhaut (siehe Anlage 2 c)

**Ethylglykolsäurementhylester (= Menglytat)**

Komponente in Zubereitungen gegen Husten und Heiserkeit (siehe Anlage 2 a).

**Aluminiumacetat-tartrat-Lösung (Essigweinsaure Tonerdelösung)**

Farblose Flüssigkeit mit zusammenziehend-metallischem Geschmack und schwachem Geruch nach Essigsäure. Kann auch durch Auflösen von Aluminiumacetat-tartrat-Tabletten hergestellt werden.

Verwendung: äußerlich verdünnt (1 Essl. auf 1 Glas Wasser) als Umschlag bei Verstauchungen, Prellungen, Zerrungen, Insektenstichen. Mild antiseptisch und adstringierend.

**Alaun (Alumen, Kaliumalaun, Aluminiumkaliumsulfat)**

▦ Farblose Kristalle oder weißes, kristallines Pulver
▦ Süßlich adstringierender (= zusammenziehender) Geschmack.

Verwendung: äußerlich in Form von Stiften oder „Steinen" als Ätzmittel, z. B. zur Blutstillung („Rasierstein").

## Aluminiumhydroxid

▦ Weißes, in Wasser unlösliches Pulver
▦ Geruch- und geschmacklos.

Verwendung: als Tabletten oder Suspension (Aufschwemmung in Flüssigkeit) gegen Magenübersäuerung (Fertigarzneimittel).

## Aluminiumsilikate und Aluminium-magnesium-silikat-Komplexe

Verwendung: als Fertigarzneimittel (Tabletten) innerlich gegen Magenübersäuerung.

## Ameisenspiritus

Farblose Flüssigkeit mit einem Gehalt an ca. 1,25 % Ameisensäure, gelöst in Alkohol. Typischer Geruch!

Verwendung: äußerlich als durchblutungsförderndes Mittel bei rheumatischen Beschwerden.

## p-Aminobenzoesäureethylester (Anästhesin, Benzocain)

Lokalanästhetikum (= örtliches Schmerzmittel) gegen Hühneraugen und Hornhaut, keine Reizerscheinungen (siehe Anlage 2c).

## Ammoniaklösung (verdünnte Ammoniaklösung nach DAB) (Ammoniakflüssigkeit, Salmiakgeist, Hirschhorngeist)

▦ Klare, farblose Flüssigkeit mit einem Gehalt von etwa 10 % Ammoniak (= $NH_3$)
▦ Stechender Geruch, wirkt auf die Schleimhäute stark ätzend.

Verwendung: zum Betupfen von Insektenstichen und zu Einreibungen, früher als Riechmittel bei Ohnmachten.

Vorsicht: 20 bis 30 ml können bei oraler (= innerlicher) Aufnahme tödlich wirken! Daher

zur Abfüllung keine „Lebensmittelflaschen" verwenden!

## Ammoniumchlorid (Salmiak, Sal ammoniacum, Ammonium chloratum)

▦ Weißes, kristallines Pulver, leicht löslich in Wasser
▦ Typischer salziger Geschmack (Salmiakpastillen).

Verwendung: innerlich als schleimlösendes, auswurfförderndes Hustenmittel in Form von Fertigarzneimitteln zum Lutschen, z.B. Salmiakpastillen. (Anlage 2a).

## Anethol

▦ Fester, in Wasser unlöslicher Hauptbestandteil von Anis- und Fenchelöl

Verwendung: wie Anisöl (s. Teil I, Kap. 4.3.1).

## Ascorbinsäure
(Acidum ascorbicum, Vitamin C)

▦ Weißes, kristallines Pulver
▦ Saurer Geschmack.

In vielen Früchten enthalten. Gewinnung meist mittels biochemischer Synthese.

Verwendung: innerlich zur Steigerung der körpereigenen Abwehr bei Infektionen; bei erhöhtem Vitamin-C-Bedarf (z.B. von Rauchern).

## Borsäure und ihre Salze

Weißes Pulver mit schwach antiseptischer Wirkung.

Verwendung: zur Pufferung und/oder Isotonisierung in Benetzungs- oder Desinfektionslösungen für Kontaktlinsen.

Aus medizinischer Sicht ist die Verwendung von Borsäure zu anderen Zwecken heute abzulehnen (Vergiftungsgefahr bei Kindern). Borsäure und ihre Salze sind in der Negativliste Anlage 4 aufgeführt!

## Benzalkoniumchlorid (quartäres Ammoniumsalz)

Desinfektionsmittel in Zubereitungen gegen Hühneraugen und Hornhaut (Anlage 2 c).

## Benzylalkohol

- Farblose, ölige Flüssigkeit
- Aromatischer Geruch.

Verwendung: in Zubereitungen zum Lutschen gegen Husten und Heiserkeit (Anlage 2 a).

## Benzylbenzoat

- Farblose, ölige Flüssigkeit
- Fast geruchlos.

Verwendung: Bestandteil von Zubereitungen gegen Hühneraugen und Hornhaut (Anlage 2 c).

## Bittersalz, (Magnesiumsulfat, Schwefelsaures Magnesium, Epsom-Salz, Seydlitz-Salz, Englisches Salz)

- Farblose Kristalle, leicht löslich in Wasser (verwendet werden muss Magnesiumsulfat mit 7 Mol Wasser $= MgSO_4 \cdot 7 H_2O$ und es darf nicht verwechselt werden mit wasserfreiem Magnesiumsulfat, das in gleicher Dosierung, wie wasserhaltiges Bittersalz, schädlich wirken kann!)
- Bitter-salziger Geschmack.

Verwendung: bekanntestes salinisches Abführmittel, in einer Dosis von 5 bis 20 g gelöst in Wasser, morgens vor dem Frühstück; wird auch bei Tieren angewendet.

## Brausemagnesia (Magnesium citricum effervescens)

- Weiße Pulvermischung
- Löst sich in Wasser unter Entwicklung von Kohlendioxid.

Verwendung: in Wasser gelöst löffelweise als mildes Abführmittel.

## Calciumcarbonat (Kohlensaures Calcium, Calcium carbonicum)

- Weißes Pulver, unlöslich in Wasser
- Geschmacklos.

Verwendung: in Form von Tabletten gegen Magenübersäuerung, früher als „Schlämmkreide" zum Zähneputzen.

## Calciumtartrat, Calciumlactat, Calciumphosphat

- Weißes Pulver.

Verwendung: als Fertigarzneimittel in Form von Tabletten oder Pulver innerlich zur Förderung des Knochen- und Zahnaufbaus in der Wachstumsperiode, Schwangerschaft und Stillzeit.

## Cetylpyridiniumchlorid (quartäres Ammoniumsalz)

Verwendung: als Desinfektionsmittel in Zubereitungen zum Lutschen gegen Husten und Heiserkeit (siehe Anlage 2 a).

## Cineol (Eucalyptol)

- Hauptbestandteil des ätherischen Eukalyptusöls, unlöslich in Wasser, auch als synthetische Substanz im Verkehr.

Verwendung: innerlich in Lutschpräparaten als Expektorans (siehe Anlage 2 a).

**Dihydroxybenzoesäure**

Verwendung: in Mitteln gegen Hühneraugen und Hornhaut (siehe Anlage 2c).

**Fangokompressen und Schlickpackungen**

Gebrauchsfertige Kompressen in verschiedenen Größen aus Fango (Schlamm vulkanischen Ursprungs und Schlick (Meeresschlamm).

Verwendung: äußerlich zur Wärmebehandlung bei Leber-, Galle- und Magenbeschwerden sowie bei Rheuma, Verstauchungen und Prellungen.

**Fructose (Fruchtzucker, Lävulose)**

Weißes, kristallines Pulver, leicht wasserlöslich, süß

Auch als Fructose-Lösung bzw. Fructose-Sirup (enthält zwischen 70 und 80 % Fructose) im Handel.

Verwendung: als Süßmittel für Diabetiker, da der Abbau nicht insulinabhängig ist. Trotzdem kann der Diabetiker nicht unbegrenzte Mengen an Fructose einnehmen. Als Nahrungsergänzung bei Lebererkrankungen, da Fructose in der Leber schneller abgebaut wird als Traubenzucker (Glukose).

**Glaubersalz (Natriumsulfat-Dekahydrat, Schwefelsaures Natrium)**

Farblose Kristalle, leicht wasserlöslich; an der Luft werden die Kristalle durch Verwitterung weiß

Salzig, bitterer Geschmack.

Verwendung: Als salinisches Abführmittel (ähnlich dem Bittersalz), in einer Dosis von 10–30 g für Erwachsene, gelöst in 1 Glas Wasser, morgens vor dem Frühstück. Glaubersalz wird sehr häufig als Abführmittel bei Tieren verwendet. Glaubersalz ist auch Bestandteil einiger Mineralwässer (z.B. in der Karlsbader Quelle).

**Glycerin (Glycerol)**

Farblose, sirupartige Flüssigkeit
Süß schmeckend, mit schwachem eigenen Geruch.

Verwendung: äußerlich in Salben und Lotionen (entzieht der Haut Wasser!). Als Klistier oder Zäpfchen in den Darm gebracht wirkt Glycerin mild abführend (Beachte: Beide genannten Darreichungsformen sind außerhalb der Apotheke verboten!)

Bemerkungen: Glycerin ist ein dreiwertiger Alkohol und kein fettes Öl. Es löst sich zu gewissen Anteilen in Wasser und Alkohol; Glycerin ist aber unlöslich in Äther und fetten Ölen.

**Hartparaffin (s. Paraffin)**

**Heilerde**

Ist ein Pulver aus natürlich vorkommenden Mineralien mit großem Bindevermögen (Adorptionsvermögen). Freiverkäuflich auch in Kapseln.

Verwendung: innerlich gegen Magenübersäuerung und Gärungs- bzw. Fäulniserscheinungen im Darm.

**Kältesprays**

Auf der Basis von Fluorchlorkohlenwasserstoffen (FCKW, Dichlordifluormethan, Trichlorfluormethan) auch mit Zusatz von ätherischen Ölen und Campher gegen Verstauchungen und Muskelschmerzen (ohne Zusätze sind sie als Desinfektionssprays freiverkäuflich).

## Kaliumcitrat (Zitronensaures Kalium, Kalium citricum)

▨ Farblose Kristalle oder kristallines Pulver
▨ Leicht löslich in Wasser.

Verwendung: enthalten in Mineralsalzmischungen und Mineralsalztabletten zur vorbeugenden Anwendung gegen Kaliummangel (z. B. nach starkem Schwitzen oder bei der Einnahme von Elektrolyt-ausscheidenden Diuretika).

## Kaliumnatriumtartrat (Weinsaures Kalium-Natrium, Seignettesalz)

▨ Farblose Kristalle, leicht löslich in Wasser.

Verwendung: als salinisches Abführmittel, in einer Dosierung von 10–30 g für Erwachsene, gelöst in 1 Glas Wasser.

## Kohle (Medizinische Kohle, Aktivkohle)

▨ Schwarzes, feines, leichtes Pulver mit sehr großer Oberfläche
▨ Kein Geruch oder Geschmack
▨ Großes Bindevermögen für Giftstoffe aller Art.

Herstellung durch Verkohlen von pflanzlichem oder tierischem Material (Holzkohle, Knochenkohle); besteht im Wesentlichen aus Kohlenstoff.

Verwendung: als Pulver, Tabletten oder Granulat gegen Durchfall und zum Entgiften des Verdauungskanals.

## Lanolin

Gelbliche Salbengrundlage aus Wollfett (salbenartige Masse, gewonnen bei der Aufbereitung von Schafwolle), flüssigem Paraffin und Wasser.

Verwendung: als Salbengrundlage.

## Liniment, flüssiges

▨ Ammoniakflüssigkeit, gelöst in fettem Öl (Emulgator: medizinische Seife); milchig dickflüssig
▨ Stechender Geruch.

Verwendung: äußerlich als Einreibung bei rheumatischen Beschwerden.

## Magnesia, gebrannte (Magnesiumoxid, Magnesia usta)

▨ Sehr leichtes (1 Teelöffel wiegt nur ca. 0,4 g), weißes Pulver
▨ Unlöslich in Wasser (schwimmt zunächst auf dem Wasser).

Verwendung: teelöffelweise als Mittel gegen Magenübersäuerung; die Verwendung ist wesentlich geeigneter als die von doppeltkohlensaurem Natron.

## Magnesiumcarbonat, basisches

▨ Weißes, in Wasser fast unlösliches Pulver; auch als Tabletten (Fertigarzneimittel).

Verwendung: innerlich als Mittel gegen Magenübersäuerung.

## Magnesiumperoxid bis 15%ig

▨ Weißes, leichtes Pulver; auch als Tabletten (Fertigarzneimittel).

Verwendung: innerlich als Mittel gegen Magenübersäuerung.

## Magnesiumtrisilikat

▨ Weißes Pulver
▨ Geruch- und geschmacklos.

Als Tabletten (Fertigarzneimittel) freiverkäuflich.

Verwendung: innerlich gegen Magenübersäuerung.

## Menthol, natürliches (Levomenthol)

▨ Farblose Kristalle, fast unlöslich in Wasser
▨ Typischer Pfefferminzgeruch.

Gewinnung aus der japanischen Pfefferminze (oder synthetisch).

Verwendung: innerlich in Hustenmitteln (Anlage 2a); äußerlich zur Schmerzlinderung, z.B. in Migränestiften (Anlage 1a), in Hühneraugenmitteln (Anlage 2c), in Erkältungssalben und -bädern, in juckreizstillenden Mitteln.

## Milchzucker (Lactose, Laktobiose, Saccharum lactis)

▨ Weißes, kristallines Pulver, leicht wasserlöslich
▨ Schwach süßer Geschmack.

Verwendung: als sehr mildes Abführmittel für Säuglinge, allerdings erst wirksam in einer Mindestdosis von 10 bis 20 g. Zur Verbesserung der Darmflora durch pH-Verschiebung (Milchzucker wird durch Mikroorganismen zu Milchsäure abgebaut); als Hilfsstoff in Tabletten, Dragees, Pulver u.a. galenischen Zubereitungen.

## Milchsäure (Oxipropionsäure, Acidum lacticum = Gemisch aus rechts- und links drehender Milchsäure, sog. „Gärungsmilchsäure")

▨ Farblose, sirupartige Flüssigkeit, leicht löslich in Wasser
▨ Geruchlos, schmeckt säuerlich und ist hygroskopisch.

Verwendung: äußerlich in Zubereitungen gegen Hühneraugen und Hornhaut (siehe Anlage 2c). Innerlich zur Konservierung und Stabilisierung von Molkegetränken und alkoholfreien Tonika. In „Reformhausprodukten" wird vornehmlich die rechtsdrehende L-(+)-Milchsäure verwendet, weil diese stoffwechselaktiver und die physiologische Form ist.

Enthalten in Tabletten, Granulaten und flüssigen Arzneimitteln zur Regeneration einer desolaten Darmflora.

## Mineralstoffe

Erforderlich für bestimmte Körperfunktionen (z.B. Stoffwechselvorgänge, Muskeltätigkeit usw.) oder notwendig als Bausteine des Körpers.

### Natrium

Aufgaben: Regulierung des osmotischen Druckes der **extrazellulären** Flüssigkeit, Aktivierung von Enzymen.

Vorkommen: in Meeresprodukten (z.B. Algen), in vielen Nahrungsmitteln, vor allem Wurst und Käse.

Das Überangebot an Natriumchlorid (= Kochsalz) ist **ein** Verursachungsfaktor für hohen Blutdruck.

### Kalium

Aufgaben: Regulierung des osmotischen Druckes der **intrazellulären** Flüssigkeit, Aktivierung von Enzymen, wichtige Beteiligung an Muskelfunktionen.

Vorkommen: Feldspat, Granit, Glimmer, Steinsalz, Landpflanzen, Zitrusfrüchte, Banane, Feige, Gemüse, Hefe, Soja u.a.

Der mittlere Tagesbedarf des Erwachsenen ist 2 bis 3 g.

### Calcium

Aufgaben: Baustein des Skeletts und der Zähne, Aktivierung von Nerven und Muskeln, notwendig für die Blutgerinnung.

Vorkommen: Marmor, Kalkstein, Kreide, Milch und Milchprodukte, Nüsse, Sesamsamen, Eierschalen u.a.

Der mittlere Tagesbedarf des Erwachsenen ist 800 mg, bei Kindern liegt der Tagesbedarf zwischen 1000 und 1200 mg Calcium.

## Eisen

Funktion: Baustein des Blutfarbstoffes (= Hämoglobin), demjenigen Bestandteil in den roten Blutkörperchen (= Erythrozyten), der für den Sauerstofftransport verantwortlich ist; ferner wichtiger Baustein in einigen Enzymen!

Mangel: Eisenmangelanämie (eine Art „Blutarmut") (siehe Krankheitsliste, Anlage 3 zur VO nach § 46 AMG 76, Teil III).

Vorkommen: Fleisch, Leber, Zuckermelasse, Petersilie, Kresse, Brennessel, Sauerampfer, Vollkornbrot, Sojabohnen, Sesamsamen (Merke: Spinat ist mit ca. 10 mg % Eisen kein eisenreiches Gemüse!)

Der mittlere Tagesbedarf für den Mann ist 10 mg, für die Frau 18 bis 20 mg und für Schwangere und Stillende 25 bis 30 mg Eisen.

## Magnesium

Aufgaben: Aktivierung von Enzymen, die am Energiestoffwechsel beteiligt sind. Beteiligung bei der Muskelkontraktion und bei der Übertragung der Erregung von den Nerven auf die Muskeln.

Vorkommen: Magnesit, Dolomit, Bestandteil des Chlorophylls grüner Pflanzen, Getreide, Sojabohnen, Milchprodukte.

Der mittlere Tagesbedarf des Erwachsenen ist 250 mg.

## Phosphor

Aufgaben: Skelettbaustein, Baustein von Zellen, zur Energiegewinnung und Energieverwertung in Form energiereicher Phosphate.

Vorkommen: Eigelb (im Lecithin), Käse, Sojabohnen, Weizenkeime, Nüsse, Hefe, Kakaopulver u.a.

Der mittlere Tagesbedarf des Erwachsenen ist 800 mg.

## Natriumhydrogencarbonat, Natriumbicarbonat, doppeltkohlensaures Natron

■ Feinkristallines, weißes Pulver, löslich in Wasser
■ Geschmack salzig, laugenartig.

Verwendung: innerlich als Pulver (Bullrichsalz), Tabletten, Granulat, Kapseln als Fertigarzneimittel gegen Magenübersäuerung.

Vorsicht, da durch die Freisetzung von Kohlendioxid die Magenschleimhaut geschädigt werden kann, Blähungen auftreten und der Reiz zu stets neuer Säureproduktion besteht.

## Natriummonohydrogenphosphat (Sekundäres Natriumphosphat, Natrium phosphoricum)

■ Farblose Kristalle, leicht wasserlöslich
■ Schwach salziger Geschmack.

Verwendung: als mildes, salinisches Abführmittel, in einer Dosierung von 10–20 g für Erwachsene auf 1 Glas Wasser.

## Papain (proteolytisches (= eiweißabbauendes) Enzym aus den Früchten des Melonenbaumes = Papaya-Früchte)

Verwendung: anstelle von Pepsin als „pflanzliches Magenverdauungsenzym" zur Unterstützung der Eiweißverdauung bei sog. „Magenschwäche".

## Paraffin, hartes

Unter Paraffinen versteht man gereinigte, gesättigte Kohlenwasserstoffe.

## Hartparaffin (= zu Blöcken und Tafeln verarbeitetes Paraffin)

Verwendung: in der Hauptsache als Salbengrundlage, ferner äußerlich verwendet zur

Wärmebehandlung chronisch entzündlicher Erkrankungen der Muskeln, Gelenke und Nerven (auch mit Zusatz von Heilerden, Bademooren und anderen Peloiden).

### Flüssiges Paraffin

- Im Gebrauch sind dick- und dünnflüssiges Paraffin
- Farblose, ölige Flüssigkeit, geruch- und geschmacklos.

Verwendung: bis zu einem Gehalt von 10 % in nichtflüssigen Zubereitungen als Abführmittel (siehe Anlage 2 b); ferner in Nasenölen, Lotionen und Salben. 10%iges Paraffinöl ist apothekenpflichtig!

### Sauerstoff für medizinische Zwecke

Reiner, verdichteter Sauerstoff in Stahlflaschen.

Verwendung: zur Sauerstoffbeatmung.

### Saccharin (Benzoesäuresulfimid, Süßstoff)

Süßkraft beträgt etwa das 550fache des Rohrzuckers.

Verwendung: als Zuckerzusatz für Diabetiker; Saccharin ist in Normdosen unschädlich und wird im Harn unverändert ausgeschieden.

**Sionon®** (siehe Sorbit)

### Salicylsäure (Salizylsäure, Acidum salicylicum)

- Weiße, nadelförmige Kristalle, geruchlos
- Süßlich-saurer, kratzender Geschmack
- Schwer löslich in Wasser, leicht löslich in Weingeist u. Ether.

Verwendung: äußerlich als Antiseptikum und bis 40 % in Mitteln gegen Hühneraugen und Hornhaut (siehe Anlage 2 c).

Merke: Zur innerlichen Anwendung, z. B. zum Konservieren von Marmelade, ist Salicylsäure **nicht** freiverkäuflich!

### Salicylsäureabkömmlinge und deren Salze

Nur zum **äußeren** Gebrauch außerhalb der Apotheke zugelassen (siehe Anlage 4).

### Salicylsäureester

Außerhalb der Apotheke nur mehr in Mund und Rachendesinfektionsmitteln zugelassen. Zum inneren Gebrauch, z. B. als **Kopfschmerzmittel** (z. B. Acidum acetylosalicylicum = Aspirin®) **nicht** mehr freiverkäuflich (siehe Anlage 4).

### Salicyltalg

- Weiße, feste Salbe in Stangenform, bestehend aus Salicylsäure und Hammeltalg.

Verwendung: äußerlich gegen Wundlaufen und Fußschweiß.

### Schwefel, gereinigter

- Feines, gelbes Pulver
- Geruch- und geschmacklos.

Verwendung: äußerlich bei Hauterkrankungen (z. B. Schwefelseife), die innerliche Anwendung als Abführmittel ist obsolet und sollte auch nicht mehr empfohlen werden.

### Stangenschwefel

Gereinigter Rohschwefel, der in dicken Stäben und Bändern in den Handel kommt.

Verwendung: zum „Schwefeln" (= desinfizieren) von Wein-, Bier- und Obstfässern.

## Silbernitratlösung 1%ig

▨ Wässrige Lösung in Ampullen.

Verwendung: zur Verhütung von Augentripper bei Neugeborenen durch Einträufeln in die Augen (Ampullen befinden sich in der üblichen Wochenbettpackung). Nicht freiverkäuflich!

## Siliciumdioxid (Kieselsäure)

▨ Feines, weißes Pulver mit großer spezifischer Oberfläche
▨ Geruch- und geschmacklos.

Verwendung: innerlich und äußerlich als Fertigarzneimittel mit aufsaugender Wirkung.

## Sorbit (Sorbitol, d-Sorbit, 6wertiger Alkohol)

▨ Farblose Kristallnadeln, leicht wasserlöslich
▨ Süßer Geschmack.

Verwendung: als Süßungsmittel für Diabetiker (z. B. Handelsprodukt Sionon®), weil für die Verstoffwechselung kein Insulin benötigt wird. Als Hilfsstoff in Lotionen und Salben enthalten.

Vorkommen: Sorbit ist im Pflanzenreich weit verbreitet, z. B. enthalten die Früchte der Vogelbeeren bis zu 10 % Sorbit.

## Spurenelemente

Sind Stoffe, die im Körper nur in geringen Konzentrationen vorkommen und vom Körper auch nur in geringen Mengen benötigt werden. Sie erfüllen aber wichtige spezifische biochemische Funktionen und sind für die Gesundheit des Menschen unentbehrlich.

Die wichtigsten Spurenelemente sind Kupfer, Zink, Kobalt, Fluor, Jod, Selen und Silicium.

### Kupfer

Funktion: Wichtig für die Aktivierung von Enzymen, ist u. a. an der Blutbildung mitbeteiligt.

Mangel: Bestimmte Formen der Anämie, Herabsetzung von Abwehrmechanismen.

### Zink

Funktion: Bestandteil von Enzymen (z. B. im Insulin enthalten), Stimulation des Immunsystems.

Mangel: Wachstumsstörungen, verzögerte Wundheilung (daher Anwendung von Zinksalbe), Haarausfall.

### Kobalt

Funktion: Bestandteil des Vitamin $B_{12}$, an der Bildung der roten Blutkörperchen mitbeteiligt.

Mangel: Bestimmte Formen der Blutarmut.

### Fluor

Funktion: Wichtig zur Verhütung von Karies und notwendig für den Aufbau des Zahnschmelzes.

Mangel: Karies.

### Jod

Funktion: Bestandteil der Schilddrüsenhormone.

Mangel: Kropf.

Überschuss an Jod: Schilddrüsenüberfunktion.

### Selen

Funktion: Bestandteil von Enzymen, entgiftet Schwermetalle, wirkt als Antioxidans.

Mangel: Mangelsymptome beim Menschen noch nicht bekannt. Bei Schafen verursacht Selenmangel die „weiße Muskelkrankheit".

## Silicium

Funktion: Beteiligt am Wachstum von Haaren und Nägeln, notwendig zur Bindegewebsfestigung, aktiviert die sog. „Fresszellen".

Mangel: Haarausfall, sprödes und brüchiges Haar, Brechen der Fingernägel, Erschlaffung des Stützgewebes.

Mangan, Molybdän, Vanadium, Nickel und Chrom sind weitere Spurenelemente, von denen im Moment sichere Mangelerscheinungen erst bei Pflanzen bekannt sind.

## Talk (Talcum (= natürliches Magnesiumpolysilikat))

 Weißes, fettig anzufühlendes Pulver, unlöslich in Wasser.

Verwendung: Bestandteil von Hautpudern (Nicht als Wundpuder zu verwenden!).

## Tamponadestreifen (= Gewebestreifen)

Imprägniert mit weißem Vaselin.

Verwendung: zum Ausstopfen von Wund- und Körperhöhlen.

## Tannin-Eiweiß-Tabletten

 Hellbraune bis braune Tabletten. Freiverkäuflich als Fertigarzneimittel.

Verwendung: Durchfallmittel, besonders bei Sommer- und Reisediarrhoen.

## Thymol

 Farblose Kristalle
 Geruch nach Thymian.

Hauptbestandteil des ätherischen Thymianöls, wirkt 20mal stärker keimhemmend als Phenol.

Verwendung: innerlich in Hustenmitteln (s. Anlage 2a), äußerlich zu Mundwässern, Zahnpasten (antiseptisch wirksam).

## Ton, weißer (Kaolin, Bolus alba (= natürlicher, gereinigter Ton))

 Weißlichgraues Pulver, das sich fettig anfühlt.

Verwendung: innerlich wie Kohle bei Darmerkrankungen, insbesondere bei Durchfällen in einer Dosierung von 50–150 g, angerührt in Wasser; äußerlich als warme Packungen bei rheumatischen Beschwerden und als Streupulver.

## Vaselin

Aus den Rückständen der Erdöldestillation gewonnenes, gereinigtes Produkt; fester Anteil ab 270 °C, der nach dem Abtrennen von Schmieröl verbleibt.

## Weißes Vaselin (= gebleichtes Vaselin)

Weiße, höchstens gründlich durchscheinende, salbenartige Masse (= Mineralfett), geruchsneutral.

## Gelbes Vaselin (= ungebleichtes Mineralfett)

Gelbe, durchscheinende, salbenartige Masse, geruchsneutral.

Verwendung: weißes und gelbes Vaselin als Hautschutzsalbe (besitzen keine penetrierende, d.h. in die Haut eindringende Wirkung), als Salbengrundlage.

## Vaselinöl

Aus den Rückständen der Erdöldestillation gewonnenes flüssiges Mineralfett.

Verwendung: als Hautmittel.

## Vitamine

Sind Stoffe, die für den tierischen und menschlichen Organismus unentbehrlich (= essenziell) sind und die der Körper neben Eiweiß, Fetten, Kohlenhydraten, Mineralstoffen und Spurenelementen für den Aufbau und den „Betriebsstoffwechsel" benötigt, wenn auch meist nur in sehr kleinen Mengen (= sog. „Biokatalysatoren").

Die Vitamine teilt man ein in:

**1. Fettlösliche Vitamine,** deren Hauptvertreter in freiverkäuflichen Arzneimitteln die Vitamine A, D und E sind. Eine Überdosierung oder eine Langzeiteinnahme mit Mengen, die über dem üblichen Tagesbedarf liegen, können bei den Vitaminen A und D zu schweren Gesundheitsstörungen führen (siehe Anlage 4 zur VO nach § 46).

**2. Wasserlösliche Vitamine,** deren wichtigste Vertreter in freiverkäuflichen Arzneimitteln die Vitamine $B_1$, $B_2$, Nicotinsäureamid, Panthothensäure, $B_6$, Folsäure, $B_{12}$ und C sind. Die Überdosierung wasserlöslicher Vitamine ist im Allgemeinen unbedenklich, weil sie nicht gespeichert und relativ schnell aus dem Körper ausgeschieden werden.

## 1. Fettlösliche Vitamine

### Vitamin A (Retinol)

Funktion: wichtig für den Ablauf des Sehvorganges, ferner für Haut- und Schleimhautfunktionen und für das Wachstum.

Mangel: Nacht- und Farbblindheit, Blendeempfindlichkeit, Haut- und Schleimhautverhornung, Hautschuppen, Ausfallen der Haare.

Tagesbedarf: 2000–5000 I.E. (0,6–1,5 mg) für Erwachsene; bei Magersucht, Infektionen, Schleimhauterkrankungen, Verdauungsstörungen und während der Schwangerschaft und Stillzeit liegt ein erhöhter Bedarf vor.

Überdosierung: Da Überdosierungen zu Gesundheitsstörungen führen, ist in freiverkäuflichen Arzneimitteln eine Höchsttagesdosierung von nur 5000 I.E. Vitamin A gestattet (siehe Anlage 4), die für Tiere erlaubte Tagesdosis ist 3000 I.E.

Vorkommen: in der Leber von Dorsch und Heilbutt (liefern den Lebertran), ferner in Butter, Milch, Eigelb und als Vorstufe, dem sog. Provitamin A (= β-Carotin) in Karotten, Pfirsich, Aprikosen, Palmöl, Kressen, Spinat u. a.

### Vitamin D ($D_3$ = Cholecalciferol und $D_2$ = Ergocalciferol)

Funktion: Fördert die Aufnahme von Calcium und Phosphat aus dem Darm und ist somit wichtig für den Aufbau von Knochen und Zähnen.

Mangel: Rachitis (Störung des Knochenaufbaues, Knochenerweichung), Wachstumsstörungen. Zu den Vitamin-D-Mangelerscheinungen kann es auch mangels Sonnenlicht kommen.

Tagesbedarf: Der Tagesbedarf wird beim gesunden Erwachsenen durch eine in der Haut vorkommende Vorstufe, die bei Sonnenbestrahlung in Vitamin $D_3$ umgewandelt wird, gedeckt. Für Säuglinge, Kleinkinder und Schwangere ist der Tagesbedarf 400 I.E. Vitamin $D_3$ oder $D_2$ (= 10 Mikrogramm). Ein erhöhter Bedarf liegt bei schlecht heilenden Knochenbrüchen, in der Schwangerschaft und Stillzeit vor.

Überdosierung: Eine Überdosierung führt zur „Entkalkung" der Knochen, und daher ist in freiverkäuflichen Arzneimitteln die maximale Tagesdosis auf 400 I.E. für den Menschen und 250 I.E. für Tiere festgelegt (siehe Anlage 4).

Vorkommen: In Fischleberölen, Eigelb, Butter, tierischen Fetten allgemein, und als Vorstufe (als Ergosterin) in der Hefe, woraus durch UV-Bestrahlung Vitamin $D_2$ gebildet wird (Vitamin $D_2$ ist vornehmlich in Reformhausprodukten enthalten).

## Vitamin E, Tocopherole

Funktion: Schutzfunktion (als Antioxidans) an den Biomembranen der Zellen, Mitwirkung beim Fettstoffwechsel, Verbesserung der Leistungsfähigkeit der Muskelzellen.

Mangel: Beim Menschen ist ein solcher noch nicht exakt erkannt, da der vielseitige Wirkungsmechanismus des Vitamin E noch ungenügend erforscht ist. Bei Ratten kommt es zu Störungen in der Fortpflanzung, daher auch die Bezeichnung „Fertilitäts-Vitamin".

Tagesbedarf: Beim Erwachsenen 15–30 I.E. (= 15–30 mg Tocopherolacetat); erhöhter Bedarf liegt bei Leistungssportlern, Schwangeren und Stillenden, bei fettreicher Ernährung, in Stress-Situationen und bei erhöhter Belastung durch Umweltgifte (z. B. Smog) vor.

Überdosierungen: Gesundheitsstörungen bei hohen Dosierungen (z. B. über 1000 mg Vitamin E pro Tag) und bei Langzeiteinnahmen (z. B. täglich 800 mg Vitamin E) konnten bislang nicht beobachtet werden. In den USA sind tägliche Dosen zwischen 100 und 400 mg (= I.E.) üblich.

## 2. Wasserlösliche Vitamine

### Vitamin $B_1$ (Thiamin, Aneurin)

Funktion: Wichtig für den Kohlenhydratstoffwechsel.

Mangel: Nervenentzündungen, Verdauungsstörungen, Müdigkeit, Unlust, Appetitlosigkeit, Kopfschmerzen, Kurzatmigkeit bei geringsten Anstrengungen.

Tagesbedarf: Für Erwachsene ist der mittlere Tagesbedarf 1,5 mg; erhöhter Bedarf liegt vor während der Schwangerschaft und Stillzeit, bei Nervenentzündungen, Zuckerkrankheit, Leberleiden, bei Fieber, Magen- und Darmerkrankungen, bei geistigen und körperlichen Hochleistungen. Die Gefahr der Überdosierung besteht nicht.

Vorkommen: Hefe, Weizenkeime, ungeschälter Reis, Vollkornbrot, Haferflocken, Erbsen, Walnüsse, Soja, Schweineleber u. a.

## Vitamin $B_2$ (Riboflavin, Lactoflavin)

Funktion: Wichtig für Oxidationsvorgänge in den Geweben.

Mangel: Reiner Vitamin $B_2$-Mangel ist selten und ist zu erkennen an Mundwinkeleinrissen, Mundschleimhautentzündungen, rissiger Zunge, rissiger Haut.

Tagesbedarf: Für Erwachsene ist der mittlere Tagebedarf 1,8 bis 2 mg; ein erhöhter Bedarf liegt während der Schwangerschaft und Stillzeit vor, sowie bei Leistungssportlern und Schwerarbeitenden. Eine Überdosierungsgefahr besteht nicht.

Vorkommen: Hefe, Getreidekeime, Blattgemüse, Erbsen, Bohnen, Rindsleber, Milch, Molke, Käse.

## Nicotinsäureamid (Niacinamid)

Funktion: Wichtig für den Zuckerabbau und Kohlenhydratstoffwechsel ganz allgemein.

Mangel: Allgemeine Schwäche, nässende und pigmentierte Veränderungen der dem Sonnenlicht ausgesetzten Haut, Verdauungs- und schließlich nervliche Störungen = Symptome der sog. „Pellagra"-Erkrankung, die bei einseitiger Ernährung mit Mais auftritt. Entzündungen der Schleimhaut des Mundes, krankhaft abnorme Empfindlichkeit (Kribbeln, Taubsein).

Tagesbedarf: Für Erwachsene ist der mittlere Tagesbedarf 15 mg; ein erhöhter Bedarf liegt während der Schwangerschaft und Stillzeit vor, sowie bei körperlicher Schwerstarbeit, nervlicher und seelischer Überlastung, Nervenschmerzen und beim Alkoholismus. Überdosierungsreaktionen sind nicht bekannt.

## Pantothensäure

Funktion: Bestandteil des Coenzym A, das für viele Stoffwechselfunktionen, u.a. für den Abbau von Fetten und Kohlenhydraten unentbehrlich ist.

Mangelerscheinungen: Da Pantothensäure in den Nahrungsmitteln sehr verbreitet ist, sind

Mangelerscheinungen bei Menschen kaum bekannt. Bei Versuchstieren kommt es zu Wachstumsstillstand und Depigmentierung der Haare. Mangelerscheinungen beim Menschen sind Muskelschwäche und Infektionsanfälligkeit.

Tagesbedarf: Für Erwachsene ist der mittlere Tagesbedarf 8 mg; ein erhöhter Bedarf liegt während der Schwangerschaft und Stillzeit vor, sowie bei Nervenstörungen und Schleimhautentzündungen. Überdosierungsreaktionen sind nicht bekannt.

Vorkommen: Hefe, Leber, Erdnüsse, Champignons, Eigelb u. a.

## Vitamin B$_6$ (Pyridoxin, Adermin)

Funktion: Bestandteil mehrerer Enzyme, die im Eiweißstoffwechsel eine große Rolle spielen.

Mangelerscheinungen: Störungen des Nervensystemes, Nervenentzündungen, depressive Stimmungslage, Haut- und Schleimhautveränderungen, Kinetosen (= Reisekrankheit).

Tagesbedarf: Für Erwachsene ist der mittlere Tagesbedarf 2 mg; ein erhöhter Bedarf liegt bei Infektionen, Vergiftungen, Stress, auf Reisen, bei Alkoholismus und während der Schwangerschaft und Stillzeit vor. Überdosierungsreaktionen sind nicht bekannt.

## Folsäure (Pteroylglutaminsäure)

Funktion: Wichtig für die Synthese der roten Blutkörperchen bzw. wichtig für die gesamte Blutbildung (d. h. für das gesamte hämatopoetische System).

Mangelerscheinungen: Bestimmte Blutkrankheiten (hyperchrome Anämie) mit Appetitlosigkeit, Mattigkeit, Schwindelgefühl, Leistungsminderung und Beschwerden im Gastrointestinaltrakt.

Tagesbedarf: Für Erwachsene ist der mittlere Tagesbedarf 0,4 mg; ein erhöhter Bedarf liegt während der Schwangerschaft und Stillzeit vor, sowie nach Gebrauch von Sulfonamiden und Antibiotika, ferner bei Absorptionsstörungen während einer schweren Gastritis oder bei Sprue. Bei nicht eindeutig diagnostizierten Bluterkrankungen ist es falsch, Folsäure über längere Zeit in Polyvitaminpräparaten zu nehmen, da die Diagnose einer perniziösen Anämie erschwert und u. U. die perniziöse Anämie begünstigt werden kann. Folsäure kann den Vitamin B$_{12}$-Spiegel im Blut u. U. senken.

Vorkommen: Hefe, Eigelb, Leber, Blattgemüse (z. B. Spinat), Weizenkeime.

## Vitamin B$_{12}$ (Cyanocobalamin)

Funktion: Wichtig für die Blutbildung (= Erythropoese) und für die Nukleinsäuresynthese der Zellkernsubstanz.

Mangelerscheinungen: Perniziöse Anämie (= hyperchrome Anämie) mit ähnlichem klinischem Bild wie beim Folsäurenmangel, beginnend mit Appetitlosigkeit, Zungenbrennen usw.

Tagesbedarf: Für Erwachsene ist der mittlere Tagesbedarf 0,004 mg; ein erhöhter Bedarf liegt während der Schwangerschaft und Stillzeit, bei Blutarmut und zurückgebliebenem Wachstum vor.

Bei Perniziosa-Kranken wird oral zugeführtes Vitamin B$_{12}$ im Stuhl wieder ausgeschieden. B$_{12}$ muss in diesem Falle injiziert oder zusammen mit Magenschleimhautextrakten oral gegeben werden.

Eine Therapie mit Vitamin B$_{12}$ sollte man dem Arzt überlassen.

Vorkommen: Leber, Niere, Fleisch, Milch, Hefe, Eigelb.

## Vitamin C (Ascorbinsäure)

Funktion: Wichtig für eine Reihe von Stoffwechselvorgängen (Reduktions-Oxydations-Prozesse); besonders viel Ascorbinsäure findet man in innersekretorischen Organen wie dem Hypophysenvorderlappen und den Nebennieren.

Mangelerscheinungen: Herabsetzung der Resistenz gegen Infektionskrankheiten und der Leistungsfähigkeit, Zahnfleischbluten (Skorbut), schlechte Wundheilung, mangelhafte Dentinbildung der Zähne.

Tagesbedarf: Für Erwachsene ist der mittlere Tagesbedarf 50 mg; ein erhöhter Bedarf liegt während der Schwangerschaft und der Stillzeit, bei Infektionen, in der Genesungszeit, bei körperlichen Hochleistungen und bei Rauchern vor. Bei hohen Dosen von Vitamin C (1000 mg und mehr) wird das im Körper nicht umgesetzte, überschüssige Vitamin C rasch über die Niere ausgeschieden. Nach Absetzen einer längeren Zufuhr von hohen Vitamin-C-Dosen kann infolge einer erworbenen erhöhten Abbaugeschwindigkeit ein vorübergehender Ascorbinsäuremangel auftreten.

Vorkommen: In frischen Früchten, vor allem in Sanddorn- und Hagebuttenfrüchten (einen sehr hohen Vitamin-C-Gehalt besitzt die Acerolakirsche und Jaboticafrüchte), ferner in Kartoffeln, Salaten und Gemüse.

**Watte, imprägniert mit Eisen-(III)chlorid**

Verwendung: zur Stillung von Nasenbluten.

**Weinsäure**

- Farblose, durchscheinende Kristalle oder weißes kristallines Pulver
- Saurer Geschmack.

Verwendung: innerlich als leichtes Abführmittel, zum Ansäuern von Pflanzenpresssäften, um diese haltbarer zu machen, zum Ansäuern von Säuglingsmilch, zur Herstellung von Brauselimonaden zusammen mit Natriumbicarbonat.

**Zinkoxid**

- Weißes Pulver.

Verwendung: äußerlich als trocknende, antiseptische Puderzubereitung. In Form anderer Zubereitungen, z. B. Lotion oder Salbe, auch mit Zusatz von Lebertran freiverkäuflich (gute Heilwirkung).

# 4.5 Darreichungsformen

Im Folgenden wird nur eine knappe Übersicht gegeben. Eine ausführlichere Erklärung und Einzelheiten zu den Darreichungsformen, die außerhalb der Apotheke eine Bedeutung besitzen, finden Sie im Teil II dieses Buches, Kap. 2.

## 4.5.1 Darreichungsformen aus frischen Arzneipflanzen

1. Frischpflanzen-Presssäfte, die laut § 44 AMG 76 ohne Lösungsmittel mit Ausnahme von Wasser hergestellt werden müssen.
2. Destillate aus Frischpflanzen, z. B. Meerrettich-Destillat.
3. Ätherische Öle aus Frischpflanzen, die durch Wasserdampfdestillation gewonnen werden, z. B. Eukalyptusöl, Fichtennadelöle, Pomeranzenblütenöl, Pfefferminzöl etc. (siehe Positivliste 1 a zu VO nach § 45 AMG 76).
   Ätherische Öle werden natürlich auch aus getrockneten Arzneipflanzen gewonnen.

## 4.5.2 Darreichungsformen aus getrockneten Arzneipflanzen

1. Kräutermedizinaltees
   a) Ganzdroge    z.B. Leinsamen
   b) Grobschnitt  z.B. Kürbissamen,
      Kräutertee-
      mischungen
   c) Feinschnitt  z.B. Pfefferminze,
      Kamillenblüten
   Bei den Zubereitungen unterscheidet
   man zwischen einem **Teeaufguss** (= Infus), z.B. bei Drogen mit ätherischem Öl,
   einer **Teeabkochung** (= Dekokt), z.B. bei
   Wurzel-, Rinden- und Holzdrogen, und
   einem **Kaltansatz** (= Kaltmazerat), z.B.
   bei Eibischwurzeln, Mistelkraut und Bä-
   rentraubenblättern.
2. Pulverisierte Drogen oder Drogentro-
   ckenextrakte (= siccum Extr.) können zu
   **Tabletten** verarbeitet werden.
3. Pulverisierte Drogen oder Drogentro-
   ckenextrakte können zu **Dragees** verarbeitet werden.
4. Pulverisierte Drogen oder Drogentro-
   ckenextrakte können in **Hartgelatinekapseln** abgefüllt werden.
5. Zähflüssige Drogenextrakte (= spissum
   Extr.) können in **Weichgelatinekapseln**
   abgefüllt werden.
6. Zähflüssige Drogenextrakte oder flüssige
   Auszüge (z.B. Tinkturen) können in
   **Emulsionen** und in **Sirupe** eingearbeitet
   werden.
7. Zähflüssige Extrakte und ätherische Öle
   können in **medizinische Bäder (Badekon-
   zentrate)** eingearbeitet werden.
8. Zähflüssige Extrakte und ätherische Öle
   können in **Bonbons** und in **Pastillen** eingearbeitet werden.
9. Zähflüssige Extrakte, flüssige Auszüge,
   ätherische Öle und verschiedene einzelne
   Drogeninhaltsstoffe können zu **Salben,
   Pasten** und **Gelen** verarbeitet werden.
10. Drogen können mit verschiedenen Lö-
    sungsmitteln extrahiert werden, wobei
    direkt das Fertigarzneimittel entstehen
    kann, z.B. mit Wein ergibt einen **Medizi-
    nischen (Arznei-)Wein** oder mit einen Al-

kohol-Wassergemisch ergibt die **sog.
Tinktur.**
11. Drogen können mit Wasser extrahiert,
    vorsichtig konzentriert und zusammen
    mit Trägersubstanzen (z.B. Stärkehydro-
    lysate) zur Trockene versprüht werden
    (**lösliche Teeaufgusspulver, sog. „Instant-
    tees“**).

## 4.5.3 Darreichungsformen, aus chemisch definierten Stoffen

Tabletten, Filmtabletten, Dragees, Lösungen,
Emulsionen, Kapseln, Bonbons, Pastillen,
Pulver, Salben, Gele, Sirupe.

## 4.5.4 Darreichungsformen und ihre Herstellung

**Badezubereitungen, medizinische**

Medizinische Badezubereitungen können
z.B. als Emulsionen, Badeöle, Badesalz, Spru-
deltabletten in den Verkehr gebracht werden.
In medizinischen Bädern finden z.B. Extrakte
aus Kamille, Rosmarin, Melisse, Baldrian,
Fichtennadeln oder deren ätherische Öle eine
häufige Verwendung.

**Bonbons, Pastillen**

**Bonbons** werden aus einer Zuckermasse geformt und enthalten, sofern sie einem arzneilichen Zweck dienen sollen, entsprechende
arzneiliche Zusätze. Bonbons sind für Diabetiker ungeeignet, es sei denn, dass „Diabeti-
ker-Bonbons“ mit Zuckerersatzstoffen eingenommen werden. Pastillen sind Zubereitungen zum Lutschen, deren Form meist von der
normalen Tablettenform abweicht (Plätzchen,
Täfelchen, Zeltchen, Rauten usw.). Bekannt
sind Quellsalzpastillen, Salmiakpastillen.
   Für Mittel gegen Husten oder Heiserkeit
ist laut Anlage 2a der Verordnung nach § 45
nur die Darreichungsform zum Lutschen ge-

stattet. Hier kommen Bonbons, Pastillen oder Lutschtabletten in Frage.

## Destillate als Fertigarzneimittel

**Destillate** werden aus Ätherischöldrogen durch Destillation zusammen mit verdünntem Alkohol gewonnen. Die Ätherische-Öl-Drogen werden dabei in der sog. Destillationsblase (Glaskolben, Behälter aus Stahl) mit einem Wasser-Alkoholgemisch zusammen erhitzt. Der Dampf, bestehend aus den ätherischen Ölen und dem Alkohol-Wasserdampf wird an einem Kühler abgekühlt und tropft als flüssige Mischung ab. Damit die ätherischen Öle klar gelöst bleiben, muss die Alkoholkonzentration recht hoch sein (meist über 40 %). Ist der Alkoholgehalt zu niedrig, wird das Destillat trübe. Auf die gleiche Weise kann man auch Destillate gewinnen, die neben Ätherischölpflanzen noch bestimmte Zusätze (Menthol, Balsame, Harze usw.) enthalten oder aus Mischungen von ätherischen Ölen hergestellt werden.

Ein Destillat als Fertigarzneimittel enthält die flüchtigen Bestandteile (ätherische Öle) von Ätherischölpflanzen, gelöst in verdünntem Alkohol (meist über 40 Vol.-%). Destillate müssen immer unter Zusatz einer Flüssigkeit (Alkohol, Wasser) hergestellt werden. **Trockendestillate** sind nicht freiverkäuflich.

## Dragees

**Dragees** sind überzogene Tabletten. Sie bestehen aus dem Drageekern, der die Wirkstoffe und Hilfsstoffe enthält und aus einem Überzug aus Zucker, der zusätzlich mit einer gefärbten Lackschicht abgedeckt sein kann. Je nach Lack sind sie entweder magensaft- oder dünndarmlöslich.

## Emulsionen

Emulsionen sind milchänliche Arzneizubereitungen, bei denen Fette oder Öle in einer wässrigen Flüssigkeit sehr fein verteilt sind (Öl-in-Wasser-Emulsionen). Die bekannteste Emulsion ist die Milch. Es gibt aber auch umgekehrt Wasser-in-Öl-Emulsionen; die bekannteste ist die Butter. Auch Cremes sind Öl-in-Wasser-Emulsionen. Zu einer Emulsion gehört immer ein Emulgator, der u.a. das Brechen der Emulsion (das Auftrennen in wässrige und ölige Anteile) verhindert.

## Extrakte
(zähflüssige und Trockenextrakte)

Ein zähflüssiger Extrakt wird hergestellt, indem man einen flüssigen Drogenauszug (z.B. eine alkoholische Tinktur oder einen Tee) bis zur Zähflüssigkeit eindampft. Verwendung z.B. in Salben, Pasten, Bädern. Wird die gesamte Auszugsflüssigkeit verdampft, erhält man einen trockenen Rückstand, den sogenannten Trockenextrakt. Trockenextrakte werden für die Herstellung von Pflanzendragees, -tabletten und -kapseln verwendet.

## Instanttees (lösliche Teeaufgusspulver)

Ein **Instanttee** wird folgendermaßen hergestellt: Von den zu verwendenden Pflanzen wird zunächst ein wässriger Auszug (Tee) bereitet, dieser etwas eingedickt und dann zusammen mit Trägersubstanzen mittels Walzentrocknung schonend getrocknet. Zunehmend wird das Sprühtrocknungsverfahren eingesetzt, das eine bessere Qualität ermöglicht.

Die beim Eindampfen verlorengegangenen ätherischen Öle werden zum Teil in Pulverform (mikroverkapselt) wieder zugesetzt. Ein Instanttee ist in heißem oder kaltem Wasser sofort löslich.

Es ist darauf zu achten, dass ein Instanttee ausreichend viel Pflanzenextrakt enthält (20–50 g auf 100 g) und ggf. die verlorengegangenen ätherischen Öle wieder zugesetzt sind. Es gibt leider Instanttees, die bestenfalls als „aromatisiertes Zuckerwasser" bezeichnet werden können (Extraktanteil 5 %).

Für Husten-Instanttees dürfen z. B. Eibischwurzeln, Fenchelfrüchte, Huflattichblätter und -blüten, Isländisches Moos, Spitzwegerichkraut, Eukalyptusblätter, Anisfrüchte,
Primelwurzel (= Schlüsselblumenwurzel) verwendet werden (Anlagen 1 d + 1 e).

Drogen, die für freiverkäufliche Magen-
Darm-Instanttees verwendet werden können,
sind z. B. Fenchelfrüchte, Kamillenblüten,
Pfefferminzblätter, Schafgarbenkraut, Tausendgüldenkraut, Angelikawurzel, Anisfrüchte, Enzianwurzel, Gänsefingerkraut, Kalmuswurzelstock, Kümmelfrüchte (Anlagen 1 d
+ 1 e).

Drogen, die für freiverkäufliche harntreibende Instanttees in Frage kommen, sind z. B.
Birkenblätter, Orthosiphonblätter, Schachtelhalmkraut, Brennnesselkraut, Goldrutenkraut, Hauhechelwurzel, Liebstöckelwurzel
(Anlagen 1 d + 1 e).

Drogen, die für freiverkäufliche Beruhi-
gungs-Instanttees eingesetzt werden dürfen,
sind z. B. Baldrianwurzel, Hopfenzapfen, Melissenblätter, Fenchelfrüchte (Anlagen 1 d +
1 e).

viel Wirkstoff verloren, da die Zellen, in denen
das ätherische Öl in den Pflanzen abgelagert ist,
zerstört werden. Ein Feinschnitt von ätherischen Öl-Drogen (Filterbeutel) enthält wesentlich weniger Wirkstoffe als die Ganzdroge
oder ein Grobschnitt und ist auch weniger
lange lagerfähig.

Drogen mit nicht flüchtigen Inhaltsstoffen
sind dagegen in der Regel weniger empfindlich
bei der Verarbeitung und Lagerung.

## Gelatinekapseln

**Gelatinekapseln** eignen sich zur Aufnahme
schlecht schmeckender oder riechender Arzneistoffe (z. B. Knoblauchöl). Weichgelatinekapseln lösen sich im Magensaft auf. Hartgelatinekapseln sind gehärtet und im Magensaft
unlöslich. Sie werden erst im Darm aufgelöst
und sind damit für Arzneimittel geeignet, die
durch Magensaft zerstört werden. In Weichgelatinekapseln werden ölige Lösungen oder
ölige Suspensionen, in Hartgelatinekapseln dagegen Pulver bzw. Granulate abgefüllt.

## Frischpflanzenpresssäfte

**Frischpflanzenpresssäfte** werden durch Auspressen frischer Pflanzen hergestellt. Es darf
kein anderes Lösungsmittel als Wasser verwendet werden. Als Heilmittel sind nur Presssäfte
aus **einer** Pflanzenart freiverkäuflich (keine
Mischungen). Sie müssen mit dem verkehrsüblichen deutschen Namen gekennzeichnet sein.

## Medizinalweine

**Medizinalweine** sind Arzneizubereitungen, die
durch Lösen oder Mischen von Arzneistoffen
mit Wein (in der Regel verwendet man Südwein mit einem Alkoholgehalt von rund 16
Vol.-%) hergestellt werden, z. B. Pepsinwein.
Auch ein mit Wein hergestellter Drogenauszug
wird als Medizinalwein bezeichnet.

## Ganzdroge, Grobschnitt, Feinschnitt

Eine **Ganzdroge** besteht aus den unzerkleiner-
ten Drogenteilen (z. B. Leinsamen), bei **Grobschnitt** wird die Droge nur grob zerkleinert
(z. B. Quadratschnitt 5 mm × 5 mm), beim
**Feinschnitt** liegt die Schnittgröße zwischen 0,3
mm und 2 mm. Die Art der Zerkleinerung kann
einen großen Einfluss auf die Qualität der
Droge haben. So geht z. B. bei ätherischen Öl-
Drogen bei jedem Zerkleinerungsvorgang sehr

## Öle (ätherische, fette)

Der Unterschied zwischen **fettem** und **ätherischem Öl** ist deutlich zu sehen, wenn man ein
Filterpapier damit betropft: Ein fettes Öl hin-
terlässt einen Fettfleck. Ein ätherisches Öl ist
flüchtig, und der Fleck verschwindet nach kurzer Zeit. **Ätherische Öle** besitzen im Gegensatz
zu fetten Ölen einen aromatischen Geruch.
Man kann sie durch Wasserdampfdestillation,
durch Auspressen, durch Extraktion mit Lö-

sungsmittel oder Fett gewinnen. **Fette Öle** werden in der Regel durch Auspressen von ölreichen Samen und Früchten gewonnen. Fette Öle besitzen in erster Linie diätetische Bedeutung, die ätherischen Öle dagegen eine arzneiliche.

## Puder

**Puder** bestehen aus feinstverteilten Arzneistoffen in Grundstoffen. Letztere sind z.B. Talkum, Stärke, Zinkoxid, Kieselsäure und weißer Ton. Man kennt im Wesentlichen Kinderpuder, Fußpuder, juckreizstillende Puder, Puder zur Verhütung von Wundsein.

## Salben, Kühlsalben, Pasten, Cremes, Gele

**Salben** sind streichbare Zubereitungen zum Auftragen oder zum Einreiben auf die Haut. Die Arzneistoffe sind entweder feste oder flüssige Substanzen (Campher, Menthol, Salicylsäure, ätherische Öle), die sehr fein in bestimmten Salbengrundlagen verteilt werden. Als Salbengrundlagen dienen: Vaseline, Lanolin, Schweineschmalz, Wachse, Polyethylenglykole, fette Öle usw. Salben können entweder Wasser-in-Öl-Emulsionen sein oder Öl-in-Wasser-Emulsionen.

**Kühlsalbe** besitzt auf der Haut eine kühlende Wirkung, die dadurch zustandekommt, dass das enthaltene Wasser verdunstet. Es handelt sich um eine Öl-in-Wasser-Emulsion, bei der sich das Wasser in der äußeren Phase befindet (im Arzneibuch als „Unguentum leniens" bezeichnet).

**Pasten** sind Salben, in die ein hoher Anteil fester Stoffe (z.B. Zinkoxid, Schwefel, Beinwellwurzelpulver) eingearbeitet ist.

**Cremes** sind wasserhaltige Salben, die leicht in die Haut einziehen und nicht fetten.

**Gele** sind transparente Zubereitungen zum Auftragen auf die Haut. Sie besitzen kühlende Eigenschaften und hinterlassen einen Schutzfilm.

## Sirupe

**Sirupe** sind konzentrierte Zuckerlösungen, die Arzneistoffe oder Pflanzenauszüge enthalten (z.B. Eibisch-, Feigen-, Spitzwegerich-, Hustensirupe).

## Tabletten

Eine **Tablette** besteht aus einem **Wirkstoffanteil** und einem Anteil an **Hilfsstoffen**. Der Wirkstoffanteil kann aus gepulverten Drogen, Mineralsalzen, chemischen Stoffen usw. bestehen. Als Hilfsstoffe werden Stärke, Milchzucker, Talkum, Agar, Magnesiumstearat und andere Stoffe verwendet. Die Hilfsstoffe haben zum einen die Aufgabe, die Tablette zusammenzuhalten und sorgen zum anderen dafür, dass sie im Verdauungstrakt wieder zerfällt (Füllmittel, Bindemittel, Sprengmittel).

## Tinkturen

Unter einer Tinktur versteht man eine dünnflüssige Flüssigkeit, die durch Ausziehen einer Droge mit Hilfe von Alkohol oder Wein gewonnen wird. (Die Alkoholkonzentration ist im Arzneibuch vorgeschrieben). Eine Tinktur ist in der Regel gefärbt.

Das Ausziehen einer Droge kann auf verschiedene Weise geschehen:

1. Durch **Perkolation**: in einer geeigneten Apparatur wird die Droge ständig mit frischem Lösungsmittel versetzt. Auf diese Weise werden die in der Flüssigkeit löslichen Inhaltsstoffe ausgezogen. Die erhaltene Flüssigkeit wird bis zur gewünschten Konzentration wieder eingedampft. Der durch Perkolation gewonnene Drogenauszug heißt **Perkolat**.

2. Durch **Mazeration**: in einem Gefäß wird die Droge mit der vorgeschriebenen Flüssigkeit übergossen, 10 Tage lang unter täglichem Schütteln stehengelassen und anschließend abgepresst. Der auf diese Weise erhaltene Drogenauszug heißt **Mazerat**.

Bekannte Beispiele der Anlage 1a sind Arnikatinktur, Baldriantinktur, Enziantinktur, Myrrhentinktur.

## Tonika

Unter Tonika versteht man in der Regel flüssige Kräftigungs- oder Stärkungsmittel, die die körperliche oder geistige Leistungsfähigkeit verbessern sollen. Sie enthalten in unterschiedlichen Kombinationen Vitamine, Mineralstoffe, Lecithin, Pflanzenauszüge (z. B. aus Ginseng, Weißdorn usw.). Tonika sind Arzneimittel, aber als solche nur mit **vorbeugenden** Aussagen (stützend, kräftigend, pflegend, Wohlbefinden erhaltend bzw. fördernd) freiverkäuflich.

**Beispiele für apothekenpflichtige Darreichungsformen:** Grundsätzlich apothekenpflichtig sind **Injektionen, Infusionen, Zäpfchen** (rektal), **Implantate,** Darreichungsformen zur Anwendung in der Brust von Tieren (Euter), im Uterus, **Aerosole** mit Teilchengrößen unter 5 µm.

**Infusionen und Injektionen** (Spritzen) sind Zubereitungsformen, die in die Blutbahn oder in das Gewebe mittels einer Kanüle verabreicht werden. Bei Infusionen werden größere Flüssigkeitsmengen verabreicht. Beide Darreichungsformen sind nicht freiverkäuflich.

**Aerosole** sind Darreichungsformen, bei denen der Wirkstoff fein versprüht und eingeatmet wird. Sind die versprühten Teilchen kleiner als 5 µm (Mikrometer), ist das Aerosol apothekenpflichtig (z. B. Asthmasprays).

# 5 WISSENSGEBIET 3 – ERKENNUNG VERWECHSELTER, VERFÄLSCHTER ODER VERDORBENER ARZNEIMITTEL

## Verwechselte Arzneimittel

Bei Fertigarzneimitteln kommt es gelegentlich vor, dass beim Konfektionieren die Etiketten oder die Faltschachteln verwechselt werden. In einem solchen Falle ist der Pharmazeutische Unternehmer für die Verwechslung verantwortlich (siehe dazu § 4 (18), Teil III, Anhang 1). Bei der Entdeckung einer solchen Verwechslung ist unverzüglich der Pharmazeutische Unternehmer und die Aufsichtsbehörde zu verständigen.

Die Verantwortung liegt dagegen beim Einzelhändler, wenn er verwechselte **Tinkturen** oder **Drogen** aus Großgebinden in eine zur Abgabe an den Verbraucher bestimmte Packung abfüllt. Es ist in jedem Falle vor der Abfüllung eine **Identitätsprüfung** durchzuführen! In aller Regel erfolgt eine solche Prüfung organoleptisch (d.h. nach Geruch, Geschmack, Farbe). Der Prüfungsteilnehmer sollte daher die in der Anlage 1 a oder VO zu § 45 aufgeführten **Tinkturen, Pulver** und **Salze** (siehe dazu Teil III, Kap. 1.7.2) von Verwechslungen unterscheiden können.

Folgende **flüssige Arzneimittel** der Anlage 1 a kommen in der Praxis als lose Gebinde vor: Hoffmannstropfen, Arnikatinktur, Baldriantinktur, Ätherische Baldriantinktur, Enziantinktur, Franzbranntwein, Myrrhentinktur, Ratanhiatinktur, Seifenspiritus und Wacholderspiritus.

**Drogen** werden in erster Linie mit ähnlich aussehenden Drogen verwechselt, wie z.B. dalmatinischer Salbei und griechischer Salbei, Huflattich- und Eibischblätter mit Pestwurzblättern, Melissen- und Krauseminzeblätter, Bärentrauben- und Preiselbeerblätter, Odermennig- und Gänsefingerkraut, Faulbaumrinde und Cascararinde (= amerikanische Faulbaumrinde), Pomeranzen- und Zitronen-

schalen, Thymian und Quendel, Holunder-, Schlehdorn- und Spierblüten, geschälte und ungeschälte Süßholzwurzeln u.a.

In den letzten Jahren wurden in einigen wenigen Fällen auch sehr bedenkliche Verwechslungen festgestellt, so z.B. von Klettenwurzeln (Radix Bardanae) mit den Wurzeln der Tollkirsche (Radix Belladonnae) oder von Teufelskrallenwurzeln mit einer nicht näher definierten giftigen Alkaloiddroge.

Wenn der Einzelhändler keine gute Drogenkenntnis besitzt, sollte er sich zumindest um einen sehr zuverlässigen Drogenlieferanten kümmern. **Allerdings muss darauf hingewiesen werden, dass die Vorlage eines Drogenzertifikates den Einzelhändler juristisch nicht von der Identitätsprüfung entbindet!**

## Verfälschte Arzneimittel

Bei den Drogen gibt es **Drogenverfälschungen**, die ständig auf dem Drogenmarkt zu beobachten sind und die zum Teil bewusst und zum Teil unbewusst (mangelnde Kenntnis der Sammler) vorkommen. Gängige Drogenverfälschungen nennt die Aufstellung der folgenden Seite.

Weitere Drogenverfälschungen werden in den einzelnen Drogenmonographien genannt. Wer nicht über gute Drogenkenntnisse verfügt, sollte sich jeweils vom Drogenlieferanten bestätigen lassen, dass es sich um die offizielle Arzneibuchdroge handelt.

**Der Prüfungsteilnehmer muss auf jeden Fall wissen, dass es Drogenverfälschungen gibt, und er muss wissen, wie man sich davor schützen kann!**

**Tab. 5.1:** Gängige Drogenverfälschungen

| Drogen | Verfälscht mit |
|---|---|
| Arnikablüten | mexikanischer Arnika *(Heterotheca inuloides)* |
| Huflattichblätter | Blättern der Pestwurz |
| Dalmatinischer Salbei | Dreilappigem Salbei (griechischem) |
| Lindenblüten (Winter- und Sommerlinde) | Blüten der Silberlinde |
| Primelwurzel | Wurzeln der Schwalbenwurz |
| Weißdornfrüchte | Früchten des Rotdorns und der Eberesche |
| Schachtelhalmkraut | giftigem (!) Sumpfschachtelhalm |
| Safran | Färberdistelblüten, Ringelblumenblüten |

## Verdorbene Arzneimittel

Verdorbene Arzneimittel sind in aller Regel durch eine einfache Sinnesprüfung festzustellen. Im Einzelnen kann es sich um folgende Verderberscheinungen handeln:

**Einzeldrogen und Kräuterteemischungen:** Befall mit Ungeziefer bzw. das Vorhandensein der einzelnen Entwicklungsstadien der Drogenschädlinge (Gespinste, Maden, Motten, Käfer); ferner Schimmelbefall.

> **Merke:** Bei einer Lagerung von Kräutertees und Drogen neben Lebensmitteln wie Südfrüchten und Getreideprodukten, kann u. U. der Befall mit Ungeziefer erst im Einzelhandelsgeschäft erfolgen (= sog. Sekundärkontamination außerhalb des Verantwortungsbereiches des Pharmazeutischen Herstellers), und ebenso kann sich die Schimmelbildung erst bei zu feuchter Lagerung im Einzelhandelsgeschäft entwickeln!

**Pulverpräparate:** Verfestigung, Verklumpen infolge dichter oder ungeeigneter Verpackung, insbesondere bei feuchter Lagerung.

**Tabletten:** Fleckenhafte Verfärbung (insbesondere bei überlagerten Tabletten); Bruch bzw. Risse infolge ungenügender Festigkeit; Zerfallen oder Verklebung bei zu feuchter oder auch zu warmer Lagerung.

**Dragees:** Gerissene Drageedecke bei längerer Lagerung oder bedingt durch Herstellungsmängel; Verfärbung bzw. punkt- oder fleckenhafte Veränderung der Drageehülle bei längerer oder zu feuchter Lagerung oder entstanden durch „Durchbluten" von Inhaltsstoffen des Drageekernes (z.B. gelbe Verfärbung einer weißen Drageedecke, wenn der Drageekern gelb gefärbten Curcumaextrakt enthält); Platzen der Drageedecke in zwei Hälften, sog. Deckeln bei Dragees, deren Kern aus Drogenextrakten besteht, wobei diese zu feucht dragiert wurden; Ablösen der Drageedecken durch Herstellungsmängel oder unsachgemäße Lagerung.

**Weichgelatinekapseln:** Formveränderung und Zusammenkleben bei zu hoher Lagerungstemperatur; Undichtigkeiten an der Verschweißnaht durch Herstellungsmängel: Härtung und Überlagerung.

**Pflanzenpresssäfte:** Schimmel im Flaschenhals, Ausflocken, übermäßige Trübung, Gärungserscheinungen durch Herstellungsmängel (z.B. undichte Flaschen) oder falsche Lagerung (z.B. in Regalen, die dem Sonnenlicht ausgesetzt sind) bzw. Überlagerung.

**Liquida (Tonika, Elixiere, Emulsionen etc.):** Gärungserscheinungen, vor allem bei alkoholfreien Liquida mit undichten Verschlüssen; übermäßiger Bodensatz zur Trübung der gesamten Flüssigkeit durch Herstellungsmängel (z.B. ungenügende Filtration), aber auch bei falscher Lagerung und bei Überlagerung; Phasentrennung bei Emulsionen und Klumpenbildung bei Suspensionen infolge unzureichender Lagerstabilität; Auskristallisation bzw. Ausfällung von Wirkstoffen und Hilfsstoffen (z.B. Zuckerkristallisation in Sirup).

**Salben und Gele:** Phasentrennung, d.h. Entmischung und Verflüssigung infolge zu warmer Lagerung: mikrobielle Zersetzung infolge zu warmer Lagerung oder bedingt durch Herstellungsfehler; Ranzigwerden infolge zu warmer Lagerung und unzureichender Lagerstabilität; Austritt von Salbe, bedingt durch Verpackungsfehler.

Wie die einzelnen Beispiele zeigen, müssen Herstellungs- und Verpackungsmängel nicht die einzige Ursache für verdorbene Arzneimittel sein. Qualitätsmängel können häufiger als angenommen bei **unsachgemäßer** oder **sehr langer Lagerung** auftreten, wobei nicht immer äußerlich erkennbare Veränderungen sichtbar werden müssen. **Daher ist auch gemäß § 8 AMG 76 (= Verbote zum Schutz vor Täuschung) streng auf die vom Hersteller angegebenen Verfalldaten zu achten!**\*) Ferner muss der Einzelhändler sorgfältig die öfters vom Hersteller angegebenen **Lagerhinweise** beachten (siehe dazu Kap. 6). Der Einzelhändler sollte über ein übersichtliches und schnell abfragbares Kontrollsystem verfügen.

Das besprochene „5. Wissensgebiet" der Prüfungsanforderungen unterliegt dem § 8 AMG 76 (= Verbote zum Schutz vor Täuschung).

---

\*) Ein sehr nützliches Nachschlagewerk, in dem die Chargenschlüssel und die Kennzeichnung der Verfalldaten vieler Arzneimittelhersteller nachgesehen werden können, ist das Loseblattwerk von Schwendinger/Schaaf/Marschall, „Haltbarkeits- und Herstellungsdaten deutscher Arzneimittel", erschienen im Deutschen Apotheker Verlag, Stuttgart.

# 6 WISSENSGEBIET 4 – ORDNUNGSGEMÄSSE LAGERUNG, LAGERTEMPERATUR, VERFALLDATUM

## Lagerung von Arzneimitteln

Als Erstes hat der Einzelhändler streng darauf zu achten, dass Arzneimittel **deutlich getrennt** von anderen Waren (z.B. Lebensmittel, Diätetika, Kindernährmittel, Kosmetika, Futtermittel, Pflanzenschutzmittel, Schädlingsbekämpfungsmittel usw.) gelagert werden. Für die Überwachung des Einzelhandelsgeschäftes sind zwei verschiedene Behörden zuständig: für die **Arzneimittel** in der Regel (mit Ausnahme der Stadtstaaten) das Regierungspräsidium und für die **übrigen Waren** der Wirtschaftskontrolldienst. Zweitens hat der Einzelhändler bei Fertigarzneimitteln auf die vom Hersteller angegebenen Lagerhinweise zu achten (siehe dazu auch Teil III, Kap. 1.3.5), und er muss wissen, dass bestimmte Arzneimittel **kühl und/oder trocken** aufbewahrt werden müssen.

Bei vielen Fertigarzneimitteln fehlen Lagerhinweise; diese Arzneimittel sind dann bei **üblicher Raumtemperatur**, zwischen 15° und 25 °C (d.h. nicht im Schaufenster oder in der Nähe eines Heizkörpers usw.) lagerungsfähig. Ansonsten gibt es gemäß einer Empfehlung des Bundesministers für Jugend, Familie und Gesundheit die folgenden 3 Lagerhinweise:

1. **„Nicht über 25 °C lagern!"** (Raumtemperatur), z.B. Kräuterteemischungen mit Drogen, die ätherisches Öl enthalten (häufig Husten-, Leber- und Galle-, Magentees usw.), Ätherische-Öl-Drogen offen oder abgepackt, flüssige Vitamin-Präparate, bestimmte Tonika, Weichgelatinekapseln, Salben und Gele –
2. **„Nicht über 20 °C lagern!"** (Kellertemperatur), z.B. Kräutertee-Feinschnitte mit Ätherische-Öl-Drogen (z.B. Pfefferminzfeinschnitt im Filterbeutel), Pflanzenpress-

säfte, bestimmte Tonika (vor allem alkoholfreie bzw. alkoholarme Fertigarzneimittel), Drogen mit fetten Öl (z.B. Leinsamen), Kühlsalben, Leinöl, Lebertran u.a. –
3. **„Nicht über 8 °C lagern!"** (Kühlschrank), in der Regel für Arzneimittel und Zubereitungsformen, die **apothekenpflichtig** sind (z.B. Impfstoffe).

Bei der **Lagerung von Drogen** ist nicht nur auf die **Temperatur** zu achten, sondern gleichzeitig auch auf die **relative Feuchtigkeit**, um insbesondere nachträgliche Schimmelbildung auszuschließen. Abgesehen von der besonders sorgfältigen Lagerung **ätherischer Öldrogen**, sollten Drogen ganz allgemein nicht wesentlich über 25 °C und bei einer relativen Luftfeuchtigkeit um 40 %–50 % gelagert werden. In der Regel liegt die relative Luftfeuchtigkeit in den Räumen über 50 %. Für die Drogenlagerung ist auf alle Fälle ein Raum, in dem täglich mehrmals Tee bzw. Kaffee gekocht wird, **nicht** geeignet!

Ungeeignet für Einzeldrogen und/oder Fertigarzneimittel, die Drogen enthalten, sind Standorte in den Verkaufsräumen, die dem direkten Sonnenlicht ausgesetzt sind oder die sich in der Nähe von Schaufenstern oder Heizkörpern befinden.

Klarsichtpackungen (Cellophanbeutel) sind für Drogen nicht geeignet, wobei die Verwendung grüner Klarsichtpackungen bei bestimmten Arzneidrogen (z.B. bei Pfefferminz- oder Melissenblättern) als Verstoß gegen § 8 AMG 76 (= irreführende Aufmachung) angesehen werden kann.

## Beachtung des Verfalldatums

Das Arzneimittelgesetz regelt in § 10 Abs. 7 (siehe auch Teil III, Kap. 1.3.5) das Verfalldatum wie folgt:

Das Verfalldatum ist mit Monat und Jahr anzugeben.

**Beachtet der Einzelhändler ein Verfalldatum nicht, hält er verfallene Arzneimittel vorrätig oder gibt sie ab, begeht er eine Ordnungswidrigkeit. Verfallene Arzneimittel müssen nicht nur aus den Verkaufsregalen sofort entfernt werden, sie dürfen auch nicht mehr in irgendeinem Geschäftsraum gelagert werden!** Zur Überwachung der Verfalldaten im Einzelhandelsgeschäft gibt es verschiedene Kontrollsysteme (z.B. Listen, Kärtchen, wöchentliche Durchsicht, farbige Kennzeichnung, PC-Codierung u.a.m.), und der Prüfungsteilnehmer sollte wissen, wie er **konkret** die Überwachung der Verfalldaten durchführen will.

Folgende Arzneimittel sind häufig zu kontrollieren: Flüssige Vitaminpräparate, weil sie in der Regel nach rund 1 Jahr nicht mehr den deklarierten Vitamingehalt aufweisen; Leinöl, das nach 6 Monaten ranzig wird; Leinsamen, Kürbissamen sowie andere fettreiche Samen und Früchte sind aufgrund oxidativer und enzymatischer Veränderungen des fetten Öles bei unsachgemäßer Lagerung weniger als 1 Jahr, bei kühler und trockener Lagerung bis zu 2 Jahren haltbar; Kräuterteemischungen mit hohem Anteil an Ätherischen-Öl-Drogen, insbesondere Feinschnitte (= Filterbeutel), da sich die Wirkstoffe hier sehr schnell verflüchtigen.

TEIL I

# 7 WISSENSGEBIET 5 – ORDNUNGSGEMÄSSES ABFÜLLEN, ABPACKEN UND ABGABE

## Abfüllen, Umfüllen, Abpacken, Kennzeichnen

Von besonderer Bedeutung ist zu wissen, dass das AMG 76 gemäß § 4 Abs. 14 unter „abfüllen, umfüllen, abpacken, kennzeichnen" (d. h. beschriften bzw. etikettieren) eine Arzneimittel-**Herstellung** versteht. Das **Abfüllen** von Lindenblüten aus einem größeren Gebinde in kleinere Tüten, die zur Abgabe an den Verbraucher bestimmt sind, ist im Sinne des AMG 76 also bereits ein **Herstellen** von Arzneimitteln. Die Herstellung von Arzneimitteln ganz allgemein bedarf einer **Herstellungserlaubnis**, die in den §§ 13 bis 20 AMG 76 geregelt und von den Regierungspräsidien bzw. Bezirksregierungen erteilt wird. Von diesen Paragraphen ist in aller Regel nur der § 13, Abs. 2 Ziffer 5 für den Einzelhändler von Bedeutung (= Ausnahme-Regelung!). Das Gesetz sieht nämlich für den Einzelhändler, der die Sachkenntnis nach § 50 besitzt, eine Sonderregelung (d. h. eine „Herstellung" ohne Herstellungserlaubnis) vor, wenn er Arzneimittel in **unveränderter Form (!)** lediglich **umfüllt, abpackt und kennzeichnet**.

**Das besonders Wichtige an dieser Ausnahmeregelung ist also das Umfüllen usw. in unveränderter Form!** Das **Zerkleinern** von Drogen, z. B. das Schroten von Leinsamen, der zur Beseitigung der Darmträgheit angeboten wird, ist dem sachkundigen Einzelhändler **nicht gestattet**. Ebensowenig ist ihm das **Mischen** verschiedener Drogen (z. B. zur Herstellung eines Hustentees) gestattet!

Die Sonderregelung im § 13 Abs. 2, Ziffer 5 besagt ferner, dass das Umfüllen usw. nur zur Abgabe **„unmittelbar an den Verbraucher"**, also nicht an Zwischenhändler, gestattet ist.

Für das **Abfüllen im Voraus** (d. h. für das „Herstellen von Fertigarzneimitteln") gibt es durch den § 36 (= Standardzulassung) eine **Erleichterung**, d. h. eine Genehmigung ohne Zulassungsformalitäten. Im Artikel 3 § 1 Abs. 3 (= Überleitungsvorschriften zum Arzneimittelgesetz) gab es eine **Besitzstandsklausel**. Letztere besagte, dass Personen Arzneimittel im Voraus abfüllen durften (z. B. Schafgarbenkraut aus größeren Gebinden), wenn sie diese Tätigkeit am 1. Januar 1978, also beim Inkrafttreten des AMG 76 seit mindestens drei Jahren befugt ausgeübt und diese „Herstellungstätigkeit" bis zum 30. Juni 1978 der zuständigen Landesbehörde (d. h. den Regierungspräsidien bzw. der zuständigen Senatsstelle) angezeigt hatten. Diese **„Besitzstandsregelung"** war somit an Personen und nicht an ein Geschäft gebunden! Mit anderen Worten ausgedrückt: Wenn z. B. der Geschäftsinhaber seit 1974 oder schon länger befugterweise Schafgarbenkraut aus Großgebinden im Voraus abgefüllt hat, dann durfte er dies auch noch weiterhin tun, **sofern er bis zum 30. Juni 1978 Schafgarbenkraut als Fertigarzneimittel dem BGA** und seine Tätigkeit des **Abfüllens bis zum 30. Juni 1978 seiner Landesbehörde** angezeigt hat. Die Zulassung ist am 1. Januar 1990 erloschen.

Die Möglichkeit des Im-Voraus-Abfüllens wird in § 36 AMG 76 geregelt. Dabei dürfen allerdings nur solche Arzneimittel im Voraus abgefüllt werden, die durch Rechtsverordnung von der Pflicht der Zulassung freigestellt werden, also eine sog. **Standard-Zulassung** besitzen. Beim Abfüllen dieser Arzneimittel hat man sich streng an die jeweilige Vorschrift der betreffenden Standardmonographie zu halten. In diesen Monographien sind nicht nur die Bezeichnung des Fertigarzneimittels, die Kennzeichnung, die Anwendungsgebiete usw. festgelegt, sondern auch die **Behältnisse**, in die das betreffende Fertigarzneimittel abgefüllt werden **muss**. So z. B. ist in den Monographien für die Abfüllung von Drogen vorgeschrieben: „geklebte Blockbodenbeutel bzw. Seitenfaltbeutel aus einseitig glattem, gebleichtem Natronkraftpapier 50 g/m$^2$, gefüttert mit gebleichtem Pergamyn 40 g/m$^2$". Zur Abfüllung von Drogen, die eine Standard-Zulassung besitzen, können also nicht beliebig irgendwelche Tüten verwendet werden!*)

Für den Einzelhandel sind folgende erlassene Standardzulassungen **(Stand 2000)** von Interesse*):

Angelikawurzel
Anis
Arnikablüten
Arnikatinktur
Bärentraubenblätter
Baldriantinktur
Baldrianwurzel
Basilikumkraut
Beruhigungstees I bis VIII
Birkenblätter
Blasen- und Nierentees I bis VII
Brennnesselkraut
Brombeerblätter
Brusttee
Campherspiritus
Eibischblätter
Eibischwurzel
Eichenrinde
Enzianwurzel
Erdrauchkraut
Erkältungstees I bis V
Ethanol 70 % (Weingeist)
Eukalyptusblätter
Eukalyptusöl
Färberginsterkraut
Fenchel
Flohsamen
Franzbranntwein
Franzbranntwein mit ätherischem Öl
Frauenmantelkraut
Gänsefingerkraut
Gallentees I und II
Gartenbohnenhülsen, samenfreie

---

*) Nähere Informationen und **laufende Aktualisierung** sind enthalten in: „Braun, Standardzulassungen für Fertigarzneimittel, Text und Kommentar", Deutscher Apotheker Verlag, Stuttgart.

Goldrutenkraut
Hamamelisblätter
Hamamelisrinde
Hauhechelwurzel
Heidelbeeren
Hirtentäschelkraut
Holunderblüten
Hopfenzapfen
Huflattichblätter (mit einem vorgeschriebenem Höchstgehalt an Pyrolizidinalkaloiden)
Hustentee
Husten- und Bronchialtees I und II
Indische Flohsamen
Isländisches Moos
Johanniskraut (von der Kommission in der Liste gestrichen; bis Oktober 2000 jedoch noch nicht im Bundesanzeiger veröffentlicht!)
Kamillenblüten
Kamille, Römische
Kiefernadelöl
Korianderfrüchte
Kümmel
Kürbissamen
Lactose (Milchzucker)
Lavendelblüten
Leinsamen
Liebstöckelwurzel
Lindenblüten
Löwenzahn
Mädesüßblüten
Magentees I bis VI
Magen- und Darmtees I bis XII
Magnesiumsulfat (Bittersalz)
Malvenblätter
Mariendistelfrüchte
Melissenblätter
Myrrhentinktur
Natriumsulfat (Glaubersalz)
Orthosiphonblätter
Passionsblumenkraut
Pfefferminzblätter
Pfefferminzöl
Pomeranzenschalen
Queckenwurzelstock
Ratanhiatinktur
Riesengoldrutenkraut
Ringelblumenblüten
Rizinusöl, raffiniertes

Rosmarinblätter
Ruhrkrautblüten
Salbeiblätter
Schachtelhalmkraut
Schafgarbenkraut
Schlüsselblumenblüten
Schwarze Johannisbeerblätter
Spitzwegerichkraut
Stiefmütterchenkraut
Süßholzwurzel
Taubnesselkraut, weißes
Tausendgüldenkraut
Thymian
Tormentillwurzelstock
Wacholderbeeren
Wasserstoffperoxid-Lösung 3 %
Weißdornblätter mit Blüten
Wermutkraut
Zimtrinde

## Was muss im Einzelnen beim Abfüllen, Umfüllen und Abpacken beachtet werden?

1. Der sachkundige Einzelhändler hat als erstes auf die **persönliche Hygiene** zu achten (z. B. Kopfschutz bei langen Haaren, saubere Arbeitskleidung, gründliche Reinigung der Hände usw.) und darf das Abfüllen usw. nicht während eines krankhaften Zustandes ausüben (z. B. während einer Erkältungskrankheit oder bei Schnupfen).
2. Die hygienische Sorgfalt gilt gleichermaßen auch **für den Arbeitsplatz.** Dieser muss ausreichend **groß** und **sauber** sowie mit einer **geeichten Waage ausgestattet sein.**
3. Die Arbeitsgeräte (z. B. Löffel, Schaufel, Trichter) müssen sauber sein und staubgeschützt aufbewahrt werden.
4. Wegen der Gefahr der sog. „**Cross-Contamination**" (= Verunreinigung mit feinen Partikeln, z. B. mit Drogenstaub) dürfen nicht mehrere Arzneimittel gleichzeitig abgefüllt werden. So können z. B. bei der gleichzeitigen Abfüllung von Pfefferminze neben Kamillenblüten Bestandteile der Kamillenblüten (Pollen, Blütenstaub) in

die Pfefferminzblätter gelangen und eine Kamillenpollenallergie auslösen. Auch Drogenschädlinge können auf diese Weise übertragen werden.
5. Ebensowenig darf während einer Abfüllung **geraucht** oder **gegessen** werden (z. B. Frühstückspause am Arbeitsplatz). Bei dem Ab- und Umfüllen von Weingeist und insbesondere von Hoffmannstropfen (= Ether-Ethanol-Gemisch) ist sehr sorgfältig zu achten, dass sich **kein offenes Feuer** im Raum befindet. Feuergefährliche Stoffe sind mit einem Flammensymbol zu kennzeichnen.
6. Beim Abwiegen ist die Tara (z. B. Gewicht der Tüten) zu beachten, und bei der Ab- und Umfüllung von Fertigarzneimitteln ist in gewissen Abständen das Gewicht, das Volumen und die Stückzahl zu kontrollieren.
7. Die zur Abgabe an den Verbraucher bestimmten **Packungen** müssen für den vorgesehenen Verwendungszweck geeignet sein. Z. B. zur Abgabe von **Leinsamen sind Papierbeutel aus nichtdurchfettendem Papiermaterial** oder für Drogen sind Beutel aus **aromadichtem** Material (= beschichtetes Material, wie in den Standardzulassungen gemäß § 36 AMG 76 vom BGA vorgeschrieben) zu verwenden. **Tinkturen** (z. B. Arnika- oder Baldriantinktur) und insbesondere Wasserstoffperoxidlösung sind in **Flaschen aus braunem Glas** abzufüllen. Die Abgabe von **ätzenden Flüssigkeiten** (z. B. Salmiakgeist) und **äußerlich anzuwendenden** Arzneimitteln (z. B. Campherspiritus, Campherliniment, Seifenspiritus, Wacholderspiritus) ist nie in „Lebensmittelflaschen" abzufüllen und abzugeben! Ätzende Flüssigkeiten sind mit einem Gefahrstoffsymbol zu kennzeichnen.
8. Bei der **Kennzeichnung** (Beschriftung) gelten die Kennzeichnungsvorschriften der §§ 10 und 11 AMG 76 (siehe dazu auch Teil III, Kap. 1.3.5), lediglich für **Fertigarzneimittel**, also wenn im **Voraus** einige Tüten Arzneidrogen abgefüllt werden. Wird eine Droge oder eine Tinktur erst auf Verlangen eines Kunden abgefüllt, so muss der

Einzelhändler gemäß § 9 AMG 76 neben der Bezeichnung des Arzneimittels (z. B. Kamillenblüten) lediglich seinen Namen oder den Namen seines Geschäftes angeben. Aus Gründen der Arzneimittelsicherheit ist es jedoch zweckmäßig, Arzneimittel generell nach §§ 10 und 11 AMG 76 zu kennzeichnen (Etikett gemäß Standardzulassung verwenden).

**Mindestangaben beim Abfüllen auf Verlangen eines Kunden:**

| KAMILLENBLÜTEN |
|---|
| Datum: 1. 4. 2000   Menge: 50,0 g<br>Preis: DM ___<br>Kräuterhaus „Kräuter-Max"<br>05798 Behördhausen,<br>Gesundheitsstraße 9 |

**Text gemäß der Standardzulassung (beim Abfüllen im Voraus):**

#### Kamillenblüten
Tee
zur Bereitung von Teeaufgüssen
und Dampfbädern
Zul.-Nr. 7999.99.99

**Anwendungsgebiete**
Magen-Darm-Beschwerden; Reizung der Mund- und Rachenschleimhaut sowie der oberen Atemwege.

**Art der Anwendung und Dosierungsanleitung**
Ein Esslöffel voll Kamillenblüten wird mit heißem Wasser (ca. 150 ml) übergossen und nach 5 bis 10 Minuten durch ein Teesieb filtriert. Zur Bereitung eines Dampfbades werden 1 bis 2 Esslöffel von Kamillenblüten mit heißem Wasser übergossen.

Soweit nicht anders verordnet, wird bei Erkrankungen im Magen-Darm-Bereich 3- bis 4mal täglich eine Tasse frisch bereiteter Teeaufguss warm zwischen den Mahlzeiten getrunken. Bei Entzündungen der Schleimhaut im Mund- und Rachenbereich wird mit dem frisch bereiteten Teeaufguss mehrmals täglich gespült oder gegurgelt. Bei Entzündungen der oberen Atemwege werden die Dämpfe des frisch bereiteten Teeaufgusses eingeatmet.

**Hinweis**
Der Teeaufguss darf nicht im Bereich des Auges angewendet werden.
Nach Ablauf des Verfalldatums nicht mehr anwenden.
Arzneimittel unzugänglich für Kinder, vor Licht und Feuchtigkeit geschützt aufbewahren.

| **Zu verwenden bis: Monat/Jahr (maximal 2 Jahre)** | |
|---|---|
| Datum: | Menge: 50,0 g |
| Ch.-B 289*) | Preis: DM ___ |
| Kräuterhaus „Kräuter-Max" | |
| 05798 Behördhausen, Gesundheitsstraße 9 | |

Folgende Angaben sollte ein Arzneimittel bzw. **muss ein Fertigarzneimittel aufweisen,** siehe dazu obiges Beispiel: (§§ 10 und 11 AMG 76)

1. Name oder Firma und Anschrift des Einzelhändlers
2. Bezeichnung des Arzneimittels (bei Pflanzen, Destillaten und Presssäften mit ihren verkehrsüblichen deutschen Namen)
3. die Zulassungsnummer (Abkürzung = „Zul.-Nr.")

---

*) Eine Charge ist die jeweils in einem einheitlichen Herstellungsgang erzeugte Menge eines Arzneimittels. Wenn z. B. aus einem 5 kg Großgebinde zunächst nur 50 Tüten zu je 50 g abgefüllt werden, dann ist dies die 1. Charge und die später abgefüllten restlichen 50 Tüten sind die 2. Charge.

4. die Chargenbezeichnung (Abkürzung = „Ch.-B."), falls Arzneimittel in Chargen in den Verkehr gebracht wird. Wird ein Arzneimittel nicht in Chargen in Verkehr gebracht, so kann/muss das Herstellungsdatum (= Datum der Abfüllung) vermerkt werden. In der Praxis bietet sich für das Einzelhandelsgeschäft an, die auf den Großgebinden angegebenen Chargen-Nummern **zusätzlich** mit zu übernehmen.
5. die Darreichungsform (z. B. als Kamillentee)
6. der Inhalt nach Gewicht (z. B. 50 g Kamillentee), Rauminhalt (z. B. 50 ml Baldriantinktur) oder Stückzahl (z. B. 50 Kohle-Tabletten) –
7. die Art der Anwendung (z. B. als Kamillentee – siehe dazu oben)
8. die **wirksamen** Bestandteile nach Art und Menge (z. B. Kamillenblüten) –
9. das Verfalldatum mit Monat und Jahr
10. Hinweise, wie **Warnhinweise** (z. B. „nicht im Bereich des Auges verwenden" oder Alkoholwarnhinweise) oder **Lagerhinweise** für die Fachkreise (z. B. „nicht über 20 °C und vor Licht geschützt lagern"); der Hinweis „unzugänglich für Kinder aufbewahren."
11. Arzneimittel, die nur in Apotheken an Verbraucher abgegeben werden dürfen, müssen den Hinweis „Apothekenpflichtig" tragen.
12. die Anwendungsgebiete
13. die Gegenanzeigen, Nebenwirkungen und Wechselwirkungen mit anderen Mitteln (sofern bekannt)
14. Hinweise wie: nach Ablauf des Verfalldatums nicht mehr anwenden
15. Aufbewahrungshinweise und Angaben der Haltbarkeit nach Öffnung des Behältnisses (soweit erforderlich)

Wird ein Arzneimittel mit äußerer Umhüllung und Packungsbeilage in den Verkehr gebracht, sind die Punkte 12 bis 15 für die **Packungsbeilage** vorgesehen (Gebrauchsinformation).

## Abgabe von Arzneimitteln

Der sachkundige Einzelhändler hat darauf zu achten, dass er keine verwechselten, verfälschten, verdorbenen oder verfallenen bzw. überlagerten Arzneimittel abgibt. Er hat Sorge dafür zu tragen, dass ätzende und äußerlich anzuwendende Arzneimittel nicht in „Genussmittelflaschen" (Bier-, Limoflaschen usw.) abgegeben werden, sondern in den dafür vorgesehenen Gefäßen und ggf. nach der **Gefahrstoffverordnung** mit den entsprechenden Symbolen und Hinweisen gekennzeichnet. Wer ätzende Lösungen etc. abfüllt, sollte ein Handbuch über die Gefahrstoffverordnung vorrätig haben, z. B. H. Hörath, Gefährliche Stoffe und Zubereitungen. 6. Aufl., Wiss. Verlagsgesellschaft, Stuttgart 2001. Er hat ferner darauf zu achten, dass Fertigarzneimittel und Arzneimittel ordnungsgemäß gekennzeichnet sind und keine irreführenden Bezeichnungen führen (siehe dazu § 8 AMG 76, Teil III, Kap. 1.3.3).

# 8 WISSENSGEBIET 6 – UNSACHGEMÄSSER UMGANG UND GEFAHREN

Der sachkundige Einzelhändler muss wissen, dass auch mit freiverkäuflichen Arzneimitteln **Arzneimittelmissbrauch** betrieben werden kann und dass bei **unsachgemäßem Umgang**, insbesondere bei **nicht bestimmungsgemäßer Einnahme bzw. Verabreichung**, gesundheitliche Gefahren für Mensch und Tier auftreten können.

## Arzneimittelmissbrauch

Der **Abführmittelmissbrauch** (= Laxanzienabusus) mit sog. „natürlichen" Abführmitteln, wie Aloe, Sennesblätter, Faulbaumrinde und Rhabarberwurzeln war stark verbreitet. Es muss darauf hingewiesen werden, dass auch bei einer Daueranwendung von Naturprodukten wie Anthranoiddrogen schwerwiegende Gesundheitsschädigungen auftreten können. Aus diesem Grund wurden Anthranoiddrogen der Apothekenpflicht unterstellt. Von **Alkoholsüchtigen** werden hochprozentige alkoholische Arzneimittel, wie z. B. Melissengeister, die bis zu 79 % Alkohol enthalten, aber auch weinhaltige Zubereitungen (Tonika, Medizinalweine), die in der Regel 16–18 % Alkohol enthalten, missbräuchlich verwendet, d. h. diese Arzneimittel werden nur wegen ihres Alkoholgehaltes eingenommen.

Bei chronischer **Magenübersäuerung** wird durch die ständige Einnahme von Natriumhydrogencarbonat (= Natron, Bullrichsalz), das Grundleiden eher verschlimmert. Fertigarzneimittel, die gegen Magenübersäuerung empfohlen werden, sind daher auf ihre Zusammensetzung zu überprüfen.

## Gefahren beim unsachgemäßen Umgang mit Arzneimitteln:

**Der sachkundige Einzelhändler sollte sich nicht nur mit der Zusammensetzung und dem Anwendungsgebiet, sondern auch mit der Gebrauchsanweisung (!) und den möglichen Wechselwirkungen (!) jedes Präparates seines Arzneimittelsortimentes vertraut machen.**

Beispiele:

Beim Verkauf eines **Frischpflanzenpresssaftes** oder eines **alkoholfreien Tonikums**, die beide in der Regel durch Pasteurisation haltbar gemacht worden sind und die häufig auch keine Konservierungsmittel enthalten, sollte darauf aufmerksam gemacht werden, dass bei derartigen Arzneimitteln sehr streng auf die vorgegebenen Einnahme- und Aufbewahrungsvorschriften geachtet werden muss. Diese lauten in dem speziellen Falle etwa wie folgt: „Nicht aus der Flasche trinken" (Grund ist die Gefahr einer mikrobiellen Sekundärkontamination d. h. eines Befalls mit Mikroorganismen nach der Haltbarmachung) oder „Nach dem Öffnen Flasche sofort wieder verschließen. Angebrochene Flasche im Kühlschrank aufbewahren". Haltbarkeit auch dann nur 4–5 Tage.

Bei **alkoholhaltigen Arzneimitteln** sollten Leberkranke, Diabetiker, Nierenkranke und Schwangere auf den Alkoholgehalt hingewiesen werden (muss in Vol.-% auf der Packung angegeben sein). Autofahrern ist der Rat zu geben, das betreffende Arzneimittel erst nach Beendigung ihrer Fahrt einzunehmen. Schließlich sollte man wissen, dass eine Reihe von Arzneimitteln **Wechselwirkungen mit Alkohol** eingehen, die u.a. zur Fahruntüchtigkeit führen können (Schmerzmittel, Beruhigungsmittel, Schnupfenmittel u.a.). Zuletzt ist noch darauf zu achten, dass an Kinder und Jugendliche keine alkoholhaltigen Arzneimittel, die zu Missbrauch geeignet sind (Melissengeist, Tonika, Medizinalweine), abgegeben werden dürfen. Bei **Säuglingen** sind bis zum 8. Lebensmonat alkoholhaltige Arzneimittel kontraindiziert, da der Säugling bis etwa zum 8. Monat noch keine Alkoholdehydrogenase besitzt, die für den Abbau des Alkohols notwendig ist.

**Diabetiker,** sofern bekannt, sind auf den **Zuckergehalt** in Hustensäften, Lutschtabletten, einigen Instant-Tees und Tonika aufmerksam zu machen. Ab und zu werden Arzneimittel, die als „für Diabetiker geeignet" gekennzeichnet sind, weil sie einen Zuckeraustauschstoff enthalten, als Arzneimittel gegen die Zuckerkrankheit angesehen. Hier ist es zwingend notwendig, Aufklärung zu betreiben!

**Nierenkranke** sollen ohne Erlaubnis ihres Arztes keine Wacholderpräparate einnehmen und dann nur in Dosierungen nicht über 100 mg ätherisches Wacholderöl pro Tag.

Das **Absetzen eines vom Arzt** verordneten Arzneimittels zugunsten eines freiverkäuflichen Arzneimittels kann mit schlimmen Folgen einhergehen. Es muss daher dringend davor gewarnt werden, z.B.

Bohnenschalen- oder Heidelbeerblättertee anstelle von Diabetikertabletten,

Mistel anstelle eines blutdrucksenkenden Mittels,

Weißdorn anstelle eines verordneten Herzmittels,

Bärentraubenblätter anstelle eines Antibiotikums,

Brennnesselkraut anstelle eines verordneten Eisenpräparates usw. einzunehmen.

Von der **gleichzeitigen Einnahme** freiverkäuflicher Arzneimittel zusammen mit verordneten Arzneimitteln ist abzuraten, da zwischen den Arzneimitteln **Wechselwirkungen** (= Interaktionen) auftreten können, wobei die Wirkung des verordneten Arzneimittels verringert bzw. gehemmt oder auch gesteigert werden kann. Verbraucher, die ein Herzmittel (z.B. ein Digitalispräparat) vom Arzt verordnet bekommen, müssen ganz besonders auf die Wechselwirkungen, auch mit Lebensmitteln (!), z.B. mit Haferschleim etc. achten. Die zusätzliche Einnahme eines Weißdornpräparates ist bei **zeitversetzter Applikation** zwar möglich, sie sollte aber mit Einverständnis des behandelnden Arztes erfolgen. Bei Herzkranken, die vom Arzt ein Herzmittel verordnet bekommen, sollte die Empfehlung eines hochdosierten **Calciumpräparates** dem Arzt überlassen werden. Mittel gegen Magenübersäuerung (Antazida) können die Resorption anderer Arzneimittel stark beeinträchtigen.

Die **Nichtbeachtung der Krankheitsliste** oder irreführende Aussagen aufgrund unwissenschaftlicher bzw. unseriöser Kräuterbücher ist ebenfalls ein unsachgemäßer Umgang mit freiverkäuflichen Arzneimitteln.

# 9 WISSENSGEBIET 7 – ARZNEIMITTELGESETZ UND HEILMITTELWERBEGESETZ

## Gesetz über den Verkehr mit Arzneimitteln (Arzneimittelgesetz)

Folgende Paragraphen des AMG 76 sind für Arzneimittel außerhalb der Apotheke (sog. freiverkäufliche Arzneimittel) von Bedeutung. Der Prüfungsteilnehmer muss den Inhalt – nicht den wörtlichen Gesetzestext – dieser gesetzlichen Bestimmungen wissen und anwenden können:

**§ 2** (= Arzneimittelbegriff)
**§ 3** (= Stoffbegriff)
**§ 4** (= Sonstige Begriffsbestimmungen, darunter Fertigarzneimittel)
(Näheres darüber ist im Kap. 3, 1. Wissensgebiet und im Teil III nachzulesen.)

Im § 4 ist auch der Begriff des **Herstellens** verankert (Näheres darüber ist im Kap. 7, 5. Wissensgebiet nachzulesen.)

Im § 4 ist ferner der Begriff der **Charge** definiert: „Eine Charge ist die jeweils in einem einheitlichen Herstellungsgang erzeugte Menge eines Arzneimittels" (Näheres darüber ist im Kap. 7, 5. Wissensgebiet nachzulesen).

Im § 4 ist schließlich auch noch der **Pharmazeutische Unternehmer** wie folgt definiert: **„Pharmazeutischer Unternehmer ist, wer Arzneimittel unter seinem Namen in den Verkehr bringt."** Der Einzelhändler ist immer dann „Pharmazeutischer Unternehmer", wenn er z.B. Drogen, Baldriantinktur, Glaubersalz usw. aus größeren Gebinden abfüllt und diese unter seinem Namen in den Verkehr bringt. Der Pharmazeutische Unternehmer, d.h. der Einzelhändler bzw. der Inhaber der betreffenden „Arzneimittelabgabestelle", ist nicht nur für eine **einwandfreie Qualität** und für die **ordnungsgemäße Kennzeichnung** des von ihm „hergestellten" und in den Verkehr gebrachten Arzneimittels voll verantwortlich, sondern er muss gemäß

**§ 84** (= Gefährdungshaftung) eine Haftpflichtversicherung abschließen, aber nur für Fertigarzneimittel (siehe dazu auch Teil III, Kap. 1.17).

**§ 8** (= Verbote zum Schutz vor Täuschung), Näheres dazu ist im Kap. 5, 3. Wissensgebiet und im Teil III, Kap. 1.3.3 nachzulesen.

**§ 10** (= Kennzeichnung der **Fertigarzneimittel**), Näheres dazu ist im Kap. 7, 5. Wissensgebiet und im Teil III, Kap. 1.3.5. nachzulesen.

**§ 11** (= Packungsbeilage), Näheres dazu ist im Teil III, Kap. 1.3.6 nachzulesen.

**§ 13** **Abs. 2, Ziffer 5** (Herstellungserlaubnis; Sonderregelung für den Einzelhändler, der die Sachkenntnis nach § 50 AMG 76 besitzt), Näheres dazu ist im Kap. 7, 5. Wissensgebiet und im Teil III, Kap. 1.4.1 nachzulesen.

**§ 36** (= Ermächtigung für Standardzulassungen), Näheres dazu ist im Kapitel 7, 5. Wissensgebiet und Teil III, Kap. 1.5.4 nachzulesen.

**§ 44** (= Ausnahme von der Apothekenpflicht), Näheres dazu ist im Kapitel 3, 1. Wissensgebiet und im Teil III, Kap. 1.8 nachzulesen.

**§ 45** (= Ermächtigung zu weiteren Ausnahmen von der Apothekenpflicht), Näheres dazu ist im Kapitel 3, 1. Wissensgebiet Seite 5, im Teil III Kap. 1.7 nachzulesen.

**§ 46** (= Ermächtigung zur Ausweitung der Apothekenpflicht), Näheres dazu ist im Kapitel 3, Wissensgebiet 1 und im Teil III, Kap. 17.3 nachzulesen.

**§ 50** (= Einzelhandel mit freiverkäuflichen Arzneimitteln; erforderliche

Sachkenntnis), Näheres dazu ist im Teil I, Kap. 3 und im Teil III, Kap. 1.7.8 nachzulesen.

**§ 51** (= Abgabe im Reisegewerbe), Näheres dazu ist im Teil III, Kap. 1.7.9 nachzulesen.

**§ 52** (= Verbot der Selbstbedienung), Näheres dazu ist im Teil III, Kap. 1.7.10 nachzulesen.

**§ 55** (= Arzneibuch), Näheres dazu ist im Kapitel 4, 2. Wissensgebiet und im Teil III, Kap. 1.10 nachzulesen.

**§ 64** (= Durchführung der Überwachung), Näheres dazu ist im Teil III, Kap. 1.12 nachzulesen.

**§ 65** (= Probenahme bei Überwachung), Näheres dazu ist im Teil III, Kap. 1.12 nachzulesen.

**§ 67** (= Allgemeine Anzeigepflicht): eine Geschäftseröffnung ist nicht nur der zuständigen Gewerbeaufsicht usw. zu melden, sondern sie ist auch der pharmazeutischen Landesüberwachungsbehörde (z. B. dem Regierungspräsidium) anzuzeigen. Näheres dazu ist im Teil III, Kap. 1.8 nachzulesen.

**§ 69** (= Maßnahmen der zuständigen Behörde; Rückruf von Arzneimitteln). Neben den Maßnahmen der zuständigen Gesundheitsbehörden (siehe dazu Gesetzestext im Teil III, Kap. 1.13) gibt es noch das Rückrufsystem der Landesapothekerkammern und das „refo-Arzneimittel-Sicherheitssystem" vom Bundesverband Deutscher Reformhäuser.

**§§ 95, 96 und 97** (= Straf- und Bußgeldvorschriften), Näheres dazu ist im Teil III, Kap. 1.18 nachzulesen.

**§ 105** (= Zulassung von Fertigarzneimitteln, die sich am Tage der Verkündigung dieses Gesetzes im Verkehr befanden), Näheres dazu ist im Kapitel

7, 5. Wissensgebiet, Kap. 7 und im Teil III, Kap. 1.5.7 nachzulesen.

**§ 109a** (= Verlängerung der Zulassung für traditionelle Arzneimittel), bis 15. Mai 2000 wurden im Bundesanzeiger 13 Listen (Aufstellungen) für traditionell angewendete Arzneimittel mit deren genauen Anwendungsgebieten veröffentlicht.

> **Merke:** Die Frist für die Möglichkeit der Anzeige von Fertigarzneimitteln an das BGA bzw. an das Bundesinstitut für Arzneimittel und Medizinprodukte (BfArM) ist längst abgelaufen; der Termin war der 30. Juni 1978. Wichtig für Geschäftsneueröffnungen! Die dem früheren BGA rechtzeitig angezeigten Fertigarzneimittel (z. B. im Voraus abgefüllte Drogen) gelten für 12 Jahre als zugelassen. Die Zulassung ist am 1. Januar 1990 erloschen, wenn bis zu diesem Zeitpunkt kein Antrag auf Verlängerung der Zulassung beim BGA gestellt worden ist (= sog. Nachzulassung). Die Nachfolgebehörde für das BGA ist das Bundesinstitut für Arzneimittel und Medizinprodukte, abgekürzt BfArM, in Bonn.

## Gesetz über die Werbung auf dem Gebiet des Heilwesens (Heilmittelwerbegesetz)

**§ 1** (= Anwendung des Gesetzes), Näheres dazu ist im Teil III, Kap. 2.3 nachzulesen.

**§ 3** (= unzulässige irreführende Werbung), z. B. wenn Arzneimitteln Wirkungen beigelegt werden, die sie nicht haben oder wenn von „reinen Naturprodukten" gesprochen wird, obwohl diese synthetische Bestandteile enthalten oder wenn fälschlicherweise behauptet wird, dass ein Erfolg mit Sicherheit zu erwarten ist und/oder keinerlei Nebenwirkungen auftreten. Der Gesetzestext ist im Teil III, Anhang 4 nachzulesen.

| | |
|---|---|
| TISUNIL-GOLD | = Bezeichnung des Arzneimittels |
| von Knif GmbH, 70391 Frauenberg | = Name oder Firma mit Sitz des Pharmaz. Unternehmens |
| Hausmittel gegen Darmträgheit und bei Entzündungen im Magen und Darm | = Anwendungsgebiete |
| Nicht anwenden bei Darmverschluss | = Gegenanzeigen |

**§ 4** (= Mindestinformation einer Werbung) siehe auch Teil III, Kap. 2.5.

**1. Werbung außerhalb der Fachkreise** (z.B. Plakate, Zeitungsanzeigen, Werbeprospekte für Verbraucher) sog. Publikumswerbung muss – deutlich abgesetzt vom übrigen Werbetext – die unten aufgeführten Mindestangaben enthalten. Wenn **Nebenwirkungen** bekannt sind oder **Warnhinweise** (z.B. Alkoholwarnhinweise) vorgeschrieben werden, dann **müssen** (!) diese ebenfalls in der „Mindestinformation" z.B. in einer Zeitungsanzeige oder auf dem Plakat genannt werden.

Nach einer **Fernsehwerbung** ist folgender Text einzublenden und zu sprechen: „Zu Risiken und Nebenwirkungen lesen Sie die Packungsbeilage und fragen Sie Ihren Arzt oder Apotheker". Falls keine Risiken und Nebenwirkungen bekannt sind, kann der Satz entfallen.

**2. Werbung innerhalb der Fachkreise** (z.B. Informationsschrift zur Einführung eines Arzneimittels im Einzelhandelsgeschäft): In diesem Falle kommt zu den oben beschriebenen „Pflichtmindestangaben" noch hinzu: die **Zusammensetzung des Arzneimittels nach Art und Menge der wirksamen Bestandteile (= Analyse).**

**3. Erinnerungswerbung.** In diesem Falle darf **nur mit der Bezeichnung** des Arzneimittels und zusätzlich mit den **Namen bzw. der Firma** bzw. mit dem Warenzeichen des Pharmazeutischen Unternehmens geworben werden. Beispiel: Tisunil-Gold von Knif/Frauenberg. Zusätzliche Preisangabe ist erlaubt. Die Pflichtangaben müssen deutlich abgesetzt und abgegrenzt von den übrigen Werbeaussagen angebracht werden. Dies ist z.B. durch räumliche Trennung, graphische Gestaltung, andere Schrifttypen usw. erreichbar.

**4. Unzulässige Werbung**

**§ 6** (= unzulässige Werbung) mit **Gutachten** oder **Zeugnissen** von nicht wissenschaftlich oder fachlich berufenen Personen oder die Bezugnahme auf **wissenschaftliche Veröffentlichungen**, ohne dabei die genaue Literaturfundstelle zu nennen. Werbung mit Gutachten, Zeugnissen, Wiss. Veröffentlichungen ist nur innerhalb der Fachkreise erlaubt (= vollständiger Gesetzestext ist im Teil III, Anhang 4 nachzulesen).

**§ 10** (= Verbot der Publikumswerbung für Schlafmittel). Bei den freiverkäuflichen Beruhigungsmitteln, wie Baldrian-, Hopfen-, Johanniskraut- und Passionsblumenkrautpräparaten darf in der Werbung das Wort „Schlaflosigkeit" nicht benutzt werden. Der Gesetztestext ist im Teil III, Anhang 4 nachzulesen.

**§ 11** (= Verbotsliste für Werbung **außerhalb** der Fachkreise), z.B. ist verboten zu werben mit Gutachten, Zeugnissen und wissenschaftlichen Veröffentlichungen – mit der Wiedergabe von Krankengeschichten – mit der bildlichen Darstellung von Personen im weißen Berufskittel u.ä. –

mit der bildlichen Darstellung eines veränderten Krankheitszustandes – mit fremd- oder fachsprachlichen Bezeichnungen – mit Aussagen, die Angstgefühle hervorrufen usw. Die früher erlaubte **Abgabe** von **Arzneimittelproben** ist ebenfalls untersagt.

**§ 12** (= **Krankheitsliste**). In einer Anlage zu § 12 (siehe Text der Anlage im Teil III, Anhang 4) sind Krankheiten und Leiden beim Menschen und Krankheiten und Leiden beim Tier aufgeführt, für die keine Publikumswerbung betrieben werden darf (auch nicht **vorbeugender** Natur!). Diese Krankheitsliste stimmt in vielen Punkten mit der Krankheitsliste Anlage 3 zur VO nach § 46 AMG 76 überein. Für freiverkäufliche Arzneimittel gilt: die Anwendungsgebiete müssen mit denen der Packungsbeilage übereinstimmen.

**§ 15** (= Ordnungswidrigkeiten). Verstöße gegen das HWG können mit Geldbußen bis zu 50 000,– DM geahndet werden. Werbematerial, das gegen das HWG verstößt, kann eingezogen werden. Der Gesetzestext ist im Teil III, Anhang 4 nachzulesen.

# Teil II

**Arzneimittelkunde (Fertigarzneimittel)**

Herbert Niklas

# 1 EINLEITUNG

Der Teil II gibt eine kurze Übersicht über einen Teil jener Arzneimittel, die im Einzelhandel außerhalb der Apotheken in Drogerien, Reformhäusern, Supermärkten, Zoohandlungen und im Lebensmitteleinzelhandel in den Verkehr gebracht werden.

Nach allgemeinen Erläuterungen und einer Übersicht der Darreichungsformen und Zubereitungen folgt die Besprechung der Arzneimittel für die wichtigsten Anwendungsgebiete. Am Anfang eines jeden Kapitels steht eine Erläuterung zum Verständnis der Wirkungen dieser Arzneimittel. Daran anschließend folgt die Nennung der jeweils wichtigsten wirksamen Bestandteile. Am Ende werden einige Fertigarzneimittel vorgestellt; diese Auflistung stellt keinerlei Wertung oder Empfehlung dar.

Es würde den Rahmen sprengen, wollten alle vorkommenden wirksamen Bestandteile jeweils erläutert und bei den Fertigarzneimitteln angeführt werden. Die Kenntnis der vollständigen Zusammensetzung freiverkäuflicher Arzneimittel ist im Einzelhandel außerhalb der Apotheke nicht notwendig; doch sollen die wichtigsten wirksamen Bestandteile und mögliche Gegenanzeigen (Kontraindikationen) und Nebenwirkungen bekannt sein. Da Arzneimittel Waren besonderer Art sind, muss sich der Einzelhändler über die wichtigsten Eigenschaften seiner Arzneimittel informieren, damit er den Kunden Hinweise geben kann.

Durch die Bestimmungen des Arzneimittelgesetzes (insbesondere der sogenannten Nachzulassung) sind die Zusammensetzungen auch der freiverkäuflichen Arzneimittel derzeit einer wissenschaftlichen Prüfung zu unterziehen. Dies hat zur Folge, dass die Unternehmer die wirksamen Bestandteile an den aktuellen Kenntnisstand anzupassen haben. Demnach ist es möglich, dass hier Änderungen eintreten, die bei Redaktionsschluss natürlich nicht bekannt waren.

Bitte vergewissern Sie sich daher immer anhand der Ihnen im Geschäft vorliegenden Arzneimittel, ob sich etwas geändert hat. Die wirksamen Bestandteile sind auf der Packung angegeben.

Freiverkäufliche Arzneimittel dienen in erster Linie der Selbstbehandlung bei einfachen Befindlichkeitsstörungen. Der Gesetzgeber hat bewusst stärker wirksame Mittel der Apothekenpflicht unterstellt und nur solche Arzneimittel für den Einzelhandel außerhalb der Apotheken freigegeben, die überwiegend aus dem Erfahrungsschatz der Volksmedizin kommen. Dennoch sind freiverkäufliche Arzneimittel nicht immer frei von Nebenwirkungen. Über die bedeutsamsten gibt der Teil II dieses Buches jeweils Auskunft.

Es muss darauf hingewiesen werden, dass bei andauernden Störungen des Wohlbefindens aus allseits bekannten Gründen ärztlicher Rat einzuholen ist. Denn es versteht sich von selbst, dass eine genaue Kenntnis der Arzneimittel ein wissenschaftliches Studium voraussetzt. Dennoch kann durch kritisches und verantwortungsbewusstes Denken und Handeln auch im Verkehr mit Arzneimitteln außerhalb der Apotheken ein Beitrag zur Arzneimittelsicherheit geleistet werden.

TEIL II

# 2 ERLÄUTERUNGEN ZUR ARZNEIMITTELANWENDUNG

In Fertigarzneimitteln liegen die arzneilich wirksamen Stoffe in der Regel in Form von Zubereitungen vor. Das bedeutet – wenn man von Teemischungen absieht –, dass neben einem oder mehreren Wirkstoffen auch Hilfsstoffe enthalten sind, die selbst keine arzneiliche Wirkung entfalten. Solche Hilfsstoffe sind bei festen Darreichungsformen, wie Tabletten oder Dragees, Stoffe, die die abgeteilte Form auf das gewünschte Gewicht bringen und wesentlich dazu beitragen, dass die Wirkstoffe im Körper freigesetzt werden können. Ähnliches gilt auch für flüssige Formen; hier ist das Lösungsmittel der Träger der Wirkstoffe. Bei anderen Darreichungsformen, beispielsweise Salben, gilt Gleiches.

Man erwartet von Arzneimitteln, dass sie wirken. Sie können jedoch nur dann eine Wirkung entfalten, wenn der Wirkstoff am sogenannten Erfolgsorgan – also da, wo die Wirkung erwartet wird – auch ankommt. Das bedeutet, dass der Wirkstoff auf einem Weg, in der Regel ist das der Blutweg, transportiert werden muss. Voraussetzung hierfür ist, dass das Arzneimittel im Körper den Wirkstoff freigibt und dieser dann ins Blut geht oder lokal die Wirksamkeit entfaltet.

Das Zuführen eines Arzneimittels nennt man die Applikation. Dies kann auf verschiedenen Wegen geschehen: Man kann das Arzneimittel auf Schleimhäute aufbringen, wie etwa den Nasenspray auf die Schleimhäute der Nase. Hier wirkt der Arzneistoff lokal, d. h. dort, wo er aufgesprüht wird, nämlich auf den Schleimhäuten – unter Umgehung des Blutweges. Nimmt man dagegen Kapseln gegen Schnupfen ein, so gelangen die Wirkstoffe in den Magen und Darm, werden dort ins Blut abgegeben und gelangen über den Blutweg an die Nasenschleimhäute, aber natürlich auch überall sonst hin im Körper und können somit an bestimmten Organen unerwünschte Begleitwirkungen auslösen, z. B. Herzjagen.

Den Vorgang des Übergangs eines Arzneistoffs in den Körper nennt man Resorption.

Verfolgen wir den Weg einer Tablette, welche oral appliziert, also durch den Mund eingenommen wurde. Durch Schlucken gelangt sie nach dem Passieren der Speiseröhre in den Magen. Dort trifft sie auf saure Flüssigkeit – den Magensaft. Hier oder im sich am Magen anschließenden Zwölf-Finger-Darm löst sie sich auf, und der Wirkstoff tritt in Kontakt mit der Magen- bzw. Darmschleimhaut. Durch komplizierte Vorgänge gelangt der Arzneistoff ins Blut, passiert die Leber (über den Pfortaderkreislauf) und verteilt sich dann im Körper und trifft auch an das „Erfolgsorgan", also jene Stelle, an der eine Wirkung ausgelöst werden soll. Nun resorbiert der Körper nicht immer alles an Arzneistoff. Meist wird nur ein Teil aufgenommen; dies hängt von der Resorptionsquote ab. Diese wird z. B. beeinflusst vom Füllungszustand des Magens (vor oder nach dem Essen), von der Menge an Magensäure und von der Zerfallsgeschwindigkeit der Arzneiform.

All diese Einflüsse auf die Resorption können ausgeschaltet werden, wenn man das Arzneimittel direkt ins Blut, z. B. intravenös, injiziert. Hier ist die Resorptionsquote 100 %. Solche Arzneimittel sind Apotheken vorbehalten.

Ist ein Arzneistoff resorbiert worden, beginnt dessen chemische Umwandlung im Körper. Dies nennt man Biotransformation. Diese geschieht fast ausnahmslos in der Leber. Das Pharmakon wird also chemisch verändert, meist zu wenig wirksamen oder unwirksamen Stoffen. Der nächste Schritt ist dann die Ausscheidung des Arzneistoffs bzw. dessen Umwandlungsprodukte. Meist geschieht dies über die Nieren. Grob vereinfacht kann man feststellen, dass die Leber das Arzneimittel wasserlöslich macht, damit es über die Nieren ausgeschieden werden kann. In diesem Zusammenhang ist auf Folgendes

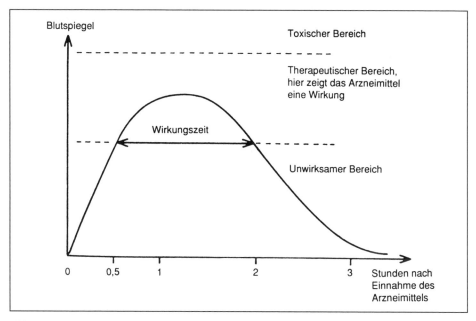

**Abb. 2.1:** Die Abhängigkeit der Wirkung der Arzneimittel von der Konzentration im Blut

hinzuweisen (siehe Abb. 2.1): Um eine Wirkung zu entfalten, muss ein Arzneimittel einen bestimmten Blutspiegel erreichen, das heißt, in ausreichend hoher Konzentration im Blut verteilt sein. Ein zu geringer Blutspiegel bewirkt, dass das Arzneimittel keine Wirkung zeigt; erst bei ausreichend hohem Blutspiegel wird ein wahrnehmbarer therapeutischer Effekt zu sehen sein. Erhöht man die Konzentration noch weiter, so werden bei vielen Arzneistoffen unerwünschte Wirkungen auftreten (toxischer Bereich).

Die Vorgänge der Umwandlung (= Biotransformation) und der Ausscheidung fasst man unter dem Begriff Elimination zusammen.

Ein arzneilich wirksamer Stoff im Sinne § 3 AMG 1976, also auch eine chemische Verbindung oder geschnittene Pflanzenteile, liegt in der Form eines Arzneimittels meist be- oder verarbeitet vor (Ausnahmen sind z.B. Glaubersalz, Teedrogen). Zur Anwendung werden die Stoffe in eine Arzneiform (Darreichungsform) gebracht, die für die Anwendung geeignet ist. Eine häufig verwendete Arzneiform ist die **Tablette**. Zu ihrer Herstellung werden die gepulverten Tablettierhilfsmittel vermischt, evtl. nochmals granuliert und dann zu der bekannten Tablettenform gepresst. Die Tablettierhilfsmittel sind nötig, um der Tablette das nötige Gewicht und ihr einen ausreichenden Schutz vor Beschädigung bei mechanischer Einwirkung zu geben. Tabletten müssen aber auch so beschaffen sein, dass sie bei Kontakt mit den Verdauungssäften zerfallen, um so die Wirkstoffe freizugeben und diese resorptionsfähig zu machen. Tablettierhilfsstoffe sind zum Beispiel

- Füllmittel, wie Stärke, Milchzucker, um Tablettenmasse zu bilden
- Bindemittel, wie Aerosil, Stärkekleister, um den Zusammenhalt der Tabletten zu gewährleisten
- Gleitmittel, wie Talkum, Calciumstearat, um ein Kleben an dem Stempel der Tablettenpresse zu verhindern
- Sprengmittel, wie Agar-Agar, Natriumhydrogencarbonat, um ein Auseinanderfallen (Sprengen) der Tablette bei Kontakt mit den Verdauungssäften zu bewirken.

Tabletten werden heute mit modernen Maschinen gepresst, indem auf eine gefüllte Matritze ein Stempel drückt und so die pulverisierten Bestandteile zur gewünschten Form presst. Tabletten sind dann nicht verkehrsfähig, wenn sie zerbröselt oder fleckig sind oder einen untypischen Geruch haben.

Tabletten, deren Inhaltsstoffe luft- oder feuchtigkeitsempfindlich sind, oder solche, die schlecht schmecken, werden häufig zum **Dragee** verarbeitet. Man überzieht hierbei den meist abgerundeten Tablettenpressling (Drageekern) mit einer festen Schicht von Zucker, Carbonaten, Talk und anderen Stoffen und erhält somit eine Ummantelung der Tablette. Man kann auch noch eine gefärbte Lackschicht auftragen. Die Farbstoffe müssen arzneimittelrechtlich zugelassen sein. Zur Herstellung bedient man sich des Dragierkessels. Dragees dürfen keine Risse aufweisen oder ungleichmäßig gefärbt sein.

**Tropfen** sind Arzneilösungen, die tropfenweise aus Tropfflaschen dosiert werden und meist mit Wasser oder auf Zucker eingenommen werden. Die Konzentration resp. die Tropfengröße wird so gewählt, dass eine genaue Dosierung möglich ist.

**Elixiere** sind Auszüge von Drogen oder deren Mischungen mit ethanolhaltigen Flüssigkeiten (z.B. Südwein) oder Lösungen von Drogenextrakten in solchen Flüssigkeiten. Meist werden Elixieren Aromastoffe, Zucker, Salze usw. beigefügt, um die Haltbarkeit und den Geschmack zu verbessern.

Eine **Emulsion** ist definiert als eine homogene Verteilung kleinster Tröpfchen einer Flüssigkeit in einer anderen, mit ihr normalerweise nicht mischbaren Flüssigkeit. Eine allseits bekannte Emulsion ist die Milch. Hier ist das „Butterfett" in feinsten Tropfen in der wässrigen Phase feinst verteilt, d.h. emulgiert. Es gibt somit zwei Phasen, meist eine wässrige Phase und eine Fettphase. Damit die beiden Phasen sich nicht trennen, werden meist Emulgatoren zugesetzt, die eine Verbindung zwischen den Wasser- und den Fetteilchen bewirken. Emulsionen, bei denen sich die Phase z.B. wegen Überlagerung getrennt haben, sind nicht verkehrsfähig.

**Presssäfte** werden gewonnen durch Auspressen frisch geernteter und gewaschener Pflanzen oder Pflanzenteile (Frischpflanzenpresssäfte). Um die Freiverkäuflichkeit zu erhalten, darf kein anderes Lösungsmittel außer Wasser verwendet werden (siehe § 44 Abs. 2 AMG). Die Säfte enthalten die Pflanzeninhaltstoffe in natürlicher Mischung und werden ohne Konservierungsstoffe hergestellt. Daher sind sie von Natur aus trübe und bilden nach einiger Zeit einen Bodensatz, der vor der Einnahme des Presssaftes aufgeschüttelt werden muss. Presssäfte sind überlagert und nicht verkehrsfähig, wenn sich der Bodensatz nicht mehr in feiner Form verteilen lässt. Nach Anbruch müssen diese Säfte im Kühlschrank aufbewahrt und alsbald verbraucht werden.

**Destillate** gewinnt man durch Erhitzen von Drogen mit einem Lösungsmittel (meist Alkohol-Wasser-Gemisch) und anschließender Kondensation des Dampfes. Die flüchtigen Drogenbestandteile (z.B. ätherische Öle) können so aus dem Drogengut herausgeholt werden. Ein besonders schonendes Verfahren ist die Vakuumdestillation, die bei einigen freiverkäuflichen Destillaten angewandt wird. Destillate enthalten mehr oder weniger Alkohol; dies ist bei der Einnahme von Destillaten, beispielsweise beim Melissengeist, zu beachten, da der Alkohol das Reaktionsvermögen herabsetzt und zudem bei einigen Erkrankungen, wie Leberschaden, Epilepsie, kontraindiziert ist. Destillate sind klar.

**Sirupe** sind zuckerhaltige Lösungen, denen Pflanzenauszüge oder andere Stoffe zugesetzt werden. Durch den hohen Zuckergehalt sind Sirupe für Zuckerkranke kontraindiziert. Der Zuckergehalt dient auch der Konservierung.

**Zäpfchen** (lat. Suppositorien) sind im Verkehr außerhalb der Apotheken nicht zugelassen. Sogar ohne Sachkenntnis dürfen jedoch

Vaginal-Ovula in den Verkehr gebracht werden, die zur Verhütung der Schwangerschaft bestimmt sind. Sie bestehen aus einer Grundmasse, die bei Körpertemperatur schmilzt und den darin enthaltenen Arzneistoff freigibt. Ovula sind daher nicht über Zimmertemperatur zu lagern. Einmal geschmolzene und wieder erkaltete Ovula nicht mehr verwenden.

Die freiverkäuflichen Arzneimittel dienen alle der Selbstbehandlung bei leichten Gesundheitsstörungen oder zur Vorbeugung. In aller Regel werden diese Arzneimittel nicht vom Arzt empfohlen oder verschrieben. Obwohl es sich überwiegend um nicht stark wirksame Arzneimittel und um Mittel der Volksmedizin handelt, sind es eben doch Arzneimittel und keine Lebensmittel, die der Ernährung oder dem Genuss dienen. Arzneimittel sollen unkontrolliert nicht über einen längeren Zeitraum eingenommen werden. Es muss an dieser Stelle vor der falschen Folgerung gewarnt werden, dass „natürliche" Mittel, z.B. Teedrogen, keine Nebenwirkungen haben können. Die Medizin kennt genügend starke Gifte und auch Vergiftungen durch pflanzliche Stoffe. Selbst die als harmlos angesehenen Arzneitees sind dann nicht mehr als harmlos anzusehen, wenn sie falsch angewendet oder zu lange eingenommen werden. Daher muss bei einer Reihe von Arzneimitteln bei andauernder Einnahme der Kunde auf den Sachverhalt hingewiesen werden. Ergibt sich der geringste Verdacht, dass ernsthafte Gesundheitsstörungen mit freiverkäuflichen Arzneimitteln behandelt werden sollen, muss zu einem Arztbesuch geraten werden.

TEIL II

# 3 APPETITFÖRDERNDE UND VERDAUUNGSANREGENDE MITTEL

Mit diesen Arzneimitteln soll eine Steigerung des Appetits und eine Anregung der Magensaft- und der übrigen Verdauungssaftproduktion erreicht werden. Hier kommen vorwiegend pflanzliche Wirkstoffe zum Einsatz.

## Bittermittel

Verwendet werden Extrakte, Tinkturen oder Drogenabkochungen. Man gibt sie etwa 15 Minuten vor dem Essen. Durch die bittere Geschmacksempfindung der Zunge wird reflektorisch die Speichel- und Magensaftsekretion angeregt. Sind die Bitterstoffe dann im Magen, wird Pepsin und Salzsäure vermehrt produziert.

Verwendet werden vor allem folgende Drogen oder Zubereitungen aus diesen Drogen:

Chinarinde, Kondurangorinde, Enzianwurzel, Wermut, Pomeranzenschalen, Schafgarbenkraut, Tausendgüldenkraut.

Durch den Bitterstoffgehalt soll reflektorisch auch der Appetit angeregt werden. Die Reizung der Geschmacks- und Geruchsnerven soll zusammen mit einer Sekretionssteigerung der Verdauungssäfte die Lust am Essen steigern.

## Ätherische Öle mit aromatischem Geschmack

Auch diese regen den Appetit und die Sekretion von Verdauungssäften an.

Verwendung finden Anis, Kümmel, Fenchel, Pomeranzenschale, Pfefferminze, Kamille.

Diese ätherisches Öl enthaltenden Drogen werden auch wegen ihres beruhigenden und krampflösenden Effektes im Verdauungsbereich geschätzt (carminative Wirkung). Schmerzhafte Blähungen können dadurch vermieden werden.

---

**Präparatebeispiele**

| | |
|---|---|
| Bad Heilbrunner Magentee tassenfertig | Kamillenblüten, Fenchel, Pfefferminzblätter |
| Bad Heilbrunner Magen- und Darmtee N | Kamillenblüten, Pfefferminzblätter, Kümmel |
| Bad Heilbrunner Verdauungstee | Fenchelfrüchte, Angelikawurzel, Enzianwurzel |
| Carmol Tropfen | Anisöl, Nelkenöl, Zimtöl u. a. (Alkoholgehalt 65 %) |
| Multi Sanostol | Vitamine A, $D_3$, $B_1$, $B_2$, $B_6$, C, E, Calciumsalze u. a. |
| Pepsinwein Poehlmann | Pepsin (Alkoholgehalt 16 %) |
| Salus Pepsin-Wein | Pepsin, Salzsäure (Alkoholgehalt 15 %) |

## Enzympräparate

Verdauungsenzyme werden häufig benutzt, um eine mangelhafte Sekretion im Organismus auszugleichen. Man muss sich jedoch bewusst sein, dass die zugeführte Menge meist ungenügend ist.

## Pepsin

Pepsin ist ein Enzym aus der Magenschleimhaut und braucht zu einer Wirkung ausreichend Salzsäure, die ebenso im Magen produziert wird. Üblich ist eine Lösung von Pepsin in Wein: der Pepsinwein. Die durch ein Likörglas Pepsinwein zugeführte Menge Pepsin kann einen Pepsinmangel in keiner Weise ausgleichen. Eher wird hier der Alkohol wirken, der die Säuresekretion des Magens anregt. Alternativ können Aperitifs verwendet werden, die meist noch besser schmecken. Aperitifs sind keine Arzneimittel.

Alkoholhaltige Getränke und alkoholhaltige Arzneimittel dürfen bei Magenschleimhautentzündung (Gastritis) und Magengeschwür nicht gegeben werden.

## Vitamine

Unterstellt man einen allgemeinen Vitaminmangel (der medizinisch gesehen so wohl in unseren Breitengraden nicht vorkommt) mit Abgeschlagenheit und schlechtem Appetit, so hofft man, mit Vitaminen das Allgemeinempfinden zu bessern, was sich dann auch in gesteigertem Appetit äußert.

# 4 BRONCHIEN- UND HUSTENMITTEL

Der Husten ist ein Schutzreflex des Organismus und wird durch Reizung der Schleimhäute der Atemwege ausgelöst. Er hat die Aufgabe, Fremdkörper (z.B. Staubteilchen) aus dem Bronchialraum zu entfernen. Die Atemwege sind mit einer Schleimhaut ausgekleidet, an der Staub gebunden wird. Die Schleimhäute reinigen sich normalerweise selbst, da der Schleim durch kleine Flimmerhaare im Atemtrakt kontinuierlich nach oben befördert und verschluckt wird. Zigarettenrauch hemmt diese natürliche Reinigung.

Bei trockenem Reizhusten ist die Hustenreizschwelle durch einen vorausgegangenen Entzündungsvorgang stark erniedrigt: Es genügt schon der kleinste Reiz, um den Hustenvorgang auszulösen. Hier werden schleimstoffhaltige Drogen als Arzneimittel eingesetzt, die reizmildernd wirken und die Schleimhaut der oberen Luftwege mit einer Schutzschicht überziehen und so schleimhautberuhigend und hustenreizmildernd wirken sollen. Pflanzenschleime werden nicht oder nur wenig resorbiert; sie wirken örtlich bzw. indirekt auf den Nervus vagus (siehe Teil I, Kap. 4.1.3).

Bei Husten, der mit zu starker Schleimabsonderung einhergeht, werden auswurffördernde Arzneimittel verwendet. Man nennt sie Expektoranzien. Sie verflüssigen das zähe Sekret, erleichtern das notwendige Abhusten des Schleims und den Abtransport durch die Flimmerhaare. Für die Verflüssigung des Sekrets muss auf genügend Flüssigkeitszufuhr geachtet (etwa 3 l pro Tag) und zu trockene Atemluft vermieden werden. In hartnäckigen Fällen empfiehlt sich eine Dampfinhalation mit lösenden und krampfmildernden Kamillendämpfen bzw. mit Fenchel-, Anis-, Eukalyptusöl. Die Wirkung der Expektoranzien beruht zum Teil auf einer Reizung von Nerven in der Magenschleimhaut, wodurch die Bronchialdrüsen reflektorisch vermehrt

dünnflüssigeres Sekret bilden. Dies ist insbesondere bei Ammoniumchlorid der Fall.

Saponindrogen führen zu einer Verringerung der Oberflächenspannung des Sekrets. Dadurch wird der Schleim dünnflüssiger und kann leichter abgehustet werden (siehe Teil I, Kap. 4.1.7).

Auch ätherische Öle wirken expektorierend durch Verflüssigung des Schleims und ihre milde desinfizierende Wirkung. Im Handel sind Tees aus geschnittenen Drogen und Instant-Tees. Bei den letztgenannten handelt es sich meist um Sprühtrockenextrakte von Arzneidrogen. Die ätherischen Öle gehen bei dieser Herstellungstechnik teilweise verloren; sie werden dem Erzeugnis, wenn nötig, nachträglich wieder zugesetzt.

Die aus Drogen durch Destillation gewonnenen ätherischen Öle sind teilweise Bestandteile von Hustentropfen, Hustensäften, Inhalationsmitteln, Einreibungen und Badeölen.

Sprühtrockenextrakte und Destillate sind als Heilmittel aufgrund der Rechtsverordnung freiverkäuflich.

Bei Einreibungen will man damit eine milde, längerdauernde Inhalation erreichen, da die Öle aus der Zubereitung in die Atemluft übergehen. Gleiches gilt für Badeöle.

Zur Anwendung kommen auch Menthol und Campher. Die beiden Stoffe rufen an den Schleimhäuten ein Kältegefühl hervor und sollen die Sekretbildung einschränken.

Mit den chemischen Stoffen Dequaliniumchlorid und Cetylpyridiniumchlorid möchte man in Lutschbonbons eine gewisse Desinfektion der Mund- und Rachenschleimhaut erreichen, um eine weitere Ausbreitung und Vermehrung von Erregern zu verhindern. Diese Stoffe wirken auf Bakterieneiweiß ein und verhindern so die Bakterienvermehrung. Außerdem setzen sie etwas die Oberflächenspannung des Rachenschleims herab, so dass zäher Schleim leichter abgehustet bzw. ausgeworfen werden kann.

Die im Handel befindlichen Hustenbonbons sind überwiegend keine Arzneimittel. Man macht sich hier die Eigenschaft zunutze, dass Bonbons schon alleine wegen des Lutschens zu gesteigerter Speichelsekretion führen und so Hustenreiz lindern können. Meist sind Hustenbonbons zuckerhaltig, was bei Diabetikern berücksichtigt werden muss. Was in Hustenbonbons enthalten ist, ist aus dem aufgedruckten Zutatenverzeichnis zu entnehmen.

Verwendet werden:

Als hustenreizmildernde Mittel vor allem **schleimstoffhaltige Drogen** wie: Eibischwurzel, Isländisches Moos, Spitzwegerich, Huflattichblätter, Wollblumen.

**Als auswurffördernde Mittel vor allem saponinhaltige Drogen** wie: Primelwurzel, Wollblumen.

**Ätherisches Öl** enthaltende Pflanzen wie: Anis, Fenchel, Thymian, Eukalyptus, Pfefferminze, Kamille.

**Reine ätherische Öle** wie: Anisöl, Eukalyptusöl und die aus Drogen gewinnbaren Stoffe Menthol und Campher.

Zucker oder Honig findet man in vielen Hustensäften. Wahrscheinlich wird hierdurch reflektorisch über die Mundschleimhaut eine Sekretverflüssigung erreicht.

Honighaltige Arzneimittel wendet man vor allem bei Kindern an.

> **Merke:** Zwischen trockenem Reizhusten und Husten durch Verschleimung unterscheiden. Bei länger andauerndem Husten muss der Arzt befragt werden.

TEIL II

### Präparatebeispiele

| | |
|---|---|
| Abtei Hustenheil Halsdrg. | Eukalyptusöl, Menthol |
| Bad Heilbrunner Brust- und Hustentee tassenfertig | Thymian, Primelwurzeln |
| Bad Heilbrunner Deutscher Brusttee | Eibischwurzel, Süßholzwurzel, Anis, Primelwurzel |
| Bad Heilbrunner Husten- und Bronchialtee N | Lindenblüten, Thymiankraut, Anis |
| Broncholind Fenchelhonig | Fenchelsirup, Fencheltinktur, Honig |
| Broncholind Hustensaft | Spitzwegerichfluidextrakt (Alkoholgehalt 3 %) |
| Kneipp Hustensaft Spitzwegerich | Presssaft aus frischem Spitzwegerichkraut |
| Broncholind Husten- und Erkältungstee | Trockenextrakt aus Thymian |
| Olbas Tropfen | Destillat aus: Pfefferminzöl, Kajeputöl, Eukalyptusöl, Wacholderöl, Wintergrünöl |
| tetesept Hals Pastillen forte | Dequaliniumchlorid, Cetylpyridiniumchlorid, Vitamin C |
| tetesept Husten Lindinetten C | Anisöl, Pfefferminzöl, Fenchelöl, Vitamin C |

# 5  LEBER- UND GALLEMITTEL

Die Leber ist das wichtigste Stoffwechselorgan des Körpers. Nahezu alle wichtigen chemischen Reaktionen im Organismus laufen in der Leber ab, einschließlich des Abbaus („Entgiftung") von Arzneimitteln. Die Leber lässt sich in ihrer Funktion im Sinne einer Verbesserung nicht beeinflussen.

Die Galle, die zur Verdauung von Fetten wichtig ist, wird in der Leber gebildet. Sie gelangt von dort zunächst in die Gallenblase, wo sie gespeichert und eingedickt wird, und von dort durch die Gallengänge in den Zwölffingerdarm. Die Entleerung der Gallenblase wird durch komplizierte Mechanismen gesteuert. Störungen zeigen sich unter anderem in Verdauungsbeschwerden. Die täglich in den Darm abgegebene Menge an Gallevolumen beträgt ca. 60 ml.

Man unterscheidet

▪ Mittel, welche die Galleproduktion durch die Leber fördern (Choleretika)
▪ Mittel, welche einen vermehrten Abfluss bereits vorgebildeter Galle verursachen (Cholekinetika).

Da organische Krankheiten der Leber bei den in Frage kommenden Arzneimitteln außerhalb der Apotheken als Indikation verboten sind, stehen Indikationen mit vorbeugender Aussage oder Funktionsbeeinflussung im Vordergrund.

An Drogen werden eine Vielzahl in sog. Leber-Galle-Tees eingesetzt.

Eine strenge Differenzierung in Choleretika und Cholekinetika ist bei pflanzlichen Arzneimitteln nicht möglich.

---

**Präparatebeispiele**

| | |
|---|---|
| Abtei Galle-Dragees | Artischockenextrakt |
| Bad Heilbrunner Galletee | Mariendistelfrüchte, Pfefferminzblätter, Wermutkraut |
| Boerner Leberschutz Dragees | Mariendistelfrüchte-Trockenextrakt |
| Galama Gallen-Arzneitee | Löwenzahn (Ganzpflanze) |
| Kneipp Galle- und Leber-Tee N | Pfefferminzblätter, Curcumawurzelstock, Löwenzahn-Ganzpflanze |
| Kneipp Löwenzahn Tabletten | Löwenzahn-Ganzpflanze |
| Knufinke Leber- und Galle-Tee Hepa N | Trockenextrakt aus Pfefferminzblättern |
| Salus Gallexier Kräuter-Dragees | Javan. Gelbwurz, Artischockenextrakt, Mariendistelextrakt, Löwenzahn u. a. |
| Schoenenberger Artischocke | Artischocken-Presssaft |
| Silygold Mariendistel-Kräutertabletten | Mariendistelfrüchte, Mariendistelfrüchte-extrakt |

Patienten mit Gallenstörungen müssen bestimmte Nahrungsmittel meiden, so etwa Eigelb oder fette Fleischbrühe, da es sonst zu äußerst schmerzhaften Verkrampfungen im Gallensystem kommen kann (Kolik).

Verwendet werden unter anderem:

**Javanische Gelbwurz**

Sie soll bei Erkrankungen der Gallenwege hilfreich sein. Die Droge enthält etwas ätherisches Öl.

**Bitterstoffdrogen** (Teil I, Kap. 4.1.2)

**Löwenzahn**

In der Volksheilkunde gilt die Droge als „Blutreinigungsmittel" und als wirksam bei Gallenbeschwerden. Gallesekretion und Gallefluss sollen, insbesondere durch die Ganzpflanze (einschließlich Wurzel), angeregt werden.

**Mariendistel**

Man verwendet sowohl die Früchte als auch das Kraut. Die Früchte enthalten bis zu 3 % Silymarin. Diese Substanz soll bei Lebererkrankungen unterstützend wirken. Für das Kraut gibt es derzeit keinen wissenschaftlichen Beweis einer therapeutischen Anwendung bei Störungen von Leber oder Galle.

**Artischocke**

Verwendet werden die Laubblätter der Pflanze. Als Hauptwirkung soll ein den Gallesaft anregender Effekt im Vordergrund stehen.

**Ätherisches Öl enthaltende Drogen**
(siehe Teil I, Kap. 4.1.1)

Hier vor allem Pfefferminzblätter, Anis, Fenchel, Kümmel.

TEIL II

# 6 BLASEN- UND NIERENMITTEL

Die Nieren zählen neben Darmkanal, Lungen und Schweißdrüsen zu den wichtigsten Ausscheidungsorganen. Das Ausscheidungsprodukt ist der Harn. Durch die Nieren werden lebenswichtige Vorgänge gesteuert:

1. Ausscheidung der Stoffwechselprodukte, vornehmlich Abbauprodukte des Eiweißstoffwechsels
2. Aufrechterhaltung des Säure-Basen-Gleichgewichts des Körpers durch Ausscheidung saurer bzw. alkalischer Substanzen
3. Regulation des Wasser- und Salzhaushalts des Körpers
4. Entgiftung des Organismus durch Ausscheidung von entweder im Körper selbst gebildeten oder ihm zugeführten Substanzen (z. B. Arzneimittel). Hier leistet die Leber wichtige Vorarbeit, indem sie Stoffe wasserlöslich macht.

Während eines Tages passieren rund 1500 l Blut die Nieren. In dieser Zeit werden im Normalfall etwa 1,5 l Harn abgesondert. Er ist normalerweise steril.

Die Blase ist ein muskulöses Hohlorgan und kann sich an verschiedene Volumina anpassen. In ihr wird der von den Nieren kommende Harn bis zum Harnlassen gespeichert.

Freiverkäufliche Blasen- und Nierenmittel sollen die Nierentätigkeit anregen oder den Harn desinfizieren. Auch Kombinationen kommen vor.

Es kommen hier außerhalb der Apotheken ausschließlich pflanzliche Arzneistoffe zum Einsatz.

Der wesentliche Effekt von Blasen- und Nierentees beruht hauptsächlich auf der Ausscheidung der durch diese Tees zugeführten Flüssigkeit. Will man die Nieren „spülen", – wovor bei einigen Erkrankungen ohne ärztliche Empfehlung abgeraten wird –, muss man viel Flüssigkeit zuführen. An Drogeninhaltsstoffen, die eine wassertreibende Wirkung besitzen, sind vor allem Kaliumsalze, Saponine, Flavonoide und ätherisches Öl zu erwähnen. In diesem Zusammenhang ist wichtig zu wissen, dass durch die Nieren nur die im Überfluss zugeführte Flüssigkeitsmenge abgesondert wird, krankhafte Wasseransammlungen, z. b. Ödeme, werden nicht oder nur unwesentlich beeinflusst.

An dieser Stelle ist zu bemerken, dass Personen mit „Wasser in den Beinen", also Ödemen im Bereich des Fußes, besonders an den Knöcheln, nicht ohne ärztlichen Rat wassertreibende Tees trinken dürfen. Meist handelt es sich um ein Symptom bei Herzmuskelschwäche, das unbedingt vom Arzt behandelt werden muss.

Wassertreibende Tees werden angewendet, wenn durch eine gesteigerte Flüssigkeitszufuhr Krankheitserreger ausgeschwemmt werden sollen. Nieren- und Blasentees können hier durch milde Desinfektion unterstützend auf den Heilprozess wirken. Durch die Spülwirkung sind diese Tees auch nützlich während einer vom Arzt eingeleiteten Behandlung einer Harnwegsinfektion – ärztliches Einverständnis vorausgesetzt. Harnwegsinfektionen sind Infektionen, die nicht durch Bakterien des Blutes hervorgerufen werden, sondern von außen in den Harntrakt verschleppt wurden.

Frauen sind wegen der gegenüber Männern kürzeren Harnröhre besonders in höherem Alter anfälliger gegen Harnwegsinfektionen.

Verwendet werden mit vorwiegend wassertreibender Wirkung:

**Wacholderbeeren:** Wegen der vorhandenen Reizwirkung des ätherischen Öles dürfen Zubereitungen als Wacholderbeeren nicht über einen längeren Zeitraum eingenommen werden. Bei Schwangeren und Nierenleidenden dürfen Wacholderbeerzubereitungen und größere Mengen Wacholderbeeren nicht gegeben werden.

Harntreibende Heilpflanzen sind vor allem Birkenblätter, Goldrutenkraut, Hauhechelwurzel und die Orthosiphonblätter, die in der Volksmedizin als „Indischer Nierentee" bekannt sind. Als den Harnfluss steigernde Droge hat sich Kürbis bewährt. Man verwendet Kürbissamen oder auch das ausgepresste fette Öl. Kürbissamen helfen bei Reizblase und verbessern bei Männern die Beschwerden beim Harnlassen, wenn diese auf eine gutartige Vergrößerung der Vorsteherdrüse (Prostata) zurückzuführen sind. Die Vergrößerung der Prostata wird aber nicht beeinflusst. Eine Anwendung über Wochen bis Monate wird empfohlen. Man kann die Kürbiskerne (so werden sie manchmal bezeichnet, obwohl sie botanisch gesehen Samen sind) gemahlen oder zerkaut mit Flüssigkeit einnehmen.

Als harnwegsdesinfizierende Droge wird verwendet:

**Bärentraubenblätter:** Die Wirkung beruht vor allem auf dem Gehalt an Arbutin. Arbutin selbst wirkt nicht antibakteriell; es wirkt vielmehr erst durch das sich bei schwach alkalischem Harn daraus bildende Hydrochinon. Der Harn kann alkalisiert werden mit etwas Natron (Natriumhydrogencarbonat, Natriumbicarbonat), das man zum Tee einnimmt.

## Präparatebeispiele

| | |
|---|---|
| Abtei Wacholderöl Entwässerungskapseln | Wacholderbeeröl |
| Bad Heilbrunner Birken Heilpflanzendragees | Birkenblätterpulver |
| Bad Heilbrunner Harntee | Birkenblätter, Orthosiphonblätter, Goldrutenkraut |
| Bad Heilbrunner Harntee tassenfertig | Extrakt aus Birkenblättern, Orthosiphonblättern, Goldrutenkraut |
| Bad Heilbrunner Nieren- und Blasentee N | Orthosiphonblätter, Hauhechelwurzel |
| Galama Nieren- und Blasen-Arzneitee | Birkenblätter, Schachtelhalmkraut |
| Granufink Kürbiskern Kapseln N | Kürbissamenöl |
| Kneipp Petersilie Tabletten N | Petersilienkraut und -wurzel |
| Knufinke Blasen- und Nierentee Uro N | Trockenextrakt aus Hauhechelwurzel, Orthosiphonblätter, Schachtelhalmkraut |
| Salus Nieren-Blasen-Kräutertropfen | Destillat aus Buccoblättern, Orthosiphonblättern, Wacholderbeeren, Pfefferminzblättern u. a. (Alkoholgehalt 50 %) |
| Solaguttae Wacholderöl Kps. N | Wacholderbeeröl |
| Vollmers präparierter Grüner Hafertee | Johanniskraut, Brennnesselkraut, Hafer Ganzpflanze mit Blüten, Alpenfrauenmantelkraut |

**Merke:** Die Blasen- und Nierenfunktion lässt sich mit den Wirkstoffen freiverkäuflicher Arzneimittel kaum beeinflussen. Wichtiger ist die erhöhte Zufuhr von Flüssigkeit, also die „Spülwirkung". Bei Blasen- oder Nierenbeschwerden auf warme Kleidung achten!

# 7 ARZNEIMITTEL GEGEN EISENMANGELANÄMIE

Arzneimittel, die gegen Eisenmangel und zu dessen Verhütung im Handel sind, sind aufgrund der Anlage zur Rechtsverordnung zum Verkehr außerhalb der Apotheken zugelassen.

Eisen ist ein wichtiger Bestandteil des roten Blutfarbstoffes (Hämoglobin) und einer Reihe von Enzymen im Körper.

Unter Eisenmangelanämie versteht man den Mangel an Eisen im Hämoglobin des Blutes bzw. in den roten Blutkörperchen.

Die wichtigste Aufgabe des Eisens im Körper ist der Transport und die Speicherung von Sauerstoff am Farbstoff der roten Blutkörperchen (Hämoglobin). Steht zu wenig Eisen zur Verfügung, leidet die Sauerstoffversorgung des Organismus darunter, was sich z.B. in Blässe, Antriebsarmut äußern kann.

Der volkstümliche Begriff „Blutarmut", der das Gleiche meint, ist falsch, da darunter kein Mangel an Blut verstanden wird.

Symptome eines Eisenmangels können Zungenbrennen, Risse an den Mundwinkeln, trockene blasse Haut, Müdigkeit und Leistungsschwäche sein.

Der erwachsene Mensch braucht täglich etwa 1 mg Eisen, Frauen im gebärfähigen Alter etwa das Doppelte. Während der Menstruation verlieren Frauen durch den Blutverlust etwa 30 mg Eisen.

Aus einer ausgewogenen Nahrung werden pro Tag 1 bis 2 mg Eisen resorbiert und verwertet. Eisen aus pflanzlicher Nahrung wird jedoch schlechter aufgenommen als tierisches Eisen (z.B. in Fleisch, Wurst). Somit ist die Ernährung – nach mitteleuropäischen Maßstäben – gerade noch ausreichend. Da der Körper Eisen speichern kann, können Verluste weitgehend ausgeglichen werden.

Während der Menstruation, der Schwangerschaft und auch nach fieberhaften Infekten steigt der Eisenbedarf an. Hier ist die Gabe eines eisenhaltigen Arzneimittels sinnvoll.

Resorbierbar ist nur zweiwertiges Eisen (Eisen-II-Salze). Wird dreiwertiges Eisen gegeben, kann es zwar im Körper zu zweiwertigem umgewandelt werden, die Effizienz der Therapie ist jedoch generell schlechter.

Zusätze von Kobalt, Kupfer, Mangan und anderen Spurenelementen sollen die Eisenwirkung verstärken.

Sehr häufig sind Eisensalze in Tonika enthalten.

## Präparatebeispiele

| | |
|---|---|
| Abtei Eisen-Melasse Kapseln | Eisen-II-glucomat, Melassepulver |
| Biovital N, flüssig | Eisensalzkomplex, Vitamine $B_1$, $B_2$, $B_6$, $B_{12}$, Nicotinamid, Weißdornauszüge u.a. (Alkoholgehalt 15 %) |
| Floradix Kräuterblut Dragees | verschiedene Pflanzenextrakte, Eisensalz, Vitamine C und B-Reihe, Nicotinamid u.a. |
| Floradix Kräuterblutsaft-S | Eisen-II-Salz, Vitamine C und B-Reihe, Auszug aus verschiedenen Pflanzenextrakten |
| Herz-Punkt Vitaltonikum N | Eisen-II-Salz, Trockenextrakt aus Weißdornblättern, -blüten und Melissenblättern |
| Taxofit Eisen + Vitamin C | Eisen-II-Sulfat, Vitamin C |

Verwendet werden:

**Eisen-II-sulfat, Natrium-Eisen-III-citrat, Eisen-II-gluconat**

An Nebenwirkungen werden bei Eisenpräparaten vor allem Magen-Darm-Störungen beobachtet. Bei höherer Dosierung kann sich der Stuhl dunkel färben.

Mittel gegen Übersäuerung des Magens sollen nicht zusammen mit eisenhaltigen Präparaten eingenommen werden, da dadurch die Eisenresorption gehemmt wird.

TEIL II

# 8 ARZNEIMITTEL GEGEN MAGENÜBERSÄUERUNG

Die Produktion von Magensaft kann willentlich nicht gesteuert werden, sie geschieht bei Bedarf über spezielle Regelkreise des Organismus. Bildet die Magenschleimhaut über längere Zeit zu viel Säure, besteht die Gefahr der Bildung einer Magenschleimhautentzündung oder gar eines Magengeschwürs. Die Säure, die im Magen produziert wird, ist Salzsäure.

Zuviel Magensäure äußert sich in Sodbrennen und saurem Aufstoßen. Die Therapie besteht darin, die Magensäure zu binden oder chemisch zu neutralisieren. Solche Mittel nennt man Antazida.

Therapeutisch sind Hydroxide und Silikate den Carbonaten vorzuziehen. Während die Erstgenannten die Säure binden und eine Schutzschicht auf der Magenschleimhaut ausbilden, reagieren Carbonate – insbesondere Natron – unter Gasentwicklung. Diese ist im Magen unerwünscht. Oxide dagegen binden Säure ohne Gasentwicklung.

Antazida hemmen aber auch die Resorption von Eisensalzen und Tetracyclinen (antibiotisch wirksame Substanzen). Sie dürfen daher gleichzeitig mit diesen Arzneimitteln nicht gegeben werden.

Säurebindende Arzneimittel sollen nicht längerdauernd eingenommen werden. Dauern die Beschwerden an, ist ein Arzt um Rat zu fragen, denn das Gefühl der Übersäuerung kann u.a. auch Symptom eines Magengeschwürs sein.

Bei Fertigarzneimitteln pflanzlicher Herkunft findet man manchmal auch die Indikation „Sodbrennen". Hier beruht die Wirkung nicht auf einer chemischen Reaktion im Sinne einer Neutralisierung, sondern auf der allgemein „beruhigenden" und carminativen Wirkung der enthaltenden ätherischen Öle, insbesondere aus Anis, Fenchel und Kümmel. Auch der Süßholzwurzel kommt durch den in ihr enthaltenen Inhaltsstoff Glycyrrhizin hier Bedeutung zu.

Der Presssaft aus frischen Kartoffelknollen soll die Magensäure unspezifisch binden (im Volksmund: aufsaugen) und eine überreaktive Säureproduktion vermeiden. Er ist daher vor den Mahlzeiten einzunehmen.

Auch Leinsamenschleim bewirkt einen beruhigenden Effekt auf der Magenschleimhaut.

Die verwendeten Inhaltsstoffe sind aufgrund einer Anlage der Rechtsverordnung in Heilmitteln erlaubt.

Verwendet werden:

## Natriumhydrogencarbonat (= Natriumcarbonat, Natron)

Die Substanz reagiert sehr schnell mit der Salzsäure des Magens unter Entwicklung von Kohlendioxid ($CO_2$). Dieses entstehende Gas kann störend wirken und Blähungen verursachen. Wird zuviel eingenommen, kann es wegen der zu starken Neutralisation zu einer erneuten Säureproduktion kommen, da der Magen den so entstandenen starken Säuremangel wieder versucht, durch Säureproduktion auszugleichen (reaktive Säureproduktion).

Zu beachten ist weiterhin, dass Natriumionen resorbiert werden, was insbesondere bei Bluthochdruckkranken auch in Arzneimitteln vermieden werden sollte.

Zur Therapie ist Natron daher weniger geeignet.

## Calciumcarbonat

Die Kohlendioxidentwicklung ist geringer als bei Natron, die reaktive Säureproduktion ist zu vernachlässigen.

**Leinsamenschleim**

Dieser eignet sich auch zur längeren Anwendung.

**Magnesiumtrisilikat**

Der Wirkungseintritt ist langsamer als bei den oben genannten Verbindungen. Silikate bauen neben der Neutralisation der Säure einen Schutzfilm im Magen auf, eine reaktive Säurestimulation wird nicht ausgelöst.

**Merke:** Säurebindende Arzneimittel nicht längerdauernd einnehmen. Bei Nierenerkrankungen ist vorher der Arzt zu befragen.

**Präparatebeispiele**

| | |
|---|---|
| Abtei Magentabletten | Magnesiumtrisilikat |
| Bullrich Salz und Tabletten | Natriumhydrogencarbonat |
| Gastrobin Tabletten | Magnesiumtrisilikat |
| Kaiser Natron Salz und Tabletten | Natriumhydrogencarbonat |
| Linusit Gold | gelber Leinsamen, aufgebrochen |
| Linusit Gold Magenschutz | Aufgussbeutel mit Leinsamen für die Zubereitung eines Schleims |
| Luvos Heilerde z. Einnehmen | Heilerde |
| Schoenenberger Pflanzensaft Kartoffel | Presssaft aus Kartoffeln |
| Zirkulin Magen-Pastillen | Calciumcarbonat |

TEIL II

# 9 HERZ- UND KREISLAUFMITTEL

Indikationen, die auf Linderung oder Verhütung organischer Krankheiten des Herzens und der Gefäße hinzielen, sind bei freiverkäuflichen Arzneimitteln verboten. Erlaubt sind dagegen Anwendungsgebiete, die auf die Herzfunktion ausgerichtet sind: z. B. „kräftigend für das Herz", „bei nervösem Herz", „pflegend fürs Altersherz" und so weiter. Man muss sich darüber im Klaren sein, dass jene Arzneimittel keine durchgreifende Wirkung am Herzen haben und haben können. Sehr wohl kennt aber die sog. Volksmedizin Drogen, die unspezifische Beschwerden am Herzen lindern und beseitigen können.

Bedeutung haben pflanzliche herzwirksame Drogen in freiverkäuflichen Fertigarzneimitteln – allen voran Weißdorn – bei der Vorbeugung von Beklemmungsgefühl und ähnlichen auf eine nachlassende Herzleistung hindeutenden Erscheinungen. Eine ärztlich festgestellte nachlassende Herzleistung (Herzinsuffizienz), unter der sehr viele ältere Leute leiden, muss jedoch vom Arzt behandelt werden.

Es kommen vorwiegend Drogen oder pflanzliche Inhaltsstoffe zum Einsatz.

Gelegentlich sind auch Vitamine zugesetzt; sie sollten hauptsächlich das Wohlbefinden verbessern helfen.

Verwendet werden (Näheres dazu siehe Teil I, Kap. 4.2.4):

## Weißdornblätter, -blüten und -früchte

Weißdorn und seinen Inhaltsstoffen wird eine spezifische Herzwirkung zugeschrieben. Er wirkt bei nachlassender Herzleistung, wenn stark wirksame Arzneimittel (z. B. Digitalis) noch nicht indiziert wird. Weiterhin soll Weißdorn Beklemmungsgefühl in der Herzgegend mildern.

## Ammi-visnaga-Früchte (= Zahnstocherammeifrüchte)

Ihnen wird Linderung bei Herzbeklemmung nachgesagt. Hauptwirkstoff dürfte das darin enthaltene krampflösende Khellin sein.

## Hopfen und Baldrian

Durch die allgemein beruhigende Wirkung soll auch ein ausgleichender Effekt auf das Herz- und Kreislaufsystem erzielt werden.

## Rosmarin

Dem ätherischen Öl der Rosmarinblätter sagt man eine kreislauf- und herzleistungsanregende Wirkung nach.

## Melisse

Melisse besitzt bei nervösen Herzbeschwerden eine schwach beruhigende Wirkung.

**Merke:** Die Behandlung von Erkrankungen des Herzens gehört in die Hand des Arztes, anhaltende Störungen des Kreislaufsystems ebenso.

## Präparatebeispiele

| | |
|---|---|
| Abtei Melissengeist | äther. Öle aus Melissenblätter, Alantwurzel, Pomeranzenschalen u. a. (Alkoholgehalt 80 %) |
| Abtei Herz-Kreislauf Dragees | Trockenextrakt aus Weißdornblättern mit -blüten |
| Bad Heilbrunner Herz- und Kreislauftee N | Weißdornblätter mit -blüten |
| Biovital Weißdorn Tonikum | Tinktur aus Weißdornbeeren und Herzgespannkraut, B-Vitamine, Nicotinamid u. a. |
| Doppelherz Melissengeist | Destillat aus Melissenblättern, Angelikawurzel, Zimtrinde, Muskatsamen, Pomeranzenschalen u. a. (Alkoholgehalt 71 %) |
| Heilusan Melissengeist spezial | Destillat aus Melissenblättern, Angelikawurzel, Pfefferminzblättern u. a. (Alkoholgehalt 60 %) |
| Klosterfrau Aktiv Kapseln | Knoblauch-Ölmazerat, Johanniskraut- und Weizenkeimölmazerat, Vitamine A, E |
| Klosterfrau Melissengeist Destillat | äther. Öle im Destillat aus Melissenblättern, Alantwurzel, Angelikawurzel, Ingwerwurzel, Gewürznelken u. a. (Alkoholgehalt 79 %) |
| Regivital Misteltropfen | Auszug aus Mistelkraut |
| Salusan | Tinktur aus Weißdornbeeren, Mistelkraut, Ammi-visnaga-Früchten, Melissenblättern, Hopfenzapfen u. a. |
| Salus Herz-Tropfen | Destillat aus Melissenblättern, Baldrianwurzeln, Rosmarinblättern u. a. |
| Zirkulin Herz-Zirkulation | Weißdornblätter, Melissenblätter |

TEIL II

# 10 BERUHIGUNGSMITTEL

Die im Einzelhandel außerhalb der Apotheke verfügbaren Arzneimittel, die unter dem Begriff „Beruhigungsmittel" zusammengefasst werden, sind keine chemisch definierten Substanzen, sondern Drogen mit milder, beruhigender Wirkung. Mit diesen Arzneimitteln lässt sich nicht Schlaf erzwingen, vielmehr soll eine allgemeine Dämpfung nervöser Erscheinungen erzielt werden, was sich positiv bei Aufregungen (z.B. vor Prüfungen) oder sogenannten vegetativen Störungen (erhöhte Reflexerregbarkeit, „nervöser Magen") auswirkt.

Wie jeder weiß, ist eine Beeinflussung der psychischen Stimmungslage vor allem durch äußere Einflüsse bedingt. Reizüberflutung (z.B. Fernsehen bis zum Schlafengehen), Lärm, Alltagsstress, lassen sich mit eigenem Willen nicht immer vermeiden. Der Griff zum Arzneimittel kann eine Änderung des eigenen Verhaltens zu Gegebenheiten der Umwelt nicht ersetzen. Dies ist jedoch öfters leichter gesagt als getan. Auf jeden Fall sollte aber versucht werden, daran zu arbeiten und besonders abends auf aufregende Situationen zu verzichten oder diese mindestens zu vermeiden.

## Präparatebeispiele

| | |
|---|---|
| Abtei Beruhigungstropfen für Schlaf und Nerven | Baldriantinktur (Alkoholgehalt 66 %) |
| Abtei Johanniskraut Nervendragees | Johanniskraut-Trockenextrakt |
| Bad Heilbrunner Schlaf- und Nerventee N | Baldrianwurzeln, Passionsblumenkraut, Melissenblätter |
| Bad Heilbrunner Schlaf- und Nerventee tassenfertig | Extrakt aus Baldrianwurzeln, Melissenblättern, Hopfenzapfen |
| Johanniskraut Rotöl Kapseln für Entspannung und inneren Ausgleich | Johanniskrautöl, Sojalecithin |
| Klosterfrau Beruhigungskapseln forte | Trockenextrakt aus Baldrianwurzeln, Hopfenzapfen |
| Nervenruh forte N Dragees | Trockenextrakt aus Hopfenzapfen |
| Salus Johanniskraut Kräutertabletten | Johanniskrautpulver und Johanniskrauttrockenextrakt |
| Solaguttae Baldrian-Hopfen Dragees | Baldrianwurzeln-, Hopfenzapfen-Trockenextrakt |
| tetesept Beruhigungskapseln spezial | Baldrianextrakt, Hopfenzapfenextrakt |
| Zirkulin Baldrian Dragees N mit Hopfen | Trockenextrakt aus Baldrianwurzeln, Hopfenzapfen |
| Zirkulin rote Baldrian-Perlen | Baldrianwurzeln, Hopfenzapfen, Weißdornblüten, Mistelkraut |

Menschen mit „schwachem Nervenkostüm", die unbedingt zur Beruhigung oder zum besseren Einschlafen ein Arzneimittel kaufen wollen, sind mit pflanzlichen Mitteln gut bedient. Diesen fehlt die Gefahr der Bildung einer Abhängigkeit oder der schweren Nebenwirkungen – bestimmungsgemäße Anwendung vorausgesetzt.

Verwendet werden:

## Baldrianwurzel

Als Inhaltsstoffe dürften ätherisches Öl, Valerianate sowie Valepotriate an der beruhigenden Wirkung beteiligt sein.

Baldriantropfen (alkoholhaltiges Perkolat aus Baldrianwurzel) ist ein klassisches Mittel bei nervöser Erschöpfung, Aufgeregtheit und verminderter Schlafbereitschaft. Im Handel sind Baldriantropfen als Fertigarzneimittel; sie dürfen auch bei Bedarf mit Sachkenntnis aufgrund § 13 Abs. 2 AMG abgefüllt werden. Dosierung: 20 bis 50 Tropfen nach Bedarf.

Baldrianwein ist ein weiniger Auszug aus der Baldrianwurzel. Indikationen siehe Baldriantropfen. An der beruhigenden Wirkung dürfte zum Teil auch der Alkoholanteil dieser Zubereitung beteiligt sein.

## Hopfen

Verwendet werden Hopfenzapfen und Hopfendrüsen. Neben dem Baldrian wird besonders dem Hopfen eine beruhigende Wirkung auf das vegetative (vom Willen nicht beeinflussbare) Nervensystem zugeschrieben, desgleichen eine beruhigende Wirkung bei Schlafstörungen.

## Melissenblätter

Das nur in sehr geringen Mengen enthaltene ätherische Öl soll beruhigend wirken. Auch eine krampflösende Eigenschaft scheint vorhanden zu sein.

## Passionsblumenkraut

Dieser Droge werden beruhigende und krampflösende Eigenschaften nachgesagt.

## Johanniskraut

Präparate mit Johanniskrautzubereitungen sind keine echten Beruhigungsmittel, sondern dienen dazu, mit Belastungen des Alltags besser fertig zu werden. Johanniskrautpräparate werden angepriesen, auf das Nervensystem beruhigend einzuwirken und gegen Stress abzuschirmen. Hellhäutige Personen können gelegentlich mit Überempfindlichkeit gegen Sonnenstrahlen reagieren. Daher ist nach Einnahme derartiger Präparate empfohlen, Sonnenbäder zu vermeiden.

TEIL II

# 11 ABFÜHRMITTEL

Der Fachausdruck für Abführmittel heißt Laxanzien. Sie werden bei Verstopfung angewendet.

Unter Verstopfung versteht man die verzögerte Entleerung von trockenem oder hartem Stuhl. Die vielfach geäußerte Meinung, man müsse jeden Tag Stuhlgang haben, ist falsch. Es ist ganz normal, einige Tage nicht „zu müssen"; dies macht eine Anwendung von Arzneimitteln noch nicht nötig.

Der Kot selbst ist das Endprodukt dessen, was wir durch die Ernährung zu uns genommen haben und besteht unter anderem aus abgestoßenen Darmzellen, Produkten der Verdauungsorgane und nicht aufgenommenen Resten unserer Nahrung. Er bildet sich im Enddarm und wird schließlich geformt, indem Flüssigkeit und Salze entzogen werden, und ausgestoßen. Die Füllung des Mastdarms bewirkt den Stuhldrang.

Die Ernährung hat für dieses Geschehen eine entscheidende Bedeutung. Isst man ballaststoffarm, also solche Nahrung, die nahezu vollständig vom Darm aufgenommen wurde, bleibt nichts übrig, und der Enddarm kann sich auch nicht füllen. Die Folge ist, dass der Stuhldrang ausbleibt. Schlackenreiche Kost hingegen bewirkt eine Dehnung der Darmwand durch viel Inhalt und führt zum Ausstoß des Kots.

Eine ballaststoffreiche (schlackenreiche) Kost ist gewährleistet bei Speisen, die alle Bestandteile der Getreidekörner enthalten, wie faserreiche Gemüsesorten oder rohe oder gekochte Früchte. Abführend wirkende Lebensmittel sind z. B. Pflaumen, Datteln, Feigen und Rhabarber. Schließlich muss darauf hingewiesen werden, dass bei Verstopfung eine ausreichende Flüssigkeitszufuhr wichtig ist. Um die Nachtruhe nicht zu stören, werden einige Gläser Wasser (auch Mineralwasser oder verdünnte Fruchtsäfte) vormittags empfohlen.

Laxanzien beschleunigen die Stuhlentleerung. Hier muss darauf hingewiesen werden, dass Abführmittel mit der Verdauung nichts zu tun haben, denn wenn der Kot im Mastdarm eingedickt wird, ist der Verdauungsvorgang längst abgeschlossen. Die Anpreisung von Laxanzien „zur Blutreinigung" oder gar zur Gewichtsreduktion ist falsch und irreführend.

Wir unterscheiden bei den freiverkäuflichen Laxanzien mehrere Wirkungsprinzipien:

- Gleitmittel
- Füll- und Quellmittel
- Antiabsorptive und hydragog wirkende Mittel.

## Gleitmittel

Wirksame Präparate sind, außer Leinsamen mit etwas Gleitwirkung, apothekenpflichtig.

## Füll- und Quellmittel

Sie quellen unter Aufnahme von Wasser und vergrößern so das Volumen des Darminhaltes. Der Wirkungseintritt ist jedoch relativ spät und kann Tage dauern. Die Mittel werden praktisch kaum resorbiert und führen in der Regel zu keinen unerwünschten Nebenwirkungen. Zu achten ist allerdings darauf, dass diese Mittel mit einer ausreichenden Menge Flüssigkeit eingenommen werden, da es sonst zu einer besonderen Art des Darmverschlusses kommen kann.

### Leinsamen

Leinsamen ist nahezu geruchlos. Er wirkt auch als Gleitmittel. Zerkleinerter Leinsamen riecht typisch und hat einen öligen, schleimigen Geschmack. Er quillt mit Wasser auf fast das Dreifache seines Volumens auf.

Dosierung: 1–2 Teelöffel mit einer halben Tasse Wasser 2–4 Stunden quellen lassen und entweder nur den Schleim, oder aber den Schleim mit den ganzen Samen einnehmen. Dies macht man am besten morgens und abends. Leinsamen ist sehr kalorienreich.

## Weizenkleie

Die Präparate sind überwiegend als Lebensmittel im Handel. Die Quellkraft ist gut, wenn gleichzeitig ausreichend Flüssigkeit zugeführt wird.

## Flohsamen (Psylli semen)

Flohsamen sind Samen eines hauptsächlich im Mittelmeergebiet vorkommenden Wegerichgewächses. Meist ist heute jedoch indischer Flohsamen im Handel. Der Schleim daraus wird nicht verdaut. Mit Flüssigkeit eingenommen wird nach 6–12 Stunden weichgeformter Stuhl ausgeschieden. Die Einnahme von 5–10 g Flohsamen ist auch länger unbedenklich, wenn ausreichend Flüssigkeit zugeführt wird.

Auch die Schleim enthaltenden Samenschalen werden verwendet.

## Manna

Manna ist der durch Einschnitte in die Rinde von mindestens achtjährigen Manna-Eschen gewonnene, an der Luft getrocknete Saft. Als mildes Abführmittel ist Manna in Form des Sirups besonders bei Kindern angezeigt.

## Antiabsorptiv und hydragog wirkende Stoffe

Hierunter werden Stoffe verstanden, die die Resorption von Natriumionen und Wasser hemmen (antiabsorptive Wirkung). Gleichzeitig fördern sie den Einstrom von Wasser von der Darmwand in den Darminhalt (hydragoge Wirkung).

## Rizinusöl

Die Wirkung beruht auf dem Wirkstoff Ricinolsäure, der im Dünndarm aus dem Rizinusöl freigesetzt wird. Die Wirkung ist sehr zuverlässig. Der schlechte Geschmack verhindert eine Verbreitung, deshalb sind Weichgelatinekapseln im Handel. Rizinusöl wirkt hauptsächlich auf den Dünndarm.

Dosierung: 10–30 g (1–2 Esslöffel), Wirkungseintritt: etwa 2–4 Stunden.

TEIL II

---

**Präparatebeispiele**

| | |
|---|---|
| Bekunis leicht Granulat | Indische Flohsamen |
| Linusit Gold | Leinsamen |
| Natriumsulfat-Dekahydrat | Glaubersalz |
| Ramend Abführkapseln Rizinol | Rizinusöl |
| Schoenenberger Manna-Feigen-Sirup | Manna, wasserlösliche Bestandteile aus Feigen |
| Schweizer Abführkapseln | Rizinusöl |

**Abführmittel mit Aloe, Faulbaumrinde, Rhabarberwurzel, Cascararinde, Sennesblättern, Sennesschoten und Zubereitungen daraus unterliegen der Apothekenpflicht.**

## Salinische Abführmittel

Hier sind Glaubersalz (Natriumsulfat) und Bittersalz (Magnesiumsulfat) zu nennen. Bei längerdauerndem Gebrauch von Glaubersalz werden größere Mengen von Natriumionen resorbiert, was bei zu hohem Blutdruck vermieden werden muss. Bei eingeschränkter Nierenfunktion ist bei beiden Salzen vor der Anwendung ärztlicher Rat einzuholen.

Salinische Abführmittel sollen als hypotone wässrige Lösung (Lösung mit geringerem osmotischen Druck als das Blutserum), also in viel Wasser gelöst, eingenommen werden. Bei Patienten mit Thrombosegefahr (z. B. schwere Krampfaderleiden) ist vorher der Arzt zu befragen.

## Milchzucker

Milchzucker (= Lactose) erhöht durch Zurückhalten von Wasser im Darminnern das Volumen und wirkt so abführend. Es ist ein mildes Mittel und kann, entsprechend dosiert, auch Säuglingen gegeben werden. Entsprechende Präparate sind als diätetische Lebensmittel im Handel.

Bei der Beratung des Kunden sollten daher Gleit- und Füllmittel im Vordergrund stehen.

Bei Verstopfung im Säuglingsalter empfiehlt es sich auf jeden Fall, den Kinderarzt zu befragen: dieser wird gegebenenfalls Milchzucker empfehlen. Bei kleinen Kindern und Kindern bis 12 Jahren empfiehlt sich die Einnahme von Leinsamen; bei anhaltenden Störungen ist ärztlicher Rat einzuholen.

> **Merke:** Abführmittel sind meist entbehrlich. Nicht selten werden sie unbegründet, unbewusst und sogar missbräuchlich angewendet. Durch ballaststoffreiche Kost, genügend Flüssigkeit, Bewegung und vernünftige Lebensweise kann einer Verstopfung begegnet werden. Abführmittel nie über längeren Zeitraum einnehmen. Alle Laxanzien sind bei Darmverschluss (Ileus) kontraindiziert.

# 12 STOFFWECHSEL- UND ENTSCHLACKUNGSMITTEL

Unter dem Begriff „Stoffwechsel" versteht man die gesamten Vorgänge des Abbaues, der Umwandlung und Verwertung von Substraten wie Nahrung, Sauerstoff und andere mehr.

Die den Stoffwechsel fördernden Arzneimittel, die außerhalb der Apotheken verkauft werden, sollen Funktionen der Organe stärken, die für die Verstoffwechselung von Substraten besonders bedeutsam sind. Man will den Körper „entschlacken" und dadurch zum körperlichen Wohlbefinden beitragen. In den eigentlichen Stoffwechsel im biochemischen Sinne können freiverkäufliche Arzneimittel jedoch funktionsbeeinflussend nicht eingreifen.

Man findet in Stoffwechsel- und Entschlackungsmitteln all jene Drogen oder Drogenzubereitungen, denen eine anregende Wirkung auf Magen, Leber, Galle, Nieren, Darm und Verdauung zugesprochen wird.

Im Zusammenhang mit Entschlackung wird oftmals die Ausschwemmung „giftiger Stoffwechselrückstände" genannt, was fälschlicherweise mit Rheuma in Verbindung gebracht wird. Rheuma ist jedoch nach derzeitigem Wissen keine Stoffwechselerkrankung, sondern eine Erkrankung des Bindegewebes mit dem Leitsymptom Gelenkschmerz. Die Ursachen des Rheumas sind vielfältig und teilweise unbekannt.

Ob wassertreibenden Drogen bei der ihnen häufig zugeschriebenen Vorbeugung gegen Rheuma eine Bedeutung zukommt, ist wissenschaftlich nicht gesichert.

Verwendet werden vor allem wassertreibende Drogen wie Brennnesselkraut und Birkenblätter.

## Präparatebeispiele

| | |
|---|---|
| Abtei Birkenblätter Tabletten | Birkenblätterpulver |
| Galama Rheuma Arzneitee | Birkenblätter, Brennnesselkraut |
| Kneipp Birke Tabletten | Birkenblätter |
| Schoenenberger Pflanzensaft Brennnessel | Brennnesselkrautsaft |
| Vollmers präparierter Grüner Hafertee | Johanniskraut, Brennnesselkraut, Hafer Ganzpflanze mit Blüten, Alpenfrauenmantelkraut |

# 13 VITAMINPRÄPARATE

Vitamine sind Stoffe, die im Stoffwechsel eine Schlüsselrolle einnehmen. Sie sind lebensnotwendige Bestandteile der Nahrung, die in relativ kleinen Mengen darin enthalten sind. Der menschliche Organismus kann sie nicht oder nur unter bestimmten Bedingungen (z.B. UV-Licht bei Vitamin D) selbst bilden. Vitamine müssen daher als solche oder in Form von Vorstufen, den sog. Provitaminen, zugeführt werden.

Eine ausgewogene Nahrung enthält in der Regel ausreichende Vitaminmengen. Beim gesunden Erwachsenen tritt ein Vitaminmangel daher selten auf. Dies beruht teilweise darauf, dass der Körper manche Vitamine in gewissem Umfang speichern und sie bei Bedarf wieder abgeben kann. Zusätzliche Vitamingaben sind folglich nur erforderlich bei

a) Einseitiger oder nicht ausreichender Ernährung
b) Erhöhtem Vitaminbedarf, z.B. während Schwangerschaft und Stillzeit
c) Bei verminderter Resorption der Vitamine.

Die Bezeichnung der Vitamine ist historisch bedingt. Sie werden mit Buchstaben bezeichnet, bei einigen werden noch Ziffern hinzugefügt (z.B. $B_{12}$, sprich B zwölf).

Heute werden die Vitamine meist eingeteilt in wasserlösliche und fettlösliche. Während wasserlösliche Vitamine (z.B. Vitamin C) auch bei Überdosierung keine nachteiligen Folgen haben, da sie der Körper leicht ausscheiden kann, rufen die fettlöslichen Vitamine (insbesondere A und D) bei Überdosierungen Gesundheitsschäden hervor.

Da eine ausreichende Fettresorption von genügend Galle abhängig ist, können fettlösliche Vitamine bei ungenügender Gallebildung oder -sekretion zu wenig resorbiert werden.

Die Verabreichung besonders der Vitamine A und D in hoher Dosierung ist daher problematisch. Während Multivitaminpräparate, die mehrere Vitamine enthalten, in der Regel unschädlich sind, da die Vitamine meist in geringer Dosierung vorliegen, ist bei Einzel-Vitaminpräparaten Vorsicht am Platze. Einer gezielten Gabe eines fettlöslichen Vitamins sollte eine ärztliche Diagnose vorangehen und die Behandlung unter ärztlicher Aufsicht erfolgen.

Die Dosierung von Vitamin A und D in freiverkäuflichen Fertigarzneimitteln ist daher vom Gesetzgeber wie folgt begrenzt worden:

Vitamin A: Tagesdosis höchstens 6000 I.E.
Vitamin D: Tagesdosis höchstens 400 I.E.
(I.E. = Internationale Einheiten)

Es muss an dieser Stelle nochmals erwähnt werden, dass die Verabreichung von Vitaminen durch Arzneimittel im Regelfall nicht erforderlich ist, da in westlichen Ländern eine ausgewogene Ernährung den Vitaminbedarf ausreichend deckt. Vielen industriell hergestellten Hauptnahrungsmitteln werden heute bereits Vitamine hinzugefügt. Mangelzustände treten nur selten auf und sollten vom Arzt behandelt werden.

Dennoch erfreuen sich besonders Multivitaminpräparate großer Beliebtheit, da ihnen eine allgemein stärkende und tonisierende Wirkung zugesprochen wird.

Eine Übersicht über den mittleren Tagesbedarf an Vitaminen und deren Vorkommen in Lebensmitteln gibt Tabelle 13.1. Hier sind auch die wissenschaftlichen Namen der Vitamine zu finden, wie sie gelegentlich auf Arzneimitteln angegeben werden. Es sind hier nur beispielhaft Lebensmittel aufgeführt, in denen die angegebenen Vitamine besonders reichlich enthalten sind. In anderen Lebensmitteln kommen sie teilweise in geringerer Menge vor.

Aus Tabelle 13.2 kann entnommen werden, dass Vitaminen eine vielfältige Bedeutung im

**Tab. 13.1:** Tagesbedarf und Vorkommen der Vitamine

| Buchstaben-bezeichnung | Name (internationale Bezeichnung) | Ungefährer mittlerer Tagesbedarf eines Erwachsenen | Vorkommen in Lebensmitteln |
|---|---|---|---|
| **Fettlösliche Vitamine** | | | |
| A | Retinol | 5000 I.E. | gelbes Gemüse, Früchte |
| $D_2$ | Ergocalciferol | 400 I.E. | Hefe |
| $D_3$ | Cholecalciferol | 400 I.E. | Fischleber |
| E | Tocopherol | 30 mg | Milch, Eier, Blattgemüse |
| K | für den Einzelhandel außerhalb der Apotheken keine Bedeutung | | |
| **Wasserlösliche Vitamine** | | | |
| $B_1$ | Thiamin, Aneurin | 1–2 mg | Leber, unbehandelte Getreidekörner, Hefe |
| $B_2$ | Lactoflavin Riboflavin | 2 mg | Milch, Leber, Hefe |
| $B_6$ | Pyridoxin | 2–3 mg | Hefe, Weizen, Mais, Leber |
| $B_{12}$ | Cyanocobalamin | 0,005 mg | Eier, Milch, Fleisch, Leber |
| C | Ascorbinsäure | 75 mg | Zitrusfrüchte, Kartoffeln, grünes Blattgemüse, Paprika |
| H | Biotin | 0,15–0,3 mg | Eigelb, Leber, Tomaten |
| | Nicotinsäureamid | 15 mg | Hefe, mageres Fleisch |
| | Nicotinamid | | Leber, Hülsenfrüchte |
| | Niacinamid | | |
| I.E. bedeutet: Internationale Einheiten | | | |

Organismus zukommt, d. h. sie wirken an vielen Stellen des Stoffwechsels entscheidend mit.

Neben Arzneimitteln, die Vitamine enthalten, sind auch vitaminisierte Lebensmittel und mit Vitaminen angereicherte diätetische Lebensmittel im Verkehr. Diese müssen den Anforderungen des Lebensmittel- und Bedarfsgegenständegesetzes genügen und unterliegen nicht den Vorschriften des Arzneimittelgesetzes.

**Merke:** Auch Vitamine können Nebenwirkungen haben. Die Zuführung von Vitaminen durch Arzneimittel ist bei ausgewogener Ernährung nicht immer begründet. Auf Dosierung ist zu achten!

Verwendet werden:

**Vitamin A**

A-Vitamine sind wichtig für den Eiweißstoffwechsel der Haut und der Schleimhäute sowie für die Bildung des Sehpurpurs. Mangelerscheinungen sind bei ausgewogener Ernährung sehr selten: Nachtblindheit, gesteigerte Blendempfindlichkeit u.a.m. Diese Erkrankungen bedürfen einer Therapie von etwa 50 000 I.E. Vitamin A pro Tag über 2 Wochen und gehören in die Hand des Arztes. Besondere Vorsicht ist bei Schwangeren geboten, es sind Missbildungen der Kinder bei beträchtlicher Überdosierung von Vitamin A während der Schwangerschaft vorgekommen.

**Tab. 13.2:** Bedeutung und Mangelerscheinungen der Vitamine

| Vitamin | Bedeutung des Vitamins im Körper vor allem für (siehe auch Teil I, S. 60 f.) | Wichtige Mangelerscheinungen |
|---|---|---|
| A | Wachstum, Haut- und Schleimhautfunktionen, Sexualfunktion, Sehvorgang u. a. biochem. Vorgänge | Nachtblindheit |
| $D_3$ | Aufbau der Knochensubstanz | Rachitis (engl. Krankheit), Störungen im Stoffwechsel der Knochen und Zähne |
| E | biochemische Vorgänge im Stoffwechsel | Leistungsabfall |
| $B_1$ | biochemische Vorgänge im Stoffwechsel | verminderte geistige und körperliche Leistungsfähigkeit |
| $B_2$ | biochemische Vorgänge im Stoffwechsel | keine bekannt |
| $B_6$ | biochemische Vorgänge im Stoffwechsel | sehr selten |
| $B_{12}$ | Entwicklung und Funktionsfähigkeit der roten Blutkörperchen | perniziöse Anämie (Reifungsstörungen der roten Blutkörperchen) |
| C | Stärkung der Abwehrkräfte, biochemische Vorgänge im Stoffwechsel | Skorbut, Mundschleimhautentzündung, Zahnausfall |
| H | biochemische Vorgänge im Stoffwechsel | keine bekannt |
| Niacinamid | biochemische Vorgänge im Stoffwechsel | Pellagra (Hautkrankheit) |

### Vitamin $B_1$

Dieses Vitamin ist, wie alle anderen auch, für diverse biochemische Stoffwechselvorgänge von Bedeutung. Reine Formen des Vitamin-$B_1$-Mangels sind selten.

### Vitamin $B_2$

Bei Mangelerscheinungen treten Risse an den Mundwinkeln und Schäden an Haut und Schleimhäuten auf. Die Bedeutung bei der Therapie von Nervenstörungen ist umstritten. Vitamin-$B_2$-Mangel tritt nur bei allgemeiner Unterernährung auf.

### Vitamin $B_6$

Mangelerscheinungen sind nicht immer eindeutig erkennbar: Nervenstörungen, Störungen der Gehirnleistung, Hautschäden. In der Schwangerschaft ist der Vitamin-$B_6$-Bedarf etwa verdoppelt. Bei Schwangerschaftserbrechen und Reisekrankheit wird Vitamin $B_6$ vom Arzt verordnet.

### Vitamin $B_{12}$

Zur Resorption von Vitamin $B_{12}$ ist ein im Magen gebildeter Eiweißkörper notwendig. Fehlt dieser, so kommt es zu einem Vitamin-$B_{12}$-Mangel, der zu einer perniziösen Anämie führen kann; dies ist eine schwere Störung im Bereich der Blutbildung. Vitamin $B_{12}$ ist nötig für den Sauerstofftransport im Blut.

## Vitamin D

Vitamin D entsteht aus Vorstufen in der menschlichen Haut durch Sonnenbestrahlung. Vitamin D ist für die Resorption von Calcium und Phosphat aus dem Darm notwendig. Calcium und Phosphat werden für die Bildung der Knochensubstanz benötigt. Allgemein bekannt ist die Erkrankung Rachitis, bei der aufgrund des Fehlens von ausreichend Vitamin D der Knochenaufbau gestört ist. Rachitisprophylaxe gehört in die Hand des Arztes. Bei der Dosierung von 400 I.E. pro Tag können Überdosierungen praktisch nicht vorkommen, auch reicht dies für eine wirksame Rachitisprophylaxe aus.

## Vitamin E

Mangelerscheinungen sind bisher kaum bekannt geworden. Pflanzenöle, besonders Weizenkeimöl, enthalten viel Vitamin E. Die Bedeutung des Vitamin E als „Sexualvitamin" ist wissenschaftlich nicht belegt.

Die Anwendung von Vitamin E bei verschiedenen Symptomen des Leistungsabfalls oder von Alterserscheinungen wird zwar gelegentlich propagiert, ist aber wissenschaftlich nicht gesichert.

## Carotin

Carotin ist das Provitamin der A-Vitamine.

## Vitamin C

Die chemische Bezeichnung ist Ascorbinsäure. Vitamin C ist an vielen Stellen des zellulären Stoffwechsels von Bedeutung.

Bei Fehlen von Frischgemüse kann vorsorglich bis etwa 50 mg Vitamin C pro Tag gegeben werden. Während der Schwangerschaft sollten etwa 100 mg Vitamin C pro Tag zugeführt werden, das aber auch durch eine ausgewogene Ernährung (Gemüse, Paprika, Tomaten, Zitrusfrüchte, Kartoffeln, Milch) gewährleistet werden kann.

Erwachsene benötigen etwa 70 mg Vitamin C pro Tag. Werden Vitamin-C-haltige Arzneimittel gegeben, muss man wissen, dass der Teil, den der Körper nicht braucht, im Urin wieder ausgeschieden wird. Eine Dosierung von 1 g oder mehr täglich zur Verhütung von Erkältungen oder zur Förderung der Infektabwehr wird wissenschaftlich unterschiedlich bewertet, ist aber ohne nachteilige Folgen.

### Präparatebeispiele

| | |
|---|---|
| biovit Vitamin B-Komplex | Vitamine $B_1$, $B_2$, $B_6$, Calciumpantothenat, Nicotinamid |
| Doppelherz Vitamin E forte Kapseln | Vitamin E |
| Merz Spezial Dragees N | β-Caroten, Vitamine A, $B_1$, $B_6$, $B_{12}$, $B_2$, C, E, Eisen-II-Salz u. a. |
| Solaguttae Augenvitamin A Kps. | Vitamin A |
| Taxofit Multivitamine | Vitamine A, $B_2$, $B_6$, $B_{12}$, Nicotinamid, Calciumpantothenat u. a. |
| Taxofit Vitamin E + C Kapseln | Vitamine E und C |

## Lebertran

Lebertran enthält viel Vitamin A und D. Er ist das Öl aus den Lebern verschiedener Dorscharten.

> **Merke:** Vitaminmangelerscheinungen bedürfen ärztlicher Therapie. Vorbeugende Gaben von Vitaminen sind bei ausgewogener Ernährung nicht unbedingt nötig (Ausnahme: Rachitisprophylaxe durch den Arzt). Auf Dosierung ist zu achten. Vitaminhaltige Fertigarzneimittel haben in der Regel ein Verfalldatum.

# 14 TONIKA UND ROBORANZIEN

Tonika sollen die Leistungsfähigkeit des Menschen erhöhen und zu dessen Wohlbefinden beitragen. Roboranzien dienen in erster Linie der Rekonvaleszenz, also um nach überstandener Krankheit „wieder auf die Beine zu kommen".

Bei den Fertigarzneimitteln, die in großer Fülle auf dem Markt sind, handelt es sich ausnahmslos um Kombinationspräparate mit immer wiederkehrenden Inhaltsstoffen. Solche sind Vitamine, Aminosäuren, Leberextrakt, Salze, Traubenzucker (Glucose), Spurenelemente, Lecithin, Phosphate, Gelee royale, Drogenextrakte und andere mehr.

Aus naturwissenschaftlicher Sicht ist der Wirkungsnachweis des einzelnen „Wirk"-Stoffs und auch der Mischung der Vielzahl der Stoffe in der angegebenen Dosierung nicht einfach. Die Zusammensetzung der im Handel befindlichen Fertigarzneimittel ist in vielen Fällen rational schwer begründbar.

Mit einer vernünftigen Ernährung werden all jene Vitamine, Aminosäuren, Zucker, Spurenelemente, Lecithin und Phosphate in ausreichender Menge aufgenommen und verwertet. Eine Verabreichung von Bruchteilen eines Gramms dieser Stoffe mit „dreimal täglich ein Likörglas" ist vom wissenschaftlichen Standpunkt aus nicht unumstritten.

Bei den Pflanzenextrakten, deren Tagesdosis oft Bruchteile von Milligramm beträgt, ist eine Wirkung wissenschaftlich ebenso nur schwer nachweisbar. Es werden hier vor allem Drogen verwendet, die Herz und Kreislauf anregen sollen. Bei Überbelastung und Stress müssen einige Vitamine vermehrt zugeführt werden. Normalerweise reicht hier eine vernünftige Ernährung aus. Echter Vitaminmangel als Indikation gehört in die Hand des Arztes und muss mit entsprechenden Vitaminen gezielt behandelt werden.

Es darf hier bemerkt werden, dass alle im Handel befindlichen Präparate dieser Anwendungsgebiete als fiktiv zugelassen gelten, d.h. aufgrund der Überleitungsvorschriften des AMG 1976 im Verkehr sind. Ihre Anwendung ist wissenschaftlich häufig noch nicht begründet, aber als „traditionell angewendet" akzeptiert.

Gegen die Einnahme eines solchen Mittels ist jedoch nichts einzuwenden, wenn subjektiv ein Erfolg festgestellt wird. Man darf jedoch nicht übersehen, dass sehr viele Fertigarzneimittel dieser Gruppe Alkohol enthalten. In der angegebenen Dosierung kann der leicht stimmungsaufhellenden Wirkung des Alkohols unter Umständen Bedeutung zukommen. Alkoholhaltige Arzneimittel sind unter anderem kontraindiziert bei Epilepsie, Lebererkrankungen, Arteriosclerose (daher besondere Vorsicht bei Älteren). Vorsicht ist auch in der Schwangerschaft geboten. Alkohol schränkt das Reaktionsvermögen ein, dies ist bei der Teilnahme am Straßenverkehr und am Arbeitsplatz zu berücksichtigen.

Einige als aufbauend gekennzeichnete Arzneimittel sind als sogenannte Geriatrika im Handel. Es sind dies Arzneimittel, die ein altersbedingtes Nachlassen der Vitalität und Spannkraft verhüten sollen. Das Altern ist ein naturgegebener Vorgang und kann durch Arzneimittel bekanntermaßen nicht aufgehalten werden. Mit Geriatrika wird versucht, die Leistungsfähigkeit des alternden Organismus durch Zufuhr von Vitaminen und allgemein roborisierend wirkenden Stoffen zu steigern und somit die Vitalität zu heben.

An pflanzlichen Inhaltsstoffen nimmt die Ginsengwurzel und deren Zubereitungen eine führende Rolle ein. Die Ergebnisse der wissenschaftlichen Untersuchungen zur Wirkung der Ginsengwurzel sind teilweise widersprüchlich. Im asiatischen Raum ist die tonisierende Wirkung unbestritten.

Da sich pflanzliche Wirkstoffe häufig besser in Alkohol als in Wasser lösen, enthalten Tonika in unterschiedlichen Mengen Alkohol.

Dieser ist aufgrund der Alkohol-Warnhinweis-Verordnung deklarierungspflichtig. Aus der Vielzahl der angebotenen Wirkstoffe seien die häufigsten herausgegriffen:

**Vitamine** (siehe Kap. 13)

**Eisensalze** (siehe Kap. 7)

**Nicotinsäureamid** (siehe Kap. 13)

**Lecithin**

Es handelt sich chemisch um ein Glycerinphosphatid. In der üblichen Dosierung ist die Verwendung wenig sinnvoll, da mit der täglichen Nahrung genügend Lecithin zugeführt wird.

**Ginseng**

Ginsengwurzel soll bei Erschöpfungszuständen hilfreich sein. In Ostasien wird Ginseng als Allheilmittel angesehen. Ob der Droge tatsächlich Bedeutung zukommt, ist umstritten. Eine allgemein kräftigende Wirkung wird ihr aber nachgesagt, s. auch Teil I, 4.2.5.

## Präparatebeispiele

| | |
|---|---|
| Abtei Ginseng aktiv Dragees | Ginseng-Extrakt |
| Biovital N flüssig | Eisensalz, Spurenelemente, Vitamin $B_1$, $B_2$, $B_6$, $B_{12}$, C, Nicotinamid, Weißdornauszüge u. a. (Alkoholgehalt 15 %) |
| Burlecithin flüssig | Soja-Lecithin |
| Doppelherz Energie-Tonikum N | Tinktur aus Weißdornbeeren, Baldrianwurzeln, Hopfenzapfen, Vitamin $B_2$, $B_6$, $B_{12}$, Nicotinamid (Alkoholgehalt 15 %) |
| Doppelherz Vitaltonikum N (alkoholfrei) | Extrakt aus Weißdornblättern und -blüten, Hopfenzapfen, Baldrianwurzeln, Melissenblättern, Ginsengwurzeln |
| Klosterfrau Aktiv Kapseln | Knoblauch-Ölmazerat, Johanniskraut-Weizenkeimöl-Mazerat, Vitamin A, E |
| Klosterfrau Vital-Tonikum N | alkohol. Auszug aus Melissenblättern, Zimt, Fenchel, Süßholzwurzel, Vitamin A, E u. a. (Alkoholgehalt 24 %) |
| Tai Ginseng mono Kaps. | Ginsengwurzel, Extrakt aus Weißdornblättern und Johanniskraut, Vitamin $B_1$, $B_6$, $B_2$, E, Calciumpantothenat, Nicotinamid |
| Tai Ginseng mono flüssig | Ginsengwurzelextrakt |
| Tai Ginseng forte Pastillen | Ginsengwurzel-Trockenextrakt |
| Voltax Gehirn-Nerventonikum flüssig | Phospholipide, Muira-puama-Holz-Extrakt, Adenosin, Vitamin E, $B_1$, $B_2$, Nicotinamid (Alkoholgehalt 15 %) |
| Voltax Kapseln | Phospholipide, Muira-puama-Holz-Extrakt, Adenosin, Vitamin E, $B_1$, $B_2$, Nicotinamid |

# 15 MITTEL GEGEN ARTERIOSKLEROSE

Unter Arteriosklerose – im Volksmund Arterienverkalkung genannt – versteht man krankhafte Veränderungen der Arterien: Sie verlieren an Elastizität und verengen sich durch Ablagerungen. Der Gesetzgeber hat Arzneimittel gegen Arteriosklerose für den Verkehr außerhalb der Apotheke freigegeben.

Arteriosklerose ist die häufigste Ursache der Herz- und Kreislauferkrankungen. Die Ursachen der Arteriosklerose sind noch Gegenstand der Forschung. Jedoch sollen Fett- und Cholesterinspiegel des Blutes, zu starke Kreislaufbelastung, hoher Blutdruck und andere Risikofaktoren eine Rolle spielen.

Mit Arzneimitteln kann man eine bestehende Arteriosklerose nicht rückgängig machen. Wichtig ist die Ausschaltung der oben genannten Faktoren, die für das Fortschreiten des krankhaften Prozesses mitverantwortlich gemacht werden. Ob den im Handel befindlichen freiverkäuflichen Arzneimitteln eine tatsächliche, vorbeugende Wirkung zukommt, ist umstritten.

Verwendet werden:

### Knoblauch

Mit Knoblauch sollen Einlagerungen in den Arterien vermieden und das Zusammenbacken von Blutbestandteilen an diesen Einlagerungen verhindert werden. Dem Knoblauch werden auch blutdruckregulierende und blutfettsenkende Eigenschaften nachgesagt.

Um eine Geruchsbelästigung zu vermeiden, sollen Knoblauch enthaltende Präparate den Wirkstoff erst im Dünndarm freigeben, jedoch können Geruchsstoffe auch über die Lunge abgeatmet werden. Die als wirksam angesehene Dosierung liegt bei 4 g frischen Knoblauchzwiebeln; arzneiliche Zubereitungen entsprechend. Falls Arzneimittel auf Knoblauchwirkstoffe eingestellt sind, werden 4–10 mg Alliin bzw. 2–5 mg Allicin empfohlen.

### Mistel, Weißdorn

Diese Drogen werden der milden Unterstützung der Herzleistung wegen gerne Knoblauchpräparaten beigegeben.

# Präparatebeispiele

| | |
|---|---|
| Abtei Knoblauch Lecithin Dragees | Knoblauchpulver, Pflanzenlecithin, Vitamine A, E, C, $B_6$, Rutin |
| Abtei Knoblauchperlen | Knoblauchzwiebelpulver |
| Biovit Knoblauchöl Kapseln | Knoblauch-Ölmazerat |
| Doppelherz Knoblauch Kapseln | Knoblauch-Ölmazerat, Mistel-Ölmazerat, Weißdorn-Ölmazerat |
| Klosterfrau Aktiv Kapseln | Knoblauch-Ölmazerat, Johanniskraut- und Weizenkeim-Ölmazerat, Vitamine E, A |
| Kneipp Knoblauch Dragees N | Knoblauchpulver |
| Knufinke bleib jünger forte | Knoblauchzwiebelpulver, Trockenextrakt aus Mistelkraut und Weißdornbeeren, Rutosid |
| Knufinke bleib jünger S Kapseln | Cholecalciferol-Cholesterin, Knoblauch-Ölmazerat, Retinol, Vitamin E, Weizenkeimöl |
| Richter's Methusan Dragees | Knoblauchpulver, Weißdornextrakt, Mistelextrakt, Rutosid |
| Solaguttae Knoblauch Kapseln mit Weißdorn + Mistel | Knoblauch-Ölmazerat, Weißdorn-Ölmazerat, Mistel-Ölmazerat |
| tetesept Knoblauch spezial Dragees | Knoblauchpulver |
| Zirkulin Knoblauchperlen | Knoblauchpulver, Weißdornblätter, Mistelkraut, Rutosid |

# 16 SEXUALTONIKA

Beim Menschen ist das sexuelle Verhalten weitgehend durch soziale und psychische Faktoren geprägt. Die Paarung selbst ist ein sehr komplexes Phänomen, bei dem viele Teile des Nervensystems zusammenwirken müssen. Die Arzneimittel, die außerhalb der Apotheke meist in Spezialgeschäften angeboten werden, sollen die sexuelle „Leistungsfähigkeit" steigern und die Libido erhöhen. Ob dies durch jene Arzneimittel erreicht werden kann, sei dahingestellt. Die Impotenz selbst – die ärztlicher Behandlung bedarf – ist jedenfalls damit nicht zu beeinflussen. Eher sprechen auf diese einschlägigen Arzneimittel schwer erregbare, psychisch ansonsten nicht gehemmte Personen an. Zu vergessen ist allerdings nicht der Placebo-Effekt dieser Präparate.

Verwendet werden:

## Vitamine

Hier kommt vor allem Vitamin E vor, dem man eine positive Wirkung auf die Sexualfunktion nachsagt. Auch die B-Vitamine als Nervenvitamine kommen vor.

## Damianablätter

Sie enthalten etwas ätherisches Öl und Bitterstoffe. Damiana wird verwendet zur Steigerung der sexuellen Potenz und zur allgemeinen Kräftigung und Anregung. Die Wirksamkeit konnte wissenschaftlich jedoch nicht gesichert werden.

## Potenzholz

Hierbei handelt es sich um ein Holz, das auch als Muira puama bezeichnet wird. Es wird zur Vorbeugung und Behandlung von Sexualstö-

rungen und zur Steigerung des Geschlechtstriebs empfohlen; eine Wirksamkeit ist jedoch wissenschaftlich nicht nachgewiesen.

## Lokal wirkende Anästhetika

Hier werden Stoffe, wie Lidocain oder Benzocain verwendet. Sie bewirken in äußerlich anzuwendenden Arzneimitteln eine Unempfindlichkeit und wirken örtlich betäubend. Man will damit erreichen, dass durch diese Wirkung der Samenerguss hinausgezögert wird.

## Nicotinsäure-Ester und Nicotinate

Diese Substanzen wirken, da wo sie aufgebracht werden, durchblutungsfördernd. In apothekenpflichtigen Präparaten findet man diese Substanzen in Rheumasalben. Man will damit offenbar eine Anregung der Lust erreichen. Ob das den Zweck erfüllt oder doch nur örtlich lästig ist, sei dahingestellt.

## Zentral erregende Stoffe

Colasamen enthalten das allseits bekannte Coffein. Dieses regt an, besonders wenn man müde ist. Der Coffeingehalt ist in freiverkäuflichen Arzneimitteln in der Regel gering, eine Tasse Kaffee oder eine Cola enthalten mehr davon. Coffein-haltige Getränke oder Präparate sollten spät abends nicht mehr eingenommen werden, da sonst das Einschlafen erschwert wird. Bei DMAE (Dimethylaminoethanol) handelt es sich ebenfalls um eine Substanz, die am zentralen Nervensystem angreift. Die Wirkung ist eher schwach, manche Personen empfinden aber eine angenehme Anregung des Kreislaufs. Zentral stimulierende Arzneimittel nicht mit Alkohol kombinieren!

**Präparatebeispiele für den Mann und die Frau zur Luststeigerung**

| | |
|---|---|
| Erotisin Fluid | Fluidextrakt aus Damianablättern, Muira-puama-Holz, Ginsengwurzeln |
| Novaflor Spezial-Dragees N | Vitamin E, Gelee Royale, Methionin, B-Vitamine, Damianablätter, Potenzholz u. a. |
| Potenz-Aktivator Sexual-Lingual-Tbl. | DMAE-Bitartrat, Trockenextrakt aus Damiana und Potenzholz, Nicotinsäureamid, Vitamine A, B, C, E |
| Penisex-Tropfen N | Extrakt aus Colasamen, Potenzholz |

**Präparatebeispiele für den Mann**

| | |
|---|---|
| CORige A Dragees | Hopfendrüsen, Baldrianwurzelpulver, Ginsengwurzel |
| Okasa N Dragees | B-Vitamine, Calciumpantothenat, Nicotinamid, Vitamin C, Mineralsalze, Spurenelemente |
| Penisex 30-Min-Creme | Benzocain |
| Penisex-Steifungs-Kraft-Salbe N | Benzylnicotinat, medizinische Seife |

**Präparatebeispiele für die Frau**

| | |
|---|---|
| Clitorisex N Salbe | Nicotinsäurebenzylester, medizinische Seife |

# MUND- UND RACHENDESINFEKTIONSMITTEL

Mund- und Rachendesinfektionsmittel sind zum Lutschen oder nach dem Auflösen in Wasser zum Gurgeln im Handel. Lutschtabletten enthalten meist antibakteriell wirkende Stoffe oder ätherische Öle, die mild desinfizierend wirken. Mit dem Speichel werden die Inhaltsstoffe gelöst und verteilen sich in der Mundhöhle. Schon das Lutschen selbst ist nützlich, da dadurch die Speichelsekretion angeregt wird, was besonders bei trockenem Hals als angenehm empfunden wird.

Gurgellösungen werden mit lauwarmem Wasser zubereitet. Man gurgelt mit nach hinten gebeugtem Kopf, damit die Lösung auch den hinteren Teil der Mundhöhle benetzen kann. Durch das Schlucken des Speichels kommen die Wirkstoffe auch in tiefere Bereiche. Gerne verwendet man hier auch Salzlösungen, die den zähen Schleim lösen und als erfrischend empfunden werden.

Alle eingesetzten Wirkstoffe setzen mehr oder weniger auch die Oberflächenspannung des Speichelsekrets herab. Mund- und Rachendesinfektionsmittel sind Arzneimittel.

Im Handel sind auch eine große Anzahl „Hustenbonbons" oder „Halsbonbons". Sie sind keine Arzneimittel und unterliegen den Vorschriften des Lebensmittel- und Bedarfsgegenständegesetzes. Meist enthalten sie geringe Mengen Pflanzenextrakte, Menthol und ätherische Öle. Auch kleinere Mengen Vitamin C können enthalten sein, um durch den fruchtig-sauren Geschmack die Speichelsekretion zu stimulieren.

Verwendet werden:

**Cetylpyridiniumchlorid:** Es wirkt bakterizid (bakterientötend) und setzt die Oberflächenspannung herab.

**Ätherische Öle:** Am häufigsten werden Pfefferminzöl und Eukalyptusöl (mentholhaltig!) eingesetzt. Ätherische Öle besitzen eine milde desinfizierende Wirkung.

**Süßholzsaft:** Eingedickter Süßholzsaft ist auch unter dem Namen Lakritze bekannt. Er wirkt entzündungswidrig und verflüssigt zähen Schleim.

**Salze:** Hohe Salzkonzentrationen im Speichel führen zu einer Verflüssigung zähen Schleims und zu einer Vermehrung des Auswurfs.

Salze werden bei Katarrhen der oberen Atemwege empfohlen, hier insbesondere in Form einer zerstäubten Lösung (Inhalat).

---

**Präparatebeispiele**

| | |
|---|---|
| Hustenheil Halsdragees | Eukalyptusöl, Menthol |
| Emser Pastillen mit Mentholfrische | natürliches Emser Salz, Menthol |
| Emser Pastillen ohne Menthol | natürliches Emser Salz |
| Olbas Tabletten | wässriges Destillat aus Pfefferminzöl, Eukalyptusöl, Zimtöl u. a. |
| tetesept Bronchial C-Bonbons | Fluidextrakte aus Kamille, Thymian, Pfefferminze, Vitamin C, Fenchelhonig u. a. |
| tetesept Halspastillen forte | Dequaliniumchlorid, Cetylpyridiniumchlorid, Vitamin C |
| tetesept Medizinische Gurgellösung | Dequaliniumchlorid, Cetylpyridiniumchlorid, Menthol, Arnikatinktur |

# 18 DURCHBLUTUNGSFÖRDERNDE EINREIBEMITTEL

Während Sport- und Massagemittel zum Einreiben als kosmetische Mittel einzustufen sind, wenn sie nicht überwiegend als Heilmittel in Erscheinung treten, sind Einreibemittel zur Durchblutungssteigerung – mit den entsprechenden Indikationen Rheuma, Hexenschuss usw. – Arzneimittel.

Man will mit diesen Präparaten durch das Einmassieren in die Haut die Haut- und auch die Muskeldurchblutung fördern und Muskelverkrampfungen lösen. Je nach Zusammensetzung erzielt man auf den entsprechenden Gebieten der Körperoberfläche dann eine geringe bis stärkere Wärmeempfindung.

Falls es sich um flüssige Zubereitungen handelt, ist das Lösungsmittel meist Alkohol. Reiner Alkohol entfettet die Haut und eignet sich daher zum Massieren nicht.

Das bekannteste Einreibemittel ist der Franzbranntwein. Man stellte ihn früher zuhause aus etwa 50%igem Alkohol und einer Essenz selbst her. Heute sind eine Reihe von Fertigarzneimitteln im Handel, die mit der Bezeichnung „Franzbranntwein" auch mit Kochsalz, Menthol, Campher, Geruchs- und Farbstoffen hergestellt sind, jedoch mindestens 45 % Ethanol enthalten müssen (siehe Teil III, Anhang 3). Dies ist Voraussetzung für die Freiverkäuflichkeit.

Der Gesetzgeber hat in der Rechtsverordnung zugelassen, dass auch Fichtennadelöl und Kiefernnadelöl in freiverkäuflichen Arzeimitteln enthalten sein dürfen.

Die dem Alkohol in Einreibemitteln zugesetzten Stoffe – insbesondere Menthol und Campher – fördern die Durchblutung in den Bezirken, auf die man das Mittel aufträgt. Dabei ist es unerheblich, dass man zunächst ein kühlendes Gefühl empfindet. Dies rührt von der Verdunstung des Alkohols her und von den Reizungen der Kälterezeptoren („Kältefühler" in der Haut) durch Menthol und Campher. Auch ätherische Öle wirken auf diese Weise. An Ölen werden hier auch Latschenkiefernöl und Fichtennadelöl verwendet.

In Franzbranntwein darf ungenießbarer Alkohol (z. B. Isopropanol) nicht enthalten sein. Man darf vorsichtshalber jedoch solche Erzeugnisse nicht einnehmen, bei denen, wie aus der Kennzeichnung ersichtlich ist, bei der Art der Anwendung eine Einnahme nicht vorgesehen ist. Ist jedoch eine Einnahme auf Zucker – des scharfen Geschmacks wegen – vorgesehen, so wirken diese Mittel meist belebend und erfrischend und führen durch den Gehalt an ätherischen Ölen zu einer Erleichterung bei der Atmung, insbesondere bei Erkältung.

Gleiche Eigenschaften haben auch jene Fertigarzneimittel, die nicht als „Franzbranntwein", sondern mit anderer Bezeichnung im Handel sind und auch als Einreibemittel verwendet werden können (Melissengeist, Karmelitergeist u. a.).

Ein altes Hausmittel ist die Arnikatinktur; das ist ein alkoholischer Auszug aus Arnikablüten. Man nimmt sie bei Prellungen und Verstauchungen äußerlich zu Umschlägen. Doch Vorsicht: Arnikatinktur muss dazu immer nach Vorschrift auf der Packung verdünnt werden. Gelegentlich kommen Allergien gegen Arnikatinktur vor, was sich in heftiger Hautrötung und Schmerz äußert.

Verwendet werden:

## Ätherische Öle

Sie sollen die Haut- und Muskeldurchblutung fördern und so Muskelkater oder anderweitig hervorgerufenen Schmerz lindern.

**Campher, Menthol**

Der anfangs empfundenen Kälte folgt meist ein unterschiedlich wahrnehmbares Wärmegefühl. Dies führt subjektiv zu einer Erleichterung der Beschwerden.

| **Merke:** Wegen des Alkoholgehaltes dürfen Einreibemittel nicht bei offenen Wunden oder geschädigten Hautpartien angewendet werden. |
| --- |

**Präparatebeispiele**

| | |
| --- | --- |
| Abtei Franzbranntwein mit Menthol | Pfefferminzöl, Fichtennadelöl, Thymianöl, Lavendelöl, Menthol |
| Alpa Franzbranntwein | Arnikatinktur, Menthol, äther. Öle |
| Brackal Franzbranntwein mit Menthol | Menthol, Ethanol, äther. Öle |
| Brackal Rheumasalbe N | Campher |
| Carmol Franzbranntwein mit Arnika | Campher, Arnikatinktur, ätherische Öle |
| Japanisches Heilpflanzenöl | Minzöl |
| Klosterfrau Franzbranntwein | Ethanol, Menthol, Campher |
| Klosterfrau Tiger Balm (weiß und rot) | Kajeputöl, Campher, Menthol, Nelkenöl, Pfefferminzöl |
| Schaeben's Franzbranntwein mit Campher und Menthol | Campher, Menthol |
| Wetterauer Franzbranntwein | Campher, Menthol, Ethanol |

TEIL II

# 19 HEILWÄSSER

Heilwässer stammen aus natürlichen Quellen oder werden künstlich erschlossen. Sie unterliegen dem Arzneimittelgesetz und sind an der Kennzeichnung (z.B. den Indikationsangaben) leicht von den Mineralwässern zu unterscheiden, die den lebensmittelrechtlichen Vorschriften genügen müssen. Heilwässer enthalten mehr als 1 g gelöste Salze pro Kilogramm. Diesen werden die arzneilichen Wirkungen zugeschrieben. Meist enthalten Heilwässer auch Kohlendioxid, das in Wasser gelöst als Kohlensäure bezeichnet wird.

Die gelösten Salze liegen in Form von Kationen (positiv geladenen Teilchen) und Anionen (negativ geladenen Teilchen) vor. Ist beispielsweise Kochsalz (Natriumchlorid = NaCl) gelöst, kann in der wässrigen Lösung ($Na^+$) und Chlorid ($Cl^-$) nachgewiesen werden. In diesem Sinne muss die Angabe der Zusammensetzung bei Heilwässern verstanden werden.

Bei der gelegentlich angegebenen Bezeichnung stellt man Kationen vor Anionen und ordnet nach absteigender Konzentration, z.B. Natrium-Calcium-Chlorid-Hydrogencarbonat-Säuerling. Dieses Wasser enthält also vor allem Natrium, Calcium, Chlorid, Hydrogencarbonat und Kohlensäure.

Folgende Ionen kommen in bedeutsamen Konzentrationen – je nach Quelle – vor:

| Kationen | Anionen |
|---|---|
| $Na^+$ (Natrium) | $Cl^-$ (Chlorid) |
| $Ca^{2+}$ (Calcium) | $SO_4^{2-}$ (Sulfat) |
| $K^+$ (Kalium) | $HCO_3^{2-}$ (Hydrogencarbonat) |
| $Mg^{2+}$ (Magnesium) | $J^-$ (Jodid) |
| $Fe^{2+,\,3+}$ (Eisen) | $PO_4^{3-}$ (Phosphat) |

Säuerlinge enthalten mehr als 1 g gelöstes Kohlendioxid (Kohlensäure), stille Wässer sind kohlensäurefrei.

Bei Heilwässern sind teilweise Indikationen erlaubt, die ansonsten Arzneimittel apothekenpflichtig machen (siehe Teil III, Kap. 1.7.4): Stoffwechselkrankheiten und Krankheiten der inneren Sekretion, organische Krankheiten der Leber, der Bauchspeicheldrüse und der Harn- und Geschlechtsorgane. Erlaubt sind somit Indikationen wie Gicht, Diabetes (Zuckerkrankheit), Lebererkrankungen usw.

Die vielfältigen Indikationen bei Heilwässern ergeben sich aus der besonderen Kombination von Anionen und Kationen des jeweiligen Erzeugnisses. Die Tabelle 19.1 gibt Auskunft über die den betreffenden Ionen zugeschriebenen Wirkungen, Tabelle 19.2 nennt die wichtigsten Heilanzeigen einiger Heilwässer.

Säuerlinge werden u.a. empfohlen bei Blasen- und Nierenerkrankungen und bei Störungen der Magenfunktion.

Wässer mit hohem Natriumgehalt sind bei Bluthochdruck nicht angezeigt, da sie Wasser im Körper binden. Auch bei Ödemen (Wasseransammlung im Gewebe) und Nierenfunktionsstörungen sollen natriumreiche Wässer nicht eingenommen werden.

> **Merke:** Heilwässer sind Arzneimittel und keine Lebensmittel. Sie wirken unterstützend bei einer Therapie.

**Tab. 19.1:** Wirkungen der Ionen in Heilwässern

| | |
|---|---|
| $Na^+$ (Natrium) | Führt bei Zufuhr großer Mengen zu Wasseransammlung im Gewebe. Natrium ist praktisch in allen Lebensmitteln enthalten |
| $K^+$ (Kalium) | Keine besondere Wirkung |
| $Ca^{2+}$ (Calcium) | Wirkt entzündungswidrig, besonders in den Harnwegen und in hoher Konzentration wassertreibend |
| $Mg^{2+}$ (Magnesium) | Soll bei Diabetes unterstützend wirken |
| $Fe^{2+,\,3+}$ (Eisen) | Wird bei Eisenmangelzuständen empfohlen, jedoch ist der Gehalt für eine Therapie zu niedrig |
| $Cl^-$ (Chlorid) | Wirkt säurestimulierend auf den Magen |
| $SO_4^{2-}$ (Sulfat) | Fördert den Gallenfluss, leicht abführend |
| $HCO_3^{2-}$ (Hydrogencarbonat) | Bindet Säure im leeren Magen (daher nüchtern nehmen!) |
| $J^-$ (Jodid) | Durch die schleimverflüssigende Wirkung soll es bei asthmatischen Zuständen unterstützend wirken. Vorsicht bei Schilddrüsenerkrankungen |
| $PO_4^{3-}$ (Phosphat) | Keine besondere Wirkung |

**Tab. 19.2:** Heilanzeige einiger Heilwässer

| | Magen | Darm | Leber | Galle | Harnwege | Stoffwechsel-erkrankungen | Sonstige |
|---|---|---|---|---|---|---|---|
| **Säuerlinge** | | | | | | | |
| Hydrogencarbonat-Säuerlinge: | | | | | | | |
| Staatlich Fachinger | + | + | | | + | Diabetes | Sodbrennen |
| Teinacher Hirschquelle | + | | | | + | | |
| Überkinger Adelheidquelle | + | + | | | + | Diabetes | |
| Chlorid-Hydrogencarbonat-Säuerlinge: | | | | | | | |
| Emser Kränchen | | | | | | | Atmungsorgane |
| Kaiser-Friedrich-Quelle | + | + | + | | | Gicht | |
| Staatlich Selters | + | + | + | | | + | Atmungsorgane |
| Friedrich Christian Heilquelle | + | + | + | + | | | |
| Rhenser Heilquelle Kaiser Ruprecht | + | + | + | + | | | |
| **Stille Wässer** | | | | | | | |
| Chlorid-Hydrogencarbonat-Wässer: | | | | | | | |
| Tölzer Adelheidquelle | | | | | | | Jodmangel |
| Sulfat-Wässer: | | | | | | | |
| Rietenauer-Heiligenthalquelle | + | + | | + | + | | |

# 20 EMPFÄNGNISVERHÜTUNGSMITTEL

Während hormonhaltige Arzneimittel („Pille") nur in der Apotheke nach Vorlage eines Rezeptes abgegeben werden dürfen, sind hormonfreie empfängnisverhütende Arzneimittel zum Verkehr außerhalb der Apotheke zugelassen. Sie dürfen aufgrund § 50 AMG 1976 auch ohne Sachkenntnis und in Automaten in den Verkehr gebracht werden.

Im Handel sind neben Kondomen (Präservativen), die keine Arzneimittel sind, Vaginalzäpfchen (Ovula), Gele und Schäume. Sie wirken spermizid, d. h., sie machen den Samen befruchtungsunfähig und führen auf mechanischem Wege durch Bildung von Schaum zu einer Barriere vor dem Muttermund.

## Ovula

Ovula sind Scheidenzäpfchen. Sie werden mindestens 10 Minuten vor dem Geschlechtsverkehr fingertief in die Scheide eingeführt. Sie schmelzen durch die Körperwärme und wirken erst nach der Wartezeit von 10 Minuten empfängnisverhütend, da erst dann der Wirkstoff in der Scheide optimal verteilt ist. Ausreichender Schutz ist nur innerhalb einer Stunde nach dem Einführen gewährleistet; gegebenenfalls ist ein neues Ovulum einzuführen. Vor Wiederholung des Verkehrs – gleich in welchem Zeitabstand – ist stets ein neues Ovulum einzuführen. Auch hier sind wieder 10 Minuten zu warten.

Verwendet wird:

## Nonoxinol 9

Es besitzt eine hohe Oberflächenaktivität und wirkt samenabtötend. Die Eigenbewegung der Samenfäden wird gehemmt.

Hormonfreie empfängnisverhütende Mittel bieten nicht den sicheren Schutz wie etwa die „Pille". Über die Sicherheit der spermizid wirkenden Verhütungsmittel gibt die Tabelle 20.1 Auskunft. Die Zuverlässigkeit empfängnisverhütender Mittel wird mit dem Pearl-Index ausgedrückt. Dies ist die Zahl der zu erwartenden Schwangerschaften („Versagerrate") bei hochgerechneter Anwendung auf 100 empfängnisfähige Frauenjahre.

**Tab. 20.1:** Versagerrate bei Empfängnisverhütungsmitteln

| Mittel | Versagerrate pro 100 Frauenjahre (Pearl-Index) |
|---|---|
| „Pille" (nur in Apotheken) | 0,2 |
| Sterilisation der Frau | 0,3 |
| Spirale | 0,5–5,0 |
| Spermizide Vaginalovula | 22,5–37 |
| Spermizide Gele | 20 |
| Spermizide Schäume | 12 |
| Kondom | 3–28 |

Theoretisch ist bei diesen Spermiziden also etwa alle 5 Jahre mit einer Schwangerschaft zu rechnen. Unerwähnt soll jedoch nicht bleiben, dass über die Zuverlässigkeit dieser Mittel teilweise widersprüchliche Angaben vorliegen. Die Kombination Kondom und Spermizid erhöht jedoch die Sicherheit.

**Merke:** Spermizid wirkende Empfängnisverhütungsmittel bieten keinen absoluten Schutz. Auf richtige Anwendung achten und die Gebrauchsinformation beachten.

**Präparatebeispiele**

| | |
|---|---|
| Lady Vaginal Zäpfchen | Milchsäure, Nonoxinol 9 |
| Patentex oval, Ovula | Nonoxinol 9 |
| Patentex Gel | Nonoxinol 9 |

# 21 MITTEL GEGEN HÜHNERAUGEN UND HORNHAUT

Bei der Behandlung von Hühneraugen und zu dicker Hornhaut werden Arzneimittel eingesetzt, die schmerzlos die Hornhaut zerstören und so zum Ablösen der oberen Schicht der Haut führen. Diese Mittel nennt man Keratolytika. Sie wirken lokal, d.h. nur da, wo sie aufgetragen werden.

Die wirksamen Bestandteile, die in freiverkäuflichen Keratolytika enthalten sein dürfen, sind in einer Anlage der Rechtsverordnung begrenzt (siehe Teil III, Kap. 1.7.2).

Hühneraugen sind Vermehrungen von Hornzellen der Haut mit Beteiligung tieferer Hautschichten. An den Füßen entstehen sie häufig durch Druck zu enger Schuhe. Je nach Lage können sie sehr schmerzhaft sein.

Zur Lösung von zu dicker Hornhaut oder von Hühneraugen nimmt man Lösungen oder Pflaster, die auf die entsprechenden Stellen aufgebracht werden. Hier muss darauf geachtet werden, dass benachbarte gesunde Haut nicht mitbehandelt wird, da sonst Reizungen entstehen. Bei Lösungen sollte daher die nicht zu behandelnde Haut mit Vaseline abgedeckt werden.

Hühneraugenpflaster gibt es im Handel zum Selbstausschneiden oder als Pflaster mit vorgefertigtem „Wirkkern", der auch von einem Filzring umgeben sein kann, um den Druck zu mildern.

In der Regel ist eine mindestens dreitägige Behandlung notwendig, um die Hornhaut abzulösen bzw. das Hühnerauge zu entfernen. Dies geht leichter nach einem heißen Fußbad.

Warzen sind etwas anderes als Hühneraugen: Es sind durch ein Virus hervorgerufene Neubildungen der Haut. Arzneimittel gegen Warzen sind apothekenpflichtig!

Träger von keratolytisch wirksamen Substanzen in Tinkturen ist meist Kollodium. Dies ist eine chemisch bearbeitete Zellulose, in Ether-Alkohol gelöst. Nach dem Auftragen auf die Haut verdunstet das Lösungsmittel und bildet ein elastisches Häutchen.

Tinkturen bewirken meist eine „Vertrocknung" des Hühnerauges oder der Hornhaut, Pflaster wirken eher quellend, so dass sich die Hornschicht leichter ablöst.

Verwendet werden:

**Säuren,** die das Eiweiß der Hornhaut fällen und erweichen: Essigsäuren, Milchsäure, Dihydroxybenzoesäure. Auch Lärchenterpentin kommt zum Einsatz. Das meist verwendete Mittel ist die Salicylsäure.

> **Merke:** Hornhautlösende und erweichende Mittel nicht auf gesunde Haut aufbringen, eventuell mit Vaseline die Umgebung schützen. Tinkturen immer gut verschließen, da sie leicht eintrocknen. Vorsicht Kollodium ist brennbar. Auf richtiges Schuhwerk achten.

**Präparatebeispiele**

| | |
|---|---|
| Cornina Hornhautpflaster | Salicylsäure |
| Die Rote Tinktur | Salicylsäure |
| Efasit Hühneraugen-Tinktur N | Salicylsäure, Milchsäure |
| Hühneraugenlösungspflaster (Scholl) | Salicylsäure |
| Lebewohl Ballenpflaster auf Samt | Salicylsäure |
| Scholl Hühneraugentinktur | Salicylsäure |
| Scholl Hornhautlösungssalbe | Salicylsäure |

# 22  MITTEL ZUR WUNDVERSORGUNG, PFLASTER

Das Arzneimittelgesetz definierte **Verbandstoffe** in § 4 Abs. 9 als „Gegenstände, die dazu bestimmt sind, oberflächengeschädigte Körperteile zu bedecken oder deren Körperflüssigkeit aufzusaugen". Unter diesen Körperflüssigkeiten ist hier Wundsekret, Eiter usw. zu verstehen. Verbandstoffe im Sinne dieser Definition sind somit Wundauflagen. Rechtlich handelt es sich um Medizinprodukte.

Von diesem arzneimittelrechtlichen Begriff des Verbandstoffes sind **Pflaster** zu unterscheiden. Diese sind Gegenstände i. S. des § 2 Abs. 2 Nr. 1 AMG. Sie enthalten einen oder mehrere Arzneistoffe und sind dazu bestimmt, am Körper arzneiliche Wirkungen zu entfalten (Beispiel: Rheumapflaster).

**Brandbinden** sind imprägnierende Binden, die dazu bestimmt sind, eine kleinere brandgeschädigte Körperoberfläche zu bedecken. Auch sie sind Gegenstände i. S. des § 2 Abs. 2 Nr. 1 AMG.

Pflaster und Brandbinden sind aufgrund § 44 Abs. 2 Nr. 4 AMG 1976 freiverkäuflich. Da Verbandstoffe in § 2 Abs. 2 Nr. 3 AMG aufgeführt waren, sind auch sie freiverkäuflich; zum Verkauf von Verbandstoffen ist im Sinne des Arzneimittelgesetzes keine Sachkenntnis erforderlich.

## Verbandstoffe

An Verbandstoffe zur Erstversorgung von Wunden werden eine Reihe von Anforderungen gestellt. Bei jeder frischen Wunde, und sei sie auch noch so klein, besteht die Gefahr einer sich ausbreitenden Vermehrung von Bakterien. Die Wundauflagen sollten daher keimarm, besser noch keimfrei sein. Weitere Anforderungen sind Saugfähigkeit, Reizlosigkeit, geringe Neigung zum Verkleben mit der Wunde und Luftdurchlässigkeit. Die Qualität der Verbandstoffe wird durch das Arzneibuch und DIN-Vorschriften festgelegt.

## Verbandmull

Verbandmull des Arzneibuches besteht aus 100 % Baumwolle und ist in steriler und nicht steriler Form im Handel. Es gibt jedoch auch Verbandmull aus Zellwolle. Je engmaschiger und je öfter er gefädelt ist, desto saugfähiger ist der Verbandmull. Vorteile sind die gute Saugfähigkeit und die gute Anschmiegsamkeit an die Wundoberfläche.

## Mullkompressen

Sie bestehen aus Verbandmull und können einfach oder mehrfach gelegt sein. Bei gelegten Mullkompressen sind die Schnittkanten nach innen gelegt, um ein Ausfransen zu verhindern. Mit der Anzahl der Lagen nimmt die Luftdurchlässigkeit ab und die Saugfähigkeit zu. Ein Verkleben mit der Wunde ist möglich. Mullkompressen sollten sterilisiert sein.

## Wundschnellverbände

Obwohl sie im Volksmund „Pflaster" genannt werden, sind sie rechtlich keine Pflaster, sondern Verbandstoffe. Sie bestehen aus einem Trägermaterial mit einer Wundauflage und klebenden Rändern. Die Trägermaterialien bestimmen im Wesentlichen, ob der Schnellverband gut luftdurchlässig und dehnbar ist (Vliesstoff) oder wasserdicht (PVC-Folie). Vliesstoffverbände haben den Vorteil, dass sie sich den Bewegungen leicht anpassen. Wasserdichte Wundschnellverbände ermöglichen nur schlecht einen Luftaustausch, der zur Heilung nötig ist; sie sind daher für eine längere Anwendung weniger geeignet. Ein bekannter Wundschnellverband ist Hansaplast bzw. Hansamed. Bei den Strips haftet das Klebematerial um alle Seiten der Wundauflage.

## Verbandpäckchen

Ein Verbandpäckchen besteht aus einer Mull-Watte-Kompresse, die mit einer Mullbinde auf der einen und einem Haltestreifen auf der anderen Seite verbunden ist. Durch festes Binden kann durch den Druck auf die blutende Wunde ein Bluten verringert werden. Verbandpäckchen sind sterilisiert.

## Pflaster und Brandbinden

Pflaster und Brandbinden sind keine Verbandstoffe, sondern sind nach § 2 Abs. 2 Nr. 1 AMG 1976 Gegenstände. Aufgrund § 44 Abs. 2 Nr. 4 AMG sind Pflaster und Brandbinden freiverkäuflich; zur rechtmäßigen Inverkehrgabe ist jedoch die Sachkenntnis erforderlich.

## Pflaster

Pflaster bestehen aus einem meist textilen Trägermaterial, auf das auf einer Seite ein oder mehrere Arzneistoffe aufgebracht sind. Typische Vertreter sind Hühneraugenpflaster (siehe Kap. 21) und Rheumapflaster. Rheumapflaster enthalten in der Klebemasse durchblutungsfördernde Substanzen (meist Capsaicin) und führen so zur Erwärmung des beklebten Gebietes. Dies führt auch zu einer Entkrampfung darunter liegender Muskelschichten. Man kann diese Pflaster mehrere Tage ununterbrochen anwenden.

## Brandbinden

Sie werden zur Versorgung kleiner und leichter Brandwunden verwendet, Brandbinden sind mit adstringierendem Puder (Zinkoxid, Kieselgel u.a.) imprägniert und sollen die Wundheilung fördern; sie haben daher arzneiliche Zweckbestimmung.

Brandbinden sollen wegen der möglichen Nebenwirkungen (Granulombildung) nicht mehr verwendet werden.

## Pflastersprays

Pflastersprays sind keine Verbandstoffe im Sinne des Arzneimittelgesetzes, sondern Arzneimittel. Der Inhalt der Sprays wird auf die Wunde aufgesprüht und bildet darauf einen dünnen, elastischen, mikroporösen Film, der die „Atmung" des Gewebes nicht nennenswert beeinträchtigt. Der Film ist wasserfest und kann bei Bedarf erneuert werden. Er lässt sich mit Aceton oder Benzin wieder entfernen. Diese Lösungsmittel sollen jedoch nicht auf eine offene Wunde aufgebracht werden.

**Diese Produkte unterliegen jedoch teilweise dem Medizinproduktegesetz und sind dann keine Arzneimittel mehr. Man erkennt dies am „C€" auf der Packung.**

Verwendet werden:

**Hansaplast Sprühpflaster**
**Flint flüssig**

Auch diese genannten Produkte werden wahrscheinlich künftig als Medizinprodukte angeboten und sind dann rechtlich Medizinprodukte und keine Arzneimittel mehr. An der Produktqualität ändert sich aber nichts.

# 23 DESINFEKTIONSMITTEL

Unter Desinfizierung wird die Abtötung oder Inaktivierung von Krankheitserregern (Mikroorganismen) verstanden, so dass ein Gegenstand nicht mehr infizieren kann. Es gibt aber auch Mikroorganismen, die nicht krank machen können.

Davon zu unterscheiden ist die Sterilisation. Sie bedeutet die Abtötung sämtlicher lebender Mikroorganismen. Desinfektion sterilisiert also nicht!

Erreger von Infektionskrankheiten sind hauptsächlich Protozoen (winzige, einzellige Organismen), Pilze, Bakterien, bakterienähnliche Organismen sowie Viren. Diese unterscheiden sich in Gestalt, Lebensweise und Vermehrungsmechanismus jeweils voneinander. Sie sind so klein, dass sie vom menschlichen Auge nicht ohne technische Hilfe gesehen werden können.

Folgende Größenordnungen kommen hier vor:

1 µm = Mikrometer = ein tausendstel Millimeter;

1 nm = Nanometer = ein tausendstel Mikrometer

Protozoen und Pilze: 100 – 10 µm

Bakterien: 5 – 0,2 µm

bakterienähnliche Mikroorganismen: 500 – 200 nm

Viren: 250 – 20 nm (sie sind somit auch im Lichtmikroskop nicht zu sehen!)

Einzelne Bakteriengattungen bilden sogenannte Sporen.

Bakteriensporen sind Dauerformen und mit einer festen Hülle umgeben. Das übrige Bakterium kann absterben, die Spore kann sehr lange überlebensfähig bleiben. Sporen vertragen Kälte, Austrocknung und Hitze. Wenn eine Spore in günstiges Milieu kommt, wächst sie wieder zu einem Bakterium aus. Die Abtötung von Sporen ist schwieriger als von Bakterien.

Unter Feindesinfektion versteht man die Desinfektion von Wäsche, Instrumenten so-

wie der Hände. Grobdesinfektionsmittel dienen zur Desinfektion von Räumen, Toiletten (= Flächendesinfektion).

Zuordnung der Desinfektionsmittel

1. Hände- und Hautdesinfektion:
   Alkohol, Detergenzien (waschaktive Substanzen)
2. Desinfektion von Gegenständen:
   Phenole, Chlorverbindungen
3. Wäschedesinfektion:
   Phenole
4. Flächen- und Raumdesinfektion:
   Phenole

Zur Erreichung eines breiten Wirkungsspektrums werden oftmals Kombinationen der verschiedenen Wirkstoffe eingesetzt.

Die Desinfektionslösungen sind aus den Fertigpräparaten gelegentlich erst herzustellen. Man halte sich hierbei an die Empfehlungen der Hersteller.

Desinfektionsmittel dürfen ohne Sachkenntnis im Sinne des § 50 AMG 1976 in den Verkehr gebracht werden.

Verwendet werden in Präparaten der Drogeriemärkte:

## Alkohole

Hier werden Ethanol, Isopropanol, n-Propanol, Benzylalkohol u.a. verwendet. Das Wirkungsoptimum liegt bei Ethanol bei 70–80 %, für die Propanole bei 60–70 %. Absolute Alkohole (100 %) sind nahezu wirkungslos. **Alkohol tötet keine Sporen!**

Zur Hautdesinfektion muss eine Einwirkungszeit von mindestens 30 Sekunden eingehalten werden. Vorher sollen die Hautpartien mit Wasser und Seife gewaschen und dann getrocknet werden. Vorsicht: Alkohole sind leicht brennbar.

## Detergenzien

Detergenzien sind waschaktive Substanzen, die die Oberflächenspannung herabsetzen. Im Handel sind sogenannte Invertseifen. Sie sind unwirksam gegen Sporen und Viren. Meist werden sie mit anderen Mitteln kombiniert.

Man nützt vor allem die starke Benetzungsfähigkeit durch den sich auf der Oberfläche bildenden Films aus. Ein Vertreter dieser Gruppe ist Benzalkoniumchlorid.

## Jod

Jod ist ein wirksames Mittel zur Hautdesinfektion, färbt jedoch. Jodtinktur DAB enthält 2,5 % Jod und 2,5 % Jodid in 60 % Alkohol. Jodtinktur wirkt schnell und zuverlässig, darf aber nur bei kleinen Flächen verwendet werden. Jod hat eine gute keimtötende Wirkung auf Bakterien, inaktiviert aber auch Viren.

Manche Menschen reagieren auf Jodlösung („Jodtinktur") allergisch. Einwirkungszeit beachten.

---

**Merke:** Bei der Auswahl und Zubereitung des Desinfektionsmittels auf die Angaben des Herstellers achten. Nur desinfizieren, wenn es notwendig ist. Einwirkungszeit beachten.

---

### Präparatebeispiele

| | |
|---|---|
| Alkohole | Ethanol 70 %, Isopropanol 65 %, in Kombinationen: Sterilium, Desderman, Sagrotan Spray |
| Jod | Jodtinktur DAB |
| Detergenzien | Sagrotan Spray (mit Ethanol), Sagrotan S Konzentrat (mit Ethanol, Isopropanol, Weinsäure) |

# 24 TIERARZNEIMITTEL

Einige Arzneimittel, die zur Anwendung bei Tieren bestimmt sind, sind freiverkäuflich. Ohne Sachkenntnis dürfen aufgrund § 60 AMG Arzneimittel verkauft werden, wenn sie ausschließlich zur Anwendung bei Zierfischen, Zier- oder Singvögeln, Brieftauben, Terrarientieren oder Kleinnagern bestimmt sind. Solche Arzneimittel sollen hier nicht besprochen werden.

Sind Arzneimittel jedoch für Hunde, Katzen oder Kaninchen bestimmt, ist die Sachkenntnis erforderlich. Hier ist zu erwähnen, dass Kaninchen keine Kleinnager sind!

Es sollen hier nur Arzneimittel besprochen werden, die für Hunde und Katzen bestimmt sind.

### Ungeziefer-Halsbänder

Diese Halsbänder sind Gegenstände i. S. des § 2 Abs. 2 Nr. 1 AMG 1976. Sie enthalten Ungeziefer-Bekämpfungsmittel gegen Läuse, Flöhe und Zecken.

Bevor die wirksamen Bestandteile besprochen werden, sollen kurz Flöhe und Zecken als solche vorgestellt werden.

### Flöhe

Flöhe sind etwa 2–3 mm große Parasiten, die sich vom Blut eines anderen Tieres ernähren. Sie können täglich bis zum Zwangzigfachen ihres Eigengewichtes Blut saugen. Während des Saugens wird unverdautes Blut („Flohkot") ausgeschieden, der vom Tier herabfallen kann.

Flohweibchen legen im Laufe des Lebens etwa 400 Eier, die in die Lagerstätten oder das Fell des Tieres abgelegt werden, von wo sie auch auf Teppiche usw. fallen können. Nach 4 bis 12 Tagen schlüpfen aus den Eiern die Larven, die sich auch von „Flohkot" ernähren

können. Anschließend verpuppen sie sich in einem Kokon. In dieser Puppe entwickelt sich ein neuer Floh, der aus dem Kokon schlüpft. Neben Tieren, bei denen sie Blut saugen können, können sie auch Menschen befallen. Das Saugen der Parasiten ist schmerzlos, der Flohstich verursacht jedoch Juckreiz.

### Zecken

Sie sind im Volksmund auch als „Holzbock" bekannt. Hungrig sind sie etwa 3 mm, mit Blut vollgesaugt bis 10 mm groß. Dann fallen sie vom Tier ab und können mehrere tausend Eier legen. Daraus entschlüpfen Larven, die sich ein Tier als Wirt suchen und sich in etwa einer Woche voll Blut saugen. Aus der Larve entwickelt sich die Nymphe, die ebenfalls Blut saugt. Die vollgesogene Nymphe fällt vom Tier und entwickelt sich zur Zecke. Dieser Zyklus dauert etwa zwei Jahre.

Zecken halten sich im Freien auf Grashalmen und niedrigem Gebüsch auf und können so relativ leicht auf Mensch und Tier übergehen.

Die Ungeziefer-Halsbänder werden den Tieren nur lose umgebunden, da sonst Hautreizungen auftreten können. Wenn die Tiere solche Halsbänder tragen, müssen nach dem Berühren die Hände sorgfältig gewaschen werden. Kleine Kinder und Säuglinge müssen vor so antiparasitär behandelten Tieren ferngehalten werden, da die Wirkstoffe auch für den Menschen giftig sind.

Im Handel sind auch Puder und Sprays gegen Flöhe, Läuse und Zecken. Puder streut man gemäß den Anwendungshinweisen ins Fell und reibt gegen den Strich ein. Bei Sprays ist ein Einreiben nicht notwendig.

Gegen Flöhe und Läuse sind auch Shampoos im Handel.

Auf Schleimhäute (Maul, Auge) dürfen diese Mittel nicht aufgebracht werden. Bei

TEIL II

Parasitenbefall ist immer auch auf ausreichende Hygiene und Reinigung der Schlafplätze der Tiere zu achten.

Flöhe, Läuse oder Zecken kann jedes Tier mit nach Hause bringen. Will man die Behandlung selbst durchführen, sollte man sich in einem Zoogeschäft, be3sser noch vom Tierarzt, beraten lassen; auf jeden Fall ist die Gebrauchsinformation der Arzneimittel sorgfältig zu lesen und die Hinweise darin zu beachten.

Die Wirkstoffe in den einschlägigen Tierarzneimitteln sind Insektizide. Diese Substanzen sind für Mensch und Tier, wenn man die Anwendungshinweise beachtet, weitgehend unschädlich.

Verwendet werden:

## Carbamate

Bewährt hat sich der Wirkstoff Propoxur, der gegen beißende und saugende Schädlinge eingesetzt wird.

## Organische Phosphorsäureester

wie Tetrachlorvinvos und Dimpylat. Diese Stoffe sind Kontaktinsektizide, das bedeutet, dass die Giftwirkung bei den Schädlingen nach Kontakt mit dem Mittel eintritt. Sie wirken auf für die Schädlinge lebenswichtige Nervenübertragungen und Enzyme, was hauptsächlich durch Atemlähmung zum Tod von Flöhen, Läusen und Zecken führt. Üblicherweise sind solche Wirkstoffe wasserempfindlich, denn bei Feuchtigkeit werden sie in ungiftige Phosphate abgebaut und somit wirkungslos.

## Pyrethrum-Präparate

wie Pyrethrum und Tetrametrin. Die Pyrethrine sind die Inhaltsstoffe von Pyrethrum, einem Extrakt aus Blüten verschiedener *Chrysanthemen-Arten*. Sie wirken als Fraß- und Kontaktgifte bei den Schädlingen. Die Giftigkeit für Mensch und Tier ist gering, allerdings kann es bei Personen, die zu Allergien neigen, nach wiederholtem Kontakt mit diesen Mitteln zu Hauterkrankungen und Asthmaanfällen kommen. Tetrametrin ist ebenfalls ein Insektizid und chemisch mit den Pyrethrinen verwandt. Die Wirkung dieser Stoffe kann durch Synergisten erhöht werden. Darunter versteht man Stoffe, die selbst keine insektizide Wirkung haben, aber die Wirkung anderer Insektizide erhöhen. Der bekannteste Synergist ist hier Piperonylbutoxid.

> **Merke:** Ungeziefer-Halsbänder sind Arzneimittel und enthalten hochwirksame Wirkstoffe, die besonders für kleine Kinder gefährlich sein können. Hautkontakt ist daher zu vermeiden. Nach Berührung der Tiere müssen die Hände sorgfältig gewaschen werden.

## Präparatebeispiele

Propoxur enthalten Mittel der Bolfo-Reihe, wie Shampoo für Hunde, Puder für Hunde und Katzen, Flohschutzband für Hunde.

Dimpylat enthalten Mittel der Gimborn-Reihe, wie Ungezieferhalsband für Hunde oder Katzen, Gimpet Ungezieferhalsband für Katzen.

Tetrametrin enthält Gimpet Ungeziefer-Spray für Katzen.

Tetrachlorvinvos enthalten Beaphar Zeckenflohbänder für Hunde oder Katzen.

Pyrethrum enthält als Extrakt Ipevet Ungezieferpuder (zusammen mit Piperonylbutoxid) und Beaphar Ungezieferpuder für Kleinnager.

# 25 ZAHNERSATZHAFTMITTEL

Zahnersatzhaftmittel durften aus rechtlichen Gründen bis Mitte 1998 entweder als Arzneimittel oder als Medizinprodukte, ab diesem Zeitpunkt nur noch als Medizinprodukte, in den Verkehr kommen. Sie sind dazu bestimmt, durch Haftung, also rein physikalisch und nicht aufgrund einer chemischen Reaktion, zu wirken, um so die Kaufunktion bei Zahnprothesenträgern zu erhalten.

Die Umstellung vom Arzneimittel zum Medizinprodukt ist für den Kunden unerheblich, an der Anwendung und Qualität ändert sich nichts. Zahnersatzhaftmittel als Arzneimittel waren nach dem Arzneimittelgesetz nicht apothekenpflichtig und auch ohne Sachkenntnisnachweis handelbar. Kommen die Zahnersatzhaftmittel als Medizinprodukte in den Verkehr, unterliegen sie nicht dem Arzneimittelgesetz, sondern dem Medizinproduktegesetz. Sie erkennen das an der Kennzeichnung: Es sind dann z. B. nicht mehr zwingend die wirksamen Bestandteile nach der Art und der Menge zu deklarieren, und die Packungen haben das CЄ-Zeichen aufgedruckt. Sie unterliegen als Medizinprodukte nicht der Apothekenpflicht. Kenntnisse über das Medizinproduktegesetz sind zur Erlangung der Sachkenntnis nach § 50 AMG bislang nicht vorgeschrieben.

Etwa jeder vierte Bundesbürger trägt eine Zahnprothese, sei es eine Teilprothese oder eine Vollprothese. Durch die anatomischen Gegebenheiten bereiten besonders Unterkieferprothesen Schwierigkeiten bei der Haftung.

Die natürliche Haftung ist ein Zusammenspiel vieler Faktoren, die zu einem Vakuum zwischen Prothese und Kiefer führen. Entscheidend hierfür ist ausreichend nicht zu dünnflüssiger Speichel, dessen Zähigkeit von vielen Einflüssen bestimmt wird. Hier helfen Haftmittel, die für eine anhaltende gute Haftung der Prothese sorgen, indem sie mit dem Speichel quellen und auf der Prothese einen dünnen, elastischen Film bilden, der die Haftung hervorruft.

Die Anforderungen sind hoch: Sie sollen geschmacksneutral sein, möglichst lange wirken, die Mundschleimhaut nicht reizen, ungefährlich sein und das Prothesenmaterial nicht angreifen.

Als haftvermittelnde Substanzen werden verwendet:

Alginate
Tragant
Carboxymethylcellulose (= Carmellose)
Verschiedene chemische Polymerbildner.

Diese Stoffe werden häufig in wasserlöslichen Grundlagen von Haftcremen oder -pulvern vorgefunden. Konservierungsmittel zur Vermeidung bakteriellen Befalls, Farbstoffe oder Geschmackskorrigenzien können mit enthalten sein.

Ein Haftmittel kann empfohlen werden

- wenn die Selbsthaftung der Prothese aufgrund schwieriger Kieferverhältnisse nicht ausreicht
- wenn „der Kiefer noch arbeitet", sich die Kieferkämme rückbilden, was bei Zahnextraktionen der Fall ist
- wenn Druckstellen und Entzündungen den Tragekomfort beeinträchtigen
- wenn Unsicherheit beim Essen und Sprechen besteht, was besonders bei Prothesenneulingen vorkommt.

Hier muss erwähnt werden, dass Zahnprothesenhaftmittel unbedenklich auch langfristig angewendet werden können. Welches Haftmittel nun das geeignetste ist, muss jeder selbst herausfinden. Bei geringem Speichelfluss empfiehlt sich die Verwendung pastösflüssiger Produkte, während bei starkem Speichelfluss oder viel dünnflüssigem Speichel ein Haftpulver meist besser ist.

Die Verwender sollen jedoch gegebenenfalls darauf aufmerksam gemacht werden, dass die Gebrauchsanweisungen auch bei angeblichen Mängeln in der Haftung einzuhalten sind, damit sich der erforderliche dünne Film zwischen Prothese und Kiefer ausbilden kann. Sonst könnten sich Druckstellen bilden. Viel hilft also auch hier nicht immer viel.

---

**Präparatebeispiele**

Die genannten haftvermittelnden Substanzen sind in den einschlägigen Mitteln, wie Cedenta, Blendadent, Kukident, Protefix oder Corega enthalten. Sie kommen flüssig, als Haftcreme oder Haftpulver in den Verkehr.

# 26 BÄDER

Das „normale" Schaumbad oder Reinigungsbad ist ein kosmetisches Erzeugnis und unterliegt dem Lebensmittelrecht. Es gibt aber auch Zubereitungen zur Herstellung von Bädern, die mit arzneilichen Anwendungsgebieten in den Verkehr gebracht werden. Diese sind dann, wegen der Zweckbestimmung, Krankheiten zu heilen oder zu lindern, Arzneimittel und aufgrund § 44 Abs. 2 AMG freiverkäuflich.

Bäder können durchaus andere vorbeugende Maßnahmen unterstützen oder bei Krankheiten mithelfen, wieder gesund zu werden. Hauptsächlich gibt es zwei Angriffsorte: die Haut oder aber die Lunge. Hierbei werden die Inhaltsstoffe des Bades, die flüchtig sind, d. h. riechen, mit der Atemluft aufgenommen und gelangen so, wenn auch in geringen Mengen, ins Blut und entfalten im Körper ihre Wirkung.

Verwendet werden:

## Ätherische Öle

wie Eukalyptusblätteröl, Fichtennadelöl, Latschenkieferöl, mit anregender Wirkung und angenehmem Effekt bei banalen Infektionen, Rosmarinöl wirkt eher beruhigend.

## Durchblutungsfördernde Stoffe

wie Salicylate, die, wenn sie Kontakt mit der Haut haben, die Durchblutung fördern, weiterhin Campher und Menthol, die anfänglich eher ein schwaches Wärmegefühl hervorrufen, aber in der Atemluft „befreiend" wirken können.

### Präparatebeispiele

| | |
|---|---|
| Abtei Erkältungsbad | Lavendelöl, Rosmarinöl, Thymianöl, Eukalyptusöl, Menthol u. a. |
| Abtei Rheuma-Ölbad | Methylsalicylat, Campher, Thymianöl, Salbeiöl, Rosmarinöl u. a. |
| Kneipp Erkältungsbad spezial | Eukalyptusöl, Campher |
| Kneipp Melisse Ölbad | Spezialauszug aus Melissenblättern |
| Knufinke Medizinal Entspannungsbad | Lavendelöl, Linalool |
| tetesept Beruhigungsbad | Indisches Melissenöl, Rosmarinöl, Lavendelöl, Fichtennadelöl u. a. |
| tetesept Erkältungsbad | Ätherisches Öl aus Rosmarinblättern, Eukalyptusblättern, Kiefernnadeln, Thymianblättern, gereinigtem Terpentinöl, Campher |

# 27 VERSCHIEDENES

In den vorangegangenen Kapiteln des Teils II konnte sowohl bei den Arzneimittelgruppen, noch mehr aber bei den Präparatebeispielen nur eine beschränkte Auswahl des doch sehr großen Marktes der freiverkäuflichen Arzneimittel berücksichtigt werden. So wird man in mehr spezialisierten Geschäften (z.B. Reformhäusern) in der Regel ein anderes und auch größeres Arzneimittelsortiment vorfinden als etwa in der Drogerieabteilung einer Lebensmittelkette. Auch bestehen teilweise Vertriebsbindungen, d.h. ein Arzneimittel ist z.B. nur im Reformhaus zu haben.

In diesem Kapitel sollen nun noch einige Arzneimittel und Anwendungsgebiete kurz besprochen werden, die bisher nicht erwähnt wurden.

Die Auswahl der Präparatebeispiele ist, wie gehabt, willkürlich und nur beispielhaft. Oft sind die Arzneimittel standardzugelassen.

## Fieberhafte Erkältungskrankheiten

Besonders in der kalten Jahreszeit treten häufig fieberhafte Erkältungskrankheiten mit den klassischen Symptomen Husten, Fieber, Heiserkeit auf. Meist sind Viren die Auslöser solcher Infekte. Auch die hierfür angepriesenen Arzneimittel aus der Apotheke wirken nicht ursächlich, sondern bekämpfen nur die Symptome.

Gegen das Fieber gibt es bewährte „Hausmittel", wie die Wadenwickel. Bewährt haben sich auch schweißtreibende und das Fieber mild lindernde Tees sowie die Sonnenhutwurzel (Echinacea radix), die besonders zur Vorbeugung genommen wird und die Abwehrkräfte des Körpers steigert.

Bei länger dauerndem oder hohem Fieber sowie bei ausgeprägtem Krankheitsgefühl ist ein Arzt zu Rate zu ziehen.

Verwendet werden:

Holunderblüten, Lindenblüten, Mädesüßblüten, Inhalate aus ätherischen Ölen (z.b. Eukalyptusöl), bei Schnupfen Nasensalben mit Menthol, Campher und ätherischen Ölen.

## Immunstimulanzien

Solche Mittel sollen die körperliche Abwehr von Krankheitserregern anregen mit dem Ziel, z.b. Erkältungskrankheiten wirksam vorzubeugen oder, wenn man an einer solchen bereits erkrankt ist, deren Verlauf zeitlich zu verkürzen. Üblicherweise sind Infektionserreger Viren, Bakterien, Pilze, Toxine, Zerfallsprodukte oder andere Fremdstoffe. Einen Schutz davor muss der Organismus selbst aufbauen; wir nennen diesen Immunabwehr. Mittel, die das Immunsystem anregen und stärken, heißen Immunstimulanzien.

In den freiverkäuflichen Arzneimitteln sind überwiegend pflanzliche Immunstimulanzien enthalten. Hier finden insbesondere Echinacea-Präparate Anwendung. Der Name leitet sich vom griechischen Wort „echinos" (Igel) ab, da die Fruchtböden der Pflanze stachelig sind.

Die Pflanze *Echinacea purpurea* heißt deutsch Purpursonnenhut. Man verwendet sowohl das Kraut als auch, jedoch seltener, die Wurzeln. Purpursonnenhut**kraut** (als Extrakt oder Presssaft) dient zur unterstützenden Behandlung von Infekten im Bereich der Atemwege und der ableitenden Harnwege. Nach 5–6 Tagen Einnahme sollte man bei einer Therapiedauer von etwa 4 Wochen 3 Tage Pause einlegen. Die Wirkung beruht hauptsächlich auf einer gesteigerten Anzahl weißer Blutkörperchen („Blutpolizei"), verbunden mit einer Unschädlichmachung von Krankheitserregern.

Purpursonnenhut**wurzeln**, die andere Stoffe enthalten als das Kraut, gelten als nicht so wirksam. Zur unterstützenden Therapie grippeartiger Infekte hat sich aber die Wurzel einer botanisch anderen Art, nämlich von *Echinacea pallida*, bewährt.

Zur Immunstärkung wird auch Vitamin C (Ascorbinsäure) empfohlen, teilweise kombiniert mit anderen Vitaminen.

Verwendet werden:

*Echinacea purpurea* und *Echinacea pallida*, Vitamin C und andere Vitamine.

## Schmerzen

Schmerzen sind ein Ausdruck des sogenannten protektiven Systems, d.h. eine Reaktion des Körpers im Sinne eines Schutzmechanismus, um auf Beeinträchtigungen oder Schäden aufmerksam zu machen.

Vielfach sind die Ursachen – vor allem bei Kopfschmerzen – nicht oder sehr schwer auszumachen. Schmerzmittel mit chemischen Wirkstoffen sind nicht immer ohne Probleme. Alternativ kann man es mit dem Betupfen der Stirn mit Pfefferminzöl oder mit einem Mentholstift versuchen.

Tabletten mit Weidenrinde sind als pflanzliche Schmerzmittel im Handel. In der Weidenrinde ist Saligenin enthalten, das im Körper zu wirksamen Verbindungen umgewandelt wird. Weidenrinde hat auch eine leicht fiebersenkende und entzündungshemmende Wirkung.

Verwendet werden:

Japanisches Pfefferminzöl, Mentholstifte, Weidenrinde-Tabletten.

## Durchfallerkrankungen

Durchfälle können vielfältige Ursachen haben, von harmlosen bis zu lebensgefährlichen. In einfachen Fällen sollte einen Tag lang nichts gegessen, sondern nur schwarzer Tee getrunken werden (gut ziehen lassen!). Man kann mit leicht adstringierenden, also eiweißfällenden Gerbstoffen (z.B. in Tee und Rotwein) und einer Ernährung, die dem Darm wenig Verdauungsarbeit abverlangt, in der Regel viel erreichen.

Als Arzneimittel werden Tees verwendet, die Gerbsäure enthalten oder mit anderen Mechanismen unterstützend helfen können. Gut bewährt haben sich auch Arzneimittel, die durch ein großes Bindungsvermögen (Adsorption) Bakterien oder „Schadstoffe" im Darm festhalten können. Auf diese Weise wirken medizinische Kohle und Heilerde mit besonders großer Oberfläche.

Vorsicht: durch den Flüssigkeitsverlust bei Durchfällen, der immer auch mit Salzverlusten einhergeht, kann es zu schweren Schäden kommen! Daher besser frühzeitig zum Arzt gehen. Dies ist besonders bei kleinen Kindern dringend anzuraten.

Verwendet werden:

Heidelbeeren, Brombeerblätter, Frauenmantelkraut, Heilerde ultra.

## Venenmittel

Die Venen sind die Blutgefäße, die das sauerstoffarme Blut zum Herzen leiten. Störungen im venösen Blutkreislauf sind häufig im Bereich der unteren Extremitäten (z.B. Wadenbereich) anzutreffen. Hierzu gehören Krampfaderleiden. Hierbei handelt es sich um Venenerweiterungen aufgrund schlaffer Venenwände, die das Blut nicht mehr ausreichend kräftig nach oben strömen lassen. In den Venen selbst befinden sich Klappen, die gewährleisten, dass das nach oben strömende Blut zügig nur herzwärts strömt. Bei ausgedehnten Veränderungen der Venen kommt ein Schwere- und Spannungsgefühl auf, bei Krampfadern auch ein unangenehmes Kribbeln.

Als klassisches pflanzliches Mittel dienen hier Rosskastaniensamen. Der Hauptinhaltsstoff ist das Aescin, das gefäßabdichtend wirkt und bei – meist chronisch anzutreffenden – Venenerkrankungen das Schwere- und Spannungsgefühl in den Beinen verbessert. Zusätzlich lassen auch Schmerzen nach und Schwellungen gehen zurück. Die Arzneitherapie ersetzt nicht andere unterstützende Behandlungsmaßnahmen, wie Wickeln der Beine, Tragen von Stützstrümpfen oder kalte Wassergüsse.

Verwendet werden:

Rosskastanien und deren Extrakte, Aescin.

# Teil III

## Rechtliche Grundlagen

Werner Fresenius

# 1 ARZNEIMITTELGESETZ

## 1.1 Einleitung

Seit dem 1.1.1978 wurde der Verkehr mit Arzneimitteln durch das „Gesetz zur Neuordnung des Arzneimittelrechts" vom 24.8.1976 geregelt.

Das Gesetz ist zwischenzeitlich durch zehn Änderungsgesetze mit unterschiedlichen Schwerpunkten ergänzt worden. Nach der 8. Gesetzesänderung ist eine Neufassung des Gesetzes über den Verkehr mit Arzneimitteln bekannt gemacht worden. Diese Fassung ist vom 11. Dezember 1998 (Bundesgesetzblatt I, S. 3586). Sie wurde zwischenzeitlich durch weitere Änderungen ergänzt.

Das Gesetz umfasst 136 Paragraphen, die in 18 Abschnitte gegliedert sind:

- Zweck des Gesetzes und Begriffsbestimmungen (§ 1–§ 4)
- Anforderungen an die Arzneimittel (§ 5–§ 12)
- Herstellung von Arzneimitteln (§ 13–§ 20)
- Zulassung der Arzneimittel (§ 21–§ 37)
- Registrierung homöopathischer Arzneimittel (§ 38–§ 39)
- Schutz der Menschen bei der klinischen Prüfung (§ 40–§ 42)
- Abgabe von Arzneimitteln (§ 43–§ 53)
- Sicherung und Kontrolle der Qualität (§ 54–§ 55 a)
- Sondervorschriften für Arzneimittel, die zur Anwendung bei Tieren bestimmt sind (§ 56–§ 61)
- Beobachtung, Sammlung und Auswertung von Arzneimittelrisiken (§ 62–§ 63 a)
- Überwachung (§ 64–§ 69)
- Sondervorschriften für Bundeswehr, Bundesgrenzschutz, Bereitschaftspolizei, Zivilschutz (§ 70–§ 71)
- Einfuhr und Ausfuhr (§ 72–§ 74)
- Informationsbeauftragter, Pharmaberater (§ 74 a–§ 76)
- Bestimmung der zuständigen Bundesoberbehörden und sonstige Bestimmungen (§ 77–§ 83)
- Haftung für Arzneimittelschäden (§ 84–§ 94 a)
- Straf- und Bußgeldvorschriften (§ 95–§ 98)
- Überleitungs- und Übergangsvorschriften (§ 99–§ 136).

Ein Hauptziel des Arzneimittelgesetzes und seiner Änderungen ist die Verbesserung der Arzneimittelsicherheit, wobei der Sicherung der Qualität, Wirksamkeit und Unbedenklichkeit der Arzneimittel das Hauptgewicht eingeräumt wird.

Dass die Arzneimittelsicherheit nicht absolut sein kann, muss bei der Erörterung der Vorschriften immer mitbedacht werden. Arzneimittelsicherheit ist keine festgeschriebene Größe, sondern ein Ziel, das sich für ein bestimmtes Arzneimittel oder für bestimmte Arzneimittelgruppen an den jeweiligen Erkenntnissen der Wissenschaft orientieren muss. Über Arzneimittel, die vor wenigen Jahren noch als sicher galten, können heute, bedingt durch neue Erkenntnisse der Wissenschaft, Forschung und praktischen Therapie, Umstände vorliegen, die es erforderlich machen, den bisherigen Arzneimitteln im Interesse der – heutigen – Arzneimittelsicherheit eine besonders intensive Beobachtung zuteil werden zu lassen oder deren Inverkehrbringen sogar zu untersagen.

Das Arzneimittelgesetz enthält, um das vorgegebene Ziel zu erreichen, insbesondere folgende Regelungen:

- Die Zulassungspflicht für Fertigarzneimittel, die u.a. auch den Nachweis der therapeutischen Wirksamkeit erforderlich macht
- Erlaubnispflicht für die Arzneimittelherstellung
- Je eine qualifizierte Person für die Herstellung von Arzneimitteln (Herstellungsleiter) und die Kontrolle der hergestellten Arzneimittel (Kontrollleiter) sowie eines Vertriebsleiters mit Verantwortung für den Vertrieb der Arzneimittel und die Einhaltung der Vorschriften des Heilmittelwerbegesetzes
- Verbesserung der Patienten- und Ärzteinformationen durch eine Packungsbeilage (Gebrauchsinformation) und eine Fachinformation
- Benennung eines Informationsbeauftragten mit Verantwortung für die wissenschaftliche Information

- Eine durch das Bundesinstitut für Arzneimittel und Medizinprodukte in Bonn koordinierte Erfassung von Arzneimittelrisiken gemäß Stufenplan
- Benennung eines Stufenplanbeauftragten mit Verantwortung für die Erfassung und Bewertung von Arzneimittelrisiken
- Sondervorschriften für Arzneimittel, die zur Anwendung bei Tieren bestimmt sind, die der menschlichen Ernährung dienen
- Schutz des Menschen bei der klinischen Prüfung von Arzneimitteln
- Entschädigung für Arzneimittelschäden durch den pharmazeutischen Unternehmer
- Spezieller Sachkundenachweis für den Einzelhandel mit freiverkäuflichen Arzneimitteln außerhalb der Apotheken.

## 1.2 Der Arzneimittelbegriff

Die Definition des „Arzneimittels" in § 2 steht unter zwei Gesichtspunkten:

1. Welche Substanzen und Materialien können ein Arzneimittel sein?
2. Zu welchen Zwecken muss die Substanz oder das Material objektiv bestimmt sein, um ein Arzneimittel zu sein?

Das Arzneimittel ist zunächst abstrakt als Stoff oder Zubereitung eines Stoffes beschrieben. Unter Stoffen (§ 3) versteht das Gesetz eine Vielzahl von Substanzen und Materialien.
Dies sind:

1. Chemische Elemente und chemische Verbindungen sowie deren natürlich vorkommende Gemische und Lösungen
2. Pflanzen, Pflanzenteile und Pflanzenbestandteile in bearbeitetem oder unbearbeitetem Zustand

3. Tierkörper, auch lebende Tiere sowie Körperteile, -bestandteile und Stoffwechselprodukte von Mensch oder Tier in bearbeitetem oder unbearbeitetem Zustand
4. Mikroorganismen einschließlich Viren sowie deren Bestandteile oder Stoffwechselprodukte.

Konkret ist hierunter beispielhaft folgendes zu verstehen:

Zu 1. Schwefel, Jod (chemische Elemente), Bittersalz, Glaubersalz, Magnesiumtrisilicat, Natriumhydrogencarbonat, Alkohol (chemische Verbindungen), Kalk, Heilerde, Heilschlamm, Karlsbader Salz, Emser Salz (natürlich vorkommende Gemische), Heilwässer, Solen (Lösungen).

Zu 2. Neben ganzen Pflanzen auch Pflanzenteile wie Blätter (von Birken, Malven, Mate, Melisse, Pfefferminze, Salbei),

Wurzeln (von Baldrian, Eibisch, Enzian, Liebstöckel, Süßholz),

Früchte (Anis, Feigen, Fenchel, Hagebutten, Heidelbeeren, Koriander, Kreuzdornbeeren, Kümmel, Tamarindenfrüchte, Wacholderbeeren),

Blüten (von Arnika, Holunder, Kamille, Linden, Schlehdorn),

Zapfen (von Hopfen),

Kraut (von Brennessel, Gänsefinger, Löwenzahn, Majoran, Wermut),

Wurzelstöcke (von Ingwer, Rhabarber, Zichorie),

Rinde (von Hamamelis, Kondurango, Weide),

Holz (von Wacholder),

Samen (von Lein) und

Pflanzenbestandteile, wie ätherische Öle, fette Öle, Bitterstoffe, Alkaloide u. a.

Zu 3. Blutegel, Kröten zum Schwangerschaftstest (lebende Tiere).

Ameisen, Canthariden, Schnecken (Tierkörper),

Organe, Blut (Körperteile des Menschen),

Schafsdarm (Körperteile von Tieren),

Lebertran, Schmalz (Bestandteile von Tieren),

Molke, Verdauungsfermente (Stoffwechselprodukte von Tieren).

Zu 4. Bakterien (Mikroorganismen), Antibiotika (Stoffwechselprodukte von Mikroorganismen).

Die o. a. Aufzählung erfasst nicht nur die unbearbeitete Form des Stoffes, d. h. den ursprünglichen Zustand. Sie bezieht auch die bearbeiteten Stoffe sowie die Zubereitungen der Stoffe mit ein.

Während die Bearbeitung eines Stoffes, z. B. einer Pflanze, deren Stoffcharakter erhält, bedeutet die Zubereitung eines Stoffes eine maßgebliche Änderung, bei der der Stoffcharakter – im Sinne des Arzneimittelgesetzes – verloren geht.

Unter einer Bearbeitung versteht man z. B. das Trocknen, Zerkleinern, Schneiden, Pulverisieren oder auch Pressen eines Stoffes, etwa

das Herstellen von Tabletten aus einer Pflanzendroge, allein durch mechanische Bearbeitung ohne jeglichen Zusatz anderer Stoffe.

Wird eine Pflanzensorte dagegen mit anderen Stoffen gemischt, etwa Tablettierhilfsstoffen, so liegt danach bereits eine Zubereitung vor, was selbstverständlich auch für die daraus hergestellten Tabletten gilt.

So führt auch die Herstellung von Gemischen oder Lösungen zu Zubereitungen, d. h., Gemische oder Lösungen sind – soweit sie nicht natürlich vorkommen – keine Stoffe mehr.

Die im Gesetz definierten Stoffe müssen von sich aus noch keine Arzneimittel sein. Sie werden dies erst durch ihre Zweckbestimmung. Die Zweckbestimmung muss objektiv sein, d. h. dem Stoff – oder der Zubereitung des Stoffes – muss durch seine Eigenschaften eine der im Folgenden beschriebenen Zweckbestimmungen zukommen.

Um Arzneimittel zu sein, müssen Stoffe oder ihre Zubereitungen zur Anwendung am oder im menschlichen oder tierischen Körper bestimmt sein (§ 2 Abs. 1).

Da aber z. B. auch Lebensmittel diese Zweckbestimmung beim Menschen bzw. das Futtermittel beim Tier erfüllen, wird der Anwendungszweck des Stoffes als Arzneimittel weiter konkretisiert (§ 2 Abs. 1 Nr. 1–5):

Er muss zur Heilung oder Linderung (Heilmittel), zur Verhütung (Vorbeugungsmittel) oder zur Erkennung (Diagnostikum) von Krankheiten, Leiden, Körperschäden oder krankhaften Beschwerden bestimmt sein.

Weitere Bestimmungszwecke sind z. B. die Beseitigung von Krankheitserregern (Desinfektionsmittel), die Abwehr von Parasiten (z. B. Mittel gegen Stechmücken) oder die Erkennung des Körperzustandes und der Körperfunktion (z. B. Röntgenkontrastmittel).

Neben den Stoffen und Zubereitungen aus Stoffen, die Arzneimittel im Sinne des Gesetzes sind, gibt es auch noch sogenannte „fiktive" Arzneimittel (§ 2 Abs. 2). Diese sind ebenfalls zu den obengenannten Zwecken bestimmt, jedoch handelt es sich hierbei nicht nur um reine Stoffe oder Zubereitungen aus Stoffen, sondern im Wesentlichen um Gegenstände (§ 2 Abs. 2 Nr. 1). Sie gelten als Arzneimittel. Arzneimittelhaltige Gegenstände sind z. B. Alkohol-Tupfer zum Desinfizieren der Haut, Rheumapflaster, Nicotinpflaster, Kompressen mit Heilsalbenauflage sowie Hundehalsbänder oder Katzenhalsbänder, soweit sie Ungezieferbefall beseitigen oder verhüten sollen.

Des Weiteren gehören zu der Gruppe, die als Arzneimittel gelten, noch Grob- oder Flächendesinfektionsmittel (§ 2 Abs. 2 Nr. 4 b), die zur Desinfektion von Böden, Wänden (z. B. im Operationssaal) bestimmt sind.

## 1.2.1 Abgrenzung Arzneimittelrecht zu Lebensmittelrecht und zu Futtermittelrecht

Wie bereits erwähnt, kann ein Stoff oder die Zubereitung eines Stoffes zur Anwendung am Menschen oder Tier auch ein Lebensmittel oder Futtermittel sein. Daher ist ausdrücklich geregelt, dass Lebensmittel, Tabakerzeugnisse und kosmetische Mittel im Sinne des Lebensmittel- und Bedarfsgegenständegesetzes sowie Reinigungs- und Pflegemittel, die ausschließlich äußerlich zur Anwendung am Tier bestimmt sind, keine Arzneimittel sind (§ 2 Abs. 3).

### Arzneimittel/Lebensmittel

Der Begriff des Lebensmittels wird in § 1 des Lebensmittel- und Bedarfsgegenständegesetzes definiert, wobei zugleich auch eine Abgrenzung zu den Arzneimitteln vollzogen wird. Danach sind Lebensmittel solche Stoffe, die dazu bestimmt sind, in unverändertem, zubereitetem oder verarbeitetem Zustand von Menschen verzehrt – Verzehren ist das Essen, Kauen, Trinken sowie jede sonstige Zufuhr (z. B. Sondenernährung) von Stoffen in den Magen – zu werden; ausgenommen sind Stoffe, die überwiegend dazu bestimmt sind, zu anderen Zwecken als zur Ernährung oder zum Genuss verzehrt zu werden.

Im Umkehrschluss ergibt sich also, dass

zum Verzehr bestimmte Stoffe, die eine überwiegend arzneiliche, z. B. krankheitsheilende, Zweckbestimmung haben, definitionsgemäß Arzeimittel sind.

### Arzneimittel/Kosmetikum

Entsprechendes gilt für kosmetische Mittel, die gemäß § 4 LMBG dazu bestimmt sein müssen, äußerlich am Menschen oder in seiner Mundhöhle zur Reinigung, Pflege oder Beeinflussung des Aussehens oder des Körpergeruchs oder zur Vermittlung von Geruchseindrücken angewendet zu werden. Krankheitsvorbeugende Aussagen sind zulässig. Die Produkte sind jedoch Arzneimittel, wenn sie überwiegend zur Linderung oder Beseitigung von Krankheiten, Leiden, Körperschäden oder krankhaften Beschwerden bestimmt sind (Heilmittel).

Da kosmetische Mittel nur solche sein können, die zur äußeren Anwendung bestimmt sind, sind z. B. sogenannte Schönheitsdragees, die „Schönheit von innen heraus erzeugen" sollen, Arzneimittel.

Ebenfalls Arzneimittel sind z. B. Präparate zur Beeinflussung der Körperform (z. B. Büstenformmittel, Entfettungsmittel).

Dagegen gehören zu den kosmetischen Mitteln z. B. solche Präparate, die zur Reinigung oder Pflege der Zähne oder Mundhöhle bestimmt sind, also Zahnpasten oder Mundwässer.

Zahnpasten bleiben auch dann kosmetische Mittel, wenn sie z. B. zur Verhütung von Karies, Zahnfleischbluten oder Paradontose bestimmt sind. Ebenfalls kosmetische Mittel sind Badezusätze (z. B. Schaumbäder) oder Duschgels, Körperlotionen, Hautcremes, Lippenstifte, Lidschatten u. a.

### Arzneimittel/Tabakerzeugnis

Auch bei den Tabakerzeugnissen ist in § 3 LMBG eine Ausnahme hinsichtlich der Asthmazigaretten getroffen, die unter das Arzneimittelrecht fallen.

## Arzneimittel/Diätetikum/Nahrungsergänzungsmittel

Erwähnt werden müssen bei der Gruppe der Lebensmittel noch die „diätetischen Lebensmittel". Sie dienen besonderen Ernährungserfordernissen, die z.B. durch Krankheiten, Funktionsanomalien, Überempfindlichkeit oder während der Schwangerschaft erforderlich werden können. Wichtig ist bei den diätetischen Lebensmitteln, dass sie zwar auch bei bestimmten Krankheiten zur Anwendung am Menschen bestimmt sind, jedoch mindestens überwiegend zur Ernährung des Menschen dienen müssen.

In der Praxis fällt es bei einer Vielzahl von Präparaten sehr schwer, sie entweder den Arzneimitteln oder den Lebensmitteln zuzuordnen. Dies beruht weitgehend darauf, dass diese Präparategruppe in ihrer Zweckbestimmung, die meist subjektiv vom Hersteller festgelegt wird, häufig unklare Aussagen erhält. Es ist daher für den Einzelhändler außerhalb der Apotheke in jedem Fall empfehlenswert, sich möglichst vor dem Einkauf darüber zu vergewissern, ob er z.B. ein Arzneimittel angeboten bekommt, da gerade hiermit eine Reihe von Verpflichtungen nach dem Arzneimittelgesetz verbunden sind. In Zweifelsfällen kann sich der Einzelhändler an seine – nach dem Arzneimittelgesetz – zuständige Aufsichtsbehörde wenden oder sich eine Bescheinigung der für den Hersteller zuständigen Aufsichtsbehörde vorlegen lassen. Dies gilt insbesondere für Nahrungsergänzungsmittel, die Ernährungsdefizite (Vitamine, Mineralstoffe) ausgleichen sollen, aber häufig auch mit krankheitsvorbeugenden Aussagen angeboten werden, was in der Praxis immer wieder zu Abgrenzungsschwierigkeiten führt.

## Arzneimittel/Futtermittel

Ebenfalls keine Arzneimittel sind Futtermittel. Unter Futtermitteln werden nach § 2 des Futtermittelgesetzes Stoffe verstanden, die einzeln oder in Mischungen, bearbeitet oder unbearbeitet an Tiere verfüttert werden sollen. Futtermittel liegen dann nicht mehr vor, wenn die Stoffe überwiegend dazu bestimmt sind, zu anderen Zwecken als zur Tierernährung verfüttert zu werden. Hierzu gehören z.B. Vitaminkonzentrate, soweit sie zur Vorbeugung von Krankheiten bei Tieren bestimmt sind. Sie werden überwiegend nicht zur Tierernährung verfüttert und sind daher Arzneimittel.

## 1.2.2 Medizinprodukte

Regelungen über Medizinprodukte trifft das Medizinproduktegesetz, das am 1. Januar 1995 in Kraft getreten ist. Ab diesem Zeitpunkt sind mit Übergangsregelungen die arzneimittelrechtlichen Bestimmungen für eine Reihe ehemals fiktiver Arzneimittel zur Anwendung bei Menschen (siehe Kap. 1.5.8; Implantate, sterile ärztliche oder zahnärztliche Instrumente zum Einmalgebrauch, Pflaster, Brandbinden, Verbandstoffe – auch flüssige – und chirurgisches Nahtmaterial) aufgehoben.

Grundlagen des Gesetzes sind u.a. die EG-Richtlinien über aktive implantierbare medizinische Geräte (90/385/EWG vom 20. Juni 1990) sowie über Medizinprodukte (93/42/EWG vom 14. Juni 1993). Das Gesetz hat den Zweck, den Verkehr mit Medizinprodukten zu regeln und dadurch für die Sicherheit, Eignung und Leistung der Medizinprodukte sowie die Gesundheit und den erforderlichen Schutz der Patienten, Anwender und Dritter zu sorgen. Es gilt für das Herstellen, das Inverkehrbringen, das Inbetriebnehmen, das Ausstellen, das Errichten, das Betreiben und das Anwenden von Medizinprodukten sowie deren Zubehör. Zubehör wird als Medizinprodukt behandelt.

Medizinprodukte sind Instrumente, Apparate und andere Gegenstände, aber auch Stoffe und Zubereitungen aus Stoffen (z.B. Zahnfüllungswerkstoffe), die vom Hersteller zur Anwendung für Menschen mittels ihrer Funktionen zur

 Erkennung, Verhütung, Überwachung, Behandlung oder Linderung von Krankheiten (z.B. Fieberthermometer, Katheter, Laborgeräte, Endoskope),

Erkennung, Überwachung, Behandlung, Linderung oder Kompensierung von Verletzungen oder Behinderungen (z.B. Verbandmittel, Krankenpflegeartikel, orthopädische Hilfsmittel, OP-Material, Kältekompressen),

Untersuchung, Ersetzung oder der Veränderung des anatomischen Aufbaus oder eines physiologischen Vorgangs (z.B. Prothesen, Implantate),

Empfängnisregelung (z.B. Kondome, Pessare, Diaphragma, Spiralen)

bestimmt sind und deren bestimmungsgemäße Hauptwirkung im oder am menschlichen Körper weder durch pharmakologisch oder immunologisch wirkende Mittel noch durch Metabolismus (Abbau im Körper) erreicht wird, deren Wirkungsweise aber durch solche Mittel unterstützt werden kann.

Medizinprodukte sind auch Produkte im vorgenannten Sinn, die einen Stoff oder eine Zubereitung aus Stoffen enthalten oder auf die ein solcher aufgetragen ist, die bei gesonderter Verwendung als Arzneimittel im Sinne des § 2 Abs. 1 (siehe Kap. 1.2) angesehen werden können und die in Ergänzung zu den Funktionen des Medizinprodukts eine Wirkung auf den Körper entfalten können (z.B. Wundschnellverbände mit arzneilichen Zusätzen, antibiotikahaltige Knochenersatzteile, heparinbeschichtete Katheter).

Zubehör für Medizinprodukte sind Gegenstände, Stoffe, Zubereitungen aus Stoffen, sowie Software, die selbst keine Medizinprodukte im oben beschriebenen Sinn sind, aber vom Hersteller dazu bestimmt sind

mit einem Medizinprodukt verwendet zu werden, damit dieses entsprechend der von ihm festgelegten Zweckbestimmung des Medizinproduktes angewendet werden kann, oder

die für das Medizinprodukt festgelegte Zweckbestimmung zu unterstützen (Beispiele für Medizinprodukte und Zubehör: Katheter und Führungsdrähte, Monitor und Elektrode, Ultraschallscanner und Gel, Kontaktlinse und Kontaktlinsenlösungen, sterilisierbares Medizinprodukt und Sterilisator, Zahnersatz und Reinigungsmittel hierfür).

Medizinprodukte und Zubehör unterliegen einer Klassifizierung. Die Zuordnung zu einer bestimmten Klasse (I, IIa, IIb oder III) hängt von dem jeweiligen Gefährdungspotenzial, vom Anwendungsort und der Anwendungsdauer, z.B. im oder am menschlichen Körper ab.

Klasse I: Medizinprodukte mit geringem Gefährdungspotenzial (z.B. Tupfer, Fixierbinden, OP-Bekleidung, Krankenpflegeartikel, orthopädische Hilfsmittel).

Klasse IIa: Medizinprodukte mit mittlerem Gefährdungspotenzial (z.B. Katheter, invasive Produkte).

Klasse IIb: Medizinprodukte mit erhöhtem Risikopotenzial (z.B. chirurgisch-invasive Einmalprodukte, Implantate, Blutbeutel, Produkte zur Empfängnisverhütung).

Klasse III: Medizinprodukte mit besonders hohem Risikopotenzial (z.B. Herzklappen, resorbierbare Implantate).

Medizinprodukte und Zubehör unterliegen einem Konformitätsbewertungsverfahren. Während die Konformitätsbewertung für Medizinprodukte der Klasse I generell unter der alleinigen Verantwortung des Herstellers erfolgt, ist für Medizinprodukte der Klasse IIa die Beteiligung einer benannten Stelle für das Herstellungsstadium und bei Medizinprodukten der Klasse IIb und III zusätzlich für die Auslegung der Produkte verbindlich. Die im Konformitätsbewertungsverfahren festgestellte Übereinstimmung eines Medizinproduktes mit den einschlägigen Richtlinien, die dem Medizinproduktegesetz zugrunde liegen (s.o.), wird durch die Anbringung des CE-Zeichens dokumentiert. Dieses ist Voraussetzung für den freien Verkehr in allen Mitgliedstaaten der EU. Das Konformitätsbewertungsverfahren ist kein staatliches Zulassungs- oder Registrierungsverfahren, wie es für Fertigarzneimittel im Arzneimittelgesetz vorgeschrieben ist (siehe Kap. 1.5).

Benannte Stellen sind sachverständige Einrichtungen, die von der Zentralstelle der Länder für Gesundheitsschutz bei Medizinprodukten (ZLG, nichtaktive Medizinprodukte) oder Zentralstelle der Länder für Sicherheitstechnik (ZLS, aktive Medizinprodukte) akkreditiert worden sind.

Medizinprodukte sind im Einzelhandel grundsätzlich nicht apothekenpflichtig, werden aber den apothekenüblichen Waren zugeordnet, d. h., sie dürfen auch in Apotheken an Verbraucher abgegeben werden. Im sonstigen Einzelhandel ist im Gegensatz zu den freiverkäuflichen Arzneimitteln keine besondere Sachkenntnis (siehe Kap. 1.7.7) vorgeschrieben. Der Verkehr mit Medizinprodukten unterliegt der behördlichen Aufsicht.

Beispiele für Medizinprodukte:

Arzneimittelwirkstoffe in Verbindung mit Medizinprodukten (heparinbeschichtete Katheter, Knochenzement mit Antibiotika)
Augenklappen
Bandagen
Blutbeutel
Blutschlauchsysteme
Brustimplantate
Chirurgische Instrumente
Chirurgisches Nahtmaterial
Desinfektionsmittel und Aufbewahrungslösungen für Kontaktlinsen und andere Medizinprodukte
Elektroden
Endoskopiegeräte
Filter
Fixierhilfen (Fixierbinden, -pflaster)
Hämofilter
Herzklappen
Herzschrittmacher
Implantate (auch wirkstoffbeschichtet oder resorbierbar)

Infusionsgeräte
Inkontinenzhilfen (Saugeinlagen, Erwachsenenwindeln, Urinkondome)
Instrumente mit Meßfunktion (Fieberthermometer, Blutdruckmeßgeräte, Beatmungsgeräte)
Intraokularlinsen
Intrauterinpessare (mit und ohne Wirkstoffe)
Kältetherapieprodukte
Kanülen (zur Einfach- oder Mehranwendung)
Katheter
Klammern (auch implantierbare)
Knochendrähte und -nägel
Kompressionsstrümpfe
Kondome
Kontaktlinsen
Magensonden
Masken (zur Behandlung, Atemschutz)
OP-Handschuhe, -Hauben, -Masken
Orthopädische Implantate
Patientenabdeckungen
Pflaster (zur Fixierung, mit Wundkissen, mit Wirkstoffen, zum Sprühen)
Prothesen (Augen, Brust, Gebiss, Gefäße, Gelenke, Zahnersatz)
Scheren, Schneidesysteme, Skalpelle
Sonden (Magen, Nase)
Spatel (Mund-, Salbenspatel)
Spritzen
Stoma-Implantate, Stoma-Systeme
Transfusionsbestecke und -geräte
Urinableitungssysteme
Venenkatheter
Verbandmittel (Fixierbinden und -pflaster, Bandagen, Stützverbände, Watten für medizinische Zwecke)
Verbandstoffe (Kompressen, Tupfer, Verbandtücher, Wundschnellverbände)
Wärmetherapieprodukte
Zahnfüllungswerkstoffe (Amalgame, Composits, Inlays)
Zahnspangen
Zuleitungen zur enteralen Ernährung.

TEIL III

# 1.3 Anforderungen an Arzneimittel

Zum Schutz des Verbrauchers sind eine Reihe von Verboten erlassen, deren Nichtbeachtung mit Freiheits- und Geldstrafen geahndet wird.

## 1.3.1 Verbot bedenklicher Arzneimittel

Es ist verboten, bedenkliche Arzneimittel (§ 5) in den Verkehr zu bringen, wobei Inverkehrbringen (§ 4 Abs. 17) das Vorrätighalten zum Verkauf oder zur sonstigen Abgabe, das Feilhalten (erkennbar zum Verkauf vorrätighalten), das Feilbieten (z. b. im Rahmen eines Verkaufsgespräches anbieten) und die Abgabe an andere bedeutet.

Bedenklich ist ein Arzneimittel, wenn der begründete Verdacht besteht, dass mit dem bestimmungsgemäßen Gebrauch Risiken verbunden sind, die über ein nach den jeweiligen Erkenntnissen der medizinischen Wissenschaft vertretbares Maß hinausgehen.

Da man heute weiß, dass Risiken auch bei der bestimmungsgemäßen Einnahme eines Arzneimittels nicht auszuschließen sind, andererseits der therapeutische Nutzen eines Arzneimittels so hoch sein kann, dass die mit der Einnahme verbundenen Risiken in Kauf genommen werden müssen, wird bei der Beurteilung der Bedenklichkeit eines Arzneimittels darauf abgestellt, dass bei einer Risiko-Nutzen-Abwägung das mögliche Risiko ein vertretbares Maß nicht überschreiten darf.

Zur Erfassung von Arzneimittelrisiken hat das Bundesministerium für Gesundheit eine Verwaltungsvorschrift (Stufenplan) erlassen. Die zentrale und koordinierende Funktion in diesem Stufenplan ist den Bundesoberbehörden, dem Bundesinstitut für Arzneimittel und Medizinprodukte in Bonn und dem Paul-Ehrlich-Institut in Langen bei Frankfurt (Sera, Impfstoffe, Blutprodukte) zugeordnet (siehe Kap. 1.11).

Um eine unmittelbare oder mittelbare Gefährdung der Gesundheit von Mensch und Tier durch Arzneimittel zu verhüten, kann das Bundesministerium für Gesundheit bestimmte Herstellungsverfahren für Arzneimittel vorschreiben, aber generell auch bestimmte Herstellungsverfahren beschränken oder verbieten (§ 6).

## 1.3.2 Radioaktive Arzneimittel

Weiterhin ist es verboten, radioaktive Arzneimittel oder Arzneimittel, bei deren Herstellung ionisierende Strahlen verwendet worden sind, in den Verkehr zu bringen. Das Bundesministerium für Gesundheit ist jedoch ermächtigt, hiervon Ausnahmen zuzulassen (§ 7).

Radioaktive Arzneimittel spielen hauptsächlich in der Diagnostik eine Rolle. Sie sind zum Verkauf im Einzelhandel mit freiverkäuflichen Arzneimitteln nicht zugelassen.

## 1.3.3 Verbote zum Schutz von Täuschung

**Qualitätsminderung**

Von großer Bedeutung auch für den Einzelhandel außerhalb der Apotheke ist das Verbot, Arzneimittel herzustellen oder in den Verkehr zu bringen, die durch Abweichung von den anerkannten pharmazeutischen Regeln in ihrer Qualität nicht unerheblich gemindert sind (§ 8 Abs. 1 Nr. 1). Dieses Verbot ist von praktischer Bedeutung, z. B. wenn Arzneimittel durch zu lange oder nicht sachgerechte Lagerung verdorben sind, wenn also bei sonst klaren Tropfen oder Säften Trübungen oder Ausfällungen auftreten, Dragees deckeln, Tabletten Flecken bekommen oder Teedrogen von Ungeziefer befallen sind. Feststellungen dieser Art sind ein sichtbares Zeichen dafür, dass eine Abweichung von den anerkannten pharmazeutischen Regeln vorliegt und entsprechend eine nicht unerhebliche Qualitätsminderung eingetreten ist.

Die anerkannten pharmazeutischen Regeln über die Qualität, Prüfung, Lagerung, Abgabe und Bezeichnung von Arzneimitteln sind im Arzneibuch (siehe Kap. 1.9) zusammengefasst. Daneben beschreiben z. B. auch die „Grundregeln der Weltgesundheitsorganisation für die Herstellung von Arzneimitteln und die Sicherung ihrer Qualität", die EG-Richtlinie über Grundsätze und Leitlinien der Guten Herstellungspraxis für Humanarzneimittel, der EG-Leitfaden einer Guten Herstellungspraxis für Arzneimittel sowie eine Empfehlung des Bundesministeriums für Gesundheit für Lagerungshinweise (s. Anhang 5) den anerkannten Stand der pharmazeutischen Regeln.

Da von einer Reihe von Arzneimitteln bekannt ist, dass sie im Laufe der Zeit auch bei sachgerechter Lagerung an Qualität verlieren, ist das sogenannte „Verfalldatum" (siehe Kap. 1.3.5) vorgesehen. Dieses muss vom pharmazeutischen Unternehmen angegeben werden. Gewissheit über die Haltbarkeit eines Arzneimittels kann durch entsprechende Lagerungsversuche gewonnen werden.

Beachtet der Einzelhändler ein Verfalldatum nicht, hält er also verfallende Arzneimittel vorrätig oder gibt er sie sogar ab, begeht er eine Ordnungswidrigkeit (§ 8 Abs. 2 i. V. mit § 97 Abs. 2 Nr. 1).

## Irreführung

Ein für den Schutz des Verbrauchers ebenfalls sehr bedeutsames Verbot besteht darin, Arzneimittel mit irreführenden Bezeichnungen, Angaben oder Aufmachungen zu versehen (§ 8 Abs. 1 Nr. 2). Hierzu gehören vor allem falsche Angaben über die Wirkungsweise, d. h. also, dass Wirkungen versprochen werden, die das Arzneimittel gar nicht hat oder haben kann, dass Heilung in allen Fällen zugesagt wird oder dass ein Arzneimittel als garantiert unschädlich angepriesen wird. Dem Verbot unterliegen auch Angaben, die beim Verbraucher den Eindruck erwecken, er erhalte ein Arzneimittel bestimmter Qualität oder Herkunft; z. B. die Aussage ein Arzneimittel sei Arzneibuchware, obwohl die Arzneibuchqualität nicht vorliegt oder etwa die Anpreisung einer „Korea"-Ginseng-Wurzel, die nicht aus Korea stammt.

Der Einzelhändler kann natürlich nicht in jedem Falle erkennen oder wissen, ob Aussagen über Arzneimittel, die er in den Verkehr bringt, gegen diese Verbote verstoßen. Dies gilt vor allem dann, wenn er Fertigarzneimittel von anderen, z. B. Großhändlern oder pharmazeutischen Unternehmern direkt bezieht. Fertigarzneimittel (§ 4 Abs. 1) sind Arzneimittel, die im Voraus hergestellt und in einer zur Abgabe an den Verbraucher bestimmten Packung in den Verkehr gebracht werden. Dies trifft in der Regel auf industriell hergestellte Arzneimittel zu.

In jedem Fall muss der Einzelhändler sich aber auch hier bemühen, nach bestem Wissen und Gewissen die Verbote zum Schutz des Verbrauchers zu beachten.

Grundsätzlich hat der Einzelhändler die volle Verantwortung, wenn er Arzneimittel selbst unter eigenem Namen in den Verkehr bringt, wenn er also z. B. im Rahmen seiner Herstellungsmöglichkeiten (siehe Kap. 1.4.1) Arzneimittel in unveränderter Form zur Abgabe unmittelbar an den Verbraucher umfüllt, abpackt oder kennzeichnet.

## 1.3.4 Der Verantwortliche für das Inverkehrbringen

Damit der für ein Arzneimittel Verantwortliche bei Verstößen gegen die Vorschriften des Arzneimittelgesetzes auch bekannt ist, ist vorgeschrieben, dass auf den Arzneimitteln (Behältnis, äussere Umhüllung) immer der pharmazeutische Unternehmer anzugeben ist (§ 9). Der pharmazeutische Unternehmer (§ 4 Abs. 18) ist derjenige, der Arzneimittel unter seinem Namen in den Verkehr bringt. Inverkehrbringen (§ 4 Abs. 17) ist das Vorrätighalten zum Verkauf oder zur sonstigen Abgabe, das Feilhalten, das Feilbieten und die Abgabe an andere. Der pharmazeutische Unternehmer kann, muss aber nicht der Hersteller des betreffenden Arzneimittels sein, etwa im Falle einer Auftragsherstellung.

Der Einzelhändler z.B. ist „pharmazeutischer Unternehmer", wenn er Arzneimittel, wie z.B. Lindenblütentee oder Baldrianwurzel auf Wunsch eines Kunden abfüllt und unter seinem Namen an diesen abgibt. Der Einzelhändler ist auch pharmazeutischer Unternehmer, wenn er Arzneimittel aus größeren Gebinden im Voraus umfüllt, abpackt und kennzeichnet (Fertigarzneimittel), vorrätig hält und unter seinem Namen an Kunden abgibt. Dies gilt auch dann, wenn ein Einzelhändler unter seinem Namen Fertigarzneimittel abgibt, die ein anderer für ihn hergestellt hat (Auftragsherstellung s. o.).

Um im Falle eines Verstoßes den Verantwortlichen auch belangen zu können, dürfen Arzneimittel nur von pharmazeutischen Unternehmern in den Verkehr gebracht werden, die ihren Sitz in der Bundesrepublik Deutschland, in einem anderen Mitgliedstaat der Europäischen Gemeinschaft oder in einem anderen Vertragsstaat des Abkommens über den Europäischen Wirtschaftsraum haben (Residenzpflicht). Diese Bestimmung ist vor allem für importierte Arzneimittel aus Nicht-EU-Staaten von grundsätzlicher Bedeutung.

### 1.3.5 Kennzeichnung

Eine weitere, sehr wichtige Bestimmung, die zum Schutze des Verbrauchers besteht, ist die Kennzeichnung zur Information über das Arzneimittel. Im Falle des Arzneimittels ist diese Information jedoch nicht nur für den Verbraucher selbst von Bedeutung, sondern in einem bestimmten Umfang auch für den Arzt, der jedoch primär vom pharmazeutischen Unternehmer wissenschaftlich informiert wird (Fachinformation siehe Kap. 1.3.7). Für freiverkäufliche Arzneimittel ist dieser zweite Punkt in der Praxis zwar nicht von erheblicher Bedeutung, jedoch müssen auch diese Arzneimittel grundlegenden Anforderungen genügen, die im Interesse der Arzneimittelsicherheit und des Verbraucherschutzes an Arzneimittel allgemein gestellt werden.

Informationen können der Verbraucher und der Arzt aus der Beschriftung des Behältnisses (z.B. Flasche, Röhrchen, Schachtel, Tube), der äußeren Umhüllung (z.B. Umkarton) und der Packungsbeilage entnehmen. In allen Fällen müssen die Angaben in gut lesbarer Schrift und allgemeinverständlich in deutscher Sprache gemacht werden. Im Hinblick auf die Kennzeichnung der Behältnisse und der äußeren Umhüllungen müssen die Angaben zusätzlich auf dauerhafte Weise gemacht sein. Das heißt also, sie sollen gedruckt sein und dürfen, soweit sie handschriftlich gemacht werden, z.B. nicht mit Bleistift oder Ähnlichem geschrieben sein. Ihre Entfernung muss sichtbare Beschädigungen hinterlassen.

Auf den Behältnissen (Flaschen, Tuben, Ampullen etc.) und äußeren Umhüllungen (Umkarton) von Fertigarzneimitteln müssen folgende Angaben gemacht werden (§ 10):

1. Der Name und die Anschrift des pharmazeutischen Unternehmens.
2. Die Bezeichnung des Arzneimittels. Soweit es sich um Fertigarzneimittel handelt, die nicht von der Industrie angeliefert werden, muss gegebenenfalls der Einzelhändler, der im Voraus abpackt oder umfüllt, den Namen selbst auftragen. Die Namensgebung bleibt ihm überlassen. Soweit es sich um Teedrogen handelt, müssen diese mit dem verkehrsüblichen deutschen Namen bezeichnet werden (siehe Kap. 1.7.1), um damit auch dem Verbraucher einen verständlichen Hinweis auf das Arzneimittel selbst zu geben.
3. Die Zulassungsnummer mit der Abkürzung „Zul.-Nr.". Sie wird von der Zulassungsbehörde z.B. dem Bundesinstitut für Arzneimittel und Medizinprodukte in Bonn, erteilt (siehe Kap. 1.5). Ein Fertigarzneimittel darf nicht in den Verkehr gebracht werden (d.h. auch Vorrätighalten), bevor es zugelassen ist.
4. Die Chargenbezeichnung mit der Abkürzung „Ch.-B.". Voraussetzung hierfür ist selbstverständlich, dass das Arzneimittel in Chargen (§ 4 Abs. 16) – in jeweils ei-

nem einheitlichen Herstellungsgang erzeugte Menge eines Arzneimittels – in den Verkehr gebracht wird, was bei Fertigarzneimitteln im Allgemeinen der Fall ist. Auch der Einzelhändler, der etwa Teedrogen in unveränderter Form im Voraus aus größeren Behältnissen in kleinere Behältnisse zur Abgabe an den Kunden abfüllt, wird die jeweils in einem Arbeitsgang abgefassten Packungen mit einer einheitlichen Nummer bezeichnen können. Als Chargennummer eignet sich das Datum, das mit der abgefassten Menge in ein Buch eingetragen wird, um bei Reklamationen feststellen zu können, wann und wieviel im Einzelnen abgepackt worden ist.

5. Die Darreichungsform, worunter Tabletten, Dragees, Säfte, Tropfen oder Salben zu verstehen sind.

6. Der Inhalt nach Gewicht, Rauminhalt oder Stückzahl. Hier sind Angaben wie Gramm, Milliliter oder Stück erforderlich. Angaben nach Annäherungswerten (z.B., circa) sind nicht zulässig; das gleiche gilt für Prozentangaben.

7. Die Art der Anwendung, d.h. z.B. Tabletten zum Lutschen, Tabletten zum Einnehmen, Tropfen zum Einnehmen, Flüssigkeit zum Gurgeln.

8. Die arzneilich wirksamen Bestandteile nach Art und Menge (§ 4 Abs. 19; s. auch Kap. 1.3.6).

9. Das Verfalldatum mit dem Hinweis „Verwendbar bis" (§ 10 Abs. 1 Nr. 9 i.V. mit Abs. 7).

10. Soweit Arzneimittel der Verschreibungspflicht oder sonst der Apothekenpflicht unterliegen, sind sie entsprechend mit „Verschreibungspflichtig" (siehe Kap. 1.7.6) oder „Apothekenpflichtig" (siehe Kap. 1.7) zu kennzeichnen. Fehlt eine derartige Angabe auf dem Behältnis und der äußeren Umhüllung, kann in der Regel davon ausgegangen werden, dass das betreffende Arzneimittel frei verkäuflich ist, d.h. dass es in Einzelhandelsgeschäften außerhalb der Apotheken abgegeben werden darf.

11. Muster von Arzneimitteln, die als Ärztemuster (siehe Kap. 1.7.5) im Verkehr sind, müssen den Hinweis „unverkäufliches Muster" tragen (siehe auch Kap. 2.6, unzulässige Werbung).

12. Der Hinweis, dass Arzneimittel unzugänglich für Kinder aufbewahrt werden sollen, es sei denn, es handelt sich um Heilwässer.

13. Soweit erforderlich, besondere Vorsichtsmaßnahmen für die Beseitigung von nicht verwendeten Arzneimitteln oder sonstige besondere Vorsichtsmaßnahmen, um Gefahren für die Umwelt zu vermeiden.

Ggf. müssen auch noch Warnhinweise, für die Verbraucher bestimmte Aufbewahrungshinweise (siehe Kap. 1.3.6) oder Lagerungshinweise angegeben werden. Der Wortlaut der Lagerungshinweise kann sich zum einen nach den Vorschriften des Arzneibuches oder nach einer einschlägigen „Empfehlung" des Bundesministeriums für Gesundheit (s. Anhang 5) richten.

Kennzeichnungsvorschriften für Arzneimittel, die keine Fertigarzneimittel sind, die also nicht im Voraus hergestellt sind, enthält das Arzneimittelgesetz nicht. Das Bundesministerium für Gesundheit ist jedoch ermächtigt (§ 12 Abs. 1 Nr. 1), auch für solche Arzneimittel Kennzeichnungsvorschriften im Rahmen einer Rechtsverordnung zu erlassen. So lange diese Rechtsverordnung nicht besteht, sollten bei Arzneimitteln, die keine Fertigarzneimittel sind, neben der ohnehin erforderlichen Angabe des verantwortlichen pharmazeutischen Unternehmens (siehe Kap. 1.3.4) aus Gründen der Arzneimittelsicherheit dennoch – gegebenenfalls mit Ausnahme der Chargennummer – alle für Fertigarzneimittel vorgeschriebenen Angaben in der Kennzeichnung gemacht werden.

Abweichend von der Vorschrift, dass die Zulassungsnummer angegeben werden muss, kann bei „homöopathischen Arzneimitteln" auch die Registriernummer mit der Abkürzung „Reg.-Nr." angegeben werden. Für homöopathische Arzneimittel – und nur für diese – besteht alternativ zu einem materiellen Prüfverfahren (Zulassung) auch die Möglichkeit einer bloßen Eintragung in ein sogenanntes Register für homöopathische Arzneimittel (Registrierung §§ 38, 39). Angaben über Anwendungsgebiete dürfen nicht gemacht werden. Daher müssen registrierte homöopathische Arzneimittel mit dem Hinweis „Registriertes homöopathische Arzneimittel, daher ohne Angabe einer therapeutischen Indikation" gekennzeichnet sein (siehe Kap. 1.5.7).

### Zusätzliche Kennzeichnung für Tierarzneimittel

Bei Arzneimitteln, die zur Anwendung bei Tieren bestimmt sind, muss immer, d. h. also auch dann, wenn es sich dabei nicht um im Voraus hergestellte, abgepackte oder gekennzeichnete Fertigarzneimittel handelt, der Hinweis „für Tiere" und die Tierart, bei der das Arzneimittel angewendet werden soll, angegeben werden (§ 10 Abs. 5 Nr. 1).

Werden Arzneimittel bei Tieren angewandt, die zur Gewinnung von Lebensmitteln dienen, wie etwa Rinder, Schafe, Schweine, Hühner oder Bienen, muss außerdem noch die Wartezeit angegeben werden (§ 10 Abs. 5 Nr. 2). Unter Wartezeit (§ 4 Abs. 12) ist der Zeitraum zu verstehen, der zwischen Anwendung des Arzneimittels und der Schlachtung des Tieres bzw. Gewinnung der Lebensmittel (Bienen/Honig) vergehen muss. Sie soll verhindern, dass die gewonnenen Lebensmittel noch Rückstände oder Abbauprodukte des angewendeten Arzneimittels enthalten, die gegebenenfalls die Gesundheit des Menschen durch Genuss der Lebensmittel beeinträchtigen können.

Sind die Arzneimittel ausschließlich zur Anwendung bei Tieren bestimmt, die nicht zur Gewinnung von Lebensmitteln dienen, also bei Hunden, Katzen, Stubenvögeln o. ä., muss folgender Hinweis angegeben sein: „Nicht bei Tieren anwenden, die der Gewinnung von Lebensmitteln dienen" (§ 10 Abs. 5 Nr. 3). Auch diese Kennzeichnungsvorschrift dient dem Verbraucherschutz, da bei diesen Arzneimitteln nicht geprüft wurde, ob und inwieweit eine Wartezeit einzuhalten ist.

## 1.3.6 Packungsbeilage

Um dem Verbraucher und ggfl. auch dem Arzt weitere Informationen geben zu können, ist vorgeschrieben, dass Fertigarzneimitteln eine Packungsbeilage mit der Überschrift „Gebrauchsinformation" (§ 11) beizufügen ist. Hier sind ebenfalls die Angabe des Namens des pharmazeutischen Unternehmers, des Namens des Fertigarzneimittels und der Art der Anwendung vorgeschrieben. Die Bestandteile sind nach der Art und die arzneilich wirksamen Bestandteile nach der Art und Menge anzugeben. Es handelt sich also zum Einen um die sog. Hilfsstoffe, wie Tablettierhilfsmittel, Emulgatoren oder Stabilisatoren und zum Anderen um pharmakologisch wirksame Hilfsstoffe, die die Wirkung eines Arzneimittels beeinflussen, wie z. B. Konservierungsmittel oder solche, die erfahrungsgemäß Allergien hervorrufen können. Die tatsächlich arzneilich wirksamen Bestandteile müssen nicht nur nach der Art, sondern auch nach der Menge angegeben werden. Es handelt sich bei dieser Gruppe um Wirkstoffe, die definitionsgemäß (§ 4 Abs. 19) dazu bestimmt sind, bei der Herstellung von Arzneimitteln als wirksame Bestandteile verwendet zu werden. Zusätzlich sind Angaben über die Anwendungsgebiete (Indikationen) erforderlich, sowie über die Fälle, bei denen das betreffende Arzneimittel nicht angewendet werden darf (Kontraindikationen) (§ 11 Abs. 1).

Ebenfalls bekanntgegeben werden müssen (§ 11 Abs. 1) unerwünschte Arzneimittelwirkungen (Nebenwirkung; § 4 Abs. 13), sowie zu erwartende Wechselwirkungen mit anderen Mitteln, d. h. etwa Wirkungsbeeinflussung eines Arzneimittels durch zusätzlichen Alkoholgenuss, was im konkreten Fall sowohl zu Erregungszuständen (Euphorie) als auch zu sehr starker Dämpfung (Sedierung) führen kann. Weitere Angaben sind vorgeschrieben zur Dosierung mit Einzel- und Tagesangaben sowie für den Fall der Überdosierung, der unterlassenen Einnahme oder Hinweise auf die Gefahr von unerwünschten Folgen des Absetzens.

Im Zusammenhang mit dem Verfalldatum muss in der Gebrauchsinformation ein Hinweis darauf gegeben sein, dass diese Arzneimittel nach dem Ablauf des Verfalldatums nicht mehr angewendet werden sollen. Erforderlichenfalls hat eine Angabe zur Haltbarkeit nach Öffnen des Behältnisses zu erfolgen. Die zuständige Bundesbehörde, z.B. das Bundesinstitut für Arzneimittel und Medizinprodukte, kann zusätzlich noch weitere Auflagen erlassen, wie die Angabe von Warnhinweisen – etwa Beeinträchtigung des Reaktionsvermögens, was eine Rolle beim Autofahren oder Bedienen von Maschinen spielt – oder die Angabe von Aufbewahrungshinweisen für den Verbraucher.

Soweit die Gebrauchsinformation homöopathischen Arzneimitteln beigefügt ist, muss bei der Bezeichnung der Hinweis „Homöopathisches Arzneimittel" angegeben sein. Angaben über die Anwendungsgebiete dürfen nicht gemacht werden (§ 11 Abs. 3).

Soweit Angaben über die Kontraindikationen, Nebenwirkungen und Wechselwirkungen nicht gemacht werden können, weil etwa entsprechende Erkenntnisse nicht bestehen, so ist der Hinweis „keine bekannt" zu verwenden (§ 11 Abs. 5).

Weitere Angaben sind zulässig, soweit sie mit der Verwendung des Arzneimittels in Zusammenhang stehen und für die gesundheitliche Aufklärung wichtig sind. Derartige Angaben müssen von den Pflichtangaben deutlich abgesetzt und abgegrenzt sein.

## 1.3.7 Fachinformation

Für Fertigarzneimittel, die der Apothekenpflicht unterliegen, muss der pharmazeutische Unternehmer auf Anforderung Ärzten, Zahnärzten, Tierärzten und Apothekern – soweit es sich um nicht verschreibungspflichtige Fertigarzneimittel handelt, auch Heilpraktikern – eine Fachinformation zur Verfügung stellen. Diese enthält neben den für die Packungsbeilage vorgeschriebenen Angaben, weitere für den Arzt wichtige Informationen, wie z.B. über Notfallmaßnahmen, Unverträglichkeiten sowie pharmakologische und toxikologische Eigenschaften.

## 1.3.8 Übergangsvorschriften für die Kennzeichnung und Packungsbeilage

Fertigarzneimittel – auch arzneimittelhaltige Gegenstände –, die sich bei Inkrafttreten des Arzneimittelgesetzes am 1.1.1978 im Verkehr befanden, werden einer sog. Nachzulassung unterworfen. Spätestens ein Jahr nach ihrer Nachzulassung müssen Fertigarzneimittel vom pharmazeutischen Unternehmer entsprechend den Kennzeichnungsvorschriften des Arzneimittelgesetzes gekennzeichnet sein. Für die Packungsbeilage gilt diese Vorschrift entsprechend (§ 109).

Es blieb dem pharmazeutischen Unternehmer selbstverständlich unbenommen, seine Präparate zu einem früheren Zeitpunkt den Vorschriften des Arzneimittelgesetzes anzupassen.

Selbstverständlich ist, dass bei Neuzulassungen, die nach dem 1.1.1978 erfolgt sind, die Kennzeichnungsvorschriften sofort gelten sowie die Packungsbeilage auch sofort beigefügt sein muss.

Fertigarzneimittel, die Vorbeugungsmittel (siehe Kap. 1.7.1) oder freiverkäufliche Heilmittel (siehe Kap. 1.7.2) sind, dürfen, sofern sie noch nicht von der Nachzulassung erfasst worden sind, seit dem 1.2.1992 vom pharmazeutischen Unternehmer nur in den Verkehr gebracht werden, wenn sie auf dem Behältnis und, soweit verwendet, auf der äußeren Umhüllung und einer Packungsbeilage – zutreffenderweise – einen oder mehrere der folgenden Hinweise tragen:

„Traditionell angewendet

- zur Stärkung oder Kräftigung
- zur Besserung des Befindens
- zur Unterstützung der Organfunktion
- zur Vorbeugung
- als mild wirkendes Arzneimittel" (§ 109 Abs. 3).

Für Arzneimittel, die der Zulassungspflicht unterliegen, also Fertigarzneimittel, die sich bei Inkrafttreten des Arzneimittelgesetzes im Verkehr befanden, kann das Bundesinstitut für Arzneimittel und Medizinprodukte soweit erforderlich, durch Auflagen Warnhinweise anordnen (§ 110). Dies könnte z.B. bei Arzneimitteln der Fall sein, die geeignet sind, die Reaktionsfähigkeit bei Menschen, vor allem im Hinblick auf den Straßenverkehr oder das Bedienen von Maschinen, zu beeinträchtigen.

# 1.4 Herstellung von Arzneimitteln

## 1.4.1 Herstellungserlaubnis

Wer Arzneimittel oder fiktive Arzneimittel (siehe Kap. 1.2) zur Abgabe an andere herstellen will, benötigt hierzu eine Erlaubnis der zuständigen Behörde (§ 13 Abs. 1). Herstellen ist das Gewinnen, das Anfertigen, das Zubereiten, das Be- oder Verarbeiten, das Umfüllen einschließlich Abfüllen, das Abpacken und das Kennzeichnen (§ 4 Abs. 14). Es ist zu beachten, dass jede einzelne dieser Tätigkeiten „herstellen" ist. Die zuständigen Arzneimittelbehörden sind im Allgemeinen die Regierungspräsidien oder Bezirksregierungen, in den Stadtstaaten die Gesundheitssenatoren (s. auch Kap. 1.12).

Von der grundsätzlichen Erlaubnispflicht gibt es eine Reihe von Ausnahmen, die sich auf Inhaber von Apotheken, Krankenhausträger, Tierärzte und Großhändler beziehen (§ 13 Abs. 2).

**Ausnahmen für Einzelhändler**

Auch für Einzelhändler besteht eine Ausnahme (§ 13 Abs. 2 Nr. 5): Soweit sie die erforderliche Sachkenntnis (siehe Kap. 1.7.7) zum Handel mit freiverkäuflichen Arzneimitteln besitzen, dürfen sie Arzneimittel in unveränderter Form zur Abgabe unmittelbar an Verbraucher umfüllen, abpacken oder kennzeichnen. Dies bedeutet, dass der Einzelhändler Arzneimittel, die nicht der Apothekenpflicht unterliegen, also freiverkäuflich (siehe Kap. 1.7.1) sind, bei pharmazeutischen Unternehmern oder im Großhandel in größeren Ge-

binden beziehen und dann in unveränderter Form in kleinere Behältnisse zur unmittelbaren Abgabe an den Verbraucher umfüllen, abpacken oder kennzeichnen darf, ohne hierzu eine Herstellungserlaubnis besitzen zu müssen. Der Einzelhändler darf solche Arzneimittel als pharmazeutischer Unternehmer auch unter seinem eigenen Namen in Verkehr bringen. Er kann also, immer unter der Voraussetzung der Freiverkäuflichkeit, Tabletten, Dragees, Tees (auch Mischungen, soweit sie als „Vorbeugungsmittel" in den Verkehr gebracht werden (s. auch Kap. 1.7.1), Säfte oder Tropfen in größeren Gebinden bei einem pharmazeutischen Unternehmer einkaufen, in unveränderter Form in kleinere Portionen umfüllen und abpacken, mit seinem Namen (pharmazeutischer Unternehmer) versehen und mit der sonst erforderlichen Kennzeichnung gewissermaßen als „Eigenerzeugnis" in den Verkehr bringen. Dies bezieht sich selbstverständlich auch auf Einzeldrogen wie Pfefferminztee, Kamillentee, Baldriantee o.ä.

Wichtig ist, dass das Recht des Einzelhändlers zum Umfüllen, Abpacken oder Kennzeichnen von Arzneimitteln daran geknüpft ist, dass er bereits ein „Arzneimittel" bezogen hat. Er darf nicht eine „Chemikalie" z.B. Ascorbinsäure (Vit. C) für analytische Zwecke beziehen und diese dann mit einer arzneilichen Zweckbestimmung, z.B. zur Vorbeugung von Erkältungskrankheiten, abgeben. Diese „Umwidmung" hätte zur Folge, dass hierzu eine Herstellungserlaubnis mit allen Konsequenzen benötigen würde.

Weiter ist das Recht des Einzelhändlers zum Umfüllen, Abpacken und Kennzeichnen von Arzneimitteln an deren Abgabe in „unveränderter Form" und „unmittelbar an den Verbraucher" gebunden. Das heißt, der Einzelhändler darf keinerlei Maßnahmen treffen, die den Zustand des gelieferten Arzneimittels verändern; hierzu gehört z. B. auch das Zerkleinern, Pulverisieren, Verdünnen, Mischen oder auch Ändern oder Ergänzen der arzneilichen Zweckbestimmung.

„Abgabe unmittelbar an den Verbraucher" bedeutet, dass der Einzelhändler das Arzneimittel dem Kunden nur direkt – also nicht über Zwischenhändler – aushändigen darf, was aber auch durch Zusendung erfolgen kann.

Selbstverständlich kann der Einzelhändler auch auf das ihm im Arzneimittelgesetz eingeräumte Recht des Umfüllens, Abpackens oder Kennzeichnens verzichten und einen anderen, der die erforderliche Erlaubnis (§ 13 Abs. 1; siehe Kap. 1.4.1) besitzt, beauftragen, für ihn freiverkäufliche Arzneimittel bis zur abgabefertigen Packung herzustellen (Auftragsherstellung). Es liegen dann Fertigarzneimittel vor (§ 4 Abs. 1). Der Einzelhändler bleibt in diesem Falle dennoch pharmazeutischer Unternehmer, weil er das Arzneimittel unter seinem Namen in den Verkehr bringt (siehe Kap. 1.3.4).

Soweit der Einzelhändler als pharmazeutischer Unternehmer Fertigarzneimittel unter seinem Namen an Kunden abgibt, also in den Verkehr bringt, sind weitere Vorschriften über die Zulassung zu beachten (siehe Kap. 1.5).

An dieser Stelle ist darauf hinzuweisen, dass der Einzelhändler bereits dann ein Fertigarzneimittel herstellt, wenn er z. B. gängige Teedrogen „im Voraus" aus größeren Gebinden in abgabefertige Packungen umfüllt. Um kein Fertigarzneimittel herzustellen, dürfen Arzneimittel, wie z. B. Tees, nur auf direkten Wunsch des Kunden unmittelbar vor der Abgabe an diesen abgefüllt und gekennzeichnet werden.

Soweit der Einzelhändler Fertigarzneimittel unter seinem Namen abgibt, muss er als pharmazeutischer Unternehmer eine Versicherung abschließen, um ggf. Schäden, die durch die Anwendung seines Arzneimittels bei Menschen entstanden sind, ersetzen zu können (Haftung, siehe Kap. 1.17).

## 1.4.2 Sachkundige Personen für die erlaubnispflichtige Herstellung von Arzneimitteln

Soweit die Herstellung von Arzneimitteln der im Normalfall erforderlichen Erlaubnispflicht (§ 13 Abs. 1; siehe Kap. 1.4.1) unterliegt, sind der für die Erteilung der Erlaubnis zuständigen Behörde (siehe auch Kap. 1.12) eine Reihe von Voraussetzungen nachzuweisen (§ 14). So ist eine für die Herstellung der Arzneimittel verantwortliche Person (Herstellungsleiter) sowie zusätzlich eine für die Prüfung der hergestellten Arzneimittel verantwortliche Person (Kontrolleiter) zu benennen. Beide müssen eine Sachkenntnis besitzen (§ 15), die in jedem Falle ein abgeschlossenes Hochschulstudium (Pharmazie, Chemie, Medizin, Biologie) voraussetzt und zusätzlich eine zweijährige praktische Tätigkeit in der Arzneimittelherstellung oder der Arzneimittelprüfung erforderlich macht.

Neben dem Herstellungsleiter und dem Kontrolleiter ist noch ein Vertriebsleiter vorgeschrieben, für den keine besondere Sachkenntnis vorgesehen ist und dessen Funktion zusätzlich auch durch den Herstellungsleiter ausgeübt werden kann (weitere verantwortliche Personen siehe Kap. 1.6, 1.11 und 1.15).

**Ausnahmen bei begrenzten Herstellungstätigkeiten**

Soweit Betriebe ausschließlich Arzneimittel umfüllen, abpacken oder kennzeichnen, kann eine sachkundige Person die Funktionen des Herstellungs-, Kontroll- und Vertriebsleiters gemeinsam ausüben. Dies gilt auch für Betriebe, die ausschließlich natürliche Heilwässer, Bademoore, andere Peloide (siehe Kap. 1.7) oder Gase für medizinische Zwecke sowie Pflanzen oder Pflanzenteile gewinnen, abfüllen oder kennzeichnen (§ 14 Abs. 2, 3).

**Ausnahmen für die Herstellung bestimmter Tierarzneimittel (Heimtiere)**

Soweit freiverkäufliche Arzneimittel hergestellt werden, die ausschließlich zur Anwendung bei Zierfischen, Zier- und Singvögeln, Brieftauben, Terrarientieren oder Kleinnagern bestimmt sind, kann der Herstellungsleiter gleichzeitig Kontroll- und Vertriebsleiter sein. Die zweijährige praktische Tätigkeit in der Arzneimittelherstellung oder der Arzneimittelprüfung kann hier entfallen (siehe Kap. 1.10.3).

### 1.4.3 Weitere Voraussetzungen für die Arzneimittelherstellung

Für die jeweils durchgeführten Tätigkeiten, das heißt nicht nur für die Arzneimittelherstellung, sondern auch für die Prüfung der hergestellten Arzneimittel müssen geeignete Räume und Einrichtungen vorhanden sein (§ 14 Abs. 1 Nr. 6) sowie schriftliche Unterlagen geführt werden, die die jeweiligen Tätigkeiten dokumentieren. Diese Voraussetzungen gelten sinngemäß auch für eine Arzneimittelherstellung, die ohne Erlaubnis erfolgen darf (siehe Kap. 1.4.1).

Für den Einzelhändler, der Arzneimittel umfüllt, abpackt oder kennzeichnet, bedeutet dies ggf., dass er hier nach Umfang dieser Tätigkeiten einen eigenen Raum, zumindest aber einen abgetrennten sauberen Arbeitsplatz sowie die geeignete Ausstattung für die Herstellung und Prüfung vorweisen können muss. Dies trifft vor allem dann zu, wenn er selbst abgepackte und gekennzeichnete Fertigarzneimittel in den Verkehr bringt.

Die schriftlichen Unterlagen sollen es sowohl dem Einzelhändler als auch der zuständigen Arzneimittelüberwachungsbehörde ermöglichen, bei eventuellen Beanstandungen oder Mängeln eindeutige Faktoren, wie etwa Zeitpunkt des Abfüllens oder Kennzeichnens, Menge des hergestellten Arzneimittels oder auch von wem und wann das Arzneimittel vor dem Abfüllen bezogen wurde, festzustellen und damit gegebenenfalls die im Interesse der Arzneimittelsicherheit erforderlichen Nachforschungen und Maßnahmen veranlassen zu können.

Der Umfang und die Art der Dokumentation ist jeweils vom Einzelfall abhängig, d. h. entscheidend ist der jeweilige Umfang und die Art des Umfüllens, Abpackens oder Kennzeichnens. Hier können ggf. auch Fragen über den Nachweis der Packmaterialien eine Rolle spielen.

Grundsätzlich sollte die Dokumentation vom Sinn und Zweck her auf die Arzneimittelsicherheit abgestellt sein. Hier können z. B. bereits vorhandene Unterlagen, wie Lieferscheine oder Rechnungen ausreichend sein.

Die Prüfung der Arzneimittel kann auch, soweit es sich um spezielle und aufwändige Untersuchungsmethoden handelt, außerhalb des eigenen Betriebes im Auftrag durchgeführt werden, wenn dort die geeigneten Räume und Einrichtungen zur Prüfung vorhanden sind. In diesem Falle unterliegt auch die Prüfungseinrichtung der Überwachung durch die zuständige Arzneimittelbehörde.

Die Prüfung der Arzneimittel durch den Einzelhändler beinhaltet, dass er, wenn er z. B. unter seinem Namen freiverkäufliche Tabletten, Dragees, Säfte o. ä. in Verkehr bringt, die erforderliche Qualität durch einen Arzneimittelsachverständigen feststellen lässt. In anderen Fällen oder bei Fertigarzneimitteln anderer pharmazeutischer Unternehmer muss der Einzelhändler die Prüfung im Rahmen seiner erworbenen Sachkenntnis durchführen.

Die zuständige Arzneimittelbehörde kann unter anderem die Herstellung und damit auch das Umfüllen, Abpacken oder Kennzeichnen eines Arzneimittels untersagen, wenn der Hersteller – also auch der Einzelhändler – die für die Herstellung und Prüfung erforderliche Dokumentation nicht vorlegt (§ 18 Abs. 2). Weist das hergestellte Arzneimittel nicht die nach den anerkannten pharmazeutischen Regeln (siehe Kap. 1.9) angemessene Qualität auf, kann die zuständige Arzneimittelbehörde das Inverkehrbringen untersagen oder nachträglich den Rückruf anordnen (§ 69 Abs. 1; siehe Kap. 1.12).

### 1.4.4 Übergangsvorschriften

**Erlaubnispflichtige Arzneimittelherstellung**

Eine Erlaubnis zur Herstellung von Arzneimitteln, die nach dem Arzneimittelgesetz 1961 erteilt worden ist, gilt nach Inkrafttreten des gültigen Arzneimittelgesetzes im Sinne des § 13 Abs. 1 (siehe Kap. 1.4) im bisherigen Umfang fort (§ 100 Abs. 1).

Dies gilt auch für Einzelhändler, die eine Erlaubnis nach § 53 Abs. 1 Arzneimittelgesetz 1961 erhalten haben. Insoweit dürfen Einzelhändler auch nach dem geltenden Recht im bisherigen Umfang Arzneimittel herstellen (§ 100 Abs. 2). Hiervon sind in der Regel vor allem Drogisten betroffen.

**Arzneimittelherstellung ohne Erlaubnis durch sachkundige Einzelhändler**

Von diesen Bestimmungen unberührt bleibt das Recht des sachkundigen Einzelhändlers, Arzneimittel in unveränderter Form umzufüllen, abzupacken oder zu kennzeichnen, soweit es sich um Packungen handelt, die unmittelbar an den Verbraucher abgegeben werden sollen.

## 1.5 Zulassung und Registrierung von Arzneimitteln

Fertigarzneimittel müssen, bevor sie in der Bundesrepublik Deutschland in den Verkehr gebracht werden, von der zuständigen Bundesoberbehörde – Bundesinstitut für Arzneimittel und Medizinprodukte oder Paul-Ehrlich-Institut (Sera, Impfstoffe) – zugelassen werden (§ 21). Soweit Arzneimittel zur Anwendung an Tieren bestimmt sind, gilt die Zulassungspflicht (zuständige Behörde: Bundesinstitut für gesundheitlichen Verbraucherschutz und Veterinärmedizin) auch für solche Arzneimittel, die keine Fertigarzneimittel (§ 4 Abs. 1) sind und vom Hersteller, z. B. an Tierärzte abgegeben werden sollen (siehe Kap. 1.7.5).

### 1.5.1 Ausnahmen von der Zulassungspflicht

Von der Zulassungspflicht gibt es eine Reihe von Ausnahmen, die sich u. a. auf Arzneimittel beziehen, die auf häufige Verschreibung eines Arztes in Apotheken hergestellt werden oder zu klinischen Prüfungen bestimmt sind (§ 21 Abs. 2).

Auch auf freiverkäufliche Arzneimittel, die ausschließlich zur Anwendung bei Zierfischen, Zier- und Singvögeln, Brieftauben, Terrarientieren oder Kleinnagern bestimmt sind, finden die Vorschriften über die Zulassung keine Anwendung. Dies gilt auch, wenn derartige Arzneimittel als Fertigarzneimittel in den Verkehr gebracht werden (siehe Kap. 1.10.3).

### 1.5.2 Antragsteller für die Zulassung

Die Zulassung ist vom pharmazeutischen Unternehmer, das heißt also demjenigen, der das Fertigarzneimittel – bzw. bei Anwendung an Tieren ggf. auch Arzneimittel, die keine Fertigarzneimittel sind (s. o.) – unter seinem Namen in den Verkehr bringt, zu beantragen (§ 21 Abs. 3). Werden Fertigarzneimittel von einem Hersteller für mehrere Einzelhandelsbetriebe hergestellt, die diese Arzneimittel dann unter ihrem Namen und mit einer einheitlichen Bezeichnung an den Verbraucher abgeben, so muss die Zulassung durch den

Hersteller beantragt werden (§ 21 Abs. 3 Satz 3). Dies träfe etwa zu, wenn ein Hersteller für Einzelhändler freiverkäufliche Arzneimittel als Tropfen, Tabletten oder Dragees bis zur abgabefertigen Packung herstellt (Auftragsherstellung), wobei jeder Einzelhändler diese dann unter seinem Namen in den Verkehr bringt. Voraussetzung ist jedoch, dass diese Fertigarzneimittel mit der gleichen Bezeichnung, entweder einem Phantasienamen oder als „Hustentropfen" oder „Halstabletten" oder ähnliches in den Verkehr gebracht werden.

Hiervon zu unterscheiden wäre jedoch, wenn ein Hersteller freiverkäufliche Arzneimittel wie Dragees, Tropfen oder Ähnliches herstellt, die dann in größeren Gebinden an mehrere Einzelhändler ausgeliefert und von diesen in unveränderter Form zur unmittelbaren Abgabe an den Verbraucher im Voraus abgepackt und in den Verkehr gebracht werden. In diesem Fall muss jeder Einzelhändler für das von ihm als Fertigarzneimittel abgepackte Arzneimittel selbst die Zulassung beantragen.

### 1.5.3 Zulassungsunterlagen

Die Zulassung setzt voraus, dass auf Antrag eines pharmazeutischen Unternehmers durch die Bundesoberbehörde ein direktes materielles Prüfverfahren in die Wege geleitet wurde. Hierzu sind eine Vielzahl von Unterlagen vom pharmazeutischen Unternehmer vorzulegen und von der Zulassungsbehörde zu bearbeiten. Der Antragsteller muss neben belegten Angaben, die sich weitgehend mit denen auf der Packungsbeilage decken, auch kurzgefasste Angaben über die Herstellung machen sowie die Kontrollmethoden vorlegen, anhand derer die Qualität des Arzneimittels festgestellt werden kann (§ 22 Abs. 1). Sehr wichtig ist, dass für eine Zulassung die Ergebnisse einer analytischen Prüfung, einer pharmakologisch-toxikologischen Prüfung sowie einer klinischen Prüfung (siehe Kap. 1.6) vorgelegt werden müssen, um die Qualität, Unbedenklichkeit und therapeutische

Wirksamkeit des zuzulassenden Fertigarzneimittels nachzuweisen (§ 22 Abs. 2).

Die analytische Prüfung umfasst physikalische, chemische, biologische oder mikrobiologische Versuche; im Rahmen der pharmakologisch-toxikologischen Prüfung werden unter anderem Tierversuche durchgeführt, anhand derer festgestellt werden kann, welche Auswirkungen das betreffende Arzneimittel auf den Tierorganismus hat. Die hier gewonnenen Erkenntnisse können in einem gewissen Rahmen auf den Menschen übertragen werden. Bereits in der Phase des Tierversuchs scheitern Arzneimittel sehr häufig aufgrund von Unverträglichkeiten. Die Arzneimittel, die sich im Tierversuch als unbedenklich erwiesen haben, werden anschließend unter strengster ärztlicher Aufsicht im Rahmen einer klinischen Prüfung am Menschen angewandt (siehe Kap. 1.6).

Die pharmakologisch-toxikologische Prüfung sowie die klinische Prüfung dienen dazu, die Unbedenklichkeit, die Verträglichkeit und die therapeutische Wirksamkeit von Arzneimitteln festzustellen. Anstelle der Ergebnisse von Prüfungen am Tier oder am Menschen kann auch anderes wissenschaftliches Erkenntnismaterial vorgelegt werden.

Soweit Arzneimittel zur Anwendung an Tieren bestimmt sind, die zu Lebensmitteln weiterverarbeitet werden, sind zusätzliche Untersuchungsergebnisse über die Wartezeit (§ 4 Abs. 12; siehe Kap. 1.3.5) vorzulegen.

Die Ergebnisse der verschiedenen Prüfungen sind durch jeweilige Sachverständige gutachtlich zusammenzufassen und zu bewerten (§ 24).

An der Zulassung eines Arzneimittels sind auch Sachverständigenkommissionen beteiligt, die sich aus Vertretern der Heilberufe (Ärzte, Zahnärzte, Tierärzte, Apotheker, Heilpraktiker) und der pharmazeutischen Unternehmer zusammensetzen. In Abhängigkeit der jeweiligen Anwendungsgebiete, Stoffgruppen und verschiedenen Therapieeinrichtungen, wie z. B. der Phytotherapie, Homöopathie oder Anthroposophie, beruft das Bundesministerium für Gesundheit hierzu Sachverständige, die über jeweils entsprechende Kenntnisse und Erfahrungen verfügen.

Neben dem Bundesinstitut für Arzneimittel und Medizinprodukte in Bonn gibt es noch eine für Sera und Impfstoffe sowie andere Blutprodukte (z. B. Plasma) zuständige Bundesbehörde, das Bundesamt für Sera und Impfstoffe (Paul-Ehrlich-Institut) in Langen bei Frankfurt (§ 77 Abs. 2), das nach der Zulassung z. B. eines Serums oder eines Impfstoffes zusätzlich jede einzelne Charge derartiger Arzneimittel nach jeweiliger Prüfung einzeln freigeben muss, bevor sie vom pharmazeutischen Unternehmer in den Verkehr gebracht werden darf (§ 32).

Für die Zulassung von Arzneimitteln, die zur Anwendung an Tieren bestimmt sind, ist das Bundesinstitut für gesundheitlichen Verbraucherschutz und Veterinärmedizin in Berlin die zuständige Bundesoberbehörde.

### 1.5.4 Entscheidung über die Zulassung

Selbstverständlich haben die Bundesoberbehörden die Möglichkeit, eine Zulassung abzulehnen (§ 25 Abs. 2), vor allem dann, wenn das zuzulassende Arzneimittel, orientiert an dem jeweiligen Stand der wissenschaftlichen Erkenntnisse nicht ausreichend geprüft wurde, oder wenn die Qualität nicht den anerkannten pharmazeutischen Regeln (siehe Kap. 1.9) entspricht. Sehr wichtig ist auch, dass ein Ablehnungsgrund das Fehlen der angegebenen therapeutischen Wirksamkeit ist oder der begründete Verdacht, dass der bestimmungsgemäße Gebrauch des Arzneimittels schädliche Wirkungen (siehe Kap. 1.3.1) hervorrufen kann. Letzteres jedoch mit der Einschränkung, dass diese schädlichen Wirkungen über ein nach den Erkenntnissen der medizinischen Wissenschaft vertretbares Maß hinausgehen. Diese Aussage muss richtig verstanden werden: Man weiß heute, dass wirksame Arzneimittel häufig – im Hinblick auf das zu behandelnde Krankheitsbild – unerwünschte Wirkungen und Nebenwirkungen haben können, die bei Patienten individuell unterschied-

lich beobachtet werden können. Es ist jedoch selbstverständlich, dass in jedem Fall der therapeutische Nutzen höher sein muss als das mit der Einnahme des Arzneimittels verbundene Risiko, z. B. Nebenwirkungen.

### 1.5.5 Erlöschen der Zulassung

Eine Zulassung erlischt (§ 31), wenn von ihr zwei Jahre kein Gebrauch gemacht worden ist, das heißt, wenn das zugelassene Arzneimittel vom Inhaber der Zulassung innerhalb dieser Frist nicht in den Verkehr gebracht wurde. Grundsätzlich erlischt die Zulassung nach Ablauf von fünf Jahren, es sei denn, dass sie auf Antrag des Inhabers der Zulassung zuvor verlängert worden ist. In diesem Fall kann die zuständige Bundesoberbehörde verlangen, dass mit dem Verlängerungsantrag gegebenenfalls ergänzende Berichte zu den bereits eingereichten Zulassungsunterlagen vorgelegt werden.

### 1.5.6 Erweiterung und Freistellung von der Zulassung

Das Bundesministerium für Gesundheit wird durch das Arzneimittelgesetz ermächtigt, weitere Einzelheiten über das Zulassungsverfahren sowie sie staatliche Chargen-Prüfung (z. B. bei Sera und Impfstoffen) durch Verordnung zu regeln, das heißt, gegebenenfalls bei Bedarf die Vorschriften auch auf andere Arzneimittel (z. B. weitere Blutprodukte) auszudehnen (§ 35).

Es kann aber auch bestimmte Arzneimittel, Arzneimittelgruppen oder Arzneimittel in bestimmten Abgabeformen durch Verordnung von der Zulassungspflicht freistellen. Voraussetzung hierfür ist, dass eine gesundheitliche Unbedenklichkeit für Mensch und Tier besteht und zudem sichergestellt ist, dass das Arzneimittel hinsichtlich seiner Wirksamkeit und Qualität den Erfordernissen des Gesetzes und dem Stand der wissenschaftlichen Erkenntnisse entspricht (§ 36, Ermächtigung für Standardzulassungen).

TEIL III

Die Vorschrift über Standardzulassungen ist auch für den Einzelhandel mit Arzneimitteln außerhalb von Apotheken von Bedeutung: Ein sachkundiger Einzelhändler bezieht zum Beispiel ein großes Gebinde eines freiverkäuflichen Arzneimittels. In diesem Falle sind die Kriterien eines Fertigarzneimittels nicht erfüllt, da dieses Arzneimittel zwar im Voraus hergestellt, jedoch nicht in abgabefertiger Packung geliefert wird. Wird es beim Einzelhändler unverändert zur Abgabe unmittelbar an den Verbraucher im Voraus in kleine Packungseinheiten umgefüllt und gekennzeichnet, so liegt ein Fertigarzneimittel vor, das erst nach einer Zulassung in den Verkehr gebracht werden darf. Da dieser Vorgang bei gängigen Arzneimitteln wie Leinsamen oder Kamillenblüten nicht nur einmal, sondern bei jedem sachkundigen Einzelhändler vonstatten gehen kann, ist die Situation gegeben, dass Tausende von Einzelhändlern beim Bundesinstitut für Arzneimittel und Medizinprodukte eine Zulassung für das gleiche Arzneimittel beantragen. Um diese Arbeitsbelastung auszuschalten, besteht die Möglichkeit, dass der Verordnungsgeber bestimmte Arzneimittel als Fertigarzneimittel von der Pflicht der Einzelzulassung freistellt. Er erlässt hierzu produktbezogene Regelungen über die Qualität des Arzneimittels, die Verpackung, die Kennzeichnung und die Packungsbeilage in Form von sog. Monographien.

Soweit solche Arzneimittelformen freiverkäuflich sind, kann der Einzelhändler dann also ohne Konsequenzen hinsichtlich einer Zulassung aus einem großen Gebinde in eine abgabefertige Packung im Voraus umfüllen, kennzeichnen und in den Verkehr bringen, wobei die Vorgaben der jeweiligen Monographie eingehalten werden müssen.

Selbstverständlich bezieht sich die Ermächtigung des § 36 nicht nur auf einzelne Drogen oder Stoffe, sondern auch auf Zubereitungen. Die Monographien z. B. folgender auch für den Einzelhandel außerhalb der Apotheken verfügbarer Arzneimittel sind in Kraft*):

---

* Vgl. R. Braun, Standardzulassung. Texte und Kommentare, Deutscher Apotheker Verlag, Stuttgart (Loseblattsammlung auf aktuellem Stand).

Anis, Arnikablüten, Arnikatinktur, Baldriantinktur, Baldrianwurzel, Bärentraubenblätter, Beruhigungstee, Birkenblätter, Blasen- und Nierentee, Bohnenschalen, Brennnesselkraut, Brombeerblätter, Brusttee, Eibischblätter, Eibischwurzel, Eichenrinde, Enzianwurzel, Erkältungstee, Ethanol, Eukalyptusblätter, Eukalyptusöl, Fenchel, Franzbranntwein, Gänsefingerkraut, Gallentee, Hamamelisblätter, Hamamelisrinde, Hauhechelwurzel, Heidelbeeren, Holunderblüten, Hopfenzapfen, Huflattichblätter, Husten- und Bronchialtee, Isländisches Moos, Johanniskraut, Kamillenblüten, Kampferspiritus, Kohletabletten, Korianderfrüchte, Kreuzdornbeeren, Kümmel, Lavendelblüten, Leinsamen, Lindenblüten, Löwenzahn, Magentee, Magen- und Darmtee, Magnesiumsulfat, Magnesiumtrisilikat-Tabletten, Malvenblätter, Melissenblätter, Myrrhentinktur, Orthosiphonblätter, Pfefferminzblätter, Queckenwurzel, Ratanhiatinktur, Ratanhiawurzel, Ringelblumenblüten, Rosmarinblätter, Salbeiblätter, Schachtelhalmkraut, Schafgarbenkraut, Sonnenhutwurzel, Spitzwegerichkraut, Süßholzwurzel, Tannin-Eiweiß-Tabletten, Tausendgüldenkraut, Thymian, Verdünnte Wasserstoffperoxid-Lösung, Vitamin-C-Pulver, Vitamin-C-Tabletten, Wacholderbeeren, Weißdornblätter und -blüten, Weiße Taubnesselblüten, Wermutkraut, Zinksalbe.

Die Freistellung von Fertigarzneimitteln von der Pflicht zur Zulassung lässt die Gefährdungshaftung (§ 84 ff. siehe Kap. 1.17) des pharmazeutischen Unternehmers, im obigen Fall also des Einzelhändlers, unberührt.

## 1.5.7 Registrierung

Neben der Zulassung gibt es für Fertigarzneimittel, die „homöopathische Arzneimittel" sind, die Möglichkeit einer Registrierung (§§ 38, 39). In diesen Fällen sind ebenfalls alle Unterlagen vorzulegen, wie sie vergleichbar zur Zulassung erforderlich sind, jedoch mit der Ausnahme der Angaben über die Wirkung und Anwendungsgebiete sowie der Unterlagen und Gutachten über die pharmakologisch-toxikologische und klinische Prüfung.

In der Folge dürfen bei registrierten homöopathischen Fertigarzneimitteln keine Anwendungsgebiete angegeben werden. Außerdem müssen sie mit dem Hinweis „homöopathisches Arzneimittel" gekennzeichnet sein (siehe Kap. 1.3.5).

Entsprechendes gilt für die Packungsbeilage homöopathischer Arzneimittel (siehe Kap. 1.3.6).

Die o. a. Einschränkung entfällt selbstverständlich, wenn ein homöopathisches Fertigarzneimittel vom Bundesinstitut für Arzneimittel und Medizinprodukte zugelassen wurde.

Die Herstellungs- und Prüfnormen für homöopathische Arzneimittel werden im Homöopathischen Arzneibuch festgelegt (siehe Kap. 1.9).

### 1.5.8 Übergangsvorschriften

Alle Fertigarzneimittel, also Arzneimittel, die im Voraus hergestellt und in abgabefertiger Packung in den Verkehr gebracht werden (Stichtag 1.1.1978), mussten vom pharmazeutischen Unternehmer innerhalb von sechs Monaten nach Inkrafttreten des Arzneimittelgesetzes, also bis zum 30.6.1978, mit der Bezeichnung und der Angabe der wirksamen Bestandteile nach Art und Menge sowie den Anwendungsgebieten der zuständigen Bundesoberbehörde (Bundesinstitut für Arzneimittel und Medizinprodukte, Paul-Ehrlich-Institut) angezeigt werden. Sie gelten damit als zugelassen (§ 105 Abs. 2).

Soweit Einzelhändler also Fertigarzneimittel unter ihrem Namen in den Verkehr brachten, unterlagen sie dieser Anzeigepflicht. Dabei war unerheblich, ob diese Fertigarzneimittel selbst hergestellt und im Voraus abgepackt und gekennzeichnet wurden, etwa im Rahmen einer damaligen Erlaubnis nach § 53 Arzneimittelgesetz 1961, oder ob die Fertigarzneimittel nur durch Umfüllen und/oder Kennzeichnen – z. B. Franzbranntwein, Baldrian-Tinktur, Kamillentee oder Ähnliches – hergestellt wurden. Sobald der Einzelhändler gewissermaßen „auf Vorrat" im statthaften Rahmen freiverkäufliche Arzneimittel „abfasste", stellte er Fertigarzneimittel her und musste im genannten Sinne anzeigen.

Vor Ablauf der fiktiven Zulassung musste ein Antrag auf Verlängerung gestellt werden (sog. Nachzulassung), andernfalls ist diese fiktive Zulassung erloschen.

Soweit Arzneimittel zur Anwendung an Tieren bestimmt sind, gelten die Übergangsbestimmungen gegebenenfalls auch für solche Arzneimittel, die keine Fertigarzneimittel sind, das heißt also, die nicht im Voraus hergestellt, abgepackt und gekennzeichnet sind, aber nach dem Arzneimittelgesetz der Zulassungspflicht unterliegen (siehe Kap. 1.5).

## 1.6 Schutz des Menschen bei der klinischen Prüfung

Die Prüfung eines Arzneimittels am Menschen ist für die Arzneimittelsicherheit ein unerlässlicher Bestandteil der Maßnahmen, die vor einem allgemeinen Inverkehrbringen eines Arzneimittels erforderlich sind. Die klinische Prüfung erreichen nur solche Arzneimittel, bei denen bereits im Rahmen von pharmakologisch-toxikologischen Prüfungen (siehe Kap. 1.5.3) die Erkenntnis gewonnen wurde, dass die Risiken für die betreffenden Patienten so gering wie möglich sind.

Zum Schutz des Menschen hat der Gesetzgeber Vorschriften erlassen, wann und wie Arzneimittel durch Anwendung am Menschen auf ihre Wirksamkeit und Verträglichkeit geprüft werden dürfen (§§ 40, 41). Im Hinblick darauf, dass Nebenwirkungen mit schädlichen Folgen nicht absolut auszuschließen sind, hat der Gesetzgeber weitere Bestimmungen festgelegt, die u. a. auch sicherstellen, dass den betroffenen Personen bei Schäden, oder gegebenenfalls bei Tod den Hinterbliebenen eine angemessene Entschädigung zusteht.

Die klinische Prüfung eines Arzneimittels gliedert sich in mehrere Phasen. Zunächst wird ein Arzneimittel unter strenger ärztlicher Überwachung an einer kleinen Zahl freiwilliger, gesunder Menschen (Probanden) auf seine Verträglichkeit geprüft. Daran schließt sich die Prüfung auf Wirksamkeit an, die ebenfalls nur eine kleine Zahl kranker Patienten einbezieht.

Erst dann setzt eine Prüfung an einer größeren Zahl von Patienten ein. Ist das betreffende Arzneimittel vom Bundesinstitut für Arzneimittel und Medizinprodukte zugelassen, wird die breite Prüfung fortgesetzt, indem die Beobachtungen die bei der Anwendung des Arzneimittels gemacht werden, weiterhin laufend gesammelt und ausgewertet werden. Diese letzte Phase stellt gewissermaßen eine Dauerbeobachtung dar, der das Arzneimittel solange unterworfen ist, wie es am Menschen angewandt wird bzw. im Verkehr ist.

Die klinische Prüfung eines Arzneimittels darf am Menschen nur durchgeführt werden, wenn sie zuvor von einer nach Landesrecht (Heilberufsgesetz) gebildeten unabhängigen Ethik-Kommission zustimmend bewertet und mit den erforderlichen Unterlagen bei der zuständigen Bundesoberbehörde angezeigt worden ist. Die Person, an der die klinische Prüfung durchgeführt werden soll, muss aufgeklärt worden sein und ihre Einwilligung gegeben haben.

Die Einwilligung wird nur wirksam, wenn die Person geschäftsfähig ist und die Einwilligung schriftlich gegeben wurde. Selbstverständlich kann diese jederzeit widerrufen werden.

Die klinische Prüfung bei Minderjährigen darf sich nur auf solche Arzneimittel beziehen, die zum Erkennen oder zum Verhüten von Krankheiten bei Minderjährigen bestimmt sind. Voraussetzung hierfür ist jedoch, dass durch eine klinische Prüfung an Erwachsenen keine ausreichenden Ergebnisse zu erreichen sind. Die Einwilligung für eine Prüfung ist in diesen Fällen durch den gesetzlichen Vertreter oder Pfleger abzugeben.

Soweit kranke Personen in die klinische Prüfung einbezogen werden, ist Voraussetzung, dass das zu prüfende Arzneimittel das Leben des Kranken retten, seine Gesundheit wieder herstellen oder sein Leiden erleichtern kann. Im Falle einer kranken Person darf die klinische Prüfung auch dann durchgeführt werden, wenn diese nicht geschäftsfähig oder in der Geschäftsfähigkeit beschränkt ist. Für die klinische Prüfung ist in diesen Fällen die Einwilligung des gesetzlichen Vertreters oder Pflegers ausreichend. Auch hier gilt die Aufklärungspflicht. Lediglich in besonders schweren Fällen, wenn zum Beispiel durch die Aufklärung ein Behandlungserfolg gefährdet wird, kann die Aufklärung und die Einwilligung des Kranken entfallen.

Die Durchführung einer klinischen Prüfung an Personen, die in Justizvollzugsanstalten einsitzen oder in Psychiatrischen Kliniken auf gerichtliche oder behördliche Anordnung untergebracht sind, ist verboten.

Eine klinische Prüfung von Arzneimitteln muss von einem Arzt geleitet werden, der eine mindestens zweijährige Erfahrung mit derartigen Prüfungen nachweisen kann (Leiter der klinischen Prüfung).

# 1.7 Abgabe von Arzneimitteln

Arzneimittel, auch fiktive Arzneimittel (siehe Kap. 1.2), dürfen im Einzelhandel mit genau festgelegten Ausnahmen (siehe Kap. 1.7.1) nur in Apotheken in den Verkehr gebracht werden (§ 43 Abs. 1). Sie sind im Einzelhandel apothekenpflichtig (siehe Kap. 1.3.5). Dieser Grundsatz gilt insbesondere für Arzneimittel, die auf Verschreibung eines Arztes, Zahnarztes oder Tierarztes abgegeben werden sollen (§ 43 Abs. 3). Eine Ausnahmeregelung besteht für Tierärzte, die apothekenpflichtige, also auch verschreibungspflichtige Arzneimittel und arzneimittelhaltige Gegenstände an Halter der von ihnen behandelten Tiere abgeben und zu diesem Zweck vorrätig halten dürfen (§ 43 Abs. 4).

## 1.7.1 Freiverkäuflichkeit

Nicht der Apothekenpflicht unterliegen die freiverkäuflichen Arzneimittel.

**Sogenannte Vorbeugungsmittel**

Mit der Einschränkung, dass sie nicht der Verschreibungspflicht unterliegen dürfen oder durch Rechtsverordnung (§ 46; s. Anhang 3, 2. Abschnitt) nicht vom Verkehr außerhalb von Apotheken ausgeschlossen sind, das heißt also, der Apothekenpflicht unterliegen – auch ohne verschreibungspflichtig zu sein – sind generell solche Arzneimittel freiverkäuflich, die vom pharmazeutischen Unternehmer ausschließlich zu anderen Zwecken als zur Beseitigung oder Linderung von Krankheiten, Leiden, Körperschäden oder krankhaften Beschwerden in den Verkehr gebracht werden (§ 44 Abs. 1). Im Allgemeinen wird diese Gruppe von Arzneimitteln unter dem Begriff „Vorbeugungsmittel" zusammengefasst. Hierzu gehören also solche Arzneimittel, die ausschließlich zur Vorbeugung oder Verhütung von Krankheiten bestimmt sind, die dazu dienen sollen, die Gesundheit und das Wohlbefinden zu erhalten oder zu steigern oder z. B. den Organismus und den Körper zu kräftigen.

Üblich, aber nicht unumstritten, sind in diesem Rahmen auch Begriffe wie „Verhütung von Darmträgheit oder Verstopfung" oder „zur Darmpflege", „zur Nervenpflege" etc. (siehe Kap. 1.3.7).

Man kann zusammenfassend sagen, dass die Zweckbestimmung dieser Arzneimittel alle – zutreffenden – gesundheitsbezogenen Aussagen machen darf, nur nicht solche, die auf eine Heilung oder Linderung oder Beseitigung einer Krankheit hindeuten.

**Weitere Ausnahmen von der Apothekenpflicht**

Neben der Gruppe der „Vorbeugungsmittel" oder auch „Nicht-Heilmittel" ist im Arzneimittelgesetz ausdrücklich eine Reihe von Arzneimitteln unabhängig davon, ob sie „Heilmittel" oder „Nicht-Heilmittel" sind, für den Verkehr außerhalb der Apotheken zugelassen (§ 44 Abs. 2). Es muss jedoch bei jedem der nachfolgenden Beispiele berücksichtigt werden, dass die Freiverkäuflichkeit nur unter der Voraussetzung gilt, dass die aufgeführten Arzneimittel keine verschreibungspflichtigen Stoffe bzw. keine Stoffe oder Zubereitungen von Stoffen enthalten, die durch den zweiten Abschnitt der Rechtsverordnung über apothekenpflichtige und freiverkäufliche Arzneimittel (§ 46; siehe Kap. 1.7.3 und Anhang 3) vom Verkehr außerhalb der Apotheken ausgeschlossen sind.

Es handelt sich um:

Natürliche Heilwässer sowie deren Salze, auch als Tabletten oder Pastillen. Dies gilt auch für künstliche Heilwässer sowie deren Salze, auch als Tabletten oder Pastillen, jedoch nur, wenn sie in ihrer Zusammensetzung natürlichen Heilwässern entsprechen (§ 44 Abs. 2 Nr. 1). Eine Definition für natürliche Heilwässer geben die Begriffsbestimmungen für die Prädikatisierung von Kurorten, Erholungsorten und Heilbrunnen des Deutschen Heilbäderverbandes und des Deutschen Tourismusverbandes. Hiernach werden natürliche Heilwässer aus einer oder mehreren Entnahmestellen (Heilquellen), die natürlich zutage treten oder künstlich erschlossen sind, gewonnen. Aufgrund ihrer chemischen Zusammensetzung, ihrer physikalischen Eigenschaften und/oder nach der balneologischen Erfahrung oder nach medizinischen Erkenntnissen haben sie nachweisbare therapeutische Wirkungen, die zur Prävention, kurativen Therapie und Rehabilitation genutzt werden. Hinsichtlich ihrer Zusammensetzung müssen sie mindestens 1 g pro kg gelöste feste Mineralstoffe enthalten.

Unabhängig von diesem Gesamtgehalt an Mineralstoffen können einzelne Wässer auch durch den Gehalt bestimmter wirksamer Bestandteile wie Eisen, Jod, Schwefel oder Kohlensäure hervortreten. Zu diesem Zweck sind im Einzelnen Grenzwerte festgesetzt, die erreicht werden müssen, damit die Heilwässer als „eisenhaltig", „jodhaltig", „schwefelhaltig" bzw. „Säuerlinge" in den Verkehr gebracht werden können.

Die Definition in den Begriffsbestimmungen für Kurorte, Erholungsorte und Heilbrunnen haben zwar keinen rechtsverbindlichen Charakter, da sie sich nur an die Verbandsmitglieder richten, sie bilden jedoch weitgehend die Grundlage für die staatliche Anerkennung von Heilquellen (Heilwasser), die nach Landeswasserrecht ausgesprochen wird.

Eine Zulassung von Heilwässern als Arzneimittel orientiert sich nicht an diesen Begriffsbestimmungen, sondern hier ist – wie für alle Arzneimittel – der Nachweis der Wirksamkeit anhand der nach dem Arzneimittelgesetz erforderlichen Zulassungsunterlagen notwendig.

Eine Definition für natürliche Mineralwässer, Sauerbrunnen und Säuerlinge gibt die Mineral- und Tafelwasserverordnung. Hier handelt es sich zwar um Lebensmittel, jedoch können diese Definitionen zur Interpretation im Rahmen des Arzneimittelgesetzes hilfsweise herangezogen werden.

Die Einstufung als Arzneimittel geschieht unabhängig davon, ob es sich um ein natürliches oder ein künstliches Heilwasser handelt. Die überwiegende Mehrzahl der im Verkehr befindlichen Heilwässer sind jedoch sicherlich natürliche Heilwässer.

Zu den Salzen, die in natürlicher oder (nachgemachter) künstlicher Form als Arzneimittel Verwendung finden, gehören z. B. Emser Salz oder Karlsbader Salz. Diese Salze dürfen auch als Tabletten oder Pastillen in den Verkehr gebracht werden. In anderen Darreichungsformen, zum Beispiel als Dragees, würden sie der Apothekenpflicht unterliegen.

Weiter gehören zu der Gruppe von Arzneimitteln, die für den Verkehr außerhalb der Apotheken freigegeben sind, Heilerde, Bademoore und andere Peloide, Zubereitungen zur Herstellung von Bädern sowie Seifen zum äußeren Gebrauch (§ 44 Abs. 2 Nr. 2).

Heilerden sind Zubereitungen aus Ton oder Lehm oder aus deren Mischungen, die sowohl äußerlich als auch innerlich angewandt werden können. Die innere Anwendung ist jedoch von § 44 Abs. 2 Nr. 2 nicht erfasst (s. aber Kap. 1.7.2).

Peloide sind Schlämme, die durch geologische oder geologische und biologische Vorgänge entstanden sind. Sie finden in der medizinischen Praxis in Form von schlamm- oder breiförmigen Bädern oder Packungen Verwendung.

Peloide können in der Natur sowohl wasserhaltig als auch trocken vorkommen. Zu ihnen gehören Torfe und Schlämme (sogenannte aquatische Peloide) oder Heilerden (sogenannte terrestre Peloide), die aus Ton, Lehm, Mergel, Löss oder vulkanischem Tuff bestehen können.

Bei den Zubereitungen, die zur Herstellung von Bädern bestimmt sind, muss der Arzneimittelcharakter im Vordergrund stehen. Hierzu gehören also z. B. Beruhigungsbäder oder Bäder zur Verbesserung der Durchblutung oder zur Unterstützung der Herz-Kreislauf-Funktion.

Bäder, die überwiegend zur Pflege oder Reinigung der Haut bestimmt sind, sind Kosmetika im Sinne des Lebensmittel- und Bedarfsgegenständegesetzes und fallen insofern nicht unter die arzneimittelrechtlichen Bestimmungen (siehe Kap. 1.2.1).

Auch bei Seifen zum äußeren Gebrauch muss der Arzneimittelcharakter im Vordergrund stehen. Hier kommen etwa Teer- oder Schwefelseifen in Frage, die zum Beispiel bei Akne eingesetzt werden.

Seifen also, die eine schöne oder wohlriechende Haut bewirken sollen, gehören nicht zu dieser Gruppe, da sie Kosmetika sind.

Nicht der Apothekenpflicht unterliegen auch, soweit sie mit ihren verkehrsüblichen deutschen Namen bezeichnet sind, folgende Stoffe und Zubereitungen (§ 44 Abs. 2 Nr. 3):

1. Pflanzen- und Pflanzenteile als Monodroge, auch in zerkleinertem Zustand. Hierunter sind entweder ganze Pflanzen oder deren Wurzeln, Blätter, Blüten, Samen, Stängel oder Wurzelstöcke zu verstehen (siehe Kap. 1.2). Dies unabhängig davon, ob z. B. die Blätter in ihrer ursprünglichen Form oder geschnitten, oder Wurzeln ganz oder zerkleinert in den Verkehr gebracht werden. Entsprechend der Vorgabe, dass die Freiverkäuflichkeit an einen verkehrsüblichen deutschen Namen geknüpft ist, muss die Bezeichnung lauten, z. B. „Kamillenblüten", „Pfefferminzblätter", „Leinsamen" oder „Kamillentee", „Pfefferminztee".

2. Auch Mischungen von geschnittenen Pflanzen oder Pflanzenteilen sind frei verkäuflich, jedoch nur als Fertigarzneimittel. Dies bedeutet, dass zu der Voraussetzung der verkehrsüblichen deutschen Namen der enthaltenen Bestandteile auch die Zulassungspflicht kommt. Unter den Mischungen sind im Allgemeinen Teemischungen zu verstehen, d. h., dass hierbei ein Herstellungsvorgang im Sinne des Arzneimittelgesetzes vorliegt. Dieser Herstellungsvorgang ist zwangsläufig an eine Erlaubnispflicht gebunden, deren Voraussetzungen der Einzelhändler aufgrund der hierzu erforderlichen Sachkunde im Allgemeinen nicht erfüllen kann. Der Einzel-

händler darf also in keinem Fall einzelne Teedrogen miteinander mischen, sondern nur Teemischungen beziehen und diese allenfalls in unveränderter Form in kleinere Packungen abfüllen und kennzeichnen (siehe Kap. 1.4.1). Diese müssen jedoch vom Bundesinstitut für Arzneimittel und Medizinprodukte zugelassen sein (s. u.).

Vorbeugungsmittel sind freiverkäuflich, soweit sie keine verschreibungspflichtigen Bestandteile enthalten oder durch Rechtsverordnung vom Verkehr außerhalb der Apotheken ausgeschlossen sind (siehe Kap. 1.7.1). Teemischungen sind demnach als Vorbeugungsmittel auch dann freiverkäuflich, wenn sie keine Fertigarzneimittel sind. Soweit Teemischungen jedoch als Heilmittel freiverkäuflich in den Verkehr gebracht werden, müssen sie Fertigarzneimittel sein und unterliegen als solche der Zulassungspflicht beim Bundesinstitut für Arzneimittel und Medizinprodukte. Teemischungen, die keine Fertigarzneimittel sind und als Heilmittel in den Verkehr gebracht werden, unterliegen der Apothekenpflicht.

Der übliche Weg wird der sein, dass der Einzelhändler Teemischungen in abgabefertigen Packungen von einem pharmazeutischen Unternehmer oder pharmazeutischen Großhändler bezieht. Die enthaltenen Bestandteile müssen mit ihrem deutschen Namen bezeichnet sein. Der Produktname der Mischung ist frei. Es empfiehlt sich jedoch auch diesen verständlich zu wählen, wie etwa Brusttee, Magentee, Herz-Kreislauf-Tee. Anderenfalls ist ebenfalls die Apothekenpflicht gegeben. Dies gilt ebenfalls nicht für Tees, die als Vorbeugungsmittel in den Verkehr gebracht werden (s. o.).

Es bleibt noch darauf hinzuweisen, dass Arzneimittel, die aus einzelnen abgepackten Teedrogen bestehen und gemäß Gebrauchsanweisung vor der Zubereitung eines Tees vom Verbraucher selbst gemischt werden sollen, als Mischung im Sinne dieser Vorschrift gelten. Dies bedeutet, dass derartige Arzneimittel nur als Fertigarzneimittel, also vom Bundesinstitut für Arzneimittel und Medizinprodukte zugelassen, freiverkäuflich sind. Die Bezeichnung muss selbstverständlich deutsch und verkehrsüblich sein.

3. Auch Destillate aus Pflanzen und Pflanzenteilen sind freiverkäuflich. Dies aber nur, wenn sie mit einem deutschen verkehrsüblichen Namen in den Verkehr gebracht werden.

Bei einer Destillation werden flüchtige Stoffe in einer geschlossenen Apparatur durch Erhitzen verdampft und der Dampf an einer anderen Stelle durch Abkühlen wieder verflüssigt (kondensiert). Der wiederverflüssigte Dampf ist das Destillat. Um die Ausbeute einer Destillation zu verbessern, werden im Allgemeinen Alkohol oder Wasser als Hilfsmittel eingesetzt.

Destillate aus Mischungen von Pflanzen und Pflanzenteilen sind gemäß dieser Vorschrift nicht freiverkäuflich (siehe aber Kap. 1.7.2). Dies gilt gleichermaßen für Destillate aus Pflanzenbestandteilen, d. h. zum Beispiel Destillate isolierter ätherischer Öle.

Ausgenommen sind wiederum Vorbeugungsmittel, da diese unabhängig von der Bezeichnung und Zusammensetzung freiverkäuflich sind (siehe Kap. 1.7.1, aber auch Kap. 1.7.2).

4. Ebenfalls frei verkäuflich sind Presssäfte aus frischen Pflanzen und Pflanzenteilen. Als Lösungsmittel ist lediglich Wasser zugelassen. Die Pflanzen oder Pflanzenteile müssen frisch sein. Das Auspressen getrockneter und anschließend wieder aufgeweichter Pflanzen oder Pflanzenteile ist im Hinblick auf die Freiverkäuflichkeit unzulässig. Dies gilt gleichermaßen für Alkoholzusatz. Presssäfte frischer Pflanzen bzw. Pflanzenteile gibt es z. B. als Selleriesaft, Weißkrautsaft, Karottensaft oder Rhabarbersaft. Für die Freiverkäuflichkeit als Arzneimittel ist zudem Voraussetzung, dass eine verkehrsübliche deutsche Bezeichnung vorliegt.

Die Mischung solcher Säfte hat die Apothekenpflicht zur Folge. Selbstverständlich

kann eine Vielzahl von Presssäften aus frischen Pflanzen und Pflanzenteilen auch als Lebensmittel im Verkehr sein.

Die genannten Einschränkungen gelten nicht für Vorbeugungsmittel (s. o.).

5. Auch ausschließlich oder überwiegend zum äußeren Gebrauch bestimmte Desinfektionsmittel sowie Mund- und Rachendesinfektionsmittel sind frei verkäuflich.

Unter Desinfektion versteht man das Unschädlichmachen von Krankheitserregern oder auch eine Entkeimung schlechthin. Hierzu zählen z. B. Jodtinktur oder jodfreie Desinfektionsmittel. Präparate zur Beseitigung von Parasiten am menschlichen oder tierischen Körper (Läuse, Zecken) und die im Arzneimittelverkehr außerhalb der Apotheken vertriebenen Hunde- und Katzenhalsbänder fallen nicht unter die Desinfektionsmittel. Letztere sind arzneimittelrechtlich als arzneimittelhaltige Gegenstände anzusehen.

Mund- und Rachendesinfektionsmittel werden im Menschen angewendet. Sie sind indirekt zur Beseitigung von Halsbeschwerden oder Heiserkeit bestimmt und befinden sich im allgemeinen als Tabletten, Dragees oder Flüssigkeiten im Verkehr.

Es ist darauf hinzuweisen, dass zu den Mund- und Rachendesinfektionsmitteln im Allgemeinen nicht die Mundwässer gehören, da sie nicht überwiegend zur Mund- und Rachendesinfektion bestimmt sind, sondern zur Mund- und Rachenpflege dienen, und daher unter das Lebensmittel- und Bedarfsgegenständegesetz fallen. Dies gilt auch für eine Vielzahl gängiger „Hustenbonbons", die nach der Rechtsprechung ebenfalls keine Arzneimittel, sondern (meist vitaminisierte) Lebensmittel sind. Sie müssen insoweit mit einem Herstellungsdatum gekennzeichnet sein.

## 1.7.2 Freiverkäufliche Heilmittel

Da die Aufzählung der Voraussetzungen für die Freiverkäuflichkeit im Arzneimittelgesetz selbst nicht in jedem Fall abschließend sein kann, hat das Bundesministerium für Gesundheit die Möglichkeit, weitere Arzneimittel als „Heilmittel" (Arzneimittel, die teilweise oder ausschließlich zur Beseitigung oder Linderung von Krankheiten, Leiden, Körperschäden oder krankhaften Beschwerden bestimmt sind) zum Verkehr außerhalb der Apotheke zuzulassen.

Diese Ermächtigung zu weiteren Ausnahmen von der Apothekenpflicht (§ 45) ist als Teil (erster Abschnitt) der Verordnung über apothekenpflichtige und freiverkäufliche Arzneimittel (s. Anhang 3) ausgeschöpft. Es handelt sich hierbei gewissermaßen um eine „Positivliste". Im Einzelnen ist genau festgelegt, in welcher Zusammensetzung, in welcher Darreichungsform und teilweise auch zu welchen Zwecken Arzneimittel als „Heilmittel" freiverkäuflich sind.

Wichtig ist, dass ein Heilmittel auch dann vorliegt, wenn es nicht nur ausschließlich zur Beseitigung von Krankheiten bestimmt ist, sondern auch schon teilweise, d.h., es kann neben der Zweckbestimmung „zur Beseitigung von Krankheiten" durchaus zur „Gesunderhaltung" oder zur „Vorbeugung von Krankheiten" bestimmt sein. Dabei ist es unerheblich, ob diese teilweise Zweckbestimmung überwiegenden Charakter hat. Sobald in eine Zweckbestimmung einfließt, dass das Arzneimittel z.B. zur Beseitigung einer Krankheit oder eines Leidens bestimmt ist, liegt ein „Heilmittel" vor.

Die Verordnung (s. Anhang 3) hat insgesamt 10 Anlagen (1 a bis 1 e, 2 a bis 2 c, 3 und 4). Mit Ausnahmen der Anlagen 1 b, 3 und 4, enthalten alle anderen Anlagen Stoffe und Zubereitungen aus Stoffen, die als „Heilmittel" zum Verkehr außerhalb der Apotheken zugelassen sind. Es handelt sich bei den Anlagen 1 a, 1 c, 1 d, 1 e, 2 a, 2 b und 2 c also um Positivlisten. Hinsichtlich verschiedener Darreichungsformen sei darauf hingewiesen, dass das Arzneibuch (siehe Kap. 1.9) allgemeine Vorschriften (Monografien) über Extrakte, Sirupe, Tabletten und Tinkturen enthält.

### Als Heilmittel freiverkäufliche Stoffe und Zubereitungen aus Stoffen

Die folgenden aufgeführten Stoffe und Zubereitungen aus Stoffen (Anlage 1 a zu § 1 Abs. 1 Nr. 1; siehe auch Kap. 1.7.3) sind ausschließlich in der aufgeführten Form mit der Zweckbestimmung „Heilmittel" oder „teilweise Heilmittel" zum Verkehr außerhalb der Apotheken zugelassen. Ausschließlich heißt in diesem Fall, dass die einzelnen Stoffe und Zubereitungen aus Stoffen nur in der Form freiverkäuflich sind, in der sie in den einzelnen Positionen beschrieben sind. Sie dürfen also zum Beispiel miteinander oder mit anderen Stoffen nur gemischt werden, wenn dies ausdrücklich gestattet ist.

Anlage 1 a

| Stoff/Zubereitung | Anmerkung zur Freiverkäuflichkeit |
|---|---|
| Ethanol | Alkohol oder Weingeist oder Spiritus (siehe Arzneibuch: Ethanol 96 %); siehe Kap. I, 4.4; freiverkäuflich auch als Nicht-Fertigarzneimittel; Standardzulassung. |
| Ethanol-Ether-Gemisch im Verhältnis 3:1 (Hoffmannstropfen) | Drei Teile Alkohol, ein Teil Ether (insgesamt vier Teile). |
| Ethanol-Wasser-Gemische | Ethanol-Wasser-Gemische; siehe Arzneibuch; freiverkäuflich auch als Nicht-Fertigarzneimittel. |

| Stoff/Zubereitung | Anmerkung zur Freiverkäuflichkeit |
|---|---|
| Aloeextrakt<br>a) zum äußeren Gebrauch als Zusatz in Fertigarzneimitteln<br>b) zum inneren Gebrauch in einer Tagesdosis bis zu 20 mg als Bittermittel in wässrig alkoholischen Pflanzenauszügen als Fertigarzneimittel | Eingesteller Aloeextrakt: s. Arzneibuch; freiverkäuflich nur als Fertigarzneimittel. |
| Aluminiumacetattartrat-Lösung | Stabilisierte Essigsaure-Tonerde (siehe Arzneibuch); freiverkäuflich auch als Nicht-Fertigarzneimittel. |
| Aluminiumacetattartrat, als Tabletten auch mit Zusatz arzneilich nicht wirksamer Stoffe oder Zubereitungen als Fertigarzneimittel | Reinsubstanz; in Zubereitungen als Tabletten (Zusatz von Hilfsstoffen zulässig) freiverkäuflich nur als Fertigarzneimittel. |
| Aluminiumhydroxid, auch in Mischungen mit arzneilich nicht wirksamen Stoffen oder Zubereitungen als Fertigarzneimittel | Reinsubstanz; keine besondere Zubereitungsform vorgeschrieben; Zusatz von Hilfsstoffen zulässig, dann aber freiverkäuflich nur als Fertigarzneimittel; siehe Kap. I, 4.4; Standardzulassung für Tabletten. |
| Aluminiumkaliumsulfat (Alaun), als blutstillende Stifte oder Steine auch mit Zusatz arzneilich nicht wirksamer Stoffe oder Zubereitungen | Reinsubstanz: siehe Arzneibuch: siehe Kap. I, 4.4; in Zubereitungen als Stifte oder Steine (Zusatz von Hilfsstoffen zulässig); freiverkäuflich auch als Nicht-Fertigarzneimittel. |
| Aluminium-magnesium-silicat-Komplexe, als Tabletten auch mit Zusatz arzneilich nicht wirksamer Stoffe oder Zubereitungen als Fertigarzneimittel | In Zubereitungen als Tabletten (Zusatz von Hilfsstoffen zulässig) freiverkäuflich nur als Fertigarzneimittel. |
| Aluminiumsilicate, als Tabletten auch mit Zusatz arzneilich nicht wirksamer Stoffe oder Zubereitungen als Fertigarzneimittel | Reinsubstanz; in Zubereitungen als Tabletten (Zusatz von Hilfsstoffen zulässig) freiverkäuflich nur als Fertigarzneimittel; siehe Kap. I, 4.4. |
| Ameisensäure-Ethanol-Wasser-Gemisch (Ameisenspiritus) mit einem Gehalt an Gesamtameisensäure bis zu 1,25 % mit mindestens 70 %igem Ethanol | |
| Ammoniaklösung bis 10 %ig | Ammoniak-Lösung 10 %; siehe Arzneibuch. |
| Ammoniak-Lavendel-Riechessenz | Riechstäbchen |
| Ammoniumchlorid | Siehe Arzneibuch; siehe Kap. I, 4.4. |
| Angelikaöl, ätherisches | Siehe Kap. I, 4.3.1. |

| Stoff/Zubereitung | Anmerkung zur Freiverkäuflichkeit |
|---|---|
| Anisöl, ätherisches | Siehe Arzneibuch; siehe Kap. I, 4.3.1. |
| Aniswasser | |
| Arnika und ihre Zubereitungen zum äußeren Gebrauch, auch mit Zusatz arzneilich nicht wirksamer Stoffe oder Zubereitungen | Siehe Arzneibuch; nur zum äußeren Gebrauch; freiverkäuflich auch als Nicht-Fertigarzneimittel; Standardzulassung für Blüten und Tinktur. |
| Ascorbinsäure (Vitamin C), auch als Tabletten, auch mit Zusatz arzneilich nicht wirksamer Stoffe oder Zubereitungen, als Fertigarzneimittel | Reinsubstanz (siehe Arzneibuch); neben Zubereitungen als Tabletten auch andere Zubereitungsformen zulässig; Zusatz von Hilfsstoffen zulässig; freiverkäuflich nur als Fertigarzneimittel; Standardzulassung für Tabletten und Pulver. |
| Baldrianextrakt, auch in Mischungen mit Hopfenextrakt und mit arzneilich nicht wirksamen Stoffen oder Zubereitungen als Fertigarzneimittel | Reinsubstanz; Zusatz von Hopfenextrakt und Hilfsstoffen zulässig; keine besondere Zubereitungsform vorgeschrieben; freiverkäuflich nur als Fertigarzneimittel; siehe Kap. I, 4.2.2; I, 4.3.2; II, 10. |
| Baldriantinktur, auch ätherische, mit Ethanol-Ether-Gemischen im Verhältnis 1:5 | Siehe Arzneibuch; Ätherische Baldriantinktur wird im Verhältnis 1 (Teil Baldrianwurzel) : 5 (Teilen Etherethanol) gewonnen. Das verwendete Etherethanol-Gemisch besteht aus 1 Teil Ether und 3 Teilen Ethanol (= Hoffmannstropfen); Standardzulassung für Tinktur. |
| Baldrianwein als Fertigarzneimittel | Freiverkäuflich nur als Fertigarzneimittel. |
| Benediktiner Essenz als Fertigarzneimittel | Freiverkäuflich nur als Fertigarzneimittel. |
| Benzoetinktur mit Ethanol 90 % im Verhältnis 1:5 | Siehe Arzneibuch. |
| Birkenteer zum äußeren Gebrauch bei Tieren | |
| Borsäure und ihre Salze zur Pufferung und/oder Isotonisierung in Benetzungslösungen oder Desinfektionslösungen für Kontaktlinsen | Reinsubstanz; Siehe Arzneibuch; Kontaktlinsen sind Medizinprodukte (s. auch 1.2). |
| Brausemagnesia | |
| Calciumcarbonat, als Tabletten auch mit Zusatz arzneilich nicht wirksamer Stoffe oder Zubereitungen als Fertigarzneimittel | Reinsubstanz; siehe Arzneibuch; siehe Kap. I, 4,4, in Zubereitungen als Tabletten (Zusatz von Hilfsstoffen zulässig) freiverkäuflich nur als Fertigarzneimittel; siehe Kap. II, 8. |

TEIL III

| Stoff/Zubereitung | Anmerkung zur Freiverkäuflichkeit |
|---|---|
| Calciumcitrat, Calciumlactat, Calciumphosphate, auch gemischt, als Tabletten und Mischungen auch mit Zusatz von Ascorbinsäure und arzneilich nicht wirksamen Stoffen oder Zubereitungen als Fertigarzneimittel | Reinsubstanzen einzeln oder gemischt; in Zubereitungen als Tabletten (Zusatz von Vitamin C und Hilfsstoffen zulässig) freiverkäuflich nur als Fertigarzneimittel; soweit Mischungen Hilfsstoffe und Vitamin C zugesetzt werden, ebenfalls nur freiverkäuflich als Fertigarzneimittel. |
| Campherliniment, flüchtiges | |
| Campheröl zum äußeren Gebrauch | |
| Camphersalbe, auch mit Zusatz von ätherischen Ölen, Menthol und Ethylglykolsäurementhylester | Salbengrundlage (siehe Arzneibuch); Zusatz von ätherischen Ölen (ohne Beschränkung), Menthol und Ethylglykolsäurementhylester zulässig; freiverkäuflich auch als Nicht-Fertigarzneimittel. |
| Campherspiritus | Siehe Arzneibuch; Standardzulassung |
| Chinawein, auch mit Eisen, als Fertigarzneimittel | Freiverkäuflich nur als Fertigarzneimittel; Zusatz von Eisen zulässig. |
| Citronenöl, ätherisches | Siehe Arzneibuch. |
| Colloidale Silberchloridlösung, eiweißfrei, bis 0,5 % auch mit Zusatz arzneilich nicht wirksamer Stoffe oder Zubereitungen, als Nasendesinfektionsmittel, als Fertigarzneimittel | Freiverkäuflich nur als Fertigarzneimittel in Form einer eiweißfreien Lösung; Zusatz von Hilfsstoffen zulässig; nur zur Nasendesinfektion; Höchstkonzentrat 0,5 %. |
| Eibischsirup als Fertigarzneimittel | Sirup: siehe Arzneibuch; freiverkäuflich nur als Fertigarzneimittel. |
| Enziantinktur aus Enzianwurzel mit Ethanol 70 % im Verhältnis 1:5 | Siehe Arzneibuch. |
| 2-(Ethylmercurithio)-benzoesäure, Natriumsalz (Thiomersal) bis zu 30 mg mit Zusatz arzneilich nicht wirksamer Stoffe oder Zubereitungen als Tabletten zur Bekämpfung der Nosemaseuche der Bienen als Fertigarzneimittel | Freiverkäuflich nur als Fertigarzneimittel. |
| Eukalyptusöl, ätherisches | Siehe Arzneibuch; siehe Kap. I, 4.3.1; Standardzulassung. |
| Eukalyptuswasser im Verhältnis 1:1000 | |

| Stoff/Zubereitung | Anmerkung zur Freiverkäuflichkeit |
|---|---|
| Fangokompressen und Schlick-packungen | |
| Feigensirup, auch mit Manna, als Fertigarzneimittel | Freiverkäuflich nur als Fertigarzneimittel; Zusatz von Manna zulässig. |
| Fenchelhonig unter Verwendung von mindestens 50 % Honig, auch mit konzentrierten Lösungen von süßschmeckenden Mono-, Disac-chariden und Glucosesirup, als Fertigarzneimittel | Freiverkäuflich nur als Fertigarzneimittel; Honig: siehe Arzneibuch; Honiggehalt mindestens 50 %; Zusatz konzentrierter Zuckerlösung zulässig; Gluco-sesirup: siehe Arzneibuch. |
| Fenchelöl, ätherisches | Siehe Arzneibuch; siehe Kap. I, 4.3.1. |
| Fichtennadelöle, ätherische | Siehe Arzneibuch; siehe Kap. I, 4.3.1. |
| Fichtennadelspiritus mit mindes-tens 70 %igem Alkohol | Freiverkäuflich auch als Nicht-Fertigarzneimittel; Alkoholgehalt mindestens 70 %. |
| Franzbranntwein, auch mit Koch-salz, Menthol, Campher, Fichten-nadel- und Kiefernnadelöl bis zu 0,5 %, Geruchsstoffen oder Farb-stoffen, mit mindestens 45 %igem Ethanol | Freiverkäuflich auch als Nicht-Fertigarzneimittel; Zusatz von Kochsalz, Menthol, Campher, Geruchs-stoffen, Fichtennadelöl und Kiefernnadelöl bis 0,5 % oder Farbstoffen einzeln oder zusammen ist zulässig; Alkoholgehalt mindestens 45 %; Standardzulassung. |
| Fumagillin-1,1'-bicyclohexyl-4-ylamin-Salz (Bicylohexylammoni-umfumagillin) mit Zusatz arznei-lich nicht wirksamer Stoffe oder Zubereitungen zur Bekämpfung der Nosemaseuche der Bienen als Fertigarzneimittel | Freiverkäuflich nur als Fertigarzneimittel mit Zusatz von Hilfsstoffen und zur Bekämpfung der Nosema-seuche der Bienen. |
| Germerwurzelstock (Nieswurzel) in Zubereitungen mit einem Gehalt bis zu 3 % als Schneeber-ger Schnupftabak | Höchstgehalt 3 %; freiverkäuflich nur unter der Bezeichnung „Schneeberger Schnupftabak" auch als Nicht-Fertigarzneimittel. |
| Glycerol 85 % (Glyzerin), auch mit Zusatz von Wasser | Reinsubstanz (siehe Arzneibuch); siehe Kap. I, 4.4; Zusatz von Wasser (siehe Arzneibuch) zulässig; freiverkäuflich auch als Nicht-Fertigarzneimittel. |
| Hartparaffin, auch mit Zusatz von Heilerde, Bademooren oder ande-ren Peloiden im Sinne des § 44 Abs. 2 Nr. 2 des Arzneimittelgeset-zes oder von arzneilich nicht wirk-samen Stoffen oder Zubereitun-gen, zum äußeren Gebrauch | Reinsubstanz (nur in fester Form); siehe Arzneibuch; siehe Kap. I, 4.4; Zusatz von Heilerde, Bademooren oder anderen Poloiden oder von Hilfsstoffen zulässig; nur zur äußeren Anwendung; freiverkäuflich auch als Nicht-Fertigarzneimittel. |

TEIL III

| Stoff/Zubereitung | Anmerkung zur Freiverkäuflichkeit |
|---|---|
| Hefe, als Tabletten auch mit Zusatz arzneilich nicht wirksamer Stoffe oder Zubereitungen als Fertigarzneimittel | Reinsubstanz; in Zubereitungen als Tabletten (Zusatz von Hilfsstoffen zulässig); freiverkäuflich nur als Fertigarzneimittel. |
| Heidelbeersirup als Fertigarzneimittel | Freiverkäuflich nur als Fertigarzneimittel. |
| Heilerde zur inneren Anwendung, auch in Kapseln | |
| Heublumenkompressen | |
| Holundersirup als Fertigarzeimittel | Freiverkäuflich nur als Fertigarzneimittel. |
| Holzteer zum äußeren Gebrauch bei Tieren | Nur zum äußeren Gebrauch bei Tieren; freiverkäuflich auch als Nicht-Fertigarzneimittel. |
| Johanniskraut oder Johanniskrautblüten, Auszüge mit Öl als Fertigarzneimittel | Freiverkäuflich nur als Fertigarzneimittel; Standardzulassung für Johanniskraut. |
| Kaliumcarbonat | Pottasche |
| Kaliumcitrat | Siehe Kap. I, 4.4. |
| Kaliumdihydrogenphosphat | Siehe Arzneibuch. |
| Kalium-(RR)-hydrogencarbonat (Weinstein) | |
| Kalium-Natrium-(RR)-tartrat | Siehe Kap. I, 4.4. |
| Kaliumsulfat | |
| Kalmusöl, ätherisches | Siehe Kap. I, 4.3.1. |
| Kamillenauszüge, flüssige auch mit Zusatz arzneilich nicht wirksamer Stoffe oder Zubereitungen, als Fertigarzneimittel. | Reinsubstanz (nur flüssig); Zusatz von Hilfsstoffen zulässig; freiverkäuflich nur als Fertigarzneimittel. |
| Kamillenextrakt, auch mit Salbengrundlage, als Fertigarzneimittel | Extrakte: siehe Arzneibuch; Salben: siehe Arzneibuch; freiverkäuflich nur als Fertigarzneimittel. |
| Kamillenöl | |
| Kamillenwasser | |
| Karmelitergeist als Fertigarzeimittel | Freiverkäuflich nur als Fertigarzneimittel. |
| Kiefernnadelöle, ätherische | Siehe Arzneibuch; siehe Kap. I, 4.3.1. |

Anlage 1 a (Fortsetzung)

| Stoff/Zubereitung | Anmerkung zur Freiverkäuflichkeit |
|---|---|
| Knoblauch und seine Zubereitungen, auch mit Zusatz arzneilich nicht wirksamer Stoffe oder Zubereitungen | Reinsubstanz und Zubereitungen; Zusatz von Hilfsstoffen zulässig; keine besonderen Zubereitungsformen vorgeschrieben; freiverkäuflich auch als Nicht-Fertigarzneimittel; siehe Kap. I, 4.3.2. |
| Kohle, medizinische, als Tabletten oder Granulat auch mit Zusatz arzneilich nicht wirksamer Stoffe oder Zubereitungen als Fertigarzneimittel | Reinsubstanz (siehe Arzneibuch); in Zubereitungen als Tabletten oder Granulat (Zusatz von Hilfsstoffen zulässig); freiverkäuflich nur als Fertigarzneimittel; Standardzulassung für Kohletabletten. |
| Kondurangowein als Fertigarzneimittel | Freiverkäuflich nur als Fertigarzneimittel. |
| Korianderöl, ätherisches | Siehe Kap. I, 4.3.1. |
| Krauseminzöl, ätherisches | Siehe Kap. I, 4.3.1. |
| Kühlsalbe als Fertigarzneimittel | Siehe Arzneibuch; freiverkäuflich nur als Fertigarzneimittel; siehe Kap. 4.5.4. |
| Kümmelöl, ätherisches, auch in Mischungen mit anderen ätherischen Ölen – ausgenommen Terpentinöl – mit Glycerol, Leinöl, flüssigem Paraffin, fein verteiltem Schwefel oder Ethanol, für Tiere, als Fertigarzneimittel | Siehe Arzneibuch; Mischungen mit ätherischen Ölen (einzige Einschränkung: kein Terpentinöl) bei Zusatz von Glyzerin, Leinöl, flüssigem Paraffin, Schwefelblüte oder Weingeist; freiverkäuflich nur als Fertigarzneimittel zur Anwendung bei Tieren. |
| Lactose (Milchzucker) | Siehe Arzneibuch; siehe Kap. I, 4.4. |
| Lanolin | Salbengrundlage; siehe Arzneibuch. |
| Lärchenterpentin zum äußeren Gebrauch bei Tieren | Nur zur äußeren Anwendung bei Tieren; freiverkäuflich auch als Nicht-Fertigarzneimittel. |
| Lavendelöl, ätherisches | Siehe Arzneibuch; siehe Kap. I, 4.3.1. |
| Lavendelspiritus | |
| Lavendelwasser | |
| Lebertran in Kapseln als Fertigarzneimittel | Freiverkäuflich nur in Kapseln als Fertigarzneimittel (Lebertran s. Arzneibuch); siehe Kap. II, 13. |
| Lebertranemulsion, auch aromatisiert, als Fertigarzneimittel | In Zubereitungen als Emulsion; Zusatz von Hilfsstoffen (hier: Aromastoffe und Emulgatoren, Stabilisatoren) zulässig; freiverkäuflich nur als Fertigarzneimittel. |
| Lecithin, auch mit Zusatz arzneilich nicht wirksamer Stoffe oder Zubereitungen als Fertigarzneimittel | Reinsubstanz; keine besonderen Zubereitungsformen vorgeschrieben; Zusatz von Hilfsstoffen zulässig, dann aber freiverkäuflich nur als Fertigarzneimittel; siehe Kap. I, 4.3.2; II, 14. |

TEIL III

| Stoff/Zubereitung | Anmerkung zur Freiverkäuflichkeit |
|---|---|
| Leinkuchen | |
| Leinöl | |
| Leinöl, geschwefeltes, zum äußeren Gebrauch | Nur zur äußeren Anwendung; freiverkäuflich auch als Nicht-Fertigarzneimittel. |
| Liniment, flüchtiges | |
| Lorbeeröl | |
| Magnesiumcarbonat, basisches, leichtes und schweres, als Tabletten auch mit Zusatz arzneilich nicht wirksamer Stoffe oder Zubereitungen als Fertigarzneimittel | Reinsubstanzen (siehe Arzneibuch); in Zubereitung als Tabletten (Zusatz von Hilfsstoffen zulässig) freiverkäuflich nur als Fertigarzneimittel. |
| Magnesiumhydrogenphosphat | Siehe Arzneibuch. |
| Magnesiumoxid, leichtes (Magnesia, gebrannte) | Siehe Arzneibuch; siehe Kap. I, 4.4. |
| Magnesiumperoxid, bis 15 %ig, als Tabletten auch mit Zusatz arzneilich nicht wirksamer Stoffe oder Zubereitungen als Fertigarzneimittel | Reinsubstanz (siehe Arzneibuch); in Zubereitungen als Tabletten (Zusatz von Hilfsstoffen zulässig) freiverkäuflich nur als Fertigarzneimittel; Höchstkonzentration 15 %. |
| Magnesiumsulfat $\cdot$ 7 $H_2O$ (Bittersalz) | Magnesiumsulfat nur als Reinsubstanz (siehe Arzneibuch); siehe Kap. I, 4.4; freiverkäuflich auch als Nicht-Fertigarzneimittel; Standardzulassung. |
| Magnesiumtrisilicat, als Tabletten auch mit Zusatz arzneilich nicht wirksamer Stoffe oder Zubereitungen als Fertigarzneimittel | Reinsubstanz: siehe Arzneibuch; in Zubereitungen als Tabletten (Zusatz von Hilfsstoffen zulässig) freiverkäuflich nur als Fertigarzneimittel; siehe Kap. I, 4.4; Standardzulassung. |
| Mandelöl | Siehe Arzneibuch. |
| Mannasirup als Fertigarzneimittel | Freiverkäuflich nur als Fertigarzneimittel. |
| Melissengeist als Fertigarzneimittel | Freiverkäuflich nur als Fertigarzneimittel; siehe Kap. I, 4.2.6; I, 4.3.2; II, 9. |
| Melissenspiritus | |
| Melissenwasser | |
| Mentholstifte | Menthol: siehe Arzneibuch. |
| Methenamin-Silbernitrat (Hexamethylentetraminsilbernitrat) als Streupulver 2 %ig mit Zusatz arzneilich nicht wirksamer Stoffe oder Zubereitungen in Wochenbettpackungen als Fertigarzneimittel | Freiverkäuflich nur als Fertigarzneimittel; nur in Zubereitungsform als Pulver bis zu einem Gehalt von 2 % und einem Zusatz von Hilfsstoffen; nur in Wochenbettpackungen. |

Anlage 1 a (Fortsetzung)

| Stoff/Zubereitung | Anmerkung zur Freiverkäuflichkeit |
|---|---|
| Minzöl, ätherisches | Siehe Kap. I, 4.3.2. |
| Mischungen aus Dichlordifluormethan und Trichlorfluormethan in Desinfektionssprays zur Anwendung an der menschlichen Haut als Treib- und Lösungsmittel und in Mitteln zur äußeren Kälteanwendung bei Muskelschmerzen und Stauchungen, auch mit Zusatz von Latschenkiefernöl, Campher, Menthol und Arnikaauszügen oder Propan und Butan, als Fertigarzneimittel | Freiverkäuflich nur als Fertigarzneimittel, z. B. Kühlspray. |
| Mischungen von Ethanol-Ether, Campherspiritus, Seifenspiritus und wässriger Ammoniaklösung oder von einzelnen dieser Flüssigkeiten für Tiere | Als Reinsubstanz einzeln oder in Mischungen nur zur Anwendung an Tieren; freiverkäuflich auch als Nicht-Fertigarzneimittel. |
| Molkekonzentrat mit Zusatz arzneilich nicht wirksamer Stoffe oder Zubereitungen | Nur mit Zusatz von Hilfsstoffen; freiverkäuflich auch als Nicht-Fertigarzneimittel. |
| Muskatblütenöl (Macisöl), ätherisches | Siehe Kap. I, 4.3.1. |
| Muskatnussöl, ätherisches | Siehe Kap. I, 4.3.1. |
| Myrrhentinktur | Siehe Arzneibuch; Standardzulassung. |
| Natriumhydrogencarbonat, als Tabletten, Granulat oder in Kapseln auch mit Zusatz arzneilich nicht wirksamer Stoffe oder Zubereitungen als Fertigarzneimittel | Reinsubstanz; siehe Arzneibuch; in Zubereitungen als Tabletten, Granulat oder Kapseln (Zusatz von Hilfsstoffen zulässig) freiverkäuflich nur als Fertigarzneimittel; siehe Kap. I, 4.4; II, 8. |
| Natriummonohydrogenphosphat | Siehe Arzneibuch; siehe Kap. I, 4.4. |
| Natriumsulfat-Dekahydrat (Glaubersalz) | Natriumsulfat nur als Reinsubstanz (siehe Arzneibuch); siehe Kap. I, 4.4; freiverkäuflich auch als Nicht-Fertigarzneimittel. |
| Nelkenöl, ätherisches | Siehe Arzneibuch; siehe Kap. I, 4.3.1. |
| Nelkentinktur mit Ethanol 70 % im Verhältnis 1:5 | Tinkturen; siehe Arzneibuch. |
| Opodelok, flüssig | |
| Pappelsalbe | |

| Stoff/Zubereitung | Anmerkung zur Freiverkäuflichkeit |
|---|---|
| Pepsinwein als Fertigarzneimittel | Freiverkäuflich nur als Fertigarzneimittel; Pepsin: siehe Arzneibuch; siehe Kap. I, 4.3.2; II, 3. |
| Pfefferminzöl, ätherisches | Siehe Arzneibuch; siehe Kap. I, 4.3.1; Standardzulassung. |
| Pfefferminzsirup als Fertigarzneimittel | Freiverkäuflich nur als Fertigarzneimittel. |
| Pfefferminzspiritus, aus Pfefferminzöl mit Ethanol 90 % im Verhältnis 1:10 | |
| Pfefferminzwasser | |
| (3-sn-Phosphatidyl)-cholin (Lecithin), auch mit Zusatz arzneilich nicht wirksamer Stoffe oder Zubereitungen als Fertigarzneimittel | Reinsubstanz; keine besonderen Zubereitungsformen vorgeschrieben; Zusatz von Hilfsstoffen zulässig, dann aber freiverkäuflich nur als Fertigarzneimittel; siehe Kap. I, 4.3.2; II, 14. |
| Pomeranzenblütenöl, ätherisches | Siehe Kap. I, 4.3.1. |
| Pomeranzenschalenöl, ätherisches | Siehe Kap. I, 4.3.1. |
| Pomeranzensirup, als Fertigarzneimittel | Freiverkäuflich nur als Fertigarzneimittel; Sirupe siehe Arzneibuch. |
| Pyrethrum-Extrakt zur Anwendung bei Tieren mit Zusatz arzneilich nicht wirksamer Stoffe oder Zubereitungen als Fertigarzneimittel | Freiverkäuflich nur als Fertigarzneimittel; nur zur Anwendung bei Tieren. |
| Ratanhiatinktur | Siehe Arzneibuch; Standardzulassung. |
| Riechsalz | |
| Rizinusöl, auch raffiniertes, auch in Kapseln | Reinsubstanz (siehe Arzneibuch); sonst nur in Kapseln; freiverkäuflich auch als Nicht-Fertigarzneimittel; siehe Kap. I, 4.3.2; II, 11; Standardzulassung. |
| Rosenhonig | Freiverkäuflich auch als Nicht-Fertigarzneimittel. (Zusatz von Borax nicht zulässig!) |
| Rosmarinblätter und ihre Zubereitungen, auch mit Zusatz arzneilich nicht wirksamer Stoffe und Zubereitungen als Fertigarzneimittel | Blätter; keine besondere Zubereitungsform vorgeschrieben; Zusatz von Hilfsstoffen zulässig; freiverkäuflich nur als Fertigarzneimittel; Standardzulassung. |
| Rosmarinöl, ätherisches | Siehe Arzneibuch; siehe Kap. I, 4.3.1. |
| Rosmarinspiritus | |
| Salbeiöl, ätherisches | Siehe Kap. I, 4.3.1. |
| Salbeiwasser | |

| Stoff/Zubereitung | Anmerkung zur Freiverkäuflichkeit |
|---|---|
| Salicyltalg | |
| Sauerstoff für medizinische Zwecke – auch zur Anwendung bei den in Anlage 3 genannten Krankheiten und Leiden – | Siehe Kap. III, 1.7.2, Verbot bestimmter Anwendungsgebiete. |
| Schwefel | Siehe Arzneibuch; siehe Kap. I, 4.4. |
| Schwefel, feinverteilter (Schwefelblüte), zum äußeren Gebrauch | Feinverteilter Schwefel: siehe Arzneibuch; nur zum äußeren Gebrauch. |
| Seifenspiritus | |
| Silbernitratlösung, wässrige 1 %ig, in Ampullen in Wochenbettpackungen | Nur als 1 %ige Lösung in Ampullen (nicht zur Injektion!) in Wochenbettpackungen. |
| Siliciumdioxid (Kieselsäure), als Streupulver auch mit Zusatz arzneilich nicht wirksamer Stoffe oder Zubereitungen als Fertigarzneimittel | Reinsubstanz: siehe Arzneibuch; in Zubereitungen als Streupulver (Zusatz von Hilfsstoffen zulässig) freiverkäuflich nur als Fertigarzneimittel. |
| Spitzwegerichauszug als Fertigarzneimittel | Freiverkäuflich nur als Fertigarzneimittel. |
| Spitzwegerichsirup als Fertigarzneimittel | Freiverkäuflich nur als Fertigarzneimittel. Sirupe: siehe Arzneibuch. |
| Talcum | Siehe Arzneibuch; siehe Kap. I, 4.4. |
| Tamponadestreifen, imprägniert mit weißem Vaselin | Tamponadebinden: siehe Arzneibuch; als Imprägnierung nur mit weißem Vaselin freiverkäuflich. |
| Tannin-Eiweiß-Tabletten als Fertigarzneimittel | Freiverkäuflich nur als Fertigarzneimittel in Zubereitungen als Tabletten; Standardzulassung. |
| Thymianöl, ätherisches | Siehe Kap. I, 4.3.1. |
| Ton, weißer | Siehe Arzneibuch; siehe Kap. I, 4.4. |
| Vaselin, weißes oder gelbes | Weißes Vaselin: siehe Arzneibuch; siehe Kap. I, 4.4. |
| Vaselinöl, weißes oder gelbes zum äußeren Gebrauch, als Fertigarzneimittel | Freiverkäuflich nur als Fertigarzneimittel; nur zur äußeren Anwendung. |
| Wacholderextrakt | Extrakte: siehe Arzneibuch. |
| Wacholdermus als Fertigarzneimittel | Freiverkäuflich nur als Fertigarzneimittel. |
| Wacholdersirup als Fertigarzneimittel | Freiverkäuflich nur als Fertigarzneimittel; Sirupe: siehe Arzneibuch. |
| Wacholderspiritus | |

TEIL III

| Stoff/Zubereitung | Anmerkung zur Freiverkäuflichkeit |
|---|---|
| Watte, imprägniert mit Capsicum-extrakt | Verbandwatte: siehe Arzneibuch. |
| Watte, imprägniert mit Eisen(III)-chlorid | Verbandwatte: siehe Arzneibuch. |
| Weinsäure | Siehe Arzneibuch. |
| Weizenkeimöl in Kapseln als Fertigarzneimittel, als Perlen auch mit Zusatz arzneilich nicht wirksamer Stoffe oder Zubereitungen als Fertigarzneimittel | In Kapseln oder in Zubereitung als Perlen; soweit Perlen Zusatz von Hilfsstoffen zulässig; freiverkäuflich nur als Fertigarzneimittel. |
| Zimtöl, ätherisches | Siehe Kap. I, 4.3.1. |
| Zimtsirup als Fertigarzneimittel | Freiverkäuflich nur als Fertigarzneimittel; Sirupe: siehe Arzneibuch. |
| Zinkoxid mit Zusatz arzneilich nicht wirksamer Stoffe oder Zubereitungen als Puder, auch mit Zusatz von Lebertran, als Fertigarzneimittel | Zinkoxid: siehe Arzneibuch; nur als Puder mit Zusatz von Hilfsstoffen; freiverkäuflich nur als Fertigarzneimittel. |
| Zinksalbe, auch mit Zusatz von Lebertran, als Fertigarzneimittel | Zinksalbe: siehe Arzneibuch; Zusatz von Lebertran zulässig; freiverkäuflich nur als Fertigarzneimittel; Standardzulassung. |
| Zitronellöl, ätherisches | |

## Heilmittel als Destillate
## (s. Anhang 3 § 1 Abs. 1 Nr. 2)

Auch Destillate, ausgenommen Trockendestillate, aus Mischungen von Pflanzen, Pflanzenteilen, ätherischen Ölen, Campher, Menthol, Balsamen oder Harzen sind als Fertigarzneimittel mit der Zweckbestimmung „Heilmittel" oder „teilweise Heilmittel" zum Verkehr außerhalb der Apotheken zugelassen.

Neben der Voraussetzung des Fertigarzneimittels, das bedeutet also Zulassungspflicht, gilt die Einschränkung, dass die Destillate nicht aus Pflanzen, deren Teilen oder Bestandteilen gewonnen sein dürfen, die in Anhang 3, Anlage 1 b (siehe Kap. 1.7.2, Verbot bestimmer Pflanzen) aufgeführt sind.

Beachtet werden muss, dass Trockendestillate als Heilmittel nicht freiverkäuflich sind. Dies bedeutet, dass ein Übertreiben nur mit Wärme ohne eine Trägerflüssigkeit wie Wasser oder Alkohol nicht zulässig ist. Dies gilt zumindest, soweit es sich um die Freiverkäuflichkeit handelt.

Beachtet werden muss weiterhin, dass ein nachträgliches Mischen von Destillaten die Apothekenpflicht zur Folge hat.

### Heilmittel als Dragees, Kapseln
### oder Tabletten

Die im Folgenden aufgeführten Pflanzen und Pflanzenteile dürfen als freiverkäufliche Dragees, Kapseln oder Tabletten in den Verkehr gebracht werden (s. Anhang 3 § 1 Abs. 1 Nr. 3). Bestimmte Anwendungsgebiete sind nicht vorgeschrieben (s. aber Kap. 1.7.2, Verbot bestimmter Anwendungsgebiete). Es gelten jedoch folgende Voraussetzungen:

1. Das Arzneimittel muss zugelassen sein (Fertigarzneimittel).
2. Es dürfen höchstens vier der genannten Pflanzen oder Pflanzenteile in dem Arzneimittel (Darreichungsformen: Dragees, Kapseln oder Tabletten) enthalten sein.
3. Der Durchmesser der Tablette oder des Drageekerns muss mindestens 3 mm betragen (um aus einem Drageekern ein fertiges Dragee herzustellen, werden noch Zucker- und Farbschichten aufgetragen).

Der Zusatz arzneilich nicht wirksamer Stoffe ist zulässig. Hierunter sind im vorliegenden Fall auch sogenannte Tablettierhilfsmittel zu verstehen: Um aus Pflanzen und Pflanzenteilen, die unbearbeitet oder bearbeitet vorliegen, Zubereitungsformen wie Tabletten oder Dragees herzustellen, müssen noch Hilfsmittel eingesetzt werden, die den mechanischen Zusammenhalt der einzelnen Bestandteile bewirken (Festigkeit) oder auch den Zerfall der Tablette bzw. das Auflösen verbessern (Sprengmittel).

**Anlage 1 c** (zu § 1 Abs. 1 Nr. 3)

| | | | |
|---|---|---|---|
| Alantwurzelstock | Helenii rhizoma | Huflattichblätter | Farfarae folium |
| Anis | Anisi fructus | (in Zubereitungen zum inneren Ge- | |
| Arnikablüten und -wurzel | Arnicae flos et radix | brauch, die in der Tagesdosis nicht mehr als 1 μg Pyrrolizidin-Alkaloide mit 1,2- | |
| Bärentraubenblätter | Uvae ursi folium | ungesättigtem Necingerüst einschließlich | |
| Baldrianwurzel | Valerianae radix | ihrer N-Oxide enthalten) | |
| Bibernellwurzel | Pimpinellae radix | Ingwerwurzelstock | Zingiberis rhizoma |
| Birkenblätter | Betulae folium | Isländisches Moos | Lichen islandicus |
| Bitterkleeblätter | Trifolii fibrini folium | Johanniskraut | Hyperici herba |
| Bohnenhülsen | Phaseoli pericarpium | Kalmuswurzelstock | Calami rhizoma |
| Brennnesselkraut | Urticae herba | Kamillenblüten | Matricariae flos |
| Bruchkraut | Herniariae herba | Knoblauchzwiebel | Allii sativi bulbus |
| Condurangorinde | Condurango cortex | Korianderfrüchte | Coriandri fructus |
| Eibischwurzel | Althaeae radix | Kreuzdornbeeren | Rhamni cathartici fructus |
| Enzianwurzel | Gentianae radix | | |
| Färberginsterkraut | Genistae tinctoriae herba | Kümmel | Carvi fructus |
| | | Liebstöckelwurzel | Levistici radix |
| Fenchel | Foeniculi fructus | Löwenzahn- Ganzpflanze | Taraxaci radix cum herba |
| Gänsefingerkraut | Anserinae herba | Lungenkraut | Pulmonariae herba |
| Goldrutenkraut | Solidaginis herba | Majorankraut | Majoranae herba |
| Hagebutten | Cynosbati fructus cum semine | Mariendistelkraut | Cardui mariae herba |
| Hamamelisblätter | Hamamelidis folium | | |
| Hauhechelwurzel | Ononidis radix | Meisterwurz- wurzelstock | Imperatoriae rhizoma |
| Hirtentäschelkraut | Bursae pastoris herba | Melissenblätter | Melissae folium |
| Holunderblüten | Sambuci flos | Mistelkraut | Visci herba |
| Hopfendrüsen und -zapfen | Lupuli glandula et strobulus | Orthosiphon- blätter | Orthosiphonis folium |

| | | | |
|---|---|---|---|
| Passionsblumen-kraut | Passiflorae herba | Sonnenhutwurzel | Echinaceae angusti-foliae radix |
| Petersilienfrüchte | Petroselini fructus | Sonnentaukraut | Droserae herba |
| Petersilienkraut | Petroselini herba | Spitzwegerichkraut | Plantaginis lanceo-latae herba |
| Petersilienwurzel | Petroselini radix | | |
| Pfefferminzblätter | Menthae piperitae folium | Steinkleekraut | Meliloti herba |
| | | Süßholzwurzel | Liquiritiae radix |
| Pomeranzenblätter | Aurantii folium | Tausendgüldenkraut | Centaurii herba |
| Pomeranzenblüten | Aurantii flos | Thymian | Thymi herba |
| Pomeranzenschalen | Aurantii pericarpium | Vogelknöterichkraut | Polygoni avicularis herba |
| Queckenwurzelstock | Graminis rhizoma | Wacholderbeeren | Juniperi fructus |
| Rettich | Raphani radix | Wacholderholz | Juniperi lignum |
| Rosmarinblätter | Rosmarinus officinalis | Walnussblätter | Juglandis folium |
| | | Wegwartenwurzel (Zichorienwurzel) | Chichorii radix |
| Salbeiblätter | Salviae folium | | |
| Schachtelhalmkraut | Equiseti herba | Weidenrinde | Salicis cortex |
| Schafgarbenkraut | Millefolii herba | Weißdornblätter | Crataegi folium |
| Schlehdornblüten | Puni spinosae flos | Wermutkraut | Absinthii herba |
| Seifenwurzel, rote | Saponariae radix rubra | Ysopkraut | Hyssopi herba |
| | | Zitwerwurzelstock | Zedoariae rhizoma |

## Heilmittel als lösliche Teeaufgusspulver

Aus den folgenden Pflanzen und Pflanzenteilen dürfen zum Verkehr außerhalb der Apotheken lösliche Teeaufgusspulver als wässrige Gesamtauszüge hergestellt werden (s. Anhang 3 § 1 Abs. 2 Nr. 1 und 2). Die Freiverkäuflichkeit hängt davon ab, dass

1. jeweils nur eine Pflanze oder deren Teile zur Herstellung des Teeaufgusspulvers verwendet wurde und
2. das Arzneimittel beim Bundesinstitut für Arzneimittel und Medizinprodukte zugelassen ist (Fertigarzneimittel).

„Wässriger Gesamtauszug" bedeutet, dass die Pflanzen oder deren Teile nur mit Wasser extrahiert werden dürfen. Der wässrige Aufguss wird dann meist durch eine sogenannte Sprühtrocknung zu einem löslichen Teeaufgusspulver weiterverarbeitet.

**Anlage 1d** (zu § 1 Abs. 2 Nr. 1)

| | |
|---|---|
| Birkenblätter | Betulae folium |
| Baldrianwurzel | Valerianae radix |
| Eibischwurzel | Althaeae radix |
| Fenchel | Foeniculi fructus |
| Hagebutten | Cynosbati fructus cum semine |
| Holunderblüten | Sambuci flos |
| Hopfenzapfen | Lupuli strobulus |
| Huflattichblätter | Farfarae folium et flos |

– in Zubereitungen zum inneren Gebrauch, die in der Tagesdosis nicht mehr als 10 μg Pyrrolizidin-Alkaloide mit 1,2-ungesättigtem Necin-Gerüst einschließlich ihrer N-Oxide enthalten –

| | |
|---|---|
| Isländisches Moos | Lichen islandicus |
| Kamillenblüten | Matricariae flos |
| Lindenblüten | Tiliae flos |
| Mateblätter | Mate folium |
| Melissenblätter | Melissae folium |

**Anlage 1 d** (zu § 1 Abs. 2 Nr. 1) (Forts.)

| | |
|---|---|
| Orthosiphonblätter | Orthosiphonis folium |
| Pfefferminzblätter | Menthae piperitae folium |
| Salbeiblätter | Salviae folium |
| Schachtelhalmkraut | Equiseti herba |
| Schafgarbenkraut | Millefolii herba |
| Spitzwegerichkraut | Plantaginis lanceolatae herba |
| Tausendgüldenkraut | Centaurii herba |
| Weißdornblätter | Crataegi folium |

Aus den vorgenannten Pflanzen und Pflanzenteilen (Anlage 1 d) sowie den im Folgenden aufgeführten Pflanzen und Pflanzenteilen sind Mischungen aus höchstens sieben der genannten Pflanzen oder Pflanzenteile als Teeaufgusspulver zum Verkehr außerhalb der Apotheke zugelassen, wenn sie ausschließlich zur Anwendung als Hustentee, Brusttee, Husten- und Brusttee, Magentee, Darmtee, Magen- und Darmtee, Beruhigungstee oder harntreibender Tee in den Verkehr gebracht werden.

Auch hier ist für die Freiverkäuflichkeit Voraussetzung, dass der Tee beim Bundesinstitut für Arzneimittel und Medizinprodukte zugelassen ist (Fertigarzneimittel; s. auch Kap. 1.5.6).

Es ist darauf hinzuweisen, dass z. B. die Anwendung als Hustentee nicht bedeutet, dass der Tee „Hustentee" heißen muss, die Namensbezeichnung kann frei gewählt werden. Lediglich das Anwendungsgebiet ist auf die Zweckbestimmung „gegen Husten" (Hustentee) festgelegt.

Soweit zu einem festgelegten Anwendungsgebiet andere Anwendungsgebiete hinzukommen, ergibt sich automatisch die Apothekenpflicht. Dies bedeutet jedoch nicht, dass z. B. eine teilweise Zweckbestimmung als „Vorbeugungsmittel" innerhalb der zulässigen Anwendungsgebiete auch die Apothekenpflicht zur Folge hätte.

Bei allen Teeaufgussstoffen dürfen arzneilich nicht wirksame Stoffe oder Zubereitungen aus Stoffen (Hilfsstoffe und deren Zube-reitungen) zugesetzt werden. Dies ist notwendig, um z. B. die Rieselfähigkeit des Tees zu erhalten. Auch dürfen die bei der Herstellung

**Anlage 1 e** (zu § 1 Abs. 2 Nr. 2)

| | |
|---|---|
| Angelikawurzel | Angelicae radix |
| Anis | Anisi fructus |
| Bibernellwurzel | Pimpinellae radix |
| Brennnesselkraut | Urticae herba |
| Bruchkraut | Herniariae herba |
| Brunnenkressenkraut | Nasturtii herba |
| Condurangorinde | Condurango cortex |
| Curcumawurzelstock (Gelbwurzelstock) | Curcumae longae rhizoma |
| Enzianwurzel | Gentianae radix |
| Eukalyptusblätter | Eucalypti folium |
| Gänsefingerkraut | Anserinae herba |
| Goldrutenkraut | Solidaginis herba |
| Hamamelisrinde | Hamamelidis cortex |
| Hauhechelwurzel | Ononidis radix |
| Heidekraut | Callunae herba |
| Herzgespannkraut | Leonuri cardiiae herba |
| Kalmuswurzelstock | Calami rhizoma |
| Korianderfrüchte | Coriandri fructus |
| Kümmel | Carvi fructus |
| Liebstöckelwurzel | Levistici radix |
| Löwenzahn-Ganzpflanze | Taraxaci radix cum herba |
| Malvenblätter | Malvae folium |
| Mariendistelkraut | Cardui mariae herba |
| Paprika (Spanisch Pfefferfrüchte) | Capsici fructus |
| Primelwurzel | Primulae radix |
| Queckenwurzelstock | Graminis rhizoma |
| Quendelkraut | Serphylli herba |
| Sonnenhutwurzel | Echinaceae angustifoliae radix |
| Süßholzwurzel | Liquiritiae radix |
| Thymian | Thymi herba |
| Tormentillwurzelstock | Tormentillae rhizoma |
| Wacholderbeeren | Juniperi fructus |
| Weidenrinde | Salicis cortex |
| Wermutkraut | Absinthii herba |

der Aufgusspulver gegebenenfalls verlorengegangenen ätherischen Öle (leicht flüchtig) nach Art und Umfang des Verlustes ersetzt werden.

Entsprechend den eingangs genannten löslichen Teeaufgusspulvern ist für die Herstellung als Extraktionsmittel ebenfalls Wasser vorgeschrieben.

Lösliche Teeaufgusspulver sind einem „Instant-Tee" gleichzusetzen.

---

**Anlage 2 a** (zu § 2 Abs. 1 Nr. 1)

Ätherische Öle, soweit sie in der Anlage 1 a genannt sind (siehe Kap. 1.7.2 Anlage 1a)
Ammoniumchlorid
Anethol
Ascorbinsäure bis zu einer Einzeldosis von 20 mg und deren Calcium-, Kalium- und Natriumsalze
Benzylalkohol
Campher
Cetylpyridiniumchlorid
Cineol (Eucalyptol)
Citronensäure
α-Dodecyl-ω-hydroxypoly(oxethylen) (Oxypolyäthoxydodecan) bis zu einer Einzeldosis von 5 mg
Extrakte von Pflanzen und Pflanzenteilen, auch deren Mischungen, soweit sie nicht aus den in der Anlage 1 b (s. Kap. 1.7.2, Verbot bestimmter Pflanzen) bezeichneten Pflanzen oder deren Teilen gewonnen sind
Fenchelhonig
Menglytat (Ethylglykolsäurementhylester)
Menthol
Rosenhonig
Salze natürlicher Mineral-, Heil- und Meerwässer und die ihnen entsprechenden künstlichen Salze
Süßholzsaft
Thymol
Tolubalsam
Weinsäure

---

## Heilmittel gegen Husten oder Heiserkeit

Soweit freiverkäufliche Arzneimittel bei Husten oder Heiserkeit angewendet werden sollen, dürfen sie nur die nachfolgend genannten Stoffe und Zubereitungen enthalten (s. Anhang 3 § 2 Abs. 1 Nr. 1). Die Arzneimittel müssen zugelassen sein (Fertigarzneimittel) und dürfen nur in Darreichungsformen zum Lutschen in den Verkehr gebracht werden. Arzneilich nicht wirksame Bestandteile in einer Darreichungsform „zum Lutschen" sind zulässig, was etwa durch Zusatz von Bonbongrundstoffen geschehen kann. Auch der Zusatz von Farbstoffen ist erlaubt.

## Heilmittel als Abführmittel

Die im Folgenden genannten Stoffe dürfen in Arzneimitteln enthalten sein, die als Abführmittel außerhalb der Apotheke abgegeben werden sollen (s. Anhang 3 § 2 Abs. 1 Nr. 2). Auch hier ist Voraussetzung, dass die Arzneimittel keine anderen arzneilich wirksamen Bestandteile enthalten und dass eine Zulassung durch das Bundesinstitut für Arzneimittel und Medizinprodukte erfolgt ist (Fertigarzneimittel). Der Zusatz von Hilfsstoffen ist zulässig.

---

**Anlage 2 b** (zu § 2 Abs. 1 Nr. 2)

Agar
Feigen und deren Zubereitungen
Fenchel
Kümmel
Lactose
Leinsamen und deren Zubereitungen
Manna
Paraffin, dick- und dünnflüssiges, bis zu einem Gehalt von 10 % in nichtflüssigen Zubereitungen
Pflaumen und deren Zubereitungen
Rizinusöl, auch raffiniertes
Tamarindenfrüchte und deren Zubereitungen
Tragant
Weizenkleie

---

## Heilmittel gegen Hühneraugen und Hornhaut

Die in der folgenden Anlage aufgeführten Stoffe und Zubereitungen aus Stoffen dürfen als arzneilich wirksame Bestandteile in freiverkäuflichen Arzneimitteln, die bei Hühneraugen und Hornhaut angewandt werden sollen, enthalten sein (s. Anhang 3 §2 Abs. 1 Nr. 3). Diese Arzneimittel dürfen ebenfalls nur in den Verkehr gebracht werden, wenn sie beim Bundesinstitut für Arzneimittel und Medizinprodukte zugelassen sind (Fertigarzneimittel) und ausschließlich bei Hühneraugen und Hornhaut angewandt werden sollen.

Sobald sie z. B. zur Anwendung an Warzen bestimmt sind, unterliegen sie der Apothekenpflicht. Generell ist der Zusatz arzneilich nicht wirksamer Stoffe (Hilfsstoffe) zulässig.

---

**Anlage 2 c** (zu § 2 Abs. 1 Nr. 3)

2-Aminoethanol
Benzalkoniumchlorid
Benzocain
Benzylbenzoat
2,4-Dihydroxybenzoesäure
2,6-Dihydroxybenzoesäure
3,5-Dihydroxybenzoesäure
α-Dodecyl-ω-hydroxypoly(oxyethylen)
Essigsäure
Lärchenterpentin
Menthol
Milchsäure bis 10 %ig
Salicylsäure bis 40 %ig

---

## Heilmittel zur Anwendung bei Heimtieren

Soweit Arzneimittel oder deren einzelne Bestandteile nicht der Verschreibungspflicht unterliegen, dürfen sie außerhalb von Apotheken in Verkehr gebracht werden, wenn sie ausschließlich zur Beseitigung oder Linderung von Krankheiten der Zierfische, Zier- oder Singvögel, Brieftauben, Terrarientiere oder Kleinnager bestimmt sind (s. auch Kap. 1.7.2, Verbot bestimmter Anwendungsgebiete). Derartige Arzneimittel dürfen also nicht zur Anwendung bei Tieren bestimmt sein, die der Gewinnung von Lebensmitteln dienen, oder auch nicht zur Anwendung an Hasen oder Haustieren wie Katzen oder Hunden, da sich sonst die Apothekenpflicht ergibt.

## Einschränkungen für die Freiverkäuflichkeit von Heilmitteln

### Verbot bestimmter Darreichungsformen

Unabhängig von den bisher genannten Bestimmungen über die Freiverkäuflichkeit ist es generell verboten, außerhalb der Apotheken Arzneimittel in Verkehr zu bringen, die folgende Darreichungsformen oder Anwendungsbestimmungen aufweisen (s. Anhang 3 § 3):

1. Injektions- oder Infusionslösungen
2. Rektale, vaginale oder intrauterine (in der Gebärmutter) Anwendung
3. Intramammäre Anwendung bei Tieren (z. B. Anwendung im Kuheuter)
4. Wundstäbchen
5. Implantate
6. Aerosole bis zu einer mittleren Teilchengröße von nicht mehr als 5 μm.

### Verbot bestimmter Anwendungsgebiete

Gleichermaßen ist es unabhängig von bisherigen Bestimmungen grundsätzlich verboten, Arzneimittel außerhalb der Apotheken in Verkehr zu bringen, wenn sie teilweise oder ausschließlich zur Beseitigung oder Linderung der nachfolgend genannten Krankheiten oder Leiden bei Mensch oder Tier bestimmt sind. Dies gilt auch dann, wenn sie zur Verhütung dieser Krankheiten bestimmt sind (siehe Anhang 3 § 6).

Ausnahmen bestehen im Hinblick auf freiverkäufliche Arzneimittel, die ausschließlich zur Anwendung bei Heimtieren bestimmt sind (siehe Kap. 1.7.2, Heilmittel zur Anwendung bei Heimtieren) und bei Sauerstoff für medizinische Zwecke (siehe Kap. 1.7.2, Anlage 1a; weitere Ausnahmen von der Krankheitsliste siehe Kap. 1.7.3).

TEIL III

**Anlage 3** (zu § 6)

**A. Krankheiten und Leiden beim Menschen**
1. Im Infektionsschutzgesetz vom 20. Juli 2000 (BGBl. I S. 1045) aufgeführte, durch Krankheitserreger verursachte Krankheiten
2. Geschwulstkrankheiten
3. Krankheiten des Stoffwechsels und der inneren Sekretion, ausgenommen Vitamin- und Mineralstoffmangel und alimentäre Fettsucht
4. Krankheiten des Blutes und der blutbildenden Organe, ausgenommen Eisenmangelanämie
5. organische Krankheiten
   a) des Nervensystems
   b) der Augen und der Ohren, ausgenommen Blenorrhoe-Prophylaxe
   c) des Herzens und der Gefäße, ausgenommen allgemeine Arteriosklerose und Frostbeulen
   d) der Leber und des Pankreas
   e) der Harn- und Geschlechtsorgane
6. Geschwüre des Magens und des Darms
7. Epilepsie
8. Geisteskrankheiten, Psychosen, Neurosen
9. Trunksucht
10. Komplikationen der Schwangerschaft, der Entbindung und des Wochenbetts
11. Krankheiten des Lungenparenchyms
12. Wurmkrankheiten
13. Krankhafte Veränderungen des Blutdrucks
14. Ernährungskrankheiten des Säuglings
15. Ekzeme, Schuppenflechte, infektiöse Hautkrankheiten

**B. Krankheiten und Leiden beim Tier**
1. Übertragbare Krankheiten der Tiere, ausgenommen nach viehseuchenrechtlichen Vorschriften nicht anzeigepflichtige ektoparasitäre und dermatomykotische Krankheiten
2. Euterkrankheiten bei Kühen, Ziegen und Schafen, ausgenommen die Verhütung der Übertragung von Euterkrankheiten durch Arzneimittel, die zum äußeren Gebrauch bestimmt sind und deren Wirkung nicht auf der Resorption der wirksamen Bestandteile beruht
3. Kolik bei Pferden und Rindern
4. Stoffwechselkrankheiten und Krankheiten der inneren Sekretionsorgane, ausgenommen Vitamin- und Mineralstoffmangel
5. Krankheiten des Blutes und der blutbildenden Organe
6. Geschwulstkrankheiten
7. Fruchtbarkeitsstörungen bei Pferden, Rindern, Schweinen, Schafen und Ziegen

**Verbot bestimmter Pflanzen**

Nachfolgend sind Pflanzen aufgeführt, die als solche und deren Teile oder Bestandteile in Destillaten, die als Heilmittel außerhalb der Apotheken abgegeben werden sollen, nicht enthalten sein dürfen (s. Anhang 3 § 1 Abs. 1 Nr. 2; siehe Kap. 1.7.1, Destillate; siehe auch Kap. 1.7.3). Im Allgemeinen unterliegen diese Pflanzen beziehungsweise deren Teile oder Stoffwechselprodukte der Verschreibungspflicht (zum Beispiel Mutterkorn, Tollkirsche, Brechwurzel, Digitalis-Arten).

**Anlage 1b** (zu § 1 Abs. 1 Nr. 2)

| | |
|---|---|
| Adonisröschen | Adonis vernalis |
| Aloe-Arten | |
| Alraune | Mandragora officinarum |
| Aristolochia-Arten | |
| Beinwell | Symphytum officinale |

(ausgenommen Zubereitungen zum äußeren Gebrauch, die in der Tagesdosis nicht mehr als 100 µg Pyrrolizidin-Alkaloide mit 1,2-ungesättigtem Necin-Gerüst einschließlich ihrer N-Oxide enthalten)

| | |
|---|---|
| Besenginster | Cytisus scoparius |
| Blasentang | Fucus vesiculosus |
| Cascararinde (Sagradarinde) | Rhamnus purshiana |
| Digitalis-Arten | |
| Eisenhut | Aconitum napellus |
| Ephedra | Ephedra distachya |
| Farnkraut-Arten | |
| Faulbaumrinde | Rhamnus frangula |
| Fleckenschierling | Conium maculatum |
| Fußblatt-Arten | Podophyllum peltatum |
| | Podophyllum hexandrum |
| Gartenrautenblätter | Ruta graveolens |
| Gelsemium (Gelber Jasmin) | Gelsemium sempervirens |
| Giftlattich | Lactuca virosa |
| Giftsumach | Toxicodendron quercifolium |
| Goldregen | Laburnum anagyroides |
| Herbstzeitlose | Colchium autumnale |
| Huflattich, | |

(ausgenommen Zubereitungen aus Huflattichblättern zum inneren Gebrauch, die in der Tagesdosis als Frischpflanzensaft oder Extrakt nicht mehr als 1 µg und als Teeaufguss nicht mehr als 10 µg Pyrrolizidin-Alkaloide mit 1,2-ungesättigtem Necin-Gerüst einschließlich ihrer N-Oxide enthalten)

| | |
|---|---|
| Hydrastis (Canadische Gelbwurz) | Hydrastis canadensis |

| | |
|---|---|
| Hyoscyamus-Arten | |
| Ignatiusbohne | |
| Immergrün-Arten (Vinca) | Cephaelis ipecacuanha |
| Ipecacuanha (Brechwurzel) | Cephaelis acuminata |
| Jakobskraut | Senecio jacobaea |
| Jalape | Ipomoea purga |
| Kaskarillabaum (Granatill) | Croton cascarilla |
| | Croton eluteria |
| Koloquinte | Citrullus colocynthis |
| Krotonölbaum (Granatill) | Croton tiglium |
| Küchenschelle | Pulsatilla pratensis |
| | Pulsatilla vulgaris |
| Lebensbaum | Thuja occidentalis |
| Lobelien-Arten | |
| Maiglöckchen | Convallaria majalis |
| Meerzwiebel, weiße und rote | Urginea maritima |
| Mutterkorn | Secale cornutum |
| Nachtschatten, bittersüßer | Solanum dulcamara |
| Nieswurz, grüne | Helleborus viridis |
| Nieswurz, schwarze (Christrose) | Helleborus niger |
| Oleander | Nerium oleander |
| Pestwurz (Petasites) | |

(ausgenommen Zubereitungen aus Pestwurzelstock zum inneren Gebrauch, die in der Tagesdosis nicht mehr als 1 µg Pyrrolizidin-Alkaloide mit 1,2-ungesättigtem Necingerüst einschließlich ihrer N-Oxide enthalten)

| | |
|---|---|
| Physostigma-Arten | |
| Pilocarpus-Arten | |
| Rainfarn | Chrysanthemum vulgare |
| Rauwolfia | Rauwolfia serpentina |
| | Rauwolfia tetraphylla |
| | Rauwolfia vomitoria |

TEIL III

| | | | |
|---|---|---|---|
| Rhabarber | Rheum palmatum | Stephansrittersporn | Delphinium staphi- |
| | Rheum officinale | | sagria |
| Sadebaum | Juniperus sabina | Strophantus-Arten | |
| Scammonia | Convolvulus scam- | Strychnos-Arten | |
| | monia | Tollkirsche | Atropa bella-donna |
| Schlafmohn | Papaver somniferum | Tollkraut-Arten | |
| Schöllkraut | Chelidonium majus | (Scopolia) | |
| Senna | Cassia angustifoila | Wasserschierling | Cicuta virosa |
| | Cassia senna | Yohimbebaum | Pausinystalia |
| Stechapfel-Arten | | | yohimba |
| (Datura) | | | |

## 1.7.3 Ausschluss von der Freiverkäuflichkeit (Apothekenpflicht)

Wie bereits ausgeführt, sind grundsätzlich solche Arzneimittel freiverkäuflich, die vom pharmazeutischen Unternehmer, ausschließlich zu anderen Zwecken als nur Beseitigung oder Linderung von Krankheiten, Leiden, Körperschäden oder krankhaften Beschwerden („Vorbeugungsmittel") in Verkehr gebracht werden (siehe Kap. 1.7.1). Es gilt jedoch die Einschränkung, dass diese Arzneimittel nicht der Verschreibungspflicht unterliegen dürfen oder durch den Zweiten Abschnitt der Rechtsverordnung über apothekenpflichtige und freiverkäufliche Arzneimittel (§ 46, s. Anhang 3 §§ 7 bis 10) vom Verkehr außerhalb der Apotheken ausgeschlossen sind. Diese Einschränkung gilt auch für die bereits genannten Arzneimittel, die im Arzneimittelgesetz ausdrücklich zum Verkehr außerhalb der Apotheken zugelassen sind, unabhängig davon, ob sie „Heilmittel" oder „Nichtheilmittel" sind (§ 44, siehe Kap. 1.7.1).

Das Bundesministerium für Gesundheit ist ermächtigt, in dieser Rechtsverordnung Arzneimittel vom Verkehr außerhalb von Apotheken auszuschließen, soweit auch bei bestimmungsgemäßer oder gewohnheitsmäßiger Anwendung nach den Erkenntnissen der Wissenschaft eine Gefährdung der Gesundheit von Mensch oder Tier zu befürchten ist. Dies gilt nicht, wenn die Gefährdung nur in Folge besonderer Umstände des Einzelfalls besteht. Die dem Zweiten Teil der o. g. Rechtsverordnung (s. Anhang 3) zugeordneten Anlagen 1 b, 3 und 4 sind Negativlisten, das heißt, alle Pflanzen und deren Teile sowie Stoffe und Zubereitungen aus Stoffen, die in diesen Anlagen aufgeführt sind, dürfen nicht in Arzneimitteln enthalten sein, die außerhalb der Apotheken, also als freiverkäufliche Arzneimittel, abgegeben werden sollen. Freiverkäufliche Arzneimittel dürfen auch nicht gegen die im Anhang 3 Anlage 3 aufgeführten Krankheiten und Leiden bestimmt sein. Es bleibt jedoch darauf hinzuweisen, dass bei mehreren Positionen von Anhang 3 Anlagen 3 und 4 Ausnahmen zugelassen sind. Dies bedeutet, dass die ausgenommenen Stoffe und Zubereitungen aus Stoffen freiverkäuflich sind.

Die im Folgenden aufgeführten Stoffe und Zubereitungen aus Stoffen (Anhang Anlage 3 §§ 7 und 8) sowie Pflanzen, deren Teile und Zubereitungen daraus oder Presssäfte (Anhang 3 §§ 7 und 8) dürfen weder als solche noch in Form von Zubereitungen freiverkäufliche Arzneimittel oder Bestandteile freiverkäuflicher Arzneimittel sein. Dies bezieht sich sowohl auf die Arzneimittel, die im Arzneimittelgesetz direkt aufgeführt sind (§ 44 Abs. 2, siehe Kap. 1.7.1, Ausnahmen von der Apothekenpflicht), also auch auf solche, die ausschließlich zu anderen Zwecken als zur Beseitigung und Linderung von Krankheiten und Leiden (Nicht-Heilmittel, Vorbeugungsmittel) bestimmt sind (§ 44 Abs. 1, siehe Kap. 1.7.1, Vorbeugungsmittel).

**Anlage** (zu § 7 Abs. 1 Nr. 1 und § 8 Abs. 1 Nr. 1)

α-(Aminomethyl)benzylalkohol (Phenylaminoethan), dessen Abkömmlinge und Salze

p-Aminophenol, dessen Abkömmlinge und deren Salze

2-Amino-2-phenylpropanol (Phenylaminopropanol), dessen Abkömmlinge und Salze

Anthrachinon, dessen Abkömmlinge und deren Salze

Antimonverbindungen

Bisacodyl

Bleiverbindungen

Borsäure und ihre Salze, ausgenommen zur Pufferung und/oder Isotonisierung in Benetzungslösungen oder Desinfektionslösungen für Kontaktlinsen

Bromverbindungen, ausgenommen Invertseifen, ferner in Arzneimitteln, die dazu bestimmt sind, die Beschaffenheit, den Zustand oder die Funktionen des Körpers oder seelische Zustände erkennen zu lassen sowie in ausschließlich zum äußeren Gebrauch bestimmten Desinfektionsmitteln, Mund- und Rachendesinfektionsmitteln

Carbamidsäure-Abkömmlinge

Carbamidsäure-Ester und -Amide mit insektizider, akarizider oder fungizider Wirkung, ausgenommen in Fertigarzneimitteln zur äußeren Anwendung bei Hunden und Katzen

Chinin und dessen Salze, ausgenommen Chinin-Triquecksilber(II)-dioxid-sulfat in Zubereitungen bis zu 2,75 % zur Verhütung von Geschlechtskrankheiten, als Fertigarzneimittel

Chinolinabkömmlinge, ausgenommen in Zubereitungen zum äußeren Gebrauch, zur Mund- und Rachendesinfektion sowie in Zubereitungen bis zu 3 % zur Empfängnisverhütung als Fertigarzneimittel; die Ausnahme gilt nicht für halogenierte Hydroxychinoline

Chlorierte Kohlenwasserstoffe

6-Chlorthymol, ausgenommen zum äußeren Gebrauch

Dantron

2-Dimethylaminoethyl-benzilat (Benzilsäure-2-dimethylamino-ethylester)

Fluoride, lösliche, ausgenommen in Zubereitungen, sofern auf Behältnissen und äußeren Umhüllungen eine Tagesdosis angegeben ist, die einem Fluorgehalt bis zu 2 mg entspricht

Formaldehyd

Goldverbindungen

Heilbuttleberöl, ausgenommen zur Anwendung bei Menschen in Zubereitungen mit einer Tagesdosis von nicht mehr als 6000 I.E. Vitamin A und 400 I.E. Vitamin D sowie ausgenommen zur Anwendung bei Tieren in Zubereitungen mit einer Tagesdosis von nicht mehr als 4000 i.E. Vitamin A und 250 I.E. Vitamin D

Heilwässer, die 0,04 mg/l Arsen entsprechend 0,075 mg/l Hydrogenarsenat oder mehr enthalten

Heilwässer, natürliche, die mehr als $10^{-7}$ mg Radium 226 oder 370 Millibecquerel Radon 222 je Liter enthalten

Herzwirksame Glykoside

Jod, ausgenommen in Zubereitungen mit einem Gehalt von nicht mehr als 5 % Jod und in Arzneimitteln nach § 44 Abs. 2 Nr. 1 a und b des Arzneimittelgesetzes

Jodverbindungen, ausgenommen in Arzneimitteln, die dazu bestimmt sind, die Beschaffenheit, den Zustand oder die Funktionen des Körpers oder seelische Zustände erkennen zu lassen, ferner in ausschließlich zum äußeren Gebrauch bestimmten Desinfektionsmitteln und in Arzneimitteln nach § 44 Abs. 2 Nr. 1 a und b des Arzneimittelgesetzes, ferner in Zubereitungen zur Herstellung von Bädern und Seifen, auch unter Verwendung von Jod, zum äußeren Gebrauch als Fertigarzneimittel

Natriumpicosulfat

Oxazin und seine Hydrierungsprodukte, ihre Salze, ihre Abkömmlinge sowie deren Salze

Paraffin, dick- und dünnflüssiges, ausgenommen zum äußeren Gebrauch oder bis zu einem Gehalt von 10 % in nichtflüssigen Zubereitungen

Paraformaldehyd

Pentetrazol

Phenethylamin, dessen Abkömmlinge und Salze

Phenolphthalein

Phosphorsäure-, Polyphosphorsäure-, substituierte Phosphorsäure- (z. B. Thiophosphorsäure-)Ester und -Amide, einschließlich der Ester mit Nitrophenol und Methylhydroxycumarin mit insektizider, akarizider oder fungizider Wirkung, ausgenommen in Fertigarzneimitteln zur äußeren Anwendung bei Hunden oder Katzen

Procain und seine Salze zur oralen Anwendung

Pyrazol und seine Hydrierungsprodukte, ihre Salze, ihre Abkömmlinge sowie deren Salze

Resorcin

Salicylsäure, ihre Abkömmlinge und deren Salze, ausgenommen Zubereitungen zum äußeren Gebrauch, ferner Salicylsäureester in ausschließlich oder überwiegend zum äußeren Gebrauch bestimmten Desinfektionsmitteln, Mund- und Rachendesinfektionsmitteln

Senföle

Vitamin A, ausgenommen Zubereitungen mit einer Tagesdosis von nicht mehr als 5000 I.E. und einer Einzeldosis von nicht mehr als 3000 I.E., auch unter Zusatz von Vitamin D mit einer Tagesdosis von nicht mehr als 400 I.E., als Fertigarzneimittel für Menschen, sowie ausgenommen Zubereitungen mit einer Tagesdosis von nicht mehr als 4000 I.E., auch unter Zusatz von Vitamin D mit einer Tagesdosis von nicht mehr als 250 I.E. als Arzneimittel für Tiere

Vitamin D, ausgenommen Zubereitungen mit einer Tagesdosis von nicht mehr als 400 I.E. als Fertigarzneimittel für Menschen, sowie ausgenommen Zubereitungen mit einer Tagesdosis von nicht mehr als 250 I.E. als Arzneimittel für Tiere.

---

Hinsichtlich chemischer Verbindungen und Elemente bezieht sich das Verbot teilweise auch auf die Abkömmlinge und deren Salze. Teilweise sind auch Ausnahmen bis zu einer bestimmten Prozentgrenze zugelassen. Eine Definition für Abkömmlinge, Salze und Verbindungen gibt die amtliche Begründung der Rechtsverordnung: „Als Abkömmlinge im Sinne dieser Verordnung gelten alle Verbindungen, die aus den bezeichneten Stoffen dadurch entstehen, dass eine oder mehrere funktionelle Gruppen mit einem organischen oder anorganischen Stoff unter Beibehaltung der Oxidationsstufe der funktionellen Gruppe reagiert haben oder dass unter Beibehaltung des Grundgerüstes Wasserstoffatome durch Fluor, Chlor, Brom, Jod, Sauerstoff, Schwefel, Stickstoff oder durch Molekülreste substituiert worden sind, soweit es sich nicht um Salze handelt".

Salze entstehen bei der Vereinigung von Metallen, Metalloxiden oder Metallhydroxiden mit Säuren oder Säureanhydriden. Bei der Auflösung in Wasser spalten sich Salze in positiv geladene (bei Anlegen einer Spannung zur Kathode wandernde) Metall-Ionen (Kationen) und in negativ geladene (bei Anlegung einer Spannung zur Anode wandernde) Säurerestionen (Anionen). Man unterscheidet zwischen neutralen („normalen"), sauren und basischen Salzen.

Verbindungen bilden sich durch die Vereinigung von zwei oder mehreren verschiedenen chemischen Elementen unter Abgabe oder Aufnahme von Energie (meist Wärme) nach meist einfachen stöchiometrischen Zahlenverhältnissen zu einem neuen Stoff mit neuen Eigenschaften. Zu den Verbindungen sind u. a. auch Salze zu zählen.

**Anlage** (zu § 7 Abs. 1 Nr. 2 und § 8 Abs. 1 Nr. 2)

| | |
|---|---|
| Adonisröschen | Adonis vernalis |
| Aloe-Arten | |
| Alraune | Mandragora offici-narum |
| Aristolochia-Arten | |
| Beinwell | Symphytum offici-nale |

(ausgenommen Zubereitungen zum äuße-ren Gebrauch, die in der Tagesdosis nicht mehr als 100 µg Pyrrolizidin-Alkaloide mit 1,2-ungesättigtem Necin-Gerüst ein-schließlich ihrer N-Oxide enthalten)

| | |
|---|---|
| Besenginster | Cytisus scoparius |
| Blasentang | Fucus vesiculosus |
| Cascararinde (Sagra-darinde) | Rhamnus purshiana |
| Digitalis-Arten | |
| Eisenhut | Aconitum napellus |
| Ephedra | Ephedra distachya |
| Farnkraut-Arten | |
| Faulbaumrinde | Rhamnus frangula |
| Fleckenschierling | Conium maculatum |
| Flussblatt-Arten | Podophyllum pelta-tum |
| | Podophyllum he-xandrum |
| Gartenrautenblätter | Ruta graveolens |
| Gelsemium (Gelber Jasmin) | Gelsemium semper-virens |
| Giftlattich | Lactuca virosa |
| Giftsumach | Toxicodendron quer-cifolium |
| Goldregen | Laburnum anagyroi-des |
| Herbstzeitlose | Colchicum autum-nale |
| Huflattich | Tussilago farfara |

(ausgenommen Zubereitungen aus Huf-lattichblättern zum inneren Gebrauch, die in der Tagesdosis als Frischpflanzensaft oder Extrakt nicht mehr als 1 µg und als Teeaufguss nicht mehr als 10 µg Pyrrolizi-din-Alkaloide mit 1,2-ungesättigtem Ne-cingerüst einschließlich ihrer N-Oxide enthalten)

| | |
|---|---|
| Hydrastis (Canadische Gelbwurz) | Hydrastis canaden-sis |
| Hyoscyamus-Arten | |
| Ignatiusbohne | Strychnos ignatii |
| Immergrün-Arten (Vinca) | |
| Ipecacuanha (Brech-wurzel) | Cephaelis ipecacu-anha |
| | Cephaelis acumi-nata |
| Jakobskraut | Senecio jacobaea |
| Jalape | Ipomoea purga |
| Kaskarillabaum (Gra-natill) | Croton cascarilla |
| | Croton eluteria |
| Koloquinte | Citrullus colocyn-this |
| Krotonölbaum (Gra-natill) | Croton tiglium |
| Küchenschelle | Pulsatilla pratensis |
| | Pulsatilla vulgaris |
| Lebensbaum | Thuja occidentalis |
| Lobelien-Arten | |
| Maiglöckchen | Convallaria majalis |
| Meerzwiebel, weiße und rote | Urginea maritima |
| Mutterkorn | Secale cornutum |
| Nachtschatten, bitter-süßer | Solanum dulcamara |
| Nieswurz, grüne | Helleborus viridis |
| Nieswurz, schwarze (Christrose) | Helleborus niger |
| Oleander | Nerium oleander |
| Pestwurz | Petasites |

(ausgenommen Zubereitungen aus Pest-wurzwurzelstock zum inneren Gebrauch, die in der Tagesdosis nicht mehr als 1 µg Pyrrolizidin-Alkaloide mit 1,2-ungesättig-tem Necingerüst einschließlich ihrer N-Oxide enthalten)

| | |
|---|---|
| Physostigma-Arten | |
| Pilocarpus-Arten | |
| Rainfarn | Chrysanthemum vulgare |

**Anlage** (zu § 7 Abs. 1 Nr. 2 und § 8 Abs. 1 Nr. 2) (Fortsetzung)

| | | | |
|---|---|---|---|
| Rauwolfia | Rauwolfia serpentina | Stechapfel-Arten (Datura) | |
| | Rauwolfia tetraphylla | Stephansrittersporn | Delphinium staphisagria |
| | Rauwolfia vomitoria | Strophantus-Arten | |
| Rhabarber | Rheum palmatum | Strychnos-Arten | |
| | Rheum officinale | Tollkirsche | Atropa bella-donna |
| Sadebaum | Juniperus sabina | Tollkraut-Arten (Scopolia) | |
| Scammonia | Convolvulus scammonia | | |
| | | Wasserschierling | Cicuta virosa |
| Schlafmohn | Papaver somniferum | Yohimbebaum | Pausinystalia yohimba |
| Schöllkraut | Chelidonium majus | | |
| Senna | Cassia angustifolia | | |
| | Cassia senna | | |

Zusätzlich dürfen die genannten Arzneimittel (s. Kap. 1.7.1) weder teilweise noch ausschließlich zur Beseitigung, Linderung oder

Verhütung der im Folgenden genannten Krankheiten oder Leiden beim Menschen oder Tier bestimmt sein:

**Anlage** (zu § 7 Abs. 1 Nr. 4, Abs. 2 Nr. 1 und § 8 Abs. 1 Nr. 4)

**A. Krankheiten und Leiden von Menschen**

1. Im Infektionsschutzgesetz vom 20. Juli 2000 (BGBl. I S. 1045) aufgeführte, durch Krankheitserreger verursachte Krankheiten
2. Geschwulstkrankheiten
3. Krankheiten des Stoffwechsels und der inneren Sekretion, ausgenommen Vitamin- und Mineralstoffmangel und alimentäre Fettsucht
4. Krankheiten des Blutes und der blutbildenden Organe, ausgenommen Eisenmangelanämie
5. organische Krankheiten
   a) des Nervensystems
   b) der Augen und Ohren, ausgenommen Blennorrhoe-Prophylaxe
   c) des Herzens und der Gefäße, ausgenommen allgemeine Arteriosklerose und Frostbeulen
   d) der Leber und des Pankreas
   e) der Harn- und Geschlechtsorgane
6. Geschwüre des Magens und des Darms
7. Epilepsie

**B. Krankheiten und Leiden beim Tier**

1. Übertragbare Krankheiten der Tiere, ausgenommen nach viehseuchenrechtlichen Vorschriften nicht anzeigepflichtige ektoparasitäre und dermatomykotische Krankheiten
2. Euterkrankheiten bei Kühen, Ziegen und Schafen, ausgenommen die Verhütung der Übertragung von Euterkrankheiten durch Arzneimittel, die zum äußeren Gebrauch bestimmt sind und deren Wirkung nicht auf der Resorption der wirksamen Bestandteile beruht
3. Kolik bei Pferden und Rindern
4. Stoffwechselkrankheiten und Krankheiten der inneren Sekretionsorgane, ausgenommen Vitamin- und Mineralstoffmangel
5. Krankheiten des Blutes und der blutbildenden Organe
6. Geschwulstkrankheiten
7. Fruchtbarkeitsstörungen bei Pferden, Rindern, Schweinen, Schafen und Ziegen

**Anlage** (zu § 7 Abs. 1 Nr. 4, Abs. 2 Nr. 1 und § 8 Abs. 1 Nr. 4) (Fortsetzung)

**A. Krankheiten und Leiden von Menschen**

8. Geisteskrankheit, Psychosen, Neurosen
9. Trunksucht
10. Komplikationen der Schwangerschaft, der Entbindung und des Wochenbetts
11. Krankheiten des Lungenparenchyms
12. Wurmkrankheiten
13. Krankhafte Veränderungen des Blutdrucks
14. Ernährungskrankheiten des Säuglings
15. Ekzeme, Schuppenflechten, infektiöse Hautkrankheiten

### Ausnahmen von der Krankheitsliste

Heilwässer, die teilweise oder ausschließlich zur Beseitigung, Linderung oder Verhütung von Krankheiten des Stoffwechsels und der inneren Sekretion sowie organischer Krankheiten der Leber und des Pankreas sowie der Harn- und Geschlechtsorgane bestimmt sind, dürfen unabhängig von den entsprechenden o. a. Krankheitsverboten außerhalb der Apotheken abgegeben werden (Anhang 3 § 7 Abs. 2 und § 8 Abs. 2).

Grundsätzlich gilt dieses Krankheitsverbot auch nicht für Heilerden, Bademoore, andere Peloide und Zubereitungen zur Herstellung von Bädern, wobei Voraussetzung ist, dass sie nicht im Reisegewerbe oder in Kleinpackungen im Einzelhandel in den Verkehr gebracht werden. Dies bedeutet, dass z. B. Badeeinrichtungen in Kurorten derartige „Kuren" anbieten können, ohne gegen die Apothekenpflicht zu verstoßen. Dem Einzelhandel bleibt der Vertrieb derartiger Heilerden, Bademoore etc. grundsätzlich verwehrt.

Weiterhin gilt das Krankheitsverbot nicht für ausschließlich oder überwiegend zum äußeren Gebrauch bestimmte Desinfektionsmittel sowie Mund- und Rachendesinfektionsmittel.

Letztlich gilt der Krankheitskatalog auch nicht für Arzneimittel, die zur Verhütung von Krankheiten der Zierfische, Zier- und Singvögel, Brieftauben, Terrarientiere oder Kleinnagern bestimmt sind (Anhang 3 § 8 Abs. 2; s. auch Kap. 1.7.2, Heilmittel zur Anwendung bei Tieren und 1.7.2, Verbot bestimmter Anwendungsgebiete).

### Apothekenpflicht bei bestimmten Arzneimittelwirkungen

Generell sind Arzneimittel, die teilweise oder ausschließlich zur Beseitigung oder Verhütung von Krankheiten oder Leiden bestimmt sind (§ 44 Abs. 1) sowie in § 44 Abs. 2 (siehe Kap. 1.7.1, Weitere Ausnahmen von der Apothekenpflicht) aufgeführt sind vom Verkehr außerhalb von Apotheken ausgeschlossen, wenn sie chemische Verbindungen sind, denen nach den Erkenntnissen der medizinischen Wissenschaft eine antibiotische, blutgerinnungsverzögernde, histaminwidrige, hormonartige, cholinergische oder adrenergische Wirkung auf den menschlichen oder tierischen Körper zukommt. Dies gilt gleichermaßen auch für Arzneimittel, denen solche chemische Verbindungen zugesetzt sind.

### Apothekenpflicht bei bestimmten Darreichungsformen

Das Verbot der Freiverkäuflichkeit gilt ebenfalls für Arzneimittel, die als Injektions- oder Infusionslösungen, zur rektalen oder intrauterinen Anwendung, zur intramammären oder vaginalen Anwendung bei Tieren, als Implantate oder als Aerosole bis zu einer mittleren Teilchengröße von nicht mehr als 5 µm in den Verkehr gebracht werden.

### 1.7.4 Abgrenzung Freiverkäuflichkeit/ Apothekenpflicht

Für die Entscheidung, welche Arzneimittel von der Apothekenpflicht befreit bzw. der Apothekenpflicht unterstellt werden, steht dem Bundesministerium für Gesundheit ein Sachverständigenausschuss zur Verfügung, der sich u. a. aus Vertretern der medizinischen und pharmazeutischen Wissenschaft sowie den beteiligten Wirtschaftskreisen, d. h. also auch Vertretern des Einzelhandels, zusammensetzt (§ 53).

### 1.7.5 Vertriebswege

Die mit den beschriebenen Ausnahmen (siehe Kap. 1.7.1 und 1.7.2) generell geltende Apothekenpflicht im Einzelhandel kann aus organisatorischen wie aus fachlichen Gründen nicht immer eingehalten werden. Würde der Vertriebsweg über die Apotheke in allen Fällen gelten, so könnte z. B. ein pharmazeutischer Unternehmer seine Arzneimittel nicht an einen Großhändler liefern, der als wichtiger Verteilungspunkt dann die Apotheken oder auch sonstige Einzelhandelsgeschäfte versorgt. Aus diesem Grunde ist ausdrücklich zugelassen, dass pharmazeutische Unternehmer und Großhändler Arzneimittel auch an andere pharmazeutische Unternehmer und Großhändler abgeben dürfen (§ 47 Abs. 1 Nr. 1).

Zudem dürfen pharmazeutische Unternehmer und Großhändler auch Krankenhäuser und Ärzte direkt, d. h. unter Auslassung der Apotheke, beliefern, soweit es sich z. B. um Blutzubereitungen oder auch um menschliches Gewebe handelt. Mit dieser Regelung wird vermieden, dass diese sehr empfindli-

chen Produkte durch einen zu langen Lieferweg in ihrer Funktionsfähigkeit beeinträchtigt werden, zumal der Transport im gekühlten Zustand erfolgen muss.

Auch Infusionslösungen in Behältnissen ab 500 ml können vom pharmazeutischen Unternehmer z. B. direkt an Krankenhäuser geliefert werden. Dies hat ebenfalls praktische Gründe, da im Allgemeinen Infusionslösungen in Mengen angeliefert werden, die die räumlichen und organisatorischen Möglichkeiten einer Apotheke übersteigen (§ 47 Abs. 1 Nr. 2).

Weiterhin dürfen z. B. Krankenhäuser und Gesundheitsämter Impfstoffe, die für unentgeltliche und amtlich empfohlene Schutzimpfungen verwendet werden sollen, direkt vom Hersteller beziehen, was auch dann gilt, wenn z. B. Lebensgefahr besteht oder Akutmaßnahmen gegen eine Seuche ergriffen werden müssen (§ 47 Abs. 1 Nr. 3).

Da auch Tierärzte Arzneimittel an Halter der von ihnen behandelten Tiere direkt abgeben dürfen, ist es konsequenterweise gestattet, dass der pharmazeutische Unternehmer oder Großhändler Tierärzte auch direkt beliefern darf. Die Apotheke spielt dadurch im Bereich der apothekenpflichtigen Tierarzneimittel nicht die Rolle, wie bei Arzneimitteln zur Behandlung von Menschen (§ 47 Abs. 1 Nr. 6).

Gesundheitspolitisch ist wichtig, dass pharmazeutische Unternehmer Muster von Fertigarzneimitteln (Ärztemuster) nur auf schriftliche Anforderung zur Erprobung an Ärzte, Zahnärzte oder Tierärzte und nur bis zu 2 Stück der kleinsten Packungsgröße abgeben dürfen. Soweit es sich um nicht verschreibungspflichtige Arzneimittel handelt, dürfen Muster hiervon z. B. auch an Heilpraktiker oder Tierheilpraktiker abgegeben werden (§ 47 Abs. 3), jedoch auch nur auf schriftliche Anforderung. Pharmazeutische Unternehmer dürfen auch Pharmaberater (s. Kap. 1.15) beauftragen, Ärztemuster abzugeben. Ärztemuster müssen den Hinweis „unverkäufliches Muster" tragen (siehe Kap. 1.3.5; s. auch Kap. 2.6).

## 1.7.6 Verschreibungspflicht

Zum Schutz der Gesundheit von Mensch und Tier besteht für bestimmte Arzneimittel die Verschreibungspflicht. Dies bedeutet, dass die betreffenden Arzneimittel nur auf Vorlage einer Verschreibung eines Arztes, Zahnarztes oder Tierarztes in Apotheken abgegeben werden dürfen (§ 48).

Die Verschreibungspflicht ist eine Maßnahme des Gesetzgebers, die der Tatsache Rechnung trägt, dass vor allem stark wirksame Arzneimittel in ihrer ganzen Wirkungsbreite erst nach langer intensiver Überwachung erkannt werden können, wobei der Mitwirkung des Arztes, Zahnarztes oder Tierarztes eine besondere Bedeutung zukommt.

Ein Arzneimittel wird daher dann der Verschreibungspflicht unterstellt, wenn die Gefahr besteht, dass die Gesundheit von Mensch oder Tier auch bei bestimmungsgemäßem Gebrauch gefährdet werden kann, was im Allgemeinen nicht von vornherein grundsätzlich auszuschließen ist. Mit zunehmender Anwendungsdauer eines Arzneimittels, d. h. mit immer größer werdender Zahl der Patienten und verschreibenden Ärzte werden die Erkenntnisse über die Eigenschaften des Arzneimittels immer besser und umfangreicher, so dass selbst nach langen Zeiten der Anwendung noch neue wichtige Erkenntnisse z. B. über unerwünschte Arzneimittelwirkungen, Gegenanzeigen oder Wechselwirkungen mit anderen Mitteln gewonnen werden können.

Eine weitere Möglichkeit, Arzneimittel der Verschreibungspflicht zu unterstellen, ist dann gegeben, wenn erkannt wird, dass bestimmte Arzneimittel häufig und erheblich missbräuchlich verwendet werden und dadurch die Gesundheit von Mensch oder Tier gefährdet werden kann (§ 48 Abs. 2). So wird immer wieder bekannt, dass apothekenpflichtige Arzneimittel, die bisher ohne ärztliche Verschreibung im Rahmen der Selbstmedikation erworben werden können, häufig in Verbindung mit Alkohol missbräuchlich verwendet werden. Hier besteht also die Möglichkeit, die Verschreibungspflicht, d. h. die Kontrolle durch den Arzt einzuführen und damit auch die freie Verfügung durch Selbstmedikation zu beschränken.

Neben dieser „allgemeinen" Verschreibungspflicht, die nach Anhörung von Sachverständigen festgelegt wird, gibt es noch die sogenannte „automatische" Verschreibungspflicht (§ 49), die für alle solche Stoffe und Zubereitungen aus Stoffen gilt, die hinsichtlich ihrer Wirkung in der medizinischen Wissenschaft nicht allgemein bekannt sind. Die automatische Verschreibungspflicht wird also überall dort Platz greifen, wo neue Wirkstoffe oder neue Gemische auch bekannter Wirkstoffe, als Arzneimittel in den Verkehr gebracht werden. Die automatische Verschreibungspflicht gilt in der Regel fünf Jahre (§ 49 Abs. 3). Hiernach entscheidet der für die Verschreibungspflicht zuständige Sachverständigenausschuss, ob das Arzneimittel in die allgemeine Verschreibungspflicht überführt wird, oder ob es nur der Apothekenpflicht unterliegen soll. Sollte gegebenenfalls über die Freiverkäuflichkeit zu entscheiden sein, ist hierfür ein besonderes Gremium zu hören (siehe Kap. 1.7.4).

## 1.7.7 Einzelhandel mit freiverkäuflichen Arzneimitteln (mit Sachkenntnis)

Jeder Einzelhändler, der mit freiverkäuflichen Arzneimitteln handeln will, muss entweder selbst einen Sachkenntnisnachweis erbringen oder eine beauftragte sachkundige Person nachweisen. Es können also nur solche Personen, die die erforderliche Sachkenntnis besitzen, für den Einzelhandel mit freiverkäuflichen Arzneimitteln außerhalb der Apotheken verantwortlich sein. Für Unternehmen, die mehrere Verkaufsstellen besitzen, also z. B. Ladenketten, bedeutet dies, dass in jeder Verkaufsstelle eine sachkundige Person vorhanden sein muss (§ 50 Abs. 1).

Die erforderliche Sachkenntnis besitzen solche Personen, die praktische und theoretische Kenntnisse über das ordnungsgemäße Abfüllen, Abpacken, Kennzeichnen, Lagern und Inverkehrbringen von freiverkäuflichen Arzneimitteln nachweisen (§ 50 Abs. 2).

Das Bundesministerium für Gesundheit hat hierzu eine Rechtsverordnung (s. Anhang 2) erlassen, in der im Einzelnen festgelegt ist, welchen Umfang die Sachkenntnis haben muss, was also unter „erforderlicher Sachkenntnis" zu verstehen ist. Die erforderliche Sachkenntnis muss im Rahmen einer Prüfung nachgewiesen werden. Die Abnahme der Prüfungen obliegt in fast allen Bundesländern den Industrie- und Handelskammern.

Entsprechend der genannten Verordnung (Verordnung über den Nachweis der Sachkenntnis im Einzelhandel mit freiverkäuflichen Arzneimitteln) werden folgende Prüfungszeugnisse über eine abgeleistete berufliche Ausbildung als Nachweis der erforderlichen Sachkenntnis im Einzelhandel mit freiverkäuflichen Arzneimitteln anerkannt:

1. Zeugnis über ein abgeschlossenes Hochschulstudium der Pharmazie sowie der Chemie, Biologie, Human- oder Veterinärmedizin in Verbindung mit Nachweisen nach § 15 Abs. 2 AMG (siehe Kap. 1.4.2),
2. Zeugnis über eine nach abgeschlossenem Hochschulstudium der Veterinärmedizin abgelegte Prüfung, soweit es sich um – freiverkäufliche – Tierarzneimittel handelt,
3. Zeugnis über die bestandene pharmazeutische Vorprüfung (Apothekerassistent),
4. Zeugnis über die bestandene Prüfung für den Beruf des pharmazeutisch-technischen Assistenten oder den Nachweis eines entsprechenden Ausbildungsstandes,
5. Zeugnis zum staatlich anerkannten Ausbildungsberuf als Drogist,
6. Zeugnis über die Abschlussprüfung für den Beruf des Apothekenhelfers.
7. Erlaubnisse als Pharmazieingenieur, Apothekenassistent, Pharmazeutischer Assistent oder Apothekenfacharbeiter, die nach den Vorschriften der ehemaligen Deutschen Demokratischen Republik erteilt worden sind (s. Anhang 2 § 10 Satz 2)

Den Nachweis der Sachkenntnis im Einzelhandel mit freiverkäuflichen Arzneimitteln hat auch erbracht, wer nachweist, dass er bis zum 1.1.1978 die Voraussetzungen der Sachkunde für den Einzelhandel mit Arzneimitteln nach den Vorschriften des Einzelhandelsgesetzes und der Verordnung über den Nachweis der Sachkunde für den Einzelhandel erfüllt hat (s. auch Kap. 4.4 und 1.7.11).

Dies bedeutet, dass z.B. nicht nur solche Personen, die die erforderliche Sachkunde im Zusammenhang mit einer Erlaubnis nach § 3 Abs. 3 Einzelhandelsgesetz nachgewiesen haben, als sachkundig zum Einzelhandel mit freiverkäuflichen Arzneimitteln auch im Sinne des Arzneimittelgesetzes gelten (Besitzstandswahrung; s. auch Kap. 1.7.11), sondern auch solche Personen, die zwar keine Erlaubnis nach § 3 Abs. 3 Einzelhandelsgesetz besaßen, jedoch am 1.1.1978 die Voraussetzungen hierfür erfüllt haben, wie z.B. Angestellte.

Nach Auffassung des Deutschen Industrie- und Handelstages (DIHT), die seitens der Aufsichtsbehörde nicht unumstritten ist, hat den Nachweis der Sachkenntnis zum Einzelhandel mit freiverkäuflichen Arzneimitteln erbracht, wer am 1.1.1978

a) nach Ablegung der Kaufmannsgehilfenprüfung (Abschlussprüfung als Kaufmann, – z.B. Einzelhandelskaufmann –, Industriekaufmann, Abschlussprüfung als Verkäufer/Verkäuferin im Einzelhandel) eine praktische Tätigkeit von mindestens drei Jahren in einem Handelsbetrieb des entsprechenden Warenzweiges (freiverkäufliche Arzneimittel) ausgeübt hat oder
b) eine für den Handel in dem entsprechenden Warenzweig (freiverkäufliche Arzneimittel) anerkannte Prüfung abgelegt und danach eine praktische Tätigkeit von mindestens zwei Jahren in einem Handelsbetrieb des entsprechenden Warenzweiges (freiverkäufliche Arzneimittel) ausgeübt hat oder
c) nach Ablegen der Meisterprüfung in einem Handwerk oder der Baumeisterprüfung oder der Prüfung des Gewerbelehrers oder des Landwirtschaftslehrers eine kaufmännische Tätigkeit von mindestens

zwei Jahren in einem Betrieb des entsprechenden Warenzweiges (freiverkäufliche Arzneimittel) nachweist oder

d) eine mindestens fünfjährige kaufmännische Tätigkeit in einem Betrieb des entsprechenden Warenzweiges (freiverkäufliche Arzneimittel), davon eine zweijährige leitende Tätigkeit, nachweisen kann (als leitende Tätigkeit ist anzusehen
   - die Tätigkeit des Leiters eines gewerblichen Unternehmens oder seines Stellvertreters oder
   - die Tätigkeit des Leiters eines gewerblichen Unternehmens oder seines Unternehmens oder seines Stellvertreters oder
   - die Tätigkeit des Leiters einer Zweigniederlassung oder einer unselbständigen Zweigstelle eines gewerblichen Unternehmens oder seines Stellvertreters oder
   - eine Tätigkeit, die einer der vorgenannten Tätigkeiten an kaufmännischer und wirtschaftlicher Verantwortung entspricht) oder

e) die Sachkunde für den Einzelhandel mit freiverkäuflichen Arzneimitteln in einer besonderen Prüfung vor der von der höheren Verwaltungsbehörde errichteten und ihrer Aufsicht unterstehenden Stelle nachgewiesen hat (Prüfung vor der Industrie- und Handelskammer) oder

f) die Prüfungen des
   Diplom-Volkswirtes,
   Diplom-Kaufmannes (Diplom-Betriebswirts),
   Diplom-Handelslehrers,
   Wirtschaftsprüfers,
   vereidigten Buchprüfers (Bücherrevisors),
   Steuerberaters,
   Helfers in Steuersachen

nachweist und eine kaufmännische Tätigkeit in einem Handelsbetrieb mit freiverkäuflichen Arzneimitteln ausübt oder mindestens zwei Jahre ausgeübt hat.

Auch Personen, die bis zum 1.1.1978 ein Zeugnis über ein abgeschlossenes Hochschulstudium der Chemie, Biologie, Medizin, Zahnmedizin oder Tiermedizin in Verbindung mit einer mindestens zweijährigen praktischen Tätigkeit in der Arzneimittelherstellung nachweisen können, haben die Sachkenntnis im Einzelhandel mit freiverkäuflichen Arzneimitteln erbracht.

Der Einzelhandel mit freiverkäuflichen Arzneimitteln ist vor Aufnahme dieser Tätigkeit bei der zuständigen Behörde anzuzeigen. Soweit Einzelhändler freiverkäufliche Arzneimittel zur unmittelbaren Abgabe an den Verbraucher in unveränderter Form umfüllen, abfüllen oder kennzeichnen, müssen sie die Bezeichnung und Zusammensetzung der Arzneimittel angeben. Nachträgliche Änderungen sind ebenfalls anzuzeigen (siehe Kap. 1.7.11, 1.13).

### 1.7.8 Einzelhandel mit freiverkäuflichen Arzneimitteln (ohne Sachkenntnis)

Eine Sachkenntnis ist jedoch nicht erforderlich, wenn ein Einzelhändler außerhalb der Apotheken Fertigarzneimittel abgibt, die im Reisegewerbe (§ 51, siehe Kap. 1.7.9) abgeben werden dürfen. Dies gilt auch für ausschließlich zum äußeren Gebrauch bestimmte Desinfektionsmittel und Sauerstoff, ebenfalls jeweils als Fertigarzneimittel.

Ebenfalls keine Sachkenntnis ist erforderlich für die Abgabe von freiverkäuflichen Fertigarzneimitteln zur Verhütung von Schwangerschaften oder von Geschlechtskrankheiten beim Menschen. Hier kommen hauptsächlich Empfängnisverhütungsmittel in Frage, die als Gel, Schaum, Vaginal-Tabletten oder Vaginal-Zäpfchen in den Verkehr gebracht werden (§ 50 Abs. 3). Präservative fallen nicht unter das Arzneimittelgesetz; sie sind Medizinprodukte (siehe Kap. 1.2.2).

Gleichfalls ohne Sachkenntnis dürfen freiverkäufliche Arzneimittel abgegeben werden, die ausschließlich zur Anwendung bei Zierfischen, Zier- und Singvögeln, Brieftauben, Terrarientieren oder Kleinnagern bestimmt sind (§ 60 Abs. 1, siehe Kap. 1.10.3).

## 1.7.9 Abgabe im Reisegewerbe

Außerhalb der Apotheke dürfen Arzneimittel nicht nur im Einzelhandel sondern, wie bereits erwähnt, auch im Reisegewerbe (§ 51) abgegeben werden. Während im Hinblick auf die Freiverkäuflichkeit von Arzneimitteln im Einzelhandel eine breite Palette besteht, erfährt die Abgabe von Arzneimitteln im Reisegewerbe aus verständlichen Gründen des Gesundheitsschutzes eine sehr enge Begrenzung.

Reisegewerbe ist das Feilbieten von Waren – hier Fertigarzneimittel – oder das Aufsuchen von Warenbestellungen außerhalb einer gewerblichen Niederlassung. Zum Reisegewerbe gehört der Verkauf an der Haustür (Aufsuchen von Bestellungen). Reisegewerbe kann auch im Rahmen von Jahrmärkten, Wochenmärkten und Volksfesten (Feilbieten) ausgeübt werden (s. auch Kap. 1.3.1).

Es dürfen nur folgende und soweit freiverkäufliche Fertigarzneimittel abgegeben werden: Pflanzen und Pflanzenteile – aber nicht als Mischungen – oder Presssäfte aus frischen Pflanzen oder Pflanzenteilen, wobei für die Gewinnung der Presssäfte nur Wasser als Lösungsmittel verwendet werden darf. Zudem dürfen diese Fertigarzneimittel nur mit den verkehrsüblichen deutschen Namen bezeichnet sein (z. B. Baldrianwurzel, Salbeiblätter, Leinsamen, Kamillenblüten, Krautsaft oder ähnliches; kein lateinischer Namen, keine Phantasiebezeichnungen!) und ihre Wirkungen müssen allgemein, d. h. nicht nur beim Arzt oder Apotheker, sondern auch bei jedermann bekannt sein (§ 51 Abs. 1 Nr. 1).

Weiterhin dürfen im Reisegewerbe vertrieben werden Heilwässer und deren Salze in ihren natürlichen Mischungsverhältnissen oder als Nachbildungen, d. h. künstlich hergestellt. Auch diese müssen als Fertigarzneimittel vorliegen, also im Voraus abgefüllt und beim Bundesinstitut für Arzneimittel und Medizinprodukte zugelassen sein (§ 51 Abs. 1 Nr. 2).

Es ist darauf hinzuweisen, dass die Tätigkeit eines Vertreters, der im Auftrag eines pharmazeutischen Unternehmers Einzelhändler zu Verkaufsgesprächen aufsucht, kein Reisegewerbe im Sinne dieser Bestimmung, auch wenn er die Ware sofort aushändigt.

## 1.7.10 Selbstbedienung mit Arzneimitteln

Eine heute in fast allen Bereichen des Einzelhandels übliche Verkaufsform von Waren ist die Selbstbedienung. Für Arzneimittel sind hierfür Regelungen getroffen (§ 52). Im Interesse der Arzneimittelsicherheit und der Gesundheit der Bevölkerung sind Arzneimittel als Waren besonderer Art jedoch nicht generell zur Selbstbedienung freigegeben.

Allgemein zur Selbstbedienung, also auch zum Automatenverkauf freigegeben sind Fertigarzneimittel, die im Reisegewerbe abgegeben werden dürfen, sowie freiverkäufliche Fertigarzneimittel, die ausschließlich als äußerlich anzuwendende Desinfektionsmittel im Verkehr sind, freiverkäufliche Arzneimittel zur Verhütung der Schwangerschaft oder von Geschlechtskrankheiten beim Menschen sowie Sauerstoff ebenfalls als Fertigarzneimittel (§ 52 Abs. 2 i. V. mit Abs. 1; s. auch Kap. 1.7.8).

Im Ergebnis sind auch zur Selbstbedienung – nicht aber zum Automatenverkauf – freiverkäufliche Arzneimittel zugelassen, die ausschließlich zur Anwendung bei Zierfischen, Zier- oder Singvögeln, Brieftauben, Terrarientieren oder Kleinnagern bestimmt sind (§ 60 Abs. 1 i. V. § 52 Abs. 3).

Für alle anderen Arzneimittel ist die Selbstbedienung in Einzelhandelsgeschäften nur dann zulässig, wenn dort eine Person mit der Sachkunde für den Einzelhandel mit freiverkäuflichen Arzneimitteln zur Verfügung steht (§ 52 Abs. 3). Zur Verfügung stehen bedeutet, dass eine sachkundige Person erreichbar ist, wenn ein Kunde hinsichtlich eines Arzneimittels, das er kaufen möchte, beraten werden will.

Für Filialbetriebe, die nach dem 1.1.1978 eröffnet werden, muss jeweils eine sachkundige Person vorhanden sein (§ 50 Abs. 1).

Die Selbstbedienung mit freiverkäuflichen Arzneimitteln in den Betriebsräumen einer Apotheke ist ebenfalls zulässig (§ 52 Abs. 3).

### 1.7.11 Übergangsvorschriften

**Einzelhandel mit freiverkäuflichen Arzneimitteln**

Personen, die bei Inkrafttreten des Arzneimittelgesetzes berechtigt außerhalb der Apotheken Einzelhandel mit Arzneimitteln betrieben haben, dürfen dies weiterhin tun. Voraussetzung ist, dass die Tätigkeit entsprechend den Vorschriften des Gesetzes über die Berufsausübung im Einzelhandel (EHG) ausgeübt wurde (§ 112).

Die Einzelhändler, die entweder eine Erlaubnis gemäß § 3 Abs. 3 des Einzelhandelsgesetzes (EHG) zum Einzelhandel mit Arzneimitteln und ärztlichen Hilfsmitteln besitzen oder den Einzelhandel mit Arzneimitteln und ärztlichen Hilfsmitteln aus einem amtsärztlich kontrollierten Drogenschrank angezeigt haben, sind demnach weiterhin berechtigt, diese Tätigkeit im bisherigen Rahmen auszuüben. Dies gilt auch für Filialbetriebe. Zur Verdeutlichung ist darauf hinzuweisen, dass derjenige, der bis zum 1.1.1978 Arzneimittel und ärztliche Hilfsmittel aus einem Drogenschrank verkauft hat, Arzneimittel auch weiterhin nicht in der Selbstbedienung abgeben darf – ausgenommen solche Arzneimittel, die zum Automatenverkauf und/oder zur Selbstbedienung freigegeben sind, ohne dass eine sachkundige Person (siehe Kap. 1.7.7) zur Verfügung stehen muss (siehe Kap. 1.7.10) – oder nicht wie Einzelhändler mit der bisherigen Erlaubnis nach § 3 Abs. 3 EHG Arzneimittel in unveränderter Form zur unmittelbaren Abgabe von Verbrauchern umfüllen, umpacken oder kennzeichnen darf (zur Sachkunde siehe Kap. 1.7.7).

Sollte die Erweiterung eines Einzelhandelsbetriebes durch Filialen oder eines Filialbetriebes durch weitere Filialen vorgesehen sein, gilt für diese Fälle hinsichtlich der Abgabe freiverkäuflicher Arzneimittel die Vorschrift des Arzneimittelgesetzes, dass für jede Betriebsstelle eine sachkundige Person vorhanden sein muss (§ 50 Abs. 1).

# 1.8 Sicherung und Kontrolle der Qualität

### Betriebsordnung

Die Arzneimittelsicherheit und damit auch die Qualität von Arzneimitteln wird von einer Vielzahl einzelner Faktoren maßgeblich beeinflusst. Hierzu gehören nicht nur eine ordnungsgemäße Herstellung und Prüfung von Arzneimitteln, sondern gleichermaßen auch eine sachgerechte Verpackung und Lagerung.

Das Bundesministerium für Gesundheit kann daher für Betriebe, in denen Arzneimittel entwickelt, hergestellt, geprüft, gelagert oder verpackt oder in den Verkehr gebracht werden, „Betriebsordnungen" erlassen (§ 54). Hierin können neben Anforderungen an die Arzneimittel selbst, auch Vorschriften über die Beschaffenheit, Größe und Einrichtung von Räumen erlassen werden. Es ist möglich, Hygieneanforderungen festzulegen. Auch die Beschaffenheit von Behältnissen, in denen Arzneimittel aufbewahrt werden, sowie deren Kennzeichnung, die Absonderung oder Vernichtung nicht verkehrsfähiger Arzneimittel können im Rahmen dieser Betriebsordnungen geregelt werden.

Ein besonderer Schwerpunkt der Betriebsordnungen ist die Übertragung der „Grundregeln der Weltgesundheitsorganisation für die Herstellung von Arzneimitteln und Sicherung ihrer Qualität" und entsprechender Regelwerke der Europäischen Union. Diese „Good Manufacturing Practices" (GMP) sollen bewirken, dass bei der Herstellung von Arzneimitteln bis zur Abgabe an den Verbraucher jede Tätigkeit in der Herstellung einschließlich der Umfüllung, des Abpackens und Kennzeichnens, wozu auch das Etikettieren gehört, mit der nötigen Sorgfalt durchgeführt wird. Im Rahmen dieser Zielsetzung werden in den GMP-Regeln Anforderungen an die Räume, die technische Ausrüstung, die Hygiene, die bei der Herstellung eingesetzten Stoffe und Materialien, die Herstellungsvorgänge selbst, die Prüfung der hergestellten Arzneimittel sowie deren Verpackung und Etikettierung gestellt.

Eine Betriebsordnung für Arzneimittelhersteller ist 1985, eine weitere für den pharmazeutischen Großhandel 1987 erlassen worden. Es ist selbstverständlich, dass erforderlichenfalls auch für den Einzelhandel mit Arzneimitteln außerhalb der Apotheke über eine Betriebsordnung fachliche Regelungen getroffen werden können.

## 1.9 Arzneibuch

Wie bereits eingangs erwähnt, wird die Qualität, Prüfung, Lagerung, Abgabe und Bezeichnung von Arzneimitteln nach dem „Arzneibuch" als einer Sammlung anerkannter pharmazeutischer Regeln beurteilt (§ 55). Das Arzneibuch enthält auch Regeln für die Beschaffenheit von Behältnissen und Umhüllungen.

Die Regeln des Arzneibuchs werden von der Deutschen Arzneibuch-Kommission oder der Europäischen Arzneibuch-Kommission beschlossen und im Bundesanzeiger bekannt gemacht. Entsprechendes gilt für homöopathische Arzneimittel, für die die Deutsche Homöopatische Arzneibuch-Kommission die anerkannten pharmazeutischen Regeln beschließt.

Grundsätzlich dürfen Arzneimittel nur hergestellt und abgegeben werden, wenn sie den für sie geltenden Regeln des Arzneibuches entsprechen. Also auch der Einzelhändler, der freiverkäufliche Arzneimittel abgibt, ist an die Vorschriften des Arzneibuches gebunden.

## 1.10 Sondervorschriften für Tierarzneimittel

Es liegt im Interesse des Verbrauchers, dass der Gesetzgeber zwischen Arzneimitteln unterscheidet, die bei Tieren zur Anwendung kommen, die nicht zur Gewinnung von Lebensmitteln dienen und solchen, die bei Tieren zur Anwendung kommen, die zu Lebensmitteln weiterverarbeitet werden oder die Lebensmittel produzieren. Hierzu zählen Rinder, Schweine, Schafe, Geflügel, essbares Wild und z.B. Hühner (Eier), Bienen (Honig), Kühe (Milch).

### 1.10.1 Fütterungsarzneimittel

Eine besondere Form von Arzneimitteln, die zur Anwendung bei Tieren bestimmt sind, sind die sogenannten „Fütterungsarzneimittel" (§ 56). Fütterungsarzneimittel (§ 4 Abs. 10) sind definiert als Arzneimittel in verfütterungsfertiger Form, die aus Arzneimittel-Vormischungen und Mischfuttermitteln hergestellt werden und die dazu bestimmt sind, zur Anwendung bei Tieren in den Verkehr gebracht zu werden. Sie setzen sich zusammen aus einer sogenannten „Vormischung" (§ 4 Abs. 11 – Arzneimittel, das dazu bestimmt ist, zur Herstellung von Fütterungsarzneimitteln verwendet zu werden) und einem „Mischfuttermittel", in das die „Vormischung" eingearbeitet wird. Die Einarbeitung erfolgt in der Regel auf Verschreibung eines Tierarztes, wobei dies z. B. bei einem Mischfuttermittelhersteller oder gegebenenfalls auch durch den Tierhalter selbst erfolgen kann. Die Verantwortung hierfür trägt in jedem Fall der Tierarzt. Für Fütterungsarzneimittel, die in industriellem Maßstab im Voraus hergestellt werden, trägt der pharmazeutische Unternehmer, der in diesen Fällen meist auch der Hersteller ist, die arzneimittelrechtliche Verantwortung.

Die Vormischung und das Mischfuttermittel müssen füreinander bestimmt sein, d. h. es ist im Einzelnen bei der Zulassung der Vormischung festgelegt, in welche Mischfuttermittel es eingearbeitet werden darf.

## 1.10.2 Erwerb apothekenpflichtiger Tierarzneimittel

Ein Tierhalter darf nicht-freiverkäufliche, d. h. apothekenpflichtige, Arzneimittel zur Anwendung bei Tieren in der Apotheke und bei dem den Tierbestand behandelnden Tierarzt erwerben.

Auch sogenannte Tierheilpraktiker unterliegen dieser Vorschrift. Sie dürfen nicht-freiverkäufliche Arzneimittel zur Anwendung an Tieren ebenfalls nur in Apotheken erwerben (§ 57). Der Erwerb bei Tierärzten scheidet aus, da Tierärzte nicht-freiverkäufliche Arzneimittel nur an Halter der von ihnen behandelten Tiere abgeben dürfen.

Soweit Arzneimittel bei Tieren angewandt werden, die der Gewinnung von Lebensmitteln dienen, müssen sie für die Anwendung bei solchen Tieren besonders zugelassen sein (§ 58).

## 1.10.3 Ausnahmeregelungen für Arzneimittel zur Anwendung bei Heimtieren

Es sei in diesem Zusammenhang nochmals darauf hingewiesen, dass Arzneimittel ausschließlich zur Anwendung bei Zierfischen, Zier- oder Singvögeln, Brieftauben, Terrarientieren oder Kleinnagern, soweit sie keine verschreibungspflichtigen Bestandteile enthalten, freiverkäuflich sind (siehe Kap. 1.7.2) und im Einzelhandel auch ohne den Sachkundennachweis für den Einzelhandel mit freiverkäuflichen Arzneimitteln abgegeben werden dürfen. Auch die Abgabe dieser Arzneimittel in Form der Selbstbedienung ist zulässig, ohne dass eine sachkundige Person zur Verfügung steht (siehe Kap. 1.7.10). Der Verkauf mittels Automaten ist jedoch verboten. Zusätzlich bedürfen derartige Arzneimittel auch dann keiner Zulassung durch das Bundesinstitut für Arzneimittel und Medizinprodukte, wenn sie als Fertigarzneimittel in den Verkehr gebracht werden (§ 60 Abs. 1).

Der Gesetzgeber hat sich jedoch die Möglichkeit vorbehalten, derartige Arzneimittel der Zulassungspflicht zu unterstellen, soweit eine Gesundheitsgefährdung zu befürchten ist.

Die Herstellung dieser Arzneimittel kann ebenfalls unter erleichterten Bedingungen erfolgen: Der Herstellungsleiter kann zugleich auch Kontroll- und Vertriebsleiter sein. Eine zweijährige praktische Tätigkeit in der Arzneimittelherstellung oder Arzneimittelprüfung ist nicht erforderlich (§ 60 Abs. 2, s. auch Kap. 1.4.2).

TEIL III

# 1.11 Beobachtung, Sammlung und Auswertung von Arzneimittelrisiken

Da mit einer immer längeren und breiteren Anwendung von Arzneimitteln bei Mensch und Tier zunehmend neue Erfahrungen verbunden sind, die auch zu Erkenntnissen über zum Teil bis dahin unbekannte Risiken, wie Nebenwirkungen oder Wechselwirkungen mit anderen Mitteln (Arzneimittel und Lebensmittel) führen können, hat das Bundesinstitut für Arzneimittel und Medizinprodukte in Bonn die Aufgabe, alle mit Arzneimitteln verbundenen Risiken zentral zu erfassen, auszuwerten und die gegebenenfalls erforderlichen Maßnahmen zu koordinieren.

Das Bundesinstitut für Arzneimittel und Medizinprodukte hat dabei die Aufgabe, mit Einrichtungen der Weltgesundheitsorganisation (WHO), den Arzneimittelbehörden anderer Länder, mit den Gesundheits- und Veterinärbehörden in Deutschland, den Arzneimittelkommissionen der Kammern der Heilberufe sowie sonstigen Stellen, die Arzneimittelrisiken erfassen, zusammenzuarbeiten (§ 62).

Arzneimittelkommissionen der Heilberufe, die sich mit der Erfassung von Arzneimittelrisiken befassen, existieren bei den Ärzten, Zahnärzten, Tierärzten, Apothekern und Heilpraktikern.

Zu den sonstigen Stellen, die sich mit der Erfassung von Arzneimittelrisiken befassen, ist z.B. die Arzneimittelkommission zu zählen, die die Bundesverbände der Pharmazeutischen Industrie eingerichtet haben.

Eine bundeseinheitliche Verwaltungsvorschrift (Stufenplan) regelt die Zusammenarbeit aller beteiligten Behörden und Institutionen. Es werden für verschiedene Gefahrenstufen jeweils die zu ergreifenden Maßnahmen näher festgelegt (§ 63).

Eine Gefahrenstufe richtet sich nach Art und Umfang des festgestellten Arzneimittelrisikos. Werden etwa Arzneimittelnebenwirkungen festgestellt, die zu einer Beeinträchtigung der Gesundheit führen können, sind andere Maßnahmen zu veranlassen, als z.B. bei einer Arzneimittelverwechslung bei einem Hersteller, der die Charge eines Arzneimittels mit falscher Beschriftung versehen hat. Die hier zu veranlassenden Maßnahmen unterscheiden sich wiederum von denen, die zu ergreifen sind, wenn etwa ein Einzelhändler einem Verbraucher ein falsches Arzneimittel abgibt.

Pharmazeutische Unternehmer (siehe Kap. 1.3.4) haben gegenüber der Aufsichtsbehörde (siehe Kap. 1.12) eine Person zu benennen, die für die Sammlung und Bewertung von Arzneimittelrisiken sowie deren Meldung an das Bundesinstitut für Arzneimittel und Medizinprodukte verantwortlich ist (Stufenplanbeauftragter § 63 a). Soweit Einzelhändler Arzneimittel ohne Erlaubnis herstellen dürfen (siehe Kap. 1.4.1), unter ihrem Namen in den Verkehr bringen, ist ein Stufenplanbeauftragter nicht zu benennen (§ 63 a Abs. 1).

# 1.12 Überwachung des Arzneimittelverkehrs

Wenn der Gesetzgeber eine Vielfalt von Anforderungen stellt, so muss er auch dafür Sorge tragen, dass die Einhaltung dieser Anforderungen überwacht wird. Die Überwachung der Durchführung der arzneimittelrechtlichen Vorschriften obliegt den Bundesländern, in denen in der Regel jeweils die mittlere Verwaltungsebene (Bezirksregierung, Regierungspräsidien), in den Stadtstaaten die Gesundheitssenatoren und im Saarland das Ministerium, die für die Überwachung zuständigen Behörden sind. In Nordrhein-Westfalen liegt die Zuständigkeit für die Überwachung des Einzelhandels mit freiverkäuflichen Arzneimitteln bei den Gesundheitsämtern (Amtsapotheker), in Schleswig-Holstein bei den Landräten oder Bürgermeistern der kreisfreien Städte als Kreisgesundheitsbehörde. In Rheinland-Pfalz ist ein Landesamt die zuständige Überwachungsbehörde.

Der Überwachung unterliegen alle Betriebe und Einrichtungen, in denen Arzneimittel hergestellt, geprüft, gelagert, verpackt, in den Verkehr gebracht werden oder in denen sonst Arzneimittelhandel (z. B. Handelsagenturen) betrieben wird (§ 64 Abs. 1). Dies bedeutet, dass nicht nur pharmazeutische Unternehmer, der Arzneimittelhersteller oder ein Kontrolllabor für Arzneimittel der Überwachung unterliegen, sondern auch der pharmazeutische Großhändler und der Einzelhändler. Dies wiederum bezieht sich sowohl auf die Apotheke als auch auf die Drogerie, das Reformhaus, das Zoofachgeschäft sowie den sonstigen Einzelhandel mit Arzneimitteln, z. B. in Lebensmittelgeschäften oder Großmärkten.

Die Herstellung, Prüfung, Lagerung, Verpackung oder das Inverkehrbringen von Wirkstoffen sowie die Entwicklung von Wirkstoffen (§ 4 Abs. 19, siehe Kap. 1.3.5) unterliegen der Überwachung, soweit sie durch Rechtsverordnung nach § 54 (siehe Kap. 1.8) geregelt ist.

Die zuständige Behörde hat nicht nur auf die Einhaltung der Vorschriften des Arzneimittelgesetzes zu achten, sondern auch die Werbung auf dem Gebiet des Heilwesens zu überprüfen (§ 64 Abs. 3).

Zur Wahrnehmung der Überwachungsaufgaben werden Besichtigungen durchgeführt, die in der Regel alle zwei Jahre vorgenommen werden sollen. Hierbei können die mit der Überwachung beauftragten Personen – im Allgemeinen der pharmazeutische Referent der zuständigen Behörde – im Rahmen ihrer Tätigkeit zu den üblichen Geschäftszeiten die Geschäfts- und Betriebsräume und, falls Gefahr im Verzug ist, auch die Wohnräume betreten. Insoweit wird das Grundrecht auf Unverletzlichkeit der Wohnung eingeschränkt (§ 64 Abs. 4 Nr. 1).

Bei Besichtigungen können Unterlagen über die Herstellung, Prüfung, den Erwerb, die Lagerung und das Inverkehrbringen eingesehen werden. Dies bezieht sich auch auf das im Verkehr befindliche Werbematerial (§ 64 Abs. 4 Nr. 2). Soweit der zur Auskunft Verpflichtete sich selbst durch Aussagen belasten muss, kann er die Beantwortung von Fragen verweigern (§ 64 Abs. 5).

Im Rahmen der von der Aufsichtsbehörde durchgeführten Besichtigungen kann der Überwachungsbeamte gegen Empfangsbescheinigung auch Proben zum Zwecke der Untersuchung entnehmen (§ 65). Die Proben können zum einen als Verdachtsproben entnommen werden, d. h. wenn sie den Anschein erwecken, dass sie gegebenenfalls in ihrer pharmazeutischen Qualität beeinträchtigt und dadurch nicht mehr verkehrsfähig sind (siehe Kap. 1.3.3) oder als Planproben, d. h. Routineproben entnommen werden. Die analytische Überprüfung dieser Arzneimittelproben wird in den Arzneimittelprüfstellen der Länder, die sich überwiegend in einem chemischen Untersuchungsamt eines Bundeslandes befinden, durchgeführt.

TEIL III

Soweit eine Arzneimittelprobe bei einem pharmazeutischen Unternehmer entnommen wird, ist diesem, es sei denn, er verzichtet ausdrücklich darauf, ein Teil der Probe amtlich verschlossen zurückzulassen (§ 65 Abs. 1). Dies hat den Grund, dass im Falle einer Beanstandung der pharmazeutische Unternehmer diese „Gegenprobe" durch einen privaten Sachverständigen, der behördlich bestellt sein muss (§ 65 Abs. 3), begutachten lassen kann. Soweit ein Einzelhändler freiverkäufliche Arzneimittel unter seinem Namen in den Verkehr bringt, ist er pharmazeutischer Unternehmer (siehe Kap. 1.3.4, 1.4.1).

Der Einzelhändler hat bei der Entnahme einer Probe eines Fertigarzneimittels eines anderen pharmazeutischen Unternehmers – dies ist im Einzelhandel der Regelfall – Anspruch auf eine angemessene Entschädigung (§ 65 Abs. 3). Diese besteht im Allgemeinen im Einkaufspreis des Arzneimittels zuzüglich der jeweils gültigen Mehrwertsteuer.

Wichtig ist der Hinweis, dass derjenige, der der Überwachung nach dem Arzneimittelgesetz durch die zuständige Behörde unterliegt, verpflichtet ist, die Besichtigung als solche nicht nur zu dulden, sondern die in der Überwachung tätigen Personen bei ihrer Tätigkeit zu unterstützen (§ 66). Dies bezieht sich vor allem darauf, dass das Betreten der Geschäftsräume ermöglicht wird, dass Behältnisse geöffnet und Auskünfte erteilt werden sowie die Entnahme von Proben ermöglicht wird.

Über eine Besichtigung wird eine Niederschrift erstellt, in der ggfl. auch Beanstandungen festgehalten werden.

Werden bei der Besichtigung der Betriebsräume oder bei der Untersuchung der entnommenen Arzneimittelprobe Beanstandungen festgestellt, so kann die zuständige Behörde zur Beseitigung der festgestellten Verstöße und zur Verhütung künftiger Verstöße die notwendigen Anordnungen treffen (§ 69).

So kann z. B. das Inverkehrbringen eines Arzneimittels untersagt werden, wenn die erforderlichen Qualitätskontrollen nicht durchgeführt worden sind (§ 69 Abs. 1, Nr. 5). Dies kann solche Einzelhändler betreffen, die als pharmazeutische Unternehmer Arzneimittel unter ihrem Namen in den Verkehr bringen. Hierzu zählen vor allem solche Personen, die eine Erlaubnis zur Herstellung von Arzneimitteln nach § 53 Arzneimittelgesetz 1961 (z. B. Drogisten) besaßen und im Rahmen der Besitzstandswahrung auch nach dem jetzt gültigen Arzneimittelgesetz bis auf weiteres im bisherigen Umfang Arzneimittel herstellen dürfen (siehe Kap. 1.4.4).

Neben anderen Maßnahmen können die zuständigen Behörden auch Werbematerial, das den Vorschriften über den Verkehr mit Arzneimittel und über die Werbung auf dem Gebiet des Heilwesens (s. Kap. 2 und Anhang 4) nicht entspricht, sicherstellen (§ 69 Abs. 3).

# 1.13 Anzeigepflicht für Einzelhändler

Betriebe, die Arzneimittel herstellen, prüfen, lagern, verpacken oder in den Verkehr bringen, also auch Einzelhandelsgeschäfte, haben ihre Tätigkeit der zuständigen Überwachungsbehörde (siehe Kap. 1.12) anzuzeigen. Dies hat vor Aufnahme der Tätigkeit zu erfolgen. Bei der Anzeige ist anzugeben, um

welche Art der Tätigkeit es sich handelt, ob z. B. Arzneimittel hergestellt oder umgefüllt und abgepackt werden oder ob sie nur abgegeben werden, sowie die Betriebsstätte, also etwa die Geschäftsräume des Einzelhandels.

Einzelhändler, die beabsichtigen, Arzneimittel in unveränderter Form zur unmittelbaren Abgabe an den Verbraucher umzufüllen, abzupacken oder zu kennzeichnen, haben hierbei die Arzneimittel mit ihrer Bezeichnung und Zusammensetzung anzugeben.

Selbstverständlich sind im Nachgang zu dieser Tätigkeitsanzeige auch Änderungen bekanntzugeben, so z. B., wenn ein sachkundiger Einzelhändler das Arzneimittelsortiment, das von ihm in unveränderter Form zur unmittelbaren Abgabe an den Verbraucher umgefüllt, abgepackt oder gekennzeichnet wird, erweitert.

Der Anzeigepflicht unterliegt auch die Arzneimittelabgabe im Reisegewerbe, der Großhandel mit Arzneimitteln sowie das Sammeln von Arzneimitteln, z. B. durch gemeinnützige Organisationen.

Nicht anzeigepflichtig sind Apotheken – ausgenommen tierärztliche Hausapotheken – und Inhaber einer Erlaubnis zur Herstellung von Arzneimitteln (siehe Kap. 1.7.11).

# 1.14 Einfuhr von Arzneimitteln

Das Arzneimittelgesetz regelt nicht nur den Verkehr mit den Arzneimitteln, die im Geltungsbereich des Gesetzes, also in Deutschland, hergestellt und in den Verkehr gebracht werden, sondern auch die Einfuhr von Arzneimitteln aus dem Ausland (§§ 72–74). Aufgrund der Zugehörigkeit von Deutschland zur Europäischen Union, innerhalb der durch entsprechende Richtlinien einheitliche Voraussetzungen gegeben sind, wird hierbei zwischen Arzneimitteln, die aus EU-Staaten kommen, und solchen, die aus Nicht-EU-Staaten, den sogenannten Drittländern eingeführt werden, unterschieden.

Soweit Fertigarzneimittel aus Drittländern eingeführt werden sollen, muss der Importeur hierzu eine Erlaubnis beantragen, die von ähnlichen Voraussetzungen abhängig ist wie bei der Arzneimittelherstellung. Erleichternd gilt z. B., dass nur eine sachkundige Person vorhanden sein muss, die die Funktion des Herstellungs-, Kontroll- und Vertriebsleiters in einem ausüben kann (§ 72). Zudem muss sichergestellt sein, dass Arzneimittel entsprechend anerkannten Grundregeln für die Herstellung von Arzneimitteln und die Sicherung ihrer Qualität, insbesondere der Europäischen Gemeinschaften und der Weltgesundheitsorganisation, hergestellt worden sind

(§ 72 a). Soweit Arzneimittel aus Mitgliedstaaten der Europäischen Union verbracht werden, ist ein Nachweis hierfür nicht erforderlich.

Bei der Herkunft von Arzneimitteln aus EU-Staaten muss der Empfänger pharmazeutischer Unternehmer, Großhändler oder Tierarzt sein oder eine Apotheke betreiben (§ 73 Abs. 1).

Zusätzlich muss grundsätzlich sichergestellt sein, dass die importierten Arzneimittel, soweit sie der Pflicht zur Zulassung oder Registrierung unterliegen, zum Verkehr in der Bundesrepublik Deutschland zugelassen bzw. registriert (homöopathische Arzneimittel) sind.

Der Einzelhändler kann demnach nur dann Arzneimittel aus dem Ausland (Drittland) direkt einführen, wenn er die o. g. Erlaubnis besitzt oder – bei EU-Importen – selbst pharmazeutischer Unternehmer ist, also Arzneimittel unter seinem Namen in den Verkehr bringt.

Von den einschränkenden Bestimmungen über die Einfuhr von Arzneimitteln ausgenommen sind solche Arzneimittel, die im Einzelfall in geringen Mengen zur Arzneimittelversorgung von Tieren, z. B. bei Tierschauen oder Turnieren, bestimmt sind, sowie solche Arzneimittel, die bei der Einreise zum persönlichen Bedarf mitgeführt werden. Auch dürfen Arzneimittel, die in einem EU-Mitgliedstaat zum Verkehr zugelassen sind, aus diesem Staat in einer dem üblichen persönlichen Bedarf entsprechenden Menge bezogen werden (§ 73 Abs. 2).

Die sonstige Einfuhr von Fertigarzneimitteln darf nur über Apotheken auf ärztliche Verschreibung und besondere Bestellung in geringen Mengen für einzelne Personen erfolgen. Diese Arzneimittel müssen dann nicht von der Bundesoberbehörde für den Verkehr in der Bundesrepublik Deutschland zugelassen sein (§ 73 Abs. 3).

Soweit ausländische Ärzte und Tierärzte ihren Beruf im kleinen Grenzverkehr in der Bundesrepublik Deutschland ausüben, dürfen sie nur solche Arzneimittel mitführen, d. h. einführen, die zum Verkehr in der Bundesrepublik Deutschland zugelassen sind (§ 73 Abs. 5).

Bei der Einfuhr von Arzneimitteln haben die Zolldienststellen mitzuwirken. Sie können im Interesse der Arzneimittelsicherheit bei Verdacht von Verstößen gegen Verbote und Beschränkungen des Arzneimittelgesetzes Sendungen anhalten und veranlassen, dass diese den zuständigen Behörden (in der Regel Bezirksregierungen, Regierungspräsidien; s. auch Kap. 1.12) vorgeführt werden (§ 74).

## 1.15  Informationsbeauftragter, Pharmaberater

Pharmazeutische Unternehmer (siehe Kap. 1.3.4) haben gegenüber der Aufsichtsbehörde eine Person zu benennen, die für die wissenschaftliche Information über die in den Verkehr gebrachten Fertigarzneimittel verantwortlich ist (Informationsbeauftragter, § 74 a). Der Informationsbeauftragte ist insbesondere dafür verantwortlich, dass das Verbot der Irreführung (Verbote zum Schutz vor Täuschung, siehe Kap. 1.3.3) beachtet wird und die Kennzeichnung (siehe Kap. 1.3.5), die Packungsbeilage (siehe Kap. 1.3.6), die Fachinformation (siehe Kap. 1.3.7) und die Werbung (siehe Kap. 2 und Anhang 4) mit dem Inhalt der Zulassung (siehe Kap. 1.3.4) oder Registrierung (siehe Kap. 1.5.7) übereinstimmen.

Im Arzneimittelgesetz sind auch die Tätigkeit des Pharmaberaters und dessen Berufspflichten geregelt (§§ 75, 76).

Der Pharmaberater (Ärztebesucher) hat zunächst die Aufgabe, Angehörige der Heilberufe, das sind Ärzte, Zahnärzte, Tierärzte, Heilpraktiker und Apotheker, über Arzneimittel zu informieren. Selbstverständlich geschieht diese Arzneimittelinformation primär in Bezug auf Produkte des pharmazeutischen Unternehmers, für den der Pharmaberater tätig ist.

Neben dieser Funktion der Information, zu der auch die Aushändigung der Fachinformation (siehe Kap. 1.3.7) gehört, hat der Pharmaberater die sehr wichtige Aufgabe, Mitteilungen über Nebenwirkungen und Gegenanzeigen oder sonstige Risiken bei Arzneimitteln, über die er bei seinem Informationsgespräch Kenntnis erlangt, schriftlich aufzunehmen und seinem pharmazeutischen Unternehmer mitzuteilen (§ 76 Abs. 1). Zudem kann der Pharmaberater im Auftrag des pharmazeutischen Unternehmers auf schriftliche Anforderung an den genannten Personenkreis Muster von Arzneimitteln zur Erprobung abgeben (siehe Kap. 1.7.5).

Über Art, Umfang und Zeitpunkt der Abgabe von Ärztemustern hat der Pharmaberater Nachweise zu führen und diese auf Verlangen der zuständigen Behörde vorzulegen (§ 76 Abs. 2).

Die Tätigkeit als Pharmaberater ist – entsprechend der des Einzelhändlers – ebenfalls an eine Sachkenntnis gebunden (§ 75). Diese besitzen Personen, die ein Hochschulstudium abgeschlossen haben (Pharmazie, Chemie, Biologie, Medizin) sowie Personen mit einer Ausbildung als technische Assistenten in den Heilberufen. Daneben können Personen mit einer naturwissenschaftlichen, medizinischen oder einschlägigen kaufmännischen Ausbildung über eine spezielle Fortbildung den Beruf des „Geprüften Pharmareferenten" erlernen und mit dieser geschützten Berufsbezeichnung als Pharmaberater tätig sein.

## Übergangsvorschrift

Die Personen, die bei Inkrafttreten des Gesetzes am 1.1.1978 die Tätigkeit eines Pharmaberaters ausgeübt haben, können dies weiterhin tun, auch dann, wenn sie die vorgeschriebene Ausbildung nicht nachweisen können. Sie sind also vom Nachweis der Sachkenntnis im Sinne des Gesetzes befreit (§ 115).

# 1.16 Preisgestaltung

Die Abgabepreise von apothekenpflichtigen Arzneimitteln sind für Apotheken, Großhandlungen und Tierärzte in der Arzneimittelpreisverordnung festgelegt (§ 78).

Während der Großhandel auf den Herstellerpreis einen nach der Höhe dieses Preises degressiv gestaffelten Höchstzuschlag erheben kann, was auch für Tierärzte gilt, sind Apotheken an einen ebenfalls nach der Höhe des Einkaufspreises degressiv gestaffelten Festzuschlag gebunden. Dies bedeutet, dass zumindest der Großhandel innerhalb des gestaffelten Höchstzuschlages einen gewissen Wettbewerb betreiben kann (Rabatt, Skonto).

Der Apotheker ist demgegenüber an Festaufschläge gebunden. Das Arzneimittelgesetz bestimmt, dass ein einheitlicher Apothekenabgabepreis für Arzneimittel, die vom Verkehr außerhalb der Apotheke ausgeschlossen sind, zu gewährleisten ist (§ 78). Damit wird der Forderung Rechnung getragen, dass im Bereich der apothekenpflichtigen und ver-

schreibungspflichtigen Arzneimittel ein Preiswettbewerb gegenüber dem Verbraucher vermieden wird. Der Tierarzt darf im Rahmen seines Dispensierrechts (siehe Kap. 1.7; § 43 Abs. 4) höchstens Zuschläge in Höhe der Festaufschläge für Apotheken erheben.

Demgegenüber unterliegen Arzneimittel, die auch außerhalb der Apotheken abgegeben werden können, also solche, die freiverkäuflich sind, keiner Zuschlagsregelung. In allen Einzelhandelsgeschäften, Drogerien und Großmärkten – und auch Apotheken – können die Preise insoweit frei kalkuliert werden. Dies führt ohne Zweifel dazu, dass derjenige, der Arzneimittel in großen Mengen umsetzt, dem Endverbraucher günstigere Konditionen einräumen kann als derjenige, der sich auf kleine Abgabemengen beschränken muss. Eine gesetzliche Regelung ist ebenfalls nicht getroffen für die Preise, die der pharmazeutische Unternehmer bei der Abgabe z.B. an Großhändler oder Apotheken erhebt.

# 1.17 Haftung für Arzneimittelschäden

Für Arzneimittel, die der Zulassungspflicht unterliegen oder von dieser durch Rechtsverordnung befreit wurden, besteht eine sogenannte Gefährdungshaftung (§ 84 ff.). Schon länger besteht eine Gefährdungshaftung bereits im Bahn-, Bus- und Flugverkehr, d.h., der Betreiber dieser Verkehrsmittel muss im Interesse der Benutzer eine Versicherung abschließen, die bei Unglücksfällen den betroffenen Insassen bzw. deren Angehörigen zugute kommt und zwar unabhängig davon, ob der Betreiber schuldhaft gehandelt hat oder nicht. Auch ein pharmazeutischer Unternehmer, der Fertigarzneimittel in den Verkehr bringt, haftet für Schäden, die bei bestimmungsgemäßem Gebrauch seiner Arzneimittel beim Menschen entstehen. Dies gilt selbstverständlich auch dann, wenn ein Mensch durch ein Arzneimittel zu Tode kommt.

Die Ersatzpflicht besteht, wenn die Schädigung bei bestimmungsgemäßem Gebrauch des Arzneimittels ein nach den Erkenntnissen der medizinischen Wissenschaft vertretbares Maß überschreitet und auf die Entwicklung oder Herstellung zurückzuführen ist oder wenn das Arzneimittel entgegen Erkenntnissen der medizinischen Wissenschaft nicht ausreichend gekennzeichnet oder die Gebrauchsinformation unvollständig war (§ 84 Abs. 1).

Wenn also die Schädigung eines Menschen durch missbräuchliche Anwendung des Arzneimittels entsteht, haftet der pharmazeutische Unternehmer nicht.

Wird trotz bestimmungsgemäßer Einnahme eines Arzneimittels ein Mensch verletzt oder gar getötet, so haftet der pharmazeutische Unternehmer bis zu einem Kapitalbetrag von 1 Mio. DM oder bis zu einem Rentenbetrag von jährlich 60 000,– DM (§ 88 Nr. 1). Werden durch ein Arzneimittel bei bestimmungsgemäßem Gebrauch mehrere Menschen verletzt oder getötet, haftet der pharmazeutische Unternehmer bis zu einem Gesamtbetrag von 200 Mio. DM oder bis zu einem Rentenbetrag von jährlich 12 Mio. DM (§ 88 Nr. 2).

Um seiner Verpflichtung nachzukommen, muss der pharmazeutische Unternehmer eine Haftpflichtversicherung bei einem Versicherungsunternehmen abschließen oder eine Freistellungs- oder Gewährleistungsverpflichtung eines inländischen Kreditinstituts beibringen (§ 94).

Jeder Einzelhändler, der – sachkundig – z.B. im Voraus Arzneimittel in unveränderter Form zur unmittelbaren Abgabe an den Verbraucher umfüllt, abpackt oder kennzeichnet und diese dann unter seinem Namen in den Verkehr bringt, unterliegt dieser Haftungsregelung. Dies gilt gleichermaßen, z.B. für Baldriantropfen, Pfefferminztee, Franzbranntwein oder Ähnliches wie für freiverkäufliche Fertigarzneimittel, die durch einen Auftragshersteller (= Lohnhersteller) für einen Einzelhändler hergestellt werden.

Freiverkäufliche Arzneimittel, die der Einzelhändler nicht als Fertigarzneimittel vorrätig hält, sondern erst auf Wunsch dem Kunden abfüllt – z.B. Kamillenblüten, Leinsamen, Baldriantropfen, Franzbranntwein – unterliegen nicht dieser Haftungsregelung. Da keine Fertigarzneimittel vorliegen, besteht somit auch keine Zulassungspflicht.

Die Höhe der Versicherungsprämie wird im Einzelnen, auf den jeweiligen Fall bezogen, vom Versicherer festgelegt. Sie wird sich nach dem Umsatz und der Art des Arzneimittels richten. Auf die Prämiengestaltung wirkt sich damit auch das Risiko aus, das mit einem Arzneimittel verbunden sein kann. Bei frei verkäuflichen Arzneimitteln ist dies im Allgemeinen bei bestimmungsgemäßem Gebrauch geringer als z.B. bei verschreibungspflichtigen Arzneimitteln.

# 1.18 Straf- und Bußgeldvorschriften

Zuwiderhandlungen gegen das Arzneimittelgesetz können je nach Art und Umfang sowohl Straftatbestände (§§ 95, 96) oder auch Ordnungswidrigkeiten (§ 97) sein.

Straftatbestände werden zur Durchführung des Ermittlungsverfahrens durch die feststellende Behörde (im Allgemeinen die zuständige Überwachungsbehörde) an die zuständige Staatsanwaltschaft übergeben. Diese kann nach pflichtgemäßem Ermessen das Ermittlungsverfahren einstellen, z. B. wegen Geringfügigkeit, oder Klage erheben.

Straftatbestände können sich sowohl aus vorsätzlichen als auch fahrlässig verletzten Rechtsvorschriften des Arzneimittelgesetzes ergeben, wobei teilweise bereits der Versuch strafbar ist. Straftaten können mit Freiheitsentzug bis zu 2 Jahren oder Geldstrafe geahndet werden.

Ordnungswidrigkeiten werden in der Regel nicht von der Staatsanwaltschaft verfolgt, sondern von der feststellenden Behörde selbst. Sie beziehen sich ebenfalls auf vorsätzlich oder fahrlässig begangene Handlungen gegen das Arzneimittelgesetz, wobei ein Teil der begangenen Straftatbestände (§ 96) bei Fahrlässigkeit als Ordnungswidrigkeit geahndet wird (§ 97). Die zuständige Behörde ist verpflichtet, dem Betroffenen eine Anhörung einzuräumen. Danach wird das Bußgeld festgesetzt. Gegen den Bußgeldbescheid kann innerhalb einer Woche Einspruch erhoben werden. Über den Einspruch entscheidet das Amtsgericht.

Ordnungswidrigkeiten können mit einer Geldbuße bis zu 50 000,– DM geahndet werden.

Insbesondere die nachfolgenden Straftatbestände und Ordnungswidrigkeiten, sind für den Einzelhandel mit freiverkäuflichen Arzneimitteln außerhalb der Apotheken beispielhaft:

Strafbar handelt, wer entgegen
- § 5 bedenkliche Arzneimittel in den Verkehr bringt (§ 95 Abs. 1 Nr. 1; s. auch Kap. 1.3.1)
- § 43 Abs. 3 verschreibungspflichtige Arzneimittel im Einzelhandel außerhalb einer Apotheke in den Verkehr bringt (§ 95 Abs. 1 Nr. 4; s. auch Kap. 1.7).

Strafbar handelt ebenfalls, wer entgegen
- § 8 Abs. 1 Nr. 1 Arzneimittel herstellt oder in den Verkehr bringt, die in ihrer Qualität nicht unerheblich von den anerkannten pharmazeutischen Regeln abweichen (§ 96 Nr. 2; s. auch Kap. 1.3.3)
- § 8 Abs. 1 Nr. 2 Arzneimittel herstellt oder in den Verkehr bringt, die mit irreführender Angabe, Bezeichnungen und Aufmachungen versehen sind (§ 96 Nr. 3; s. auch Kap. 1.3.3)
- § 13 Abs. 1 Arzneimittel ohne Erlaubnis herstellt (§ 96 Nr. 4; s. auch Kap. 1.4.1)
- § 21 Abs. 1 Fertigarzneimittel ohne Zulassung in den Verkehr bringt (§ 96 Nr. 5; s. auch Kap. 1.5).

Soweit eine der in § 96 bezeichneten Handlungen fahrlässig begangen wird, liegt eine Ordnungswidrigkeit vor.

Ordnungswidrig handelt außerdem, wer entgegen
- § 8 Abs. 2 Arzneimittel in den Verkehr bringt, deren Verfalldatum abgelaufen ist (§ 97 Abs. 2 Nr. 1; s. auch Kap. 1.3.3)
- § 9 Abs. 1 Arzneimittel in den Verkehr bringt, die nicht den Namen des pharmazeutischen Unternehmers tragen (§ 97 Abs. 2 Nr. 2; s. auch Kap. 1.3.4)
- § 10 Arzneimittel ohne die vorgeschriebene Kennzeichnung in den Verkehr bringt (§ 97 Abs. 2 Nr. 4; s. auch Kap. 1.3.5)
- § 11 Arzneimittel ohne die vorgeschriebene Packungsbeilage in den Verkehr bringt (§ 97 Abs. 2 Nr. 5; s. auch Kap. 1.3.6)

TEIL III

§ 43 Abs. 1 apothekenpflichtige Arznei-
mittel im Einzelhandel außerhalb einer
Apotheke in den Verkehr bringt (§ 97
Abs. 2 Nr. 10; s. auch Kap. 1.7)

§ 50 Abs. 1 Einzelhandel mit Arzneimitteln betreibt (§ 97 Abs. 2 Nr. 14; s. auch
Kap. 1.7.7)

§ 51 Abs. 1 Arzneimittel im Reisegewerbe
feilbietet oder Bestellungen darauf aufsucht (§ 97 Abs. 2 Nr. 15; auch Kap. 1.7.9)

§ 52 Abs. 1 Arzneimittel im Wege der
Selbstbedienung in den Verkehr bringt
(§ 97 Abs. 2 Nr. 16; s. auch Kap. 1.7.10)
oder

einer Duldungs- oder Mitwirkungspflicht
nach § 66 zuwiderhandelt (§ 97 Abs. 2
Nr. 26; s. auch Kap. 1.12)

eine Anzeige nach § 67 nicht, nicht richtig,
nicht vollständig oder nicht rechtzeitig erstattet (§ 97 Abs. 2 Nr. 7; s. auch Kap. 1.13).

# 1.19 Übergangsregelungen nach dem Einigungsvertrag

**Gesetz zu dem Vertrag vom 31. August 1990
zwischen der Bundesrepublik Deutschland
und der Deutschen Demokratischen Republik über die Herstellung der Einheit
Deutschlands – Einigungsvertragsgesetz –
und der Vereinbarung vom 18. September
1990 (BGBl. I S. 885)**

Durch das o. a. Gesetz, das am 23. September
1990 verkündet wurde, ist das Arzneimittelgesetz mit seinen Folgeverordnungen in den
fünf Bundesländern Brandenburg, Mecklen-
burg-Vorpommern, Sachsen, Sachsen-Anhalt
und Thüringen sowie in Berlin-Ost in Kraft
getreten. Im Rahmen der Rechtsangleichung
sind eine Reihe arzneimittelrechtlicher Er-
gänzungen erfolgt. Bezogen auf den Einzelhandel mit freiverkäuflichen Arzneimitteln
außerhalb der Apotheken sind folgende Bestimmungen von Interesse:

**1. Einzelhandel mit freiverkäuflichen
Arzneimitteln außerhalb der Apotheken**

Wer bei Wirksamwerden des Beitritts Arzneimittel im Sinne des § 2 Abs. 1 oder Abs. 2
Nr. 1 des Arzneimittelgesetzes (siehe Kap.
1.2), die zum Verkehr außerhalb der Apotheken zugelassen sind, in den fünf neuen Bundesländern (s. o.) im Einzelhandel außerhalb

der Apotheken in den Verkehr bringt (siehe
Kap. 1.7.7), konnte diese Tätigkeit dort bis
zum 31. Dezember 1992 weiter ausüben, soweit er nach den Rechtsvorschriften der ehemaligen Deutschen Demokratischen Republik dazu berechtigt war.

**2. Verordnung über den Nachweis der
Sachkenntnis im Einzelhandel mit
freiverkäuflichen Arzneimitteln**

Als Nachweis der erforderlichen Sachkenntnis im Einzelhandel mit freiverkäuflichen
Arzneimitteln werden Erlaubnisse anerkannt,
die als Pharmazieingenieur, Apothekenassistent, Pharmazeutischer Assistent oder Apothekenfacharbeiter vor dem Wirksamwerden
des Beitritts nach den Vorschriften der ehemaligen Deutschen Demokratischen Republik erteilt worden sind oder nach Wirksamwerden des Beitritts in den fünf neuen Bundesländern (s. o.) erteilt werden (siehe Kap.
1.7.7, s. Anhang 2).

**3. Anzeigepflicht**

Die Anzeigepflicht nach § 67 des Arzneimittelgesetzes (siehe Kap. 1.13) gilt nicht für Betriebe, Einrichtungen und Personen in den

fünf neuen Bundesländern (s. o.), die bereits bei Wirksamwerden des Beitritts eine Tätigkeit im Sinne der Vorschrift ausüben.

## 4. Überwachung (siehe Kap. 1.12)

Die Überwachung des Einzelhandels mit Arzneimitteln außerhalb der Apotheken obliegt in den fünf neuen Bundesländern (s. o.) den zuständigen Gesundheitsbehörden.

## 5. Herstellungserlaubnis

Eine Erlaubnis (siehe Kap. 1.4), die gem. der Zweiten Durchführungsbestimmung zum Arzneimittelgesetz der ehemaligen Deutschen Demokratischen Republik oder gem. der Anordnung über den Verkehr mit Gesundheitspflegemitteln erteilt worden ist und zum Zeitpunkt des Wirksamwerdens des Beitritts rechtsgültig bestand, gilt im bisherigen Umfang als Erlaubnis im Sinne des § 13 Abs. 1 Satz 1 des Arzneimittelgesetzes fort.

War die Herstellung von Arzneimitteln nach dem Arzneimittelgesetz der ehemaligen Deutschen Demokratischen Republik nicht von einer Erlaubnis abhängig, bedarf sie jedoch nach § 13 Abs. 1 des Arzneimittelgesetzes einer Erlaubnis, gilt sie demjenigen als erteilt, der die Tätigkeit der Arzneimittelherstellung beim Wirksamwerden des Beitritts seit mindestens drei Jahren befugt ausgeübt hat, jedoch nur, soweit die Herstellung auf bisher hergestellte oder nach der Zusammensetzung gleichartige Arzneimittel beschränkt bleibt. Der zuständigen Behörde waren die hergestellten Arzneimittel, die Betriebsstätte sowie Name, Beruf und Anschrift des Herstellungsleiters bis zum 3. April 1991 anzuzeigen. Ging die Anzeige nicht fristgerecht ein, ist die Erlaubnis erloschen. Die Behörde hatte den Eingang der Anzeige bis zum 3. Juli 1991 zu bestätigen. Eine Anzeige war nicht erforderlich für Gesundheitspflegemittel im Sinne der Anordnung über den Verkehr mit Gesundheitspflegemitteln.

Die vorstehenden fiktiven Erlaubnisse waren zum 3. April 1991 zu widerrufen, wenn nicht der zuständigen Behörde ein Vertriebsleiter benannt wurde. Entsprechendes galt zum 1. Januar 1993, wenn nicht die Einstellung eines Herstellungs- und eines Kontrollleiters nachgewiesen wurde, wobei der Kontrolleiter die im Arzneimittelgesetz geforderte Sachkunde besitzen muss. Wer bei Wirksamwerden des Beitritts in einem der fünf neuen Bundesländer (s. o.) die Tätigkeit des Herstellungsleiters befugt ausgeübt, darf diese Tätigkeit im bisherigen Umfang weiter ausüben.

# 2 HEILMITTELWERBEGESETZ

## 2.1 Einleitung

Das Gesetz über die Werbung auf dem Gebiet des Heilwesens (Heilmittelwerbegesetz; s. Anhang 4) regelt nicht nur die Werbung für Arzneimittel, sondern auch für andere Mittel, Verfahren, Behandlungen und Gegenstände, soweit sie mit Aussagen beworben werden, die sich auf die Erkennung, Beseitigung oder Linderung von Krankheiten, Leiden, Körperschäden oder krankhafte Beschwerden bei Mensch oder Tier beziehen.

Das Heilmittelwerbegesetz hat in gleicher Weise wie das Arzneimittelgesetz den Zweck, im Interesse einer ordnungsgemäßen Arzneimittelversorgung von Mensch und Tier für die Sicherheit im Arzneimittelverkehr zu sorgen. Es dient der Gefahrenabwehr und spricht daher eine Vielzahl von Verboten aus, stellt aber auch – soweit es sich um die Sicherstellung der Information handelt – Gebote auf. Die Grundphilosophie des Heilmittelwerbegesetzes lässt sich in Bezug auf Arzneimittel wie folgt darstellen:

Werbung im Sinne des Heilmittelgesetzes ist Wirtschaftswerbung. Sie umfasst Werbemaßnahmen und Informationen, durch die der Absatz sowie der sinnvolle Einsatz wirtschaftlicher Güter gefördert werden soll. Pharmazeutische Unternehmer haben, wie die Inverkehrbringer anderer Waren, ein selbstverständliches Interesse daran, den Verbraucher über ihre Produkte zu informieren und auch für den Verkauf zu werben.

Auf der anderen Seite hat jeder Bürger das Recht, sich im Krankheitsfalle im Rahmen einer Selbstmedikation zu behandeln. Hier besteht das berechtigte Interesse des Verbrauchers, einen Überblick über die Arzneimittel zu erhalten, die auf dem Markt verfügbar sind. Darüber hinaus möchte der Verbraucher auch informiert werden, in welchen Krankheitsfällen die Arzneimittel eingesetzt werden können.

Die beworbene Ware aber, das Arzneimittel, ist nach allgemeiner Verkehrsauffassung eine Ware besonderer Art, bei deren Anwendung Risiken nicht ausgeschlossen werden können. Die bestehenden Risiken haben zur Folge, dass das Recht des Inverkehrbringers, für den Absatz zu werben, nicht uneingeschränkt bestehen bleiben kann. Nicht wenige Arzneimittel enthalten Wirkstoffe, deren erwünschte oder unerwünschte Wirkungen durch den Verbraucher nicht beurteilt oder abgeschätzt werden können. Diese Arzneimittel, die dennoch nicht in jedem Fall der Verschreibungspflicht unterliegen müssen, dürfen im Interesse der Gesundheit der Bevölkerung nicht uneingeschränkt beworben werden. Andernfalls könnte der Verbraucher veranlasst werden, solche Arzneimittel ohne den Rat eines Arztes in der Selbstmedikation anzuwenden.

Darüber hinaus gibt es eine Reihe von Krankheiten, bei denen eine Behandlung im Rahmen der Selbstmedikation, auch wenn sie mit erfahrungsgemäß harmlosen Arzneimitteln erfolgt, aus ärztlicher Sicht unerwünscht ist. Sie kann sogar für den einzelnen Betroffenen gefährliche Folgen haben.

In diesen Fällen muss der pharmazeutische Unternehmer eine Beschränkung der Werbungs- und Verkaufsförderungsmaßnahmen in Kauf nehmen, da hier das öffentliche Interesse, nämlich die Gesundheit der Bevölkerung, schwerer wiegt. Konsequenter Weise ist eine Werbung bei den Verbrauchern nur mit Einschränkungen zugelassen oder sie ist verboten. So darf zum Beispiel für Arzneimittel, die der Verschreibungspflicht unterliegen, nicht in der Laienpresse geworben werden; für Arzneimittel, deren Anwendung bei bestimmten Krankheiten erfolgen soll, darf ebenfalls keine Laienwerbung betrieben werden. In beiden Fällen ist nur Werbung in Fachkreisen zulässig.

Das Heilmittelwerbegesetz kann in drei große Abschnitte gegliedert werden:

1. Allgemeine Vorschriften, die bei jeder Werbung zu beachten sind,
2. Sondervorschriften, die die Fachwerbung betreffen,
3. Sondervorschriften, die die Publikumswerbung regeln.

Die Gebote und Verbote des Heilmittelwerbegesetzes lassen sich in den nachfolgend genannten drei Grundprinzipien zusammenfassen:

1. Für die Publikumswerbung und die Fachwerbung gibt es gleichermaßen keine Präventivkontrolle.
2. Es besteht das Verbot einer irreführenden Werbung; irreführend ist insbesondere die Überbetonung von Wirksamkeiten oder das Nichterwähnen von Nebenwirkungen bzw. Risiken allgemein.
3. Es muss Übereinstimmung eines Mindestinformationsblockes mit den im Arzneimittelgesetz für die Packungsbeilage vorgeschriebenen Angaben bestehen. Dies gilt insbesondere für die Heilanzeigen, Gegenanzeigen, Nebenwirkungen und Warnhinweise.

Der konkrete Auftrag, die Einhaltung der Vorschriften des Heilmittelwerbegesetzes zu kontrollieren, ist durch das Arzneimittelgesetz ergangen. Die Überwachung wird durch die Behörden der Länder durchgeführt, die gemäß Grundgesetz die Bundesgesetze als eigene Angelegenheit ausführen.

## 2.2 Geltungsbereich

Die Vorschriften des Heilmittelgesetzes finden nach § 1 Anwendung auf

1. Arzneimittel (siehe Kap. 1.2)
2. andere Mittel, Verfahren, Behandlungen und Gegenstände, soweit sich die Werbeaussagen auf die Erkennung, Beseitigung oder Linderung von Krankheiten, Leiden, Körperschäden oder krankhafte Beschwerden bei Mensch und Tier beziehen.

Unter anderen Mitteln werden kosmetische Mittel (siehe Kap. 1.2.1) verstanden.

Das Heilmittelwerbegesetz gilt in der Regel z. B. nicht für Zahnpasten. Diese sind zwar Kosmetika – sie sind zur Pflege der Mundhöhle bestimmt –, sie sind jedoch zusätzlich nicht zur Erkennung, Beseitigung oder Linderung von Krankheiten (Parodontose, d. h. Zahnfleischschwund; Karies, d. h. Zahnfäule) bestimmt, sondern zu deren Verhütung. Entsprechendes gilt für Mundwässer. Auch Seifen oder Haarwässer sind meist nicht vom Heilmittelwerbegesetz erfasst.

Sind Zahnpasten jedoch zur Beseitigung von Parodontose oder Karies bestimmt oder Haarwässer gegen Haarausfall, so fallen sie unter das Heilmittelwerbegesetz.

Soweit Kosmetika hinsichtlich der Werbeaussagen nicht unter das Heilmittelwerbegesetz fallen, enthält das Lebensmittel- und Bedarfsgegenständegesetz entsprechende Bestimmungen:

- Ermächtigung zum Schutz der Gesundheit
- Verbot zum Schutz vor Täuschungen
- Kennzeichnung von kosmetischen Mitteln.

Die Werbung für Lebensmittel wird im Lebensmittel- und Bedarfsgegenständegesetz geregelt.

Zu den Gegenständen können bei entsprechenden Werbeaussagen (s. o.) gehören: Elektromedizinische Geräte, Gegenstände zur Kranken- und Säuglingspflege, Gegenstände der Hygiene (z. B. Präservative) sowie Gegenstände zur Körperpflege (Kämme, Schwämme, Zahnbürsten).

## 2.3 Abgrenzung Fachwerbung – Laienwerbung

Das Heilmittelwerbegesetz unterscheidet zwischen einer Werbung für Fachkreise und einer Werbung außerhalb der Fachkreise, der sog. Publikums- oder Laienwerbung (§ 2).

Fachkreise sind Angehörige der Heilberufe (Ärzte, Zahnärzte, Tierärzte, Apotheker, Heilpraktiker), die Fachberufe des Gesundheitswesens (u. a. Krankenschwestern, Masseure), Einrichtungen, die der Gesundheit dienen (Krankenhäuser, Sanatorien) und Personen, soweit sie z. B. mit Arzneimitteln oder anderen Mitteln im Sinne des Heilmittelwerbegesetzes (s. o.) erlaubterweise Handel treiben oder sie in Ausübung ihres Berufes anwenden.

Der Einzelhändler, der die Voraussetzungen des Arzneimittelgesetzes zum Einzelhandel mit freiverkäuflichen Arzneimitteln erfüllt (siehe Kap. 1.7.7), gehört insoweit zu den Fachkreisen. Personen, die in Ausübung ihres Berufes Arzneimittel anwenden, sind neben Ärzten nach herrschender Meinung u. a. auch die beruflichen Tierhalter, wie z. B. Landwirte oder Tierzüchter. Bei diesen darf jedoch nicht für verschreibungspflichtige Arzneimittel geworben werden (s. § 10 Abs. 1).

## 2.4 Irreführende Werbung

Das Heilmittelwerbegesetz verbietet eine irreführende Werbung (§ 3). Die Verbotsnormen für Arzneimittel stimmen weitgehend mit denen des § 8 Arzneimittelgesetz (siehe Kap. 1.3.3) überein. Sie sind entsprechend dem Geltungsbereich des Heilmittelwerbegesetzes auf andere Mittel, Verfahren, Behandlungen und Gegenstände erweitert:

  Es darf also nicht für eine therapeutische Wirksamkeit oder Wirkung geworben werden, die nicht vorhanden ist.

  Es darf nicht fälschlich der Eindruck erweckt werden, dass ein Erfolg mit Sicherheit erwartet werden kann und bei bestimmungsgemäßem oder längerem Gebrauch keine schädlichen Wirkungen eintreten.

Zu Irreführungen im Sinne des Heilmittelwerbegesetzes gehören auch unwahre oder zur Täuschung geeignete Angaben über Arzneimittel, andere Mittel, Verfahren etc. oder über besondere Befähigungen oder Erfolge des Herstellers oder von Personen, die für diesen tätig (gewesen) sind.

## 2.5 Mindestinformationen

Speziell für die Arzneimittelwerbung schreibt das Heilmittelwerbegesetz eine Mindestinformation vor (§ 4). Angegeben werden müssen insbesondere

- Name des pharmazeutischen Unternehmens
- Bezeichnung des Arzneimittels
- Zusammensetzung des Arzneimittels
- Anwendungsgebiete
- Gegenanzeigen
- Nebenwirkungen
- Wartezeit bei Arzneimitteln, soweit diese bei Tieren angewandt werden sollen, die der Gewinnung von Lebensmitteln dienen.

Die vorstehenden Angaben müssen mit denen übereinstimmen, die in der Gebrauchsinformation des Arzneimittels gemacht werden (siehe Kap. 1.3.6). Verpflichtend ist für die Publikumswerbung die Angabe „Zu Risiken und Nebenwirkungen lesen Sie die Packungsbeilage und fragen Sie Ihren Arzt oder Apotheker". Bei freiverkäuflichen Arzneimitteln kann diese Angabe entfallen, es sei denn, dass in der Packungsbeilage oder auf dem Behältnis Nebenwirkungen oder sonstige Risiken angegeben sind.

Angaben über die Zusammensetzung, Gegenanzeigen und Nebenwirkungen des Arzneimittels können in der Publikumswerbung entfallen.

Sonderbestimmungen bestehen für die sog. Erinnerungswerbung. Diese liegt vor, wenn ausschließlich mit der Bezeichnung eines Arzneimittels oder zusätzlich mit dem Namen der Firma oder der Marke des pharmazeutischen Unternehmers geworben wird. In diesem Zusammenhang ist die Angabe eines Verkaufspreises und der Packungsgröße unerheblich. Der Einzelhändler kann also ein freiverkäufliches Arzneimittel auch mit Angabe des Verkaufspreises und der Packungsgröße bewerben, ohne dass Angaben über die Anwendungsgebiete, Gegenanzeigen oder Nebenwirkungen gemacht werden müssen (s. o. – Mindestinformation).

## 2.6 Unzulässige Werbung

In der Publikumswerbung – dieses Verbot gilt also nicht für die Fachwerbung – darf nicht für Arzneimittel, andere Mittel, Verfahren und Behandlungen geworben werden (§ 11)

- Mit wissenschaftlichen Gutachten
- Mit dem Hinweis, dass z.B. eine ärztliche Empfehlung vorliegt
- Mit der Wiedergabe von Krankengeschichten
- Mit der bildlichen Darstellung von Angehörigen der Heilberufe in Berufskleidung oder bei Ausübung ihres Berufes
- Mit vergleichenden Darstellungen des Körpers vor und nach einer Behandlung bzw. Anwendung
- Mit Werbeaussagen, die geeignet sind Angstgefühle hervorzurufen, z.B. durch Angaben, die auf besorgniserregende Zustände hinweisen
- Mit Werbemaßnahmen, die sich ausschließlich oder überwiegend an Jugendliche unter 14 Jahren richten
- Mit Dank-, Anerkennungs- oder Empfehlungsschreiben
- Mit Preisausschreiben oder Verlosungen, deren Ergebnis vom Zufall abhängig ist.

Arzneimittelproben dürfen nicht abgegeben werden. Dieses Verbot betrifft auch den Einzelhandel mit freiverkäuflichen Arzneimitteln. Arzneimittelproben sind keine unverkäuflichen Muster im Sinne des Arzneimittelgesetzes, die auf Anforderung an Ärzte abgegeben werden dürfen (siehe Kap. 1.3.5, 1.7.5). Eine unzulässige Werbung ist auch die nicht verlangte Abgabe von Mustern oder Proben oder Gutscheinen für andere Mittel oder Gegenstände.

Nicht zulässig ist auch eine Publikumswerbung für Arzneimittel zur Anwendung bei Menschen, die nahe legt, dass die Wirkung der Arzneimittel einem anderen Arzneimittel oder einer anderen Behandlung entspricht oder überlegen ist.

Sowohl in der Fach- als auch in der Laienwerbung darf nicht für eine Ferndiagnose oder Fernbehandlung geworben werden (§ 9). Ebenfalls unzulässig ist das Angebot von Werbegaben, die nicht von geringem Wert sind (§ 7). Hierdurch soll die Beeinflussung des Käufers verhindert werden. Von diesem Verbot nicht betroffen sind also Werbegeschenke von geringem Wert, wie etwa Kundenzeitschriften, Kalender, kleine Bälle, Luftballons. Zu beachten bleibt, dass Proben von „anderen Mitteln oder Gegenständen" als Werbegeschenke nur auf Verlangen des Kunden abgegeben werden dürfen (s. o.). Für verschreibungspflichtige Arzneimittel (siehe Kap. 1.7.6) darf nur bei Ärzten, Zahnärzten, Tierärzten, Apothekern sowie anderen Personen geworben werden, die hiermit erlaubterweise Handel treiben, z. B. Großhändler (§ 10). Der vorgenannte Personenkreis ist kleiner als der Fachkreis im Sinne des Gesetzes (s. 2.3 – Fachkreise). Publikumswerbung sowie Werbung im Einzelhandel außerhalb der Apotheke scheidet grundsätzlich aus.

Entsprechendes gilt auch für Arzneimittel, die dazu bestimmt sind, beim Menschen die Schlaflosigkeit zu beseitigen. Das Verbot betrifft jegliche Publikumswerbung. Nach höchstrichterlicher Rechtsprechung sind Arzneimittel, die dazu bestimmt sind, beim Menschen die Schlaflosigkeit zu beseitigen, Schlafmittel im pharmakologischen Sinn. Stoffe, die nur eine gewisse beruhigende Wirkung auszuüben vermögen, wie Hopfen und Baldrian, sollen durch diese Bestimmung nicht erfasst werden. Sie sind im Allgemeinen richtigerweise als „Einschlafhilfe" oder „zur Beruhigung" bestimmt. Wird jedoch auf die Beseitigung der Schlaflosigkeit hingewiesen, greift das Verbot der Publikumswerbung.

## 2.7 Krankheitskatalog

In der Anlage zum Heilmittelwerbegesetz sind Krankheiten und Leiden beim Menschen und beim Tier aufgeführt, für die z. B. außerhalb der Fachkreise nicht geworben werden darf (§ 12). Das Werbeverbot bezieht sich nicht nur auf die Erkennung, Beseitigung oder Linderung der aufgeführten Krankheiten oder Leiden, sondern auch auf deren Verhütung. Soweit die Anlage Krankheiten und Leiden beim Menschen betrifft, ist sie weitgehend übereinstimmend mit den Anlagen zu den Rechtsverordnungen nach §§ 45 und 46 des Arzneimittelgesetzes (s. Anhang 3).

Das Verbot gilt auch für die Werbung für andere Mittel, Verfahren und Behandlungen oder Gegenstände, es sei denn, es handelt sich um eine Werbung für Verfahren oder Behandlungen in Heilbädern, Kurorten und Kuranstalten.

## 2.8 Residenzpflicht

Eine Werbung im Sinne des Heilmittelgesetzes ist nur zulässig, wenn hierfür im Geltungsbereich des Gesetzes oder in einem anderen Mitgliedstaat der Europäischen Gemeinschaften oder in einem anderen Vertragsstaat des Abkommens über den Europäischen Wirtschaftsraum eine Person oder ein Unternehmen verantwortlich zeichnet (§ 13). Diese Bestimmung steht in Übereinstimmung mit § 9 des Arzneimittelgesetzes (siehe Kap. 1.3.4).

Dennoch ist die häufig zu beobachtende Werbung in deutschen Zeitschriften, die von Firmen mit Sitz außerhalb der Bundesrepublik Deutschland veranlasst wird, vielfach rechtswidrig, ohne dass dagegen erfolgreich vorgegangen werden kann.

## 2.9 Überwachung

Die Überwachung der Vorschriften des Heilmittelwerbegesetzes ist in § 64 Arzneimittelgesetz geregelt (siehe Kap. 1.12). Danach haben die zuständigen Behörden sich u. a. auch davon zu überzeugen, dass die Vorschriften über die Werbung auf dem Gebiet des Heilwesens beachtet werden.

Die Behörden können Werbematerialien auch zur Begutachtung entnehmen. Soweit die Werbematerialien nicht den Vorschriften des Heilmittelwerbegesetzes entsprechen, können sie von den zuständigen Behörden sichergestellt werden.

## 2.10 Zuwiderhandlungen

Strafbar macht sich, wer dem Verbot der irreführenden Werbung zuwiderhandelt (§ 15). Ein Verstoß kann mit einer Freiheitsstrafe bis zu einem Jahr oder mit Geldstrafe bestraft werden. Liegt insoweit fahrlässiges Verhalten vor, kann dies mit einer Geldbuße bis zu 25 000,– DM geahndet werden.

Alle sonstigen Zuwiderhandlungen gegen die Bestimmungen des Heilmittelwerbegesetzes sind Ordnungswidrigkeiten; dies unabhängig davon, ob Vorsätzlichkeit oder Fahrlässigkeit vorliegt. Es können Geldbußen bis zu 50 000,– DM verhängt werden.

# ANHANG

## Anhang 1
## Neufassung des Gesetzes über den Verkehr mit Arzneimitteln

Vom 19. Oktober 1994 (BGBl. I S. 3018) in der Fassung der Bekanntmachung vom 11. Dezember 1998 (BGBl. I S. 3586), zuletzt geändert durch das Seuchenrechtsverordnungsgesetz vom 20. Juli 2000 (BGBl. I S. 1045)

**Gesetz über den Verkehr
mit Arzneimitteln
(Arzneimittelgesetz)**

Erster Abschnitt
Zweck des Gesetzes und
Begriffsbestimmungen

### § 1
### Zweck des Gesetzes

Es ist der Zweck dieses Gesetzes, im Interesse einer ordnungsgemäßen Arzneimittelversorgung von Mensch und Tier für die Sicherheit im Verkehr mit Arzneimitteln, insbesondere für die Qualität, Wirksamkeit und Unbedenklichkeit der Arzneimittel nach Maßgabe der folgenden Vorschriften zu sorgen.

### § 2
### Arzneimittelbegriff

(1) Arzneimittel sind Stoffe und Zubereitungen aus Stoffen, die dazu bestimmt sind, durch Anwendung am oder im menschlichen oder tierischen Körper

1. Krankheiten, Leiden, Körperschäden oder krankhafte Beschwerden zu heilen, zu lindern, zu verhüten oder zu erkennen,
2. die Beschaffenheit, den Zustand oder die Funktionen des Körpers oder seelische Zustände erkennen zu lassen,

3. vom menschlichen oder tierischen Körper erzeugte Wirkstoffe oder Körperflüssigkeiten zu ersetzen,
4. Krankheitserreger, Parasiten oder körperfremde Stoffe abzuwehren, zu beseitigen oder unschädlich zu machen oder
5. die Beschaffenheit, den Zustand oder die Funktion des Körpers oder seelische Zustände zu beeinflussen.

(2) Als Arzneimittel gelten

1. Gegenstände, die ein Arzneimittel nach Absatz 1 enthalten oder auf die ein Arzneimittel nach Absatz 1 aufgebracht ist und die dazu bestimmt sind, dauernd oder vorübergehend mit dem menschlichen oder tierischen Körper in Berührung gebracht zu werden,
1a. tierärztliche Instrumente, soweit sie zur einmaligen Anwendung bestimmt sind und aus der Kennzeichnung hervorgeht, daß sie einem Verfahren zur Verminderung der Keimzahl unterzogen worden sind,
2. Gegenstände, die ohne Gegenstände nach Nummer 1 oder 1 a zu sein, dazu bestimmt sind, zu den in Absatz 1 Nr. 2 oder 5 bezeichneten Zwecken in den tierischen Körper dauernd oder vorübergehend eingebracht zu werden, ausgenommen tierärztliche Instrumente,
3. (entfallen)
4. Stoffe und Zubereitungen aus Stoffen, die, auch im Zusammenwirken mit ande-

ren Stoffen oder Zubereitungen aus Stoffen, dazu bestimmt sind, ohne am oder im en oder tierischen Körper angewendet zu werden,

a) die Beschaffenheit, den Zustand oder die Funktionen des Körpers erkennen zu lassen oder der Erkennung von Krankheitserregern zu dienen,

b) Krankheitserreger oder Parasiten zu bekämpfen, ausgenommen solche, die dazu bestimmt sind, der Bekämpfung von Mikroorganismen einschließlich Viren bei Bedarfsgegenständen im Sinne des § 5 Abs. 1 Nr. 1 des Lebensmittel- und Bedarfsgegenständegesetzes oder bei Medizinprodukten im Sinne des § 3 Nr. 1, 2, 6, 7 und 8 des Medizinproduktegesetzes zu dienen.

(3) Arzneimittel sind nicht

1. Lebensmittel im Sinne des § 1 des Lebensmittel- und Bedarfsgegenständegesetzes,
2. Tabakerzeugnisse im Sinne des § 3 des Lebensmittel- und Bedarfsgegenständegesetzes,
3. kosmetische Mittel im Sinne des § 4 des Lebensmittel- und Bedarfsgegenständegesetzes,
4. Stoffe oder Zubereitungen aus Stoffen, die ausschließlich dazu bestimmt sind, äußerlich am Tier zur Reinigung oder Pflege oder zur Beeinflussung des Aussehens oder des Körpergeruchs angewendet zu werden, soweit ihnen keine Stoffe oder Zubereitungen aus Stoffen zugesetzt sind, die vom Verkehr außerhalb der Apotheke ausgeschlossen sind,
5. (entfallen)
6. Futtermittel, Zusatzstoffe und Vormischungen im Sinne der §§ 2 bis 2b Abs. 1 Nr. 1 des Futtermittelgesetzes,
7. Medizinprodukte und Zubehör für Medizinprodukte im Sinne des § 3 des Medizinproduktegesetzes.

(4) Solange ein Mittel nach diesem Gesetz als Arzneimittel zugelassen oder registriert oder durch Rechtsverordnung von der Zulassung oder Registrierung freigestellt ist, gilt es

als Arzneimittel. Hat die zuständige Bundesoberbehörde die Zulassung oder Registrierung eines Mittels mit der Begründung abgelehnt, daß es sich um kein Arzneimittel handelt, so gilt es nicht als Arzneimittel.

### § 3
### Stoffbegriff

Stoffe im Sinne dieses Gesetzes sind

1. chemische Elemente und chemische Verbindungen sowie deren natürlich vorkommende Gemische und Lösungen,
2. Pflanzen, Pflanzenteile und Pflanzenbestandteile in bearbeitetem oder unbearbeitetem Zustand,
3. Tierkörper, auch lebender Tiere, sowie Körperteile, -bestandteile und Stoffwechselprodukte von Mensch und Tier in bearbeitetem oder unbearbeitetem Zustand,
4. Mikroorganismen einschließlich Viren sowie deren Bestandteile oder Stoffwechselprodukte.

### § 4
### Sonstige Begriffsbestimmungen

(1) Fertigarzneimittel sind Arzneimittel, die im voraus hergestellt und in einer zur Abgabe an den Verbraucher bestimmten Packung in den Verkehr gebracht werden.

(10) Fütterungsarzneimittel sind Arzneimittel in verfütterungsfertiger Form, die aus Arzneimittel-Vormischungen und Mischfuttermitteln hergestellt werden und die dazu bestimmt sind, zur Anwendung bei Tieren in den Verkehr gebracht zu werden.

(11) Arzneimittel-Vormischungen sind Arzneimittel, die dazu bestimmt sind, zur Herstellung von Fütterungsarzneimitteln verwendet zu werden.

(12) Wartezeit ist die Zeit, innerhalb der bei bestimmungsgemäßer Anwendung von Arzneimitteln bei Tieren mit Rückständen

nach Art und Menge gesundheitlich nicht unbedenklicher Stoffe, insbesondere in solchen Mengen, die festgesetzte Höchstmengen überschreiten, in den Lebensmitteln gerechnet werden muß, die von den behandelten Tieren gewonnen werden, einschließlich einer angemessenen Sicherheitsspanne.

(13) Nebenwirkungen sind die beim bestimmungsgemäßen Gebrauch eines Arzneimittels auftretenden unerwünschten Begleiterscheinungen.

(14) Herstellen ist das Gewinnen, das Anfertigen, das Zubereiten, das Be- oder Verarbeiten, das Umfüllen einschließlich Abfüllen, das Abpacken und das Kennzeichnen.

(15) Qualität ist die Beschaffenheit eines Arzneimittels, die nach Identität, Gehalt, Reinheit, sonstigen chemischen, physikalischen, biologischen Eigenschaften oder durch das Herstellungsverfahren bestimmt wird.

(16) Eine Charge ist die jeweils in einem einheitlichen Herstellungsgang erzeugte Menge eines Arzneimittels.

(17) Inverkehrbringen ist das Vorrätighalten zum Verkauf oder zu sonstiger Abgabe, das Feilhalten, das Feilbieten und die Abgabe in andere.

(18) Pharmazeutischer Unternehmer ist, wer Arzneimittel unter seinem Namen in den Verkehr bringt.

(19) Wirkstoffe sind Stoffe, die dazu bestimmt sind, bei der Herstellung von Arzneimitteln als arzneilich wirksame Bestandteile verwendet zu werden.

Zweiter Abschnitt
Anforderungen an die Arzneimittel

## § 5
### Verbot bedenklicher Arzneimittel

(1) Es ist verboten, bedenkliche Arzneimittel in den Verkehr zu bringen.

(2) Bedenklich sind Arzneimittel, bei denen nach dem jeweiligen Stand der wissenschaftlichen Erkenntnisse der begründete Verdacht besteht, daß sie bei bestimmungsgemäßem Gebrauch schädliche Wirkungen haben, die über ein nach den Erkenntnissen der medizinischen Wissenschaft vertretbares Maß hinausgehen.

## § 6
### Ermächtigung zum
### Schutz der Gesundheit

## § 6a
### Verbot von Arzneimitteln
### zu Dopingzwecken im Sport

## § 7
### Radioaktive und mit ionisierenden
### Strahlen behandelte Arzneimittel

(1) Es ist verboten, radioaktive Arzneimittel oder Arzneimittel, bei deren Herstellung ionisierende Strahlen verwendet worden sind, in den Verkehr zu bringen, es sei denn, daß dies durch Rechtsverordnung nach Absatz 2 zugelassen ist.

## § 8
### Verbote zum Schutz vor Täuschung

(1) Es ist verboten, Arzneimittel herzustellen oder in den Verkehr zu bringen, die

1. durch Abweichung von den anerkannten pharmazeutischen Regeln in ihrer Qualität nicht unerheblich gemindert sind oder
2. mit irreführender Bezeichnung, Angabe oder Aufmachung versehen sind.
   Eine Irreführung liegt insbesondere dann vor, wenn

a) Arzneimitteln eine therapeutische Wirksamkeit oder Wirkungen beigelegt werden, die sie nicht haben,

b) fälschlich der Eindruck erweckt wird, daß ein Erfolg mit Sicherheit erwartet werden kann oder daß nach bestimmungsgemäßem oder längerem Gebrauch keine schädlichen Wirkungen eintreten,

c) zur Täuschung über die Qualität geeignete Bezeichnungen, Angaben oder Aufmachungen verwendet werden, die für die Bewertung des Arzneimittels mitbestimmend sind.

(2) Es ist verboten, Arzneimittel in den Verkehr zu bringen, deren Verfalldatum abgelaufen ist.

## § 9
### Der Verantwortliche für das Inverkehrbringen

(1) Arzneimittel, die im Geltungsbereich dieses Gesetzes in den Verkehr gebracht werden, müssen den Namen oder die Firma und die Anschrift des pharmazeutischen Unternehmens tragen.

(2) Arzneimittel dürfen im Geltungsbereich dieses Gesetzes nur durch einen pharmazeutischen Unternehmer in den Verkehr gebracht werden, der seinen Sitz im Geltungsbereich dieses Gesetzes oder in einem anderen Mitgliedstaat der Europäischen Gemeinschaft oder in einem anderen Vertragsstaat des Abkommens über den Europäischen Wirtschaftsraum hat.

## § 10
### Kennzeichnung der Fertigarzneimittel

(1) Fertigarzneimittel, die Arzneimittel im Sinne des § 2 Abs. 1 oder Abs. 2 Nr. 1 sind, dürfen im Geltungsbereich dieses Gesetzes nur in den Verkehr gebracht werden, wenn auf den Behältnissen und, soweit verwendet, auf den äußeren Umhüllungen in gut lesbarer Schrift, allgemeinverständlich in deutscher Sprache und auf dauerhafte Weise angegeben sind

1. der Name oder die Firma und die Anschrift des pharmazeutischen Unternehmers,

2. die Bezeichnung des Arzneimittels; sofern das Arzneimittel unter gleicher Bezeichnung in mehreren Darreichungsformen oder Stärken in den Verkehr gebracht wird, muß dieser Bezeichnung die Angabe der Darreichungsform, der Stärke oder der Personengruppe, für die das Arzneimittel bestimmt ist, folgen, es sei denn, daß diese Angabe bereits in der Bezeichnung enthalten ist,

3. die Zulassungsnummer mit der Abkürzung „Zul.-Nr.",

4. die Chargenbezeichnung, soweit das Arzneimittel in Chargen in den Verkehr gebracht wird, mit der Abkürzung „Ch.-B.", soweit es nicht in Chargen in den Verkehr gebracht werden kann, das Herstellungsdatum,

5. die Darreichungsform,

6. der Inhalt nach Gewicht, Rauminhalt oder Stückzahl,

7. die Art der Anwendung,

8. die arzneilich wirksamen Bestandteile nach Art und Menge und weitere Bestandteile nach der Art, soweit dies durch Auflage der zuständigen Bundesoberbehörde nach § 28 Abs. 2 Nr. 1 angeordnet oder durch Rechtsverordnung nach § 12 Abs. 1 Nr. 4 oder nach § 36 Abs. 1 vorgeschrieben ist; bei Arzneimitteln zur parenteralen oder zur topischen Anwendung, einschließlich der Anwendung am Auge, alle Bestandteile nach der Art,

8a. bei gentechnologisch gewonnenen Arzneimitteln der Wirkstoff und die Bezeichnung des bei der Herstellung verwendeten gentechnisch veränderten Mikroorganismus oder die Zellinie,

9. das Verfalldatum mit dem Hinweis „verwendbar bis",

ANHANG

10. bei Arzneimitteln, die nur auf ärztliche, zahnärztliche oder tierärztliche Verschreibung abgegeben werden dürfen, der Hinweis „Verschreibungspflichtig", bei sonstigen Arzneimitteln, die nur in Apotheken an Verbraucher abgegeben werden dürfen, der Hinweis „Apothekenpflichtig",

11. bei Mustern der Hinweis „Unverkäufliches Muster",

12. der Hinweis, daß Arzneimittel unzugänglich für Kinder aufbewahrt werden sollen, es sei denn, es handelt sich um Heilwässer,

13. soweit erforderlich besondere Vorsichtsmaßnahmen für die Beseitigung von nicht verwendeten Arzneimitteln oder sonstige besondere Vorsichtsmaßnahmen, um Gefahren für die Umwelt zu vermeiden.

Sofern die Angaben nach Satz 1 zusätzlich in einer anderen Sprache wiedergegeben werden, müssen in dieser Sprache die gleichen Angaben gemacht werden. Weitere Angaben sind zulässig, soweit sie mit der Verwendung des Arzneimittels in Zusammenhang stehen, für die gesundheitliche Aufklärung wichtig sind und den Angaben nach § 11 a nicht widersprechen.

(1a) Bei Arzneimitteln, die nur einen arzneilich wirksamen Bestandteil enthalten, muß der Angabe nach Absatz 1 Nr. 2 die Bezeichnung dieses Bestandteils mit dem Hinweis „Wirkstoff:" folgen; dies gilt nicht, wenn in der Angabe nach Absatz 1 Nr. 2 die Bezeichnung des arzneilich wirksamen Bestandteils nach Absatz 1 Nr. 8 enthalten ist.

(2) Es sind ferner Warnhinweise, für die Verbraucher bestimmte Aufbewahrungshinweise und für die Fachkreise bestimmte Lagerhinweise anzugeben, soweit dies nach dem jeweiligen Stand der wissenschaftlichen Erkenntnisse erforderlich oder durch Auflagen der zuständigen Bundesoberbehörde nach § 28 Abs. 2 Nr. 1 angeordnet oder durch Rechtsverordnung vorgeschrieben ist.

(3) Bei Sera ist auch die Art des Lebewesens, aus dem sie gewonnen sind, bei Virusimpfstoffen das Wirtssystem, das zu Virusvermehrung gedient hat, anzugeben.

(4) Bei Arzneimitteln, die in das Register für homöopathische Arzneimittel eingetragen sind, muß bei der Bezeichnung nach Absatz 1 Satz 1 Nr. 2 der Hinweis „Homöopathisches Arzneimittel" angegeben werden. An die Stelle der Angaben nach Absatz 1 Satz 1 Nr. 3 tritt die Registernummer mit der Abkürzung „Reg.-Nr.". Angaben über Anwendungsgebiete dürfen nicht gemacht werden. Es ist die Angabe „Registriertes homöopathisches Arzneimittel, daher ohne Angabe einer therapeutischen Indikation" und bei Arzneimitteln, die zur Anwendung bei Menschen bestimmt sind, der Hinweis an den Anwender, bei während der Anwendung des Arzneimittels fortdauernden Krankheitssymptomen medizinischen Rat einzuholen, aufzunehmen. Die Angaben nach Absatz 1 Satz 1 Nr. 12 und 13 können entfallen. Die Sätze 1 und 3 bis 5 gelten entsprechend für Arzneimittel, die nach § 38 Abs. 1 Satz 3 von der Registrierung freigestellt sind. Arzneimittel, die nach einer homöopathischen Verfahrenstechnik hergestellt und nach § 25 zugelassen sind, sind mit einem Hinweis auf die homöopathische Beschaffenheit zu kennzeichnen.

(5) Bei Arzneimitteln, die zur Anwendung bei Tieren bestimmt sind, ist ferner anzugeben:

1. der Hinweis „Für Tiere" und die Tierart, bei der das Arzneimittel angewendet werden soll,

2. die Wartezeit, soweit es sich um Arzneimittel handelt, die zur Anwendung bei Tieren bestimmt sind, die der Gewinnung von Lebensmitteln dienen; ist die Einhaltung einer Wartezeit nicht erforderlich, so ist dies anzugeben,

3. der Hinweis „Nicht bei Tieren anwenden, die der Gewinnung von Lebensmitteln dienen", soweit die Arzneimittel ausschließlich zur Anwendung bei Tieren bestimmt sind, die nicht der Gewinnung von Lebensmitteln dienen.

4. bei Arzneimittel-Vormischungen der Hinweis „Arzneimittel-Vormischung".

In der Angabe nach Absatz 1 Satz 1 Nr. 2 ist anstelle der Personengruppe die Tierart anzugeben. Abweichend von Absatz 1 Satz 1 Nr. 8 sind die wirksamen Bestandteile nach Art und Menge anzugeben.

(6) Für die Bezeichnung der Bestandteile gilt folgendes:

1. Zur Bezeichnung der Art sind die internationalen Kurzbezeichnungen der Weltgesundheitsorganisation oder, soweit solche nicht vorhanden sind, gebräuchliche wissenschaftliche Bezeichnungen zu verwenden. Das Bundesministerium wird ermächtigt, durch Rechtsverordnung ohne Zustimmung des Bundesrates die einzelnen Bezeichnungen zu bestimmen.
2. Zur Bezeichnung der Menge sind Maßeinheiten zu verwenden; sind biologische Einheiten oder andere Angaben zur Wertigkeit wissenschaftlich gebräuchlich, so sind diese zu verwenden.

(7) Das Verfalldatum ist mit Monat und Jahr anzugeben.

(8) Durchdrückpackungen sind mit dem Namen oder der Firma des pharmazeutischen Unternehmers, der Bezeichnung des Arzneimittels, der Chargenbezeichnung und dem Verfalldatum zu versehen. Auf die Angabe von Namen und Firma eines Parallelimporteurs kann verzichtet werden. Bei Behältnissen von nicht mehr als zehn Milliliter Rauminhalt und bei Ampullen, die nur eine einzige Gebrauchseinheit enthalten, brauchen die Angaben nach den Absätzen 1 bis 5 nur auf den äußeren Umhüllungen gemacht zu werden; jedoch müssen sich auf den Behältnissen und Ampullen mindestens die Angaben nach Absatz 1 Nr. 2, 4, 6, 7, 9 sowie nach den Absätzen 3 und 5 Nr. 1 befinden; es können geeignete Abkürzungen verwendet werden. ...

(9) Bei den Angaben nach den Absätzen 1 bis 5 dürfen im Verkehr mit Arzneimitteln übliche Abkürzungen verwendet werden. Die Firma nach Absatz 1 Nr. 1 darf abgekürzt werden, sofern das Unternehmen aus der Abkürzung allgemein erkennbar ist.

(10) Für Arzneimittel, die zur klinischen Prüfung oder zur Rückstandsprüfung bestimmt sind, finden Absatz 1 Nr. 1, 2 und 4 bis 7 sowie die Absätze 8 und 9, soweit sie sich hierauf beziehen, Anwendung. Arzneimittel, die zur klinischen Prüfung bestimmt sind, sind mit dem Hinweis „Zur klinischen Prüfung bestimmt", und Arzneimittel, die zur Rückstandsprüfung bestimmt sind, mit dem Hinweis „Zur Rückstandsprüfung bestimmt" zu versehen. Soweit zugelassene Arzneimittel nach Satz 2 den Hinweis „Zur klinischen Prüfung bestimmt" tragen müssen, sind sie unter Verzicht auf die zugelassene mit einer von der Zulassung abweichenden Bezeichnung zu versehen. Durchdrückpackungen sind mit der Bezeichnung und der Chargenbezeichnung zu versehen; die Sätze 2 und 3 finden Anwendung.

# § 11
## Packungsbeilage

(1) Fertigarzneimittel, die Arzneimittel im Sinne des § 2 Abs. 1 oder Abs. 2 Nr. 1 sind und nicht zur klinischen Prüfung oder zur Rückstandsprüfung bestimmt sind, dürfen im Geltungsbereich dieses Gesetzes nur mit einer Packungsbeilage in den Verkehr gebracht werden, die die Überschrift „Gebrauchsinformation" trägt sowie folgende Angaben in der nachstehenden Reihenfolge allgemeinverständlich in deutscher Sprache und in gut lesbarer Schrift enthalten muß:

1. die Bezeichnung des Arzneimittels; § 10 Abs. 1 Nr. 2, Abs. 1 a und Abs. 10 Satz 3 findet entsprechende Anwendung,
2. die arzneilich wirksamen Bestandteile nach Art und Menge und die sonstigen Bestandteile nach der Art; § 10 Abs. 6 findet Anwendung,
3. die Darreichungsform und den Inhalt nach Gewicht, Rauminhalt oder Stückzahl,
4. die Stoff- oder Indikationsgruppe oder die Wirkungsweise,

5. den Namen oder die Firma und die Anschrift des pharmazeutischen Unternehmers sowie des Herstellers, der das Fertigarzneimittel für das Inverkehrbringen freigegeben hat,
6. die Anwendungsgebiete,
7. die Gegenanzeigen,
8. Vorsichtsmaßnahmen für die Anwendung, soweit diese nach dem jeweiligen Stand der wissenschaftlichen Erkenntnisse erforderlich sind,
9. Wechselwirkungen mit anderen Mitteln, soweit sie die Wirkung des Arzneimittels beeinflussen können,
10. Warnhinweise, insbesondere soweit dies durch Auflage der zuständigen Bundesbehörde nach § 28 Abs. 2 Nr. 2 angeordnet oder durch Rechtsverordnung vorgeschrieben ist,
11. die Dosierungsanleitung mit Art der Anwendung, Einzel- oder Tagesgaben und bei Arzneimitteln, die nur begrenzte Zeit angewendet werden sollen, die Dauer der Anwendung,
12. Hinweise für den Fall der Überdosierung, der unterlassenen Einnahme oder Hinweise auf die Gefahr von unerwünschten Folgen des Absetzens, soweit erforderlich,
13. die Nebenwirkungen; zu ergreifende Gegenmaßnahmen sind, soweit dies nach dem jeweiligen Stand der wissenschaftlichen Erkenntnisse erforderlich ist, anzugeben; den Hinweis, daß der Patient aufgefordert werden soll, dem Arzt oder Apotheker jede Nebenwirkung mitzuteilen, die in der Packungsbeilage nicht aufgeführt ist,
14. den Hinweis, daß das Arzneimittel nach Ablauf des auf Behältnis und äußerer Umhüllung angegebenen Verfalldatums nicht mehr anzuwenden ist, und, soweit erforderlich, die Angabe der Haltbarkeit nach Öffnung des Behältnisses oder nach Herstellung der gebrauchsfertigen Zubereitung durch den Anwender und die Warnung vor bestimmten sichtbaren Anzeichen dafür, daß das Arzneimittel nicht mehr zu verwenden ist,

15. das Datum der Fassung der Packungsbeilage.

Erläuternde Angaben zu den in Satz 1 genannten Begriffen sind zulässig. Sofern die Angaben nach Satz 1 in der Packungsbeilage zusätzlich in einer anderen Sprache wiedergegeben werden, müssen in dieser Sprache die gleichen Angaben gemacht werden. Satz 1 gilt nicht für Arzneimittel, die nach § 21 Abs. 2 Nr. 1 einer Zulassung nicht bedürfen. Weitere Angaben sind zulässig, soweit sie mit der Verwendung des Arzneimittels in Zusammenhang stehen, für die gesundheitliche Aufklärung wichtig sind und den Angaben nach § 11 a nicht widersprechen. Bei den Angaben nach Satz 1 Nr. 7 bis 9 ist, soweit dies nach dem jeweiligen Stand der wissenschaftlichen Erkenntnisse erforderlich ist, auf die besondere Situation bestimmter Personengruppen, wie Kinder, Schwangere oder stillende Frauen, ältere Menschen oder Personen mit spezifischen Erkrankungen einzugehen; ferner sind, soweit erforderlich, mögliche Auswirkungen der Anwendung auf die Fahrtüchtigkeit oder die Fähigkeit zur Bedienung bestimmter Maschinen anzugeben. Die Angaben nach Satz 1 Nr. 8 und 10 können zusammengefaßt werden.

(1a) Ein Muster der Packungsbeilage und geänderter Fassungen ist der zuständigen Bundesoberbehörde unverzüglich zu übersenden, soweit nicht das Arzneimittel von der Zulassung oder Registrierung freigestellt ist.

(2) Es sind ferner in der Packungsbeilage Hinweise auf Bestandteile, deren Kenntnis für eine wirksame und unbedenkliche Anwendung des Arzneimittels erforderlich ist, und für die Verbraucher bestimmte Aufbewahrungshinweise anzugeben, soweit dies nach dem jeweiligen Stand der wissenschaftlichen Erkenntnisse erforderlich oder durch Auflage der zuständigen Bundesoberbehörde nach § 28 Abs. 2 Nr. 2 angeordnet oder durch Rechtsverordnung vorgeschrieben ist.

(2 a) Bei radioaktiven Arzneimitteln sind ferner die Vorsichtsmaßnahmen aufzuführen, die der Verwender und der Patient während

der Zubereitung und Verabreichung des Arzneimittels zu ergreifen haben, sowie besondere Vorsichtsmaßnahmen für die Entsorgung des Transportbehälters und nicht verwendeter Arzneimittel.

(3) Bei Arzneimitteln, die in das Register für homöopathische Arzneimittel eingetragen sind, muß bei der Bezeichnung nach Absatz 1 Nr. 1 der Hinweis „Homöopathisches Arzneimittel" angegeben werden. Angaben über Anwendungsgebiete dürfen nicht gemacht werden; an deren Stelle ist die Angabe „Registriertes homöopathisches Arzneimittel, daher ohne Angabe einer therapeutischen Indikation" und bei Arzneimitteln, die zur Anwendung bei Menschen bestimmt sind, der Hinweis an den Anwender, während bei der Anwendung des Arzneimittels fortdauernden Krankheitssymptomen medizinischen Rat einzuholen, aufzunehmen. Die Angaben nach Absatz 1 Satz 1 Nr. 4, 7, 9, 12, 13 und 15 können entfallen. Die Sätze 1 bis 3 gelten entsprechend für Arzneimittel, die nach § 38 Abs. 1 Satz 3 von der Registrierung freigestellt sind.

(3 a) Bei Sera ist auch die Art des Lebewesens, aus dem sie gewonnen sind, bei Virusimpfstoffen das Wirtssystem, das zur Virusvermehrung gedient hat, anzugeben.

(4) Bei Arzneimitteln, die zur Anwendung bei Tieren bestimmt sind, müssen ferner folgende Angaben gemacht werden:
1. die Angaben nach § 10 Abs. 5,
2. bei Arzneimittel-Vormischungen Hinweise für die sachgerechte Herstellung der Fütterungsarzneimittel, die hierfür geeigneten Mischfuttermitteltypen und Herstellungsverfahren, die Wechselwirkungen mit nach Futtermittelrecht zugelassenen Zusatzstoffen sowie Angaben über die Dauer der Haltbarkeit der Fütterungarzneismittel,
3. soweit dies nach dem jeweiligen Stand der wissenschaftlichen Erkenntnisse erforderlich ist, besondere Vorsichtsmaßnahmen für die Beseitigung von nicht verwendeten Arzneimitteln oder sonstige besondere Vorsichtsmaßnahmen, um Gefahren für die Umwelt zu vermeiden.

Abweichend von Absatz 1 Satz 1 Nr. 2 sind die wirksamen Bestandteile nach Art und Menge anzugeben. Die Angabe nach Absatz 1 Satz 1 Nr. 4 und die Angabe des Herstellers nach Absatz 1 Satz 1 Nr. 5 können entfallen. Der Hinweis nach Absatz 1 Satz 1 Nr. 13 ist mit der Maßgabe anzugeben, daß der Tierhalter zur Mitteilung der genannten Nebenwirkungen an den Tierarzt oder Apotheker aufgefordert werden soll.

(5) Können die nach Absatz 1 Nr. 7, 9 und 13 vorgeschriebenen Angaben nicht gemacht werden, so ist der Hinweis „keine bekannt" zu verwenden. Werden auf der Packungsbeilage weitere Angaben gemacht, so müssen sie von den Angaben nach den Absätzen 1 bis 4 deutlich abgesetzt und abgegrenzt sein.

(6) Die Packungsbeilage kann entfallen, wenn die nach den Absätzen 1 bis 4 vorgeschriebenen Angaben auf dem Behältnis oder auf der äußeren Umhüllung stehen. Absatz 5 findet entsprechende Anwendung.

## § 11 a
## Fachinformation

(1) Der pharmazeutische Unternehmer ist verpflichtet, Ärzten, Zahnärzten, Tierärzten, Apothekern und, soweit es sich nicht um verschreibungspflichtige Arzneimittel handelt, anderen Personen, die die Heilkunde oder Zahnheilkunde berufsmäßig ausüben, für Fertigarzneimittel, die der Zulassungspflicht unterliegen oder von der Zulassung freigestellt sind, Arzneimittel im Sinne des § 2 Abs. 1 oder Abs. 2 Nr. 1 und für den Verkehr außerhalb der Apotheken nicht freigegeben sind, auf Anforderung eine Gebrauchsinformation für Fachkreise (Fachinformation) zur Verfügung zu stellen.

ANHANG

## § 12
### Ermächtigung für die Kennzeichnung und die Packungsbeilage

(1) Das Bundesministerium wird ermächtigt, im Einvernehmen mit dem Bundesministerium für Wirtschaft durch Rechtsverordnung mit Zustimmung des Bundesrates

1. die Vorschriften der §§ 10 und 11 a auf andere Arzneimittel ... auszudehnen,
2. vorzuschreiben, daß die in den §§ 10 und 11 genannten Angaben dem Verbraucher auf andere Weise übermittelt werden,
3. für bestimmte Arzneimittel oder Arzneimittelgruppen vorzuschreiben, daß Warnhinweise, Warnzeichen oder Erkennungszeichen auf
   a) den Behältnissen, den äußeren Umhüllungen, der Packungsbeilage oder
   b) der Fachinformation anzubringen sind,
4. vorzuschreiben, daß bestimmte Bestandteile nach der Art auf den Behältnissen und den äußeren Umhüllungen anzugeben sind oder auf sie in der Packungsbeilage hinzuweisen ist, soweit es geboten ist, um einen ordnungsgemäßen Umgang mit Arzneimitteln und deren sachgerechte Anwendung im Geltungsbereich dieses Gesetzes sicherzustellen und um eine unmittelbare oder mittelbare Gefährdung der Gesundheit von Mensch oder Tier zu verhüten, die infolge mangelnder Unterrichtung eintreten könnte.

### Dritter Abschnitt
### Herstellung von Arzneimitteln

## § 13
### Herstellungserlaubnis

(1) Wer Arzneimittel im Sinne des § 2 Abs. 1 oder Abs. 2 Nr. 1, Testsera oder Testantigene oder Wirkstoffe, die menschlicher oder tierischer Herkunft sind oder auf gentechni-

schem Wege hergestellt werden, gewerbs- oder berufsmäßig zum Zwecke der Abgabe an andere herstellen will, bedarf einer Erlaubnis der zuständigen Behörde. Das gleiche gilt für juristische Personen, nicht rechtsfähige Vereine und Gesellschaften des bürgerlichen Rechts, die Arzneimittel zum Zwecke der Abgabe an ihre Mitglieder herstellen. Eine Abgabe an andere im Sinne des Satzes 1 liegt vor, wenn die Person, die das Arzneimittel herstellt, eine andere ist als die, die es anwendet.

(2) Einer Erlaubnis nach Absatz 1 bedarf nicht

1. der Inhaber einer Apotheke für die Herstellung von Arzneimitteln im Rahmen des üblichen Apothekenbetriebs,
2. der Träger eines Krankenhauses, soweit er nach dem Gesetz über das Apothekerwesen Arzneimittel abgeben darf,
3. der Tierarzt für die Herstellung von Arzneimitteln, die er für die von ihm behandelten Tiere abgibt; läßt er im Einzelfall für die von ihm behandelten Tiere unter seiner Aufsicht aus Arzneimittel-Vormischungen und Mischfuttermitteln Fütterungsarzneimittel durch einen anderen herstellen, so bedarf auch diese insoweit keiner Erlaubnis,
4. der Großhändler für das Umfüllen, Abpacken oder Kennzeichnen von Arzneimitteln in unveränderter Form, soweit es sich nicht um zur Abgabe an den Verbraucher bestimmte Packungen handelt,
5. der Einzelhändler, der die Sachkenntnis nach § 50 besitzt, für das Umfüllen, Abpakken oder Kennzeichnen von Arzneimitteln zur Abgabe in unveränderter Form unmittelbar an den Verbraucher.

(4) Die Entscheidung über die Erteilung der Erlaubnis trifft die zuständige Behörde des Landes, in dem die Betriebsstätte liegt oder liegen soll...

## § 14
### Entscheidung über die Herstellungserlaubnis


## § 15
### Sachkenntnis


## § 16
### Begrenzung der Herstellungserlaubnis

Die Erlaubnis wird dem Hersteller für eine bestimmte Betriebsstätte und für bestimmte Arzneimittel und Arzneimittelformen erteilt, in den Fällen des § 14 Abs. 4 auch für eine bestimmte Betriebsstätte des beauftragten Betriebes.


## § 17
### Fristen für die Erteilung


## § 18
### Rücknahme, Widerruf, Ruhen


(2) Die zuständige Behörde kann vorläufig anordnen, daß die Herstellung eines Arzneimittels eingestellt wird, wenn der Hersteller die für die Herstellung und Prüfung zu führenden Nachweise nicht vorlegt. Die vorläufige Anordnung kann auf eine Charge beschränkt werden.

## § 19
### Verantwortungsbereiche

(1) Der Herstellungsleiter ist dafür verantwortlich, daß die Arzneimittel entsprechend den Vorschriften über den Verkehr mit Arzneimitteln hergestellt, gelagert und gekennzeichnet werden sowie mit der vorgeschriebenen Packungsbeilage versehen sind.

(2) Der Kontrolleiter ist dafür verantwortlich, daß die Arzneimittel entsprechend den Vorschriften über den Verkehr mit Arzneimitteln auf die erforderliche Qualität geprüft sind.

(3) Der Vertriebsleiter ist, soweit nicht nach den Absätzen 1 und 2 die Verantwortung beim Herstellungsleiter oder beim Kontrolleiter oder nach § 74 a beim Informationsbeauftragten liegt, dafür verantwortlich, daß die Arzneimittel entsprechend den Vorschriften über den Verkehr mit Arzneimitteln in den Verkehr gebracht und die Vorschriften über die Werbung auf dem Gebiete des Heilwesens beachtet werden.

(4) In den Fällen des § 14 Abs. 4 bleibt die Verantwortung des Kontrolleiters bestehen.

## § 20
### Anzeigepflichten

Der Inhaber der Erlaubnis hat jeden Wechsel in der Person des Herstellungs-, Kontroll- oder Vertriebsleiters unter Vorlage der Nachweise über die Anforderungen nach § 14 Abs. 1 Nr. 1 bis 5 sowie jede wesentliche Änderung der Räume oder Einrichtungen der in der Erlaubnis bestimmten Betriebsstätte der zuständigen Behörde vorher anzuzeigen. Bei einem unvorhergesehenen Wechsel in der Person des Herstellungs-, Kontroll- oder Vertriebsleiters hat die Anzeige unverzüglich zu erfolgen.

## § 20 a
### Geltung für Wirkstoffe


### Vierter Abschnitt
### Zulassung der Arzneimittel
## § 21
### Zulassungspflicht

(1) Fertigarzneimittel, die Arzneimittel im Sinne des § 2 Abs. 1 oder Abs. 2 Nr. 1 sind, dürfen im Geltungsbereich dieses Gesetzes nur in den Verkehr gebracht werden, wenn sie durch die zuständige Bundesoberbehörde zugelassen sind... Das gilt auch für Arzneimittel, die keine Fertigarzneimittel und zur Anwendung bei Tieren bestimmt sind, sofern sie nicht an pharmazeutische Unternehmer abgegeben werden sollen, die eine Erlaubnis zur Herstellung von Arzneimitteln besitzen.


## § 22
### Zulassungsunterlagen


## § 23
### Besondere Unterlagen bei Arzneimitteln
### für Tiere


## § 24
### Sachverständigengutachten


## § 24 a
### Verwendung von Unterlagen eines
### Vorantragstellers

## § 24 b
### Nachforderungen


## § 24 c
### Allgemeine Verwertungsbefugnis


## § 25
### Entscheidung über die Zulassung


## § 25 a
### Vorprüfung


## § 26
### Arzneimittelprüfrichtlinien


## § 27
### Fristen für die Erteilung


## § 28
### Auflagenbefugnis

(1) Die zuständige Bundesoberbehörde kann die Zulassung mit Auflagen verbinden... Auflagen können auch nachträglich angeordnet werden.

(2) Auflagen nach Absatz 1 können angeordnet werden, um sicherzustellen, daß

1. die Kennzeichnung der Behältnisse und äußeren Umhüllungen den Vorschriften des § 10 entspricht; dabei kann angeordnet werden, daß angegeben werden müssen
   a) Hinweise oder Warnhinweise, soweit sie erforderlich sind, um bei der Anwen-

dung des Arzneimittels eine unmittelbare oder mittelbare Gefährdung der Gesundheit von Mensch oder Tier zu verhüten,

b) Aufbewahrungshinweise für den Verbraucher und Lagerhinweise für die Fachkreise, soweit sie geboten sind, um die erforderliche Qualität des Arzneimittels zu erhalten,

2. die Packungsbeilage den Vorschriften des § 11 entspricht; dabei kann angeordnet werden, daß angegeben werden müssen

a) die in der Nummer 1 Buchstabe a genannten Hinweise oder Warnhinweise,

b) die Aufbewahrungshinweise für den Verbraucher, soweit sie geboten sind, um die erforderliche Qualität des Arzneimittels zu erhalten,

3. die Angaben nach den §§ 10 und 11 und 11 a den für die Zulassung eingereichten Unterlagen entsprechen und dabei einheitliche und allgemein verständliche Begriffe verwendet werden, wobei die Angabe weiterer Gegenanzeigen, Nebenwirkungen und Wechselwirkungen zulässig bleibt;

4. das Arzneimittel in Packungsgrößen in den Verkehr gebracht wird, die den Anwendungsgebieten und der vorgesehenen Dauer der Anwendung angemessen sind,

5. das Arzneimittel in einem Behältnis mit bestimmter Form, bestimmtem Verschluß oder sonstiger Sicherheitsvorkehrung in den Verkehr gebracht wird, soweit es geboten ist, um die Einhaltung der Dosierungsanleitung zu gewährleisten oder um die Gefahr des Mißbrauchs durch Kinder zu verhüten.

(3) Die zuständige Bundesoberbehörde kann durch Auflagen ferner anordnen, daß weitere analytische, pharmakologisch-toxiko-logische oder klinische Prüfungen durchgeführt werden und über die Ergebnisse berichtet wird, wenn hinreichende Anhaltspunkte dafür vorliegen, daß das Arzneimittel einen großen therapeutischen Wert haben kann und deshalb ein öffentliches Interesse an seinem unverzüglichen Inverkehrbringen besteht, jedoch für die umfassende Beurteilung des Arzneimittels weitere wichtige Angaben erforderlich sind.

(3 a) Die zuständige Bundesbehörde kann, wenn dies im Interesse der Arzneimittelsicherheit erforderlich ist, durch Auflagen ferner anordnen, daß nach der Zulassung Erkenntnisse bei der Anwendung des Arzneimittels systematisch gesammelt, dokumentiert und ausgewertet werden und ihr über die Ergebnisse dieser Untersuchung innerhalb einer bestimmten Frist berichtet wird.

### § 29
### Anzeigepflicht, Neuzulassung

(1) Der Antragsteller hat der zuständigen Bundesoberbehörde unter Beifügung entsprechender Unterlagen unverzüglich Anzeige zu erstatten, wenn sich Änderungen in den Angaben und Unterlagen nach den §§ 22 bis 24 ergeben. Er hat ferner der zuständigen Bundesoberbehörde unverzüglich, spätestens aber innerhalb von 15 Tagen nach Bekanntwerden, jeden ihm bekanntgewordenen Verdachtsfall einer schwerwiegenden Nebenwirkung oder einer schwerwiegenden Wechselwirkung mit anderen Mitteln anzuzeigen sowie häufigen oder im Einzelfall in erheblichem Umfang beobachteten Mißbrauch, wenn durch ihn die Gesundheit von Mensch und Tier unmittelbar gefährdet werden kann. Er hat über Verdachtsfälle anderer als schwerwiegender Nebenwirkungen oder Wechselwirkungen mit anderen Mitteln, die

ihm von einem Angehörigen eines Gesundheitsberufes zur Kenntnis gebracht werden, Aufzeichnungen zu führen. Sofern nicht durch Auflage anderes bestimmt ist, hat er diese Aufzeichnungen der zuständigen Bundesoberbehörde unverzüglich nach Aufforderung oder mindestens alle sechs Monate während der ersten beiden Jahre nach der Zulassung und einmal jährlich in den folgenden drei Jahren vorzulegen. Danach hat er die Unterlagen in Abständen von fünf Jahren zusammen mit dem Antrag auf Verlängerung der Zulassung oder unverzüglich nach Aufforderung vorzulegen. Der zuständigen Bundesoberbehörde sind alle zur Beurteilung von Verdachtsfällen oder beobachteten Mißbrauchs vorliegenden Unterlagen sowie eine wissenschaftliche Bewertung vorzulegen. Die Verpflichtung nach den Sätzen 2 bis 5 hat nach Erteilung der Zulassung der pharmazeutische Unternehmer zu erfüllen; sie besteht unabhängig davon, ob sich das Arzneimittel noch im Verkehr befindet. Die Sätze 2 bis 6 gelten entsprechend für denjenigen, der eine klinische Prüfung von Arzneimitteln veranlaßt oder durchführt.

(2) Bei einer Änderung der Bezeichnung des Arzneimittels ist der Zulassungsbescheid entsprechend zu ändern. Das Arzneimittel darf unter der alten Bezeichnung vom pharmazeutischen Unternehmer noch ein Jahr, von den Groß- und Einzelhändlern noch zwei Jahre, beginnend mit dem auf die Bekanntmachung der Änderung im Bundesanzeiger folgenden 1. Januar oder 1. Juli, in den Verkehr gebracht werden.

(2a) Eine Änderung

1. der Angaben nach den §§ 10, 11 und 11a über die Dosierung, die Art oder die Dauer der Anwendung, die Anwendungsgebiete, soweit es sich nicht um die Zufügung einer oder Veränderung in eine Indikation handelt, die einem anderen Therapiegebiet zuzuordnen ist, eine Einschränkung der Gegenanzeigen, Nebenwirkungen oder Wechselwirkungen mit anderen Mitteln, soweit sie Arzneimittel betrifft,

die vom Verkehr außerhalb der Apotheken ausgeschlossen sind,

2. der wirksamen Bestandteile, ausgenommen der arzneilich wirksamen Bestandteile,

3. in eine mit der zugelassenen vergleichbaren Darreichungsform,

5. der Packungsgröße

darf erst vollzogen werden, wenn die zuständige Bundesoberbehörde zugestimmt hat. Die Zustimmung gilt als erteilt, wenn der Änderung nicht innerhalb einer Frist von drei Monaten widersprochen worden ist.

(3) Eine neue Zulassung ist in folgenden Fällen zu beantragen:

1. bei einer Änderung der Zusammensetzung der arzneilich wirksamen Bestandteile nach Art oder Menge,

2. bei einer Änderung der Darreichungsform, soweit es sich nicht um eine Änderung nach Absatz 2a Nr. 3 handelt,

3. bei einer Erweiterung der Anwendungsgebiete,…

3a. bei der Einführung gentechnologischer Herstellungsverfahren und

4. (weggefallen)

5. bei einer Verkürzung der Wartezeit.

Über die Zulassungspflicht nach Satz 1 entscheidet die zuständige Bundesoberbehörde.

## § 30
## Rücknahme, Widerruf, Ruhen

## § 31
### Erlöschen

(1) Die Zulassung erlischt

1. (entfallen)
2. durch schriftlichen Verzicht,
3. nach Ablauf von fünf Jahren seit ihrer Erteilung, es sei denn, daß spätestens drei Monate vor Ablauf der Frist ein Antrag auf Verlängerung gestellt wird,

4. wenn die Verlängerung der Zulassung versagt wird.

(4) Erlischt die Zulassung nach Absatz 1 Nr. 2 oder 3, so darf das Arzneimittel noch zwei Jahre, beginnend mit dem auf die Bekanntmachung des Erlöschens nach § 34 folgenden 1. Januar oder 1. Juli, in den Verkehr gebracht werden...

## § 32
### Staatliche Chargenprüfung

## § 33
### Kosten

## § 34
### Bekanntmachung

## § 35
### Ermächtigung zur Zulassung und Freistellung

## § 36
### Ermächtigung für Standardzulassungen

(1) Das Bundesministerium wird ermächtigt, nach Anhörung von Sachverständigen durch Rechtsverordnung mit Zustimmung des Bundesrates bestimmte Arzneimittel oder Arzneimittelgruppen oder Arzneimittel in bestimmten Abgabeformen von der Pflicht zur Zulassung freizustellen, soweit eine unmittelbare oder mittelbare Gefährdung der Gesundheit von Mensch oder Tier nicht zu befürchten ist, weil die Anforderungen an die erforderliche Qualität, Wirksamkeit und Unbedenklichkeit erwiesen sind. Die Freistellung kann zum Schutz der Gesundheit von Mensch oder Tier von einer bestimmten Herstellung, Zusammensetzung, Kennzeichnung, Packungsbeilage, Fachinformation oder Darreichungsform abhängig gemacht sowie auf bestimmte Anwendungsarten, Anwendungsgebiete oder Anwendungsbereiche beschränkt werden. Die Angabe weiterer Gegenanzeigen, Nebenwirkungen und Wechselwirkungen durch den pharmazeutischen Unternehmer ist zulässig.

(2) Bei der Auswahl der Arzneimittel, die von der Pflicht zur Zulassung freigestellt werden, muß den berechtigten Interessen der Arzneimittelverbraucher, der Heilberufe und der pharmazeutischen Industrie Rechnung getragen werden. In der Wahl der Bezeichnung des Arzneimittels ist der pharmazeutische Unternehmer frei.

(3) Die Rechtsverordnung nach Absatz 1 ergeht im Einvernehmen mit dem Bundesministerium für Wirtschaft und, soweit es sich um radioaktive Arzneimittel und um Arzneimittel handelt, bei deren Herstellung ionisierende Strahlen verwendet werden, im Einvernehmen mit dem Bundesministerium für Umwelt, Naturschutz und Reaktorsicherheit und, soweit es sich um Arzneimittel handelt, die zur Anwendung bei Tieren bestimmt sind, im Einvernehmen mit dem Bundesministerium für Ernährung, Landwirtschaft und Forsten.

(4) Vor Erlaß der Rechtsverordnung nach Absatz 1 bedarf es nicht der Anhörung von Sachverständigen und der Zustimmung des Bundesrates, soweit dies erforderlich ist, um Angaben zu Gegenanzeigen, Nebenwirkungen und Wechselwirkungen unverzüglich zu ändern und die Geltungsdauer der Rechtsverordnung auf längstens ein Jahr befristet ist. Die Frist kann bis zu einem weiteren Jahr einmal verlängert werden, wenn das Verfahren nach Absatz 1 innerhalb der Jahresfrist nicht abgeschlossen werden kann.

## § 37
### Genehmigung der Komission der Europäischen Gemeinschaften oder des Rates der Europäischen Union für das Inverkehrbringen, Zulassungen von Arzneimitteln aus anderen Staaten

### Fünfter Abschnitt
### Registrierung homöopathischer Arzneimittel

## § 38
### Registrierungspflicht und Registrierungsunterlagen

## § 39
### Entscheidung über die Registrierung

### Sechster Abschnitt
### Schutz des Menschen bei der klinischen Prüfung

## § 40
### Allgemeine Voraussetzungen

## § 41
### Besondere Voraussetzungen

## § 42
### Ausnahmen

### Siebenter Abschnitt
### Abgabe von Arzneimitteln

## § 43
### Apothekenpflicht, Inverkehrbringen durch Tierärzte

(1) Arzneimittel im Sinne des § 2 Abs. 1 oder Abs. 2 Nr. 1, die nicht durch die Vorschriften des § 44 oder der nach § 45 Abs. 1 erlassenen Rechtsverordnung für den Verkehr außerhalb der Apotheken freigegeben sind, dürfen außer in den Fällen des § 47 berufs- oder gewerbsmäßig für den Endverbraucher nur in Apotheken und nicht im Wege des Versandes in den Verkehr gebracht werden. Außerhalb der Apotheken darf außer in den Fällen des Absatzes 4 und des § 47 Abs. 1 mit den nach Satz 1 den Apotheken vorbehaltenen Arzneimitteln kein Handel getrieben werden.

(3) Auf Verschreibung dürfen Arzneimittel im Sinne des § 2 Abs. 1 oder Abs. 2 Nr. 1 nur in Apotheken abgegeben werden. § 56 Abs. 1 bleibt unberührt.

(4) Arzneimittel im Sinne des § 2 Abs. 1 oder Abs. 2 Nr. 1 dürfen ferner durch Tierärzte an Halter der von ihnen behandelten Tiere abgegeben und zu diesem Zweck vorrätig gehalten werden. Dies gilt auch für die Abgabe von Arzneimitteln zur Durchführung tierärztlich gebotener und tierärztlich kontrollierter krankheitsvorbeugender Maßnahmen bei Tieren, wobei der Umfang der Ab-

gabe den auf Grund tierärztlicher Indikation festgestellten Bedarf nicht überschreiten darf.

## § 44
### Ausnahme von der Apothekenpflicht

(1) Arzneimittel, die von dem pharmazeutischen Unternehmer ausschließlich zu anderen Zwecken als zur Beseitigung oder Linderung von Krankheiten, Leiden, Körperschäden oder krankhaften Beschwerden zu dienen bestimmt sind, sind für den Verkehr außerhalb der Apotheken freigegeben.

(2) Ferner sind für den Verkehr außerhalb der Apotheken freigegeben:

1. a) natürliche Heilwässer sowie deren Salze, auch als Tabletten oder Pastillen,
   b) künstliche Heilwässer sowie deren Salze, auch als Tabletten oder Pastillen, jedoch nur, wenn sie in ihrer Zusammensetzung natürlichen Heilwässern entsprechen,
2. Heilerde, Bademoore und andere Peloide, Zubereitungen zur Herstellung von Bädern, Seifen zum äußeren Gebrauch,
3. mit ihren verkehrsüblichen deutschen Namen bezeichnete
   a) Pflanzen und Pflanzenteile, auch zerkleinert,
   b) Mischungen aus ganzen oder geschnittenen Pflanzen oder Pflanzenteilen als Fertigarzneimittel,
   c) Destillate aus Pflanzen und Pflanzenteilen,
   d) Preßsäfte aus frischen Pflanzen und Pflanzenteilen, sofern sie ohne Lösungsmittel mit Ausnahme von Wasser hergestellt sind,
4. (entfallen)
5. ausschließlich oder überwiegend zum äußeren Gebrauch bestimmte Desinfektionsmittel sowie Mund- und Rachendesinfektionsmittel.

(3) Die Absätze 1 und 2 gelten nicht für Arzneimittel, die
1. nur auf ärztliche, zahnärztliche oder tierärztliche Verschreibung abgegeben werden dürfen oder
2. durch Rechtsverordnung nach § 46 vom Verkehr außerhalb der Apotheken ausgeschlossen sind.

## § 45
### Ermächtigung zu weiteren Ausnahmen von der Apothekenpflicht

(1) Das Bundesministerium wird ermächtigt, im Einvernehmen mit dem Bundesministerium für Wirtschaft nach Anhörung von Sachverständigen durch Rechtsverordnung mit Zustimmung des Bundesrates Stoffe, Zubereitungen aus Stoffen oder Gegenstände, die dazu bestimmt sind, teilweise oder ausschließlich zur Beseitigung oder Linderung von Krankheiten, Leiden, Körperschäden oder krankhaften Beschwerden zu dienen, für den Verkehr außerhalb der Apotheken freizugeben,

1. soweit sie nicht nur auf ärztliche, zahnärztliche oder tierärztliche Verschreibung abgegeben werden dürfen,
2. soweit sie nicht wegen ihrer Zusammensetzung oder Wirkung die Prüfung, Aufbewahrung und Abgabe durch eine Apotheke erfordern,
3. soweit nicht durch ihre Freigabe eine unmittelbare oder mittelbare Gefährdung der Gesundheit von Mensch oder Tier, insbesondere durch unsachgemäße Behandlung, zu befürchten ist oder
4. soweit nicht durch ihre Freigabe die ordnungsgemäße Arzneimittelversorgung gefährdet wird.

(2) Die Freigabe kann auf Fertigarzneimittel, auf bestimmte Dosierungen, Anwendungsgebiete oder Darreichungsformen beschränkt werden.

(3) Die Rechtsverordnung ergeht im Einvernehmen mit dem Bundesministerium für

Umwelt, Naturschutz und Reaktorsicherheit, soweit es sich um radioaktive Arzneimittel und um Arzneimittel handelt, bei deren Herstellung ionisierende Strahlen verwendet werden, und im Einvernehmen mit dem Bundesminister für Ernährung, Landwirtschaft und Forsten, soweit es sich um Arzneimittel handelt, die zur Anwendung bei Tieren bestimmt sind.

## § 46
### Ermächtigung zur Ausweitung der Apothekenpflicht

(1) Das Bundesministerium wird ermächtigt, im Einvernehmen mit dem Bundesministerium für Wirtschaft nach Anhörung von Sachverständigen durch Rechtsverordnung mit Zustimmung des Bundesrates Arzneimittel im Sinne des § 44 vom Verkehr außerhalb der Apotheken auszuschließen, soweit auch bei bestimmungsgemäßem oder bei gewohnheitsgemäßem Gebrauch eine unmittelbare oder mittelbare Gefährdung der Gesundheit von Mensch oder Tier zu befürchten ist.

(2) Die Rechtsverordnung nach Absatz 1 kann auf bestimmte Dosierungen, Anwendungsgebiete oder Darreichungsformen beschränkt werden.

(3) Die Rechtsverordnung ergeht im Einvernehmen mit dem Bundesministerium für Umwelt, Naturschutz und Reaktorsicherheit, soweit es sich um radioaktive Arzneimittel und um Arzneimittel handelt, bei deren Herstellung ionisierende Strahlen verwendet werden, und im Einvernehmen mit dem Bundesministerium für Ernährung, Landwirtschaft und Forsten, soweit es sich um Arzneimittel handelt, die zur Anwendung bei Tieren bestimmt sind.

## § 47
### Vertriebsweg

## § 47a
### Sondervertriebsweg, Nachweispflichten

## § 48
### Verschreibungspflicht

(1) Arzneimittel, die durch Rechtsverordnung nach Absatz 2 Nr. 1 bestimmte Stoffe, Zubereitungen aus Stoffen oder Gegenstände sind oder denen solche Stoffe oder Zubereitungen aus Stoffen zugesetzt sind, dürfen nur nach Vorlage einer ärztlichen, zahnärztlichen oder tierärztlichen Verschreibung an Verbraucher abgegeben werden. Das gilt nicht für die Abgabe zur Ausstattung von Kauffahrteischiffen durch Apotheken nach Maßgabe der hierfür geltenden gesetzlichen Vorschriften.

(2) Das Bundesministerium wird ermächtigt, im Einvernehmen mit dem Bundesministerium für Wirtschaft nach Anhörung von Sachverständigen durch Rechtsverordnung mit Zustimmung des Bundesrates

1. Stoffe, Zubereitungen aus Stoffen oder Gegenständen zu bestimmen,
   a) die die Gesundheit des Menschen oder, sofern sie zur Anwendung bei Tieren bestimmt sind, die Gesundheit des Tieres oder die Umwelt auch bei bestimmungsgemäßem Gebrauch unmittelbar oder mittelbar gefährden können, wenn sie ohne ärztliche, zahnärztliche oder tierärztliche Überwachung angewendet werden oder
   b) die häufig in erheblichem Umfange nicht bestimmungsgemäß gebraucht werden, wenn dadurch die Gesundheit von Mensch oder Tier unmittelbar oder mittelbar gefährdet werden kann.

## § 49
## Automatische Verschreibungspflicht

## § 50
## Einzelhandel mit
## freiverkäuflichen Arzneimitteln

(1) Einzelhandel außerhalb von Apotheken mit Arzneimitteln im Sinne des § 2 Abs. 1 oder Abs. 2 Nr. 1, die zum Verkehr außerhalb der Apotheken freigegeben sind, darf nur betrieben werden, wenn der Unternehmer, eine zur Vertretung des Unternehmens gesetzlich berufene oder eine von dem Unternehmer mit der Leitung des Unternehmens oder mit dem Verkauf beauftragte Person die erforderliche Sachkenntnis besitzt. Bei Unternehmen mit mehreren Betriebsstellen muß für jede Betriebsstelle eine Person vorhanden sein, die die erforderliche Sachkenntnis besitzt.

(2) Die erforderliche Sachkenntnis besitzt, wer Kenntnisse und Fertigkeiten über das ordnungsgemäße Abfüllen, Abpacken, Kennzeichnen, Lagern und Inverkehrbringen von Arzneimitteln, die zum Verkehr außerhalb der Apotheken freigegeben sind, sowie Kenntnisse über die für diese Arzneimittel geltenden Vorschriften nachweist. Das Bundesministerium wird ermächtigt, im Einvernehmen mit dem Bundesministerium für Wirtschaft und dem Bundesministerium für Bildung, Wissenschaft, Forschung und Technologie, soweit es sich um Arzneimittel handelt, die zur Anwendung bei Tieren bestimmt sind, im Einvernehmen mit dem Bundesministerium für Ernährung, Landwirtschaft und Forsten durch Rechtsverordnung mit Zustimmung des Bundesrates Vorschriften darüber zu erlassen, wie der Nachweis der erforderlichen Sachkenntnis zu erbringen ist, um einen ordnungsgemäßen Verkehr mit Arzneimitteln zu gewährleisten. Er kann dabei Prüfungszeugnisse über eine abgeleistete berufliche Aus- oder Fortbildung als Nachweis anerkennen. Er kann ferner bestimmen, daß die Sach-

kenntnis durch eine Prüfung vor der zuständigen Behörde oder einer von ihr bestimmten Stelle nachgewiesen wird und das Nähere über die Prüfungsanforderungen und das Prüfungsverfahren regeln.

(3) Einer Sachkenntnis nach Absatz 1 bedarf nicht, wer Fertigarzneimittel im Einzelhandel in den Verkehr bringt, die

1. im Reisegewerbe abgegeben werden dürfen,
2. zur Verhütung der Schwangerschaft oder von Geschlechtskrankheiten beim Menschen bestimmt sind,
3. (entfallen)
4. ausschließlich zum äußeren Gebrauch bestimmte Desinfektionsmittel oder
5. Sauerstoff.

## § 51
## Abgabe im Reisegewerbe

(1) Das Feilbieten von Arzneimitteln und das Aufsuchen von Bestellungen auf Arzneimittel im Reisegewerbe sind verboten; ausgenommen von dem Verbot sind für den Verkehr außerhalb der Apotheken freigegebene Fertigarzneimittel, die

1. mit ihren verkehrsüblichen deutschen Namen bezeichnete, in ihren Wirkungen allgemein bekannte Pflanzen oder Pflanzenteile oder Preßsäfte aus frischen Pflanzen oder Pflanzenteilen sind, sofern diese mit keinem anderen Lösungsmittel als Wasser hergestellt wurden, oder
2. Heilwässer und deren Salze in ihrem natürlichem Mischverhältnis oder ihre Nachbildungen sind.

(2) Das Verbot des Absatzes 1 erster Halbsatz findet keine Anwendung, soweit der Gewerbetreibende andere Personen im Rahmen ihres Geschäftsbetriebes aufsucht, es sei denn, daß es sich um Arzneimittel handelt, die für die Anwendung bei Tieren in land- und forstwirtschaftlichen Betrieben, in gewerblichen Tierhaltungen sowie in Betrieben des Gemüse-, Obst-, Garten- und Weinbaus,

der Imkerei und der Fischerei feilgeboten oder daß bei diesen Betrieben Bestellungen auf Arzneimittel, deren Abgabe den Apotheken vorbehalten ist, aufgesucht werden. Dies gilt auch für Handlungsreisende und andere Personen, die im Auftrag und im Namen eines Gewerbetreibenden tätig werden.

## § 52
### Verbot der Selbstbedienung

(1) Arzneimittel im Sinne des § 2 Abs. 1 oder Abs. 2 Nr. 1 dürfen

1. nicht durch Automaten und
2. nicht durch andere Formen der Selbstbedienung

in den Verkehr gebracht werden.

(2) Absatz 1 gilt nicht für Fertigarzneimittel, die

1. im Reisegewerbe abgegeben werden dürfen,
2. zur Verhütung der Schwangerschaft oder von Geschlechtskrankheiten beim Menschen bestimmt und zum Verkehr außerhalb der Apotheken freigegeben sind,
3. (entfallen)
4. ausschließlich zum äußeren Gebrauch bestimmte Desinfektionsmittel oder
5. Sauerstoff sind.

(3) Absatz 1 Nr. 2 gilt ferner nicht für Arzneimittel, die für den Verkehr außerhalb der Apotheken freigegeben sind, wenn eine Person, die die Sachkenntnis nach § 50 besitzt, zur Verfügung steht.

## § 53
### Anhörung von Sachverständigen

### Achter Abschnitt
### Sicherung und Kontrolle der Qualität

## § 54
### Betriebsverordnungen

## § 55
### Arzneibuch

(1) Das Arzneibuch ist eine vom Bundesministerium bekanntgemachte Sammlung anerkannter pharmazeutischer Regeln über die Qualität, Prüfung, Lagerung, Abgabe und Bezeichnung von Arzneimitteln und den bei ihrer Herstellung verwendeten Stoffen. Das Arzneibuch enthält auch Regeln für die Beschaffenheit von Behältnissen und Umhüllungen.

(3) Arzneimittel dürfen nur hergestellt und zur Abgabe an den Verbraucher im Geltungsbereich dieses Gesetzes in den Verkehr gebracht werden, wenn die in ihnen enthaltenen Stoffe und ihre Darreichungsformen den anerkannten pharmazeutischen Regeln entsprechen. Arzneimittel dürfen ferner zur Abgabe an den Verbraucher im Geltungsbereich dieses Gesetzes nur in den Verkehr gebracht werden, wenn ihre Behältnisse und Umhüllungen, soweit sie mit den Arzneimitteln in Berührung kommen, den anerkannten pharmazeutischen Regeln entsprechen.

## § 55a
### Amtliche Sammlungen von
### Untersuchungsverfahren

Neunter Abschnitt
Sondervorschriften für Arzneimittel,
die zur Anwendung bei Tieren
bestimmt sind

**§ 56**
**Fütterungsarzneimittel**

**§ 56 a**
**Verschreibung, Abgabe und Anwendung**
**von Arzneimitteln durch Tierärzte**

**§ 57**
**Erwerb und Besitz durch Tierhalter,**
**Nachweise**

(1) Der Tierhalter darf Arzneimittel, die
zum Verkehr außerhalb der Apotheken nicht
freigegeben sind, zur Anwendung bei Tieren
nur in Apotheken, bei dem den Tierbestand
behandelnden Tierarzt oder in den Fällen des
§ 56 Abs. 1 bei Herstellern erwerben. Andere
Personen, die in § 47 Abs. 1 nicht genannt
sind, dürfen solche Arzneimittel nur in Apotheken erwerben.

**§ 58**
**Anwendung bei Tieren,**
**die der Gewinnung**
**von Lebensmitteln dienen**

**§ 59**
**Klinische Prüfung und**
**Rückstandsprüfung bei Tieren,**
**die der Lebensmittelgewinnung dienen**

**§ 59 a**
**Verkehr mit Stoffen und**
**Zubereitungen aus Stoffen**

**§ 59 b**
**Rückstandsnachweisverfahren**

**§ 59 c**
**Nachweispflichten für Stoffe, die als**
**Tierarzneimittel verwendet werden**
**können**

**§ 60**
**Heimtiere**

(1) Auf Arzneimittel, die ausschließlich zur
Anwendung bei Zierfischen, Zier- oder Singvögeln, Brieftauben, Terrarientieren oder
Kleinnagern bestimmt und für den Verkehr
außerhalb der Apotheken zugelassen sind,
finden die Vorschriften der §§ 21 bis 39 und 50
keine Anwendung.

(2) Die Vorschriften über die Herstellung
von Arzneimitteln finden mit der Maßgabe

ANHANG

Anwendung, daß der Herstellungsleiter gleichzeitig Kontroll- und Vertriebsleiter sein kann und der Nachweis einer zweijährigen praktischen Tätigkeit nach § 15 Abs. 1 entfällt.

## § 61
## Befugnisse tierärztlicher Bildungsstätten

### Zehnter Abschnitt
### Beobachtung, Sammlung und Auswertung von Arzneimittelrisiken

## § 62
## Organisation

Die zuständige Bundesoberbehörde hat zur Verhütung einer unmittelbaren oder mittelbaren Gefährdung der Gesundheit von Mensch oder Tier die bei der Anwendung von Arzneimitteln auftretenden Risiken, insbesondere Nebenwirkungen, Wechselwirkungen mit anderen Mitteln, Gegenanzeigen und Verfälschungen, zentral zu erfassen, auszuwerten und die nach diesem Gesetz zu ergreifenden Maßnahmen zu koordinieren. Sie wirkt dabei mit den Dienststellen der Weltgesundheitsorganisation, den Arzneimittelbehörden anderer Länder, den Gesundheits- und Veterinärbehörden der Bundesländer, den Arzneimittelkommissionen der Kammern der Heilberufe sowie mit anderen Stellen zusammen, die bei der Durchführung ihrer Aufgaben, Arzneimittelrisiken erfassen. Die zuständige Bundesoberbehörde kann die Öffentlichkeit über Arzneimittelrisiken und beabsichtigte Maßnahmen informieren.

## § 63
## Stufenplan

Das Bundesministerium erstellt durch allgemeine Verwaltungsvorschrift mit Zustimmung des Bundesrates zur Durchführung der Aufgaben nach § 62 einen Stufenplan. In diesem werden die Zusammenarbeit der beteiligten Behörden und Stellen auf den verschiedenen Gefahrenstufen sowie die Einschaltung der pharmazeutischen Unternehmer näher geregelt und die jeweils nach den Vorschriften dieses Gesetzes zu ergreifenden Maßnahmen bestimmt. In dem Stufenplan können ferner Informationsmittel und -wege bestimmt werden.

## § 63 a
## Stufenplanbeauftragter

(1) Wer als pharmazeutischer Unternehmer Fertigarzneimittel, die Arzneimittel im Sinne des § 2 Abs. 1 oder Abs. 2 Nr. 1 sind, in den Verkehr bringt, hat eine Person mit der erforderlichen Sachkenntnis und der zur Ausübung ihrer Tätigkeit erforderlichen Zuverlässigkeit (Stufenplanbeauftragter) zu beauftragen, bekanntgewordene Meldungen über Arzneimittelrisiken zu sammeln, zu bewerten und die notwendigen Maßnahmen zu koordinieren. Satz 1 gilt nicht für Personen, soweit sie nach § 13 Abs. 2 Satz 1 Nr. 1, 2, 3 oder 5 keiner Herstellungserlaubnis bedürfen. Der Stufenplanbeauftragte ist für die Erfüllung von Anzeigepflichten verantwortlich, soweit sie Arzneimittelrisiken betreffen. Das Nähere regelt die Betriebsverordnung für pharmazeutische Unternehmer. Andere Personen als in Satz 1 bezeichnet dürfen eine Tätigkeit als Stufenplanbeauftragter nicht ausüben.

## Elfter Abschnitt
## Überwachung

### § 64
### Durchführung der Überwachung

(1) Betriebe und Einrichtungen, in denen Arzneimittel hergestellt, geprüft, gelagert, verpackt oder in den Verkehr gebracht werden oder in denen sonst mit ihnen Handel getrieben wird, unterliegen insoweit der Überwachung durch die zuständige Behörde; das gleiche gilt für Betriebe und Einrichtungen, die Arzneimittel entwickeln, klinisch prüfen, einer Rückstandsprüfung unterziehen oder zur Anwendung bei Tieren bestimmte Arzneimittel erwerben oder anwenden. Die Entwicklung, Herstellung, Prüfung, Lagerung, Verpackung oder das Inverkehrbringen von Wirkstoffen unterliegen der Überwachung, soweit sie durch eine Rechtsverordnung nach § 54 geregelt sind. Satz 1 gilt auch für Personen, die diese Tätigkeiten berufsmäßig ausüben oder Arzneimittel nicht ausschließlich für den Eigenbedarf mit sich führen sowie für Personen oder Personenvereinigungen, die Arzneimittel für andere sammeln.

(2) Die mit der Überwachung beauftragten Personen müssen diese Tätigkeit hauptberuflich ausüben. Die zuständige Behörde kann Sachverständige beiziehen. Soweit es sich um Blutzubereitungen, radioaktive Arzneimittel, gentechnisch hergestellte Arzneimittel, Sera, Impfstoffe, Testallergene, Testsera und Testantigene handelt, soll die zuständige Behörde Angehörige der zuständigen Bundesoberbehörde als Sachverständige beteiligen. Bei Apotheken, die keine Krankenhausapotheken sind oder die einer Erlaubnis nach § 13 nicht bedürfen, kann die zuständige Behörde Sachverständige mit der Überwachung beauftragen.

(3) Die zuständige Behörde hat sich davon zu überzeugen, daß die Vorschriften über den Verkehr mit Arzneimitteln, über die Werbung auf dem Gebiete des Heilwesens und über das Apothekenwesen beachtet werden. Sie hat in der Regel alle zwei Jahre Besichtigungen vorzunehmen und Arzneimittelproben amtlich untersuchen zu lassen.

(4) Die mit der Überwachung beauftragten Personen sind befugt

1. Grundstücke, Geschäftsräume, Betriebsräume, Beförderungsmittel und zur Verhütung dringender Gefahr für die öffentliche Sicherheit und Ordnung auch Wohnräume zu den üblichen Geschäftszeiten zu betreten und zu besichtigen, in denen eine Tätigkeit nach Absatz 1 ausgeübt wird; das Grundrecht des Artikels 13 des Grundgesetzes auf Unverletzlichkeit der Wohnung wird insoweit eingeschränkt,

2. Unterlagen über Entwicklung, Herstellung, Prüfung, Erwerb, Lagerung, Verpackung, Inverkehrbringen und sonstigen Verbleib der Arzneimittel sowie über das im Verkehr befindliche Werbematerial und über die nach § 94 erforderliche Deckungsvorsorge einzusehen … und hieraus Abschriften oder Ablichtungen anzufertigen,

3. von natürlichen und juristischen Personen und nicht rechtsfähigen Personenvereinigungen alle erforderlichen Auskünfte, insbesondere über die in Nummer 2 genannten Betriebsvorgänge zu verlangen,

4. vorläufige Anordnungen, auch über die Schließung des Betriebes oder der Einrichtung zu treffen, soweit es zur Verhütung dringender Gefahren für die öffentliche Sicherheit und Ordnung geboten ist.

(5) Der zur Auskunft Verpflichtete kann die Auskunft auf solche Fragen verweigern, deren Beantwortung ihn selbst oder einen seiner in § 383 Abs. 1 Nr. 1 bis 3 der Zivilprozeßordnung bezeichneten Angehörigen der Gefahr strafrechtlicher Verfolgung oder eines Verfahrens nach dem Gesetz über Ordnungswidrigkeiten aussetzen würde.

## § 65
## Probenahme

(1) Soweit es zur Durchführung der Vorschriften über den Verkehr mit Arzneimitteln, über die Werbung auf dem Gebiete des Heilwesens und über das Apothekenwesen erforderlich ist, sind die mit der Überwachung beauftragten Personen befugt, gegen Empfangsbescheinigung Proben nach ihrer Auswahl zum Zwecke der Untersuchung zu fordern oder zu entnehmen. Diese Befugnis erstreckt sich auch auf die Entnahme von Proben bei lebenden Tieren, einschließlich der dabei erforderlichen Eingriffe bei diesen Tieren. Soweit der pharmazeutische Unternehmer nicht ausdrücklich darauf verzichtet, ist ein Teil der Probe oder, sofern die Probe nicht oder ohne Gefährdung des Untersuchungszwecks nicht in Teile von gleicher Qualität teilbar ist, ein zweites Stück der gleichen Art, wie das als Probe entnommene, zurückzulassen.

(2) Zurückzulassende Proben sind amtlich zu verschließen oder zu versiegeln. Sie sind mit dem Datum der Probenahme und dem Datum des Tages zu versehen, nach dessen Ablauf der Verschluß oder die Versiegelung als aufgehoben gelten.

(3) Für Proben, die nicht bei dem pharmazeutischen Unternehmer entnommen werden, ist eine angemessene Entschädigung zu leisten, soweit nicht ausdrücklich darauf verzichtet wird.

(4) Als privater Sachverständiger zur Untersuchung von Proben, die nach Absatz 1 Satz 2 zurückgelassen sind, kann nur bestellt werden, wer

1. die Sachkenntnis nach § 15 besitzt. Anstelle der praktischen Tätigkeit nach § 15 Abs. 1 und 4 kann eine praktische Tätigkeit in der Untersuchung und Begutachtung von Arzneimitteln in Arzneimitteluntersuchungsstellen oder in anderen gleichartigen Arzneimittelinstituten treten,

2. die zur Ausübung der Tätigkeit als Sachverständiger zur Untersuchung von amtlichen Proben erforderliche Zuverlässigkeit besitzt und

3. über geeignete Räume und Einrichtungen für die beabsichtigte Untersuchung und Begutachtung von Arzneimitteln verfügt.

## § 66
## Duldungs- und Mitwirkungspflicht

Wer der Überwachung nach § 64 Abs. 1 unterliegt, ist verpflichtet, die Maßnahmen nach den §§ 64 und 65 zu dulden und die in der Überwachung tätigen Personen bei der Erfüllung ihrer Aufgaben zu unterstützen, insbesondere ihnen auf Verlangen die Räume und Beförderungsmittel zu bezeichnen, Räume, Behälter und Behältnisse zu öffnen, Auskünfte zu erteilen und die Entnahme der Proben zu ermöglichen. Die gleiche Verpflichtung besteht für den Herstellungsleiter, Kontrolleiter, Stufenplanbeauftragten, Informationsbeauftragten und Leiter der klinischen Prüfung sowie deren Vertreter.

## § 67
## Allgemeine Anzeigepflicht

(1) Betriebe und Einrichtungen, die Arzneimittel entwickeln, herstellen, klinisch prüfen oder einer Rückstandsprüfung unterziehen, prüfen, lagern, verpacken, in den Verkehr bringen oder sonst mit ihnen Handel treiben, haben dies vor der Aufnahme der Tätigkeit der zuständigen Behörde anzuzeigen. Die Entwicklung von Arzneimitteln ist anzuzeigen, soweit sie durch eine Rechtsverordnung nach § 54 geregelt ist. Das gleiche gilt für Personen, die diese Tätigkeiten selbständig und berufsmäßig ausüben, sowie für Personen oder Personenvereinigungen, die Arzneimittel für andere sammeln. In der Anzeige sind die Art der Tätigkeit und die Betriebsstätte anzugeben; werden Arzneimittel gesammelt, so ist das Nähere über die Art der Sammlung und über die Lagerstätte anzugeben. Ist nach Satz 1 eine klinische Prüfung anzuzeigen, so ist auch deren Leiter namentlich

zu benennen. Die Sätze 1 bis 4 gelten entsprechend für Betriebe und Einrichtungen, die Wirkstoffe herstellen, in den Verkehr bringen oder sonst mit ihnen Handel treiben, soweit diese Tätigkeiten durch eine Rechtsverordnung nach § 54 geregelt sind.

(2) Ist die Herstellung von Arzneimitteln beabsichtigt, für die es einer Erlaubnis nach § 13 nicht bedarf, so sind die Arzneimittel mit ihrer Bezeichnung und Zusammensetzung anzugeben.

(3) Nachträgliche Änderungen sind ebenfalls anzuzeigen.

(4) Die Absätze 1 bis 3 gelten mit Ausnahme der Anzeigepflicht für die klinische Prüfung nicht für diejenigen, die eine Erlaubnis nach §§ 13 oder 72 haben, und für Apotheken nach dem Gesetz über das Apothekenwesen. Absatz 2 gilt nicht für tierärztliche Hausapotheken.

(5) Wer als pharmazeutischer Unternehmer ein Arzneimittel, das nach § 36 Abs. 1 von der Zulassung freigestellt und für den Verkehr außerhalb der Apotheken nicht freigegeben ist, in den Verkehr bringt, hat dies unverzüglich der zuständigen Bundesbehörde anzuzeigen. In der Anzeige sind die verwendete Bezeichnung und die verwendeten nicht wirksamen Bestandteile anzugeben, soweit sie nicht in der Verordnung nach § 36 Abs. 1 festgelegt sind.

(6) Der pharmazeutische Unternehmer hat Untersuchungen, die dazu bestimmt sind, Erkenntnisse bei der Anwendung zugelassener oder registrierter Arzneimittel zu sammeln, den kassenärztlichen Bundesvereinigungen sowie der zuständigen Bundesoberbehörde unverzüglich anzuzeigen.

## § 67a
## Datenbankgestütztes Informationssystem

## § 68
## Mitteilungs- und Unterrichtspflichten

## § 69
## Maßnahmen der zuständigen Behörden

(1) Die zuständigen Behörden treffen die zur Beseitigung festgestellter Verstöße und die zur Verhütung künftiger Verstöße notwendigen Anordnungen. Sie können insbesondere das Inverkehrbringen von Arzneimitteln untersagen, deren Rückruf anordnen und diese sicherstellen, wenn

1. die erforderliche Zulassung oder Registrierung für das Arzneimittel nicht vorliegt oder deren Ruhen angeordnet ist,
2. das Arzneimittel nicht die nach den anerkannten pharmazeutischen Regeln angemessene Qualität aufweist,
3. dem Arzneimittel die therapeutische Wirksamkeit fehlt,
4. der begründete Verdacht besteht, daß das Arzneimittel bei bestimmungsgemäßem Gebrauch schädliche Wirkungen hat, die über ein nach den Erkenntnissen der medizinischen Wissenschaft vertretbares Maß hinausgehen,
5. die vorgeschriebenen Qualitätskontrollen nicht durchgeführt sind oder
6. die erforderliche Erlaubnis für das Herstellen des Arzneimittels oder das Verbringen in den Geltungsbereich des Gesetzes nicht vorliegt oder ein Grund zur Rücknahme oder zum Widerruf der Erlaubnis nach § 18 Abs. 1 gegeben ist.

Im Falle des Satzes 2 Nr. 4 kann die zuständige Bundesoberbehörde den Rückruf eines Arzneimittels anordnen, sofern ihr Tätigwerden im Zusammenhang mit Maßnahmen nach § 28, § 30, § 31, Abs. 4 Satz 2 oder § 32 Abs. 5 zur Abwehr von Gefahren für die Gesundheit von Mensch oder Tier durch Arzneimittel geboten ist.

(2) Die zuständigen Behörden können das Sammeln von Arzneimitteln untersagen, wenn eine sachgerechte Lagerung der Arzneimittel nicht gewährleistet ist oder wenn der begründete Verdacht besteht, daß die gesammelten Arzneimittel mißbräuchlich verwendet werden. Gesammelte Arzneimittel können sichergestellt werden, wenn durch unzureichende Lagerung oder durch ihre Abgabe die Gesundheit von Mensch und Tier gefährdet wird.

(3) Die zuständigen Behörden können Werbematerial sicherstellen, das den Vorschriften über den Verkehr mit Arzneimitteln und über die Werbung auf dem Gebiete des Heilwesens nicht entspricht.

(4) Im Falle des Absatzes 1 Satz 3 kann auch eine öffentliche Warnung durch die zuständige Bundesoberbehörde erfolgen.

## § 69 a
### Überwachung von Stoffen, die als Tierarzneimittel verwendet werden können

## Zwölfter Abschnitt
## Sondervorschriften für Bundeswehr, Bundesgrenzschutz, Bereitschaftspolizei, Zivilschutz

## § 70
### Anwendung und Vollzug des Gesetzes

## § 71
### Ausnahmen

## Dreizehnter Abschnitt
## Einfuhr und Ausfuhr

## § 72
### Einfuhrerlaubnis

## § 72 a
### Zertifikate

## § 73
### Verbringungsverbot

(1) Arzneimittel, die der Pflicht zur Zulassung oder zur Registrierung unterliegen, dürfen in den Geltungsbereich dieses Gesetzes, ausgenommen in andere Zollfreigebiete als die Insel Helgoland, nur verbracht werden, wenn sie zum Verkehr im Geltungsbereich

dieses Gesetzes zugelassen oder registriert oder von der Zulassung oder der Registrierung freigestellt sind und

1. der Empfänger in dem Fall des Verbringens aus einem Mitgliedstaat der Europäischen Gemeinschaften oder einem anderen Vertragsstaat des Abkommens über den Europäischen Wirtschaftsraum pharmazeutischer Unternehmer, Großhändler oder Tierarzt ist oder eine Apotheke betreibt oder

2. der Empfänger in dem Fall des Verbringens aus einem Land, das nicht Mitgliedstaat der Europäischen Gemeinschaften oder einem anderen Vertragsstaat des Abkommens über den Europäischen Wirtschaftsraum ist, eine Erlaubnis nach § 72 besitzt.

(2) Absatz 1 gilt nicht für Arzneimittel, die

1. im Einzelfall in geringen Mengen für die Arzneimittelversorgung bestimmter Tiere bei Tierschauen, Turnieren oder ähnlichen Veranstaltungen bestimmt sind,

6. bei der Einreise in den Geltungsbereich dieses Gesetzes in einer dem üblichen persönlichen Bedarf entsprechenden Menge eingebracht werden,

6a. im Herkunftsland in Verkehr gebracht werden dürfen und in einer dem üblichen persönlichen Bedarf entsprechenden Menge aus einem Mitgliedstaat der Europäischen Gemeinschaft oder einem anderen Vertragsstaat des Abkommens über den Europäischen Wirtschaftsraum bezogen werden.

(3) Abweichend von Absatz 1 dürfen Fertigarzneimittel, die nicht zum Verkehr im Geltungsbereich dieses Gesetzes zugelassen oder registriert oder von der Zulassung oder der Registrierung freigestellt sind, in den Geltungsbereich dieses Gesetzes verbracht wer-

den, wenn sie in dem Staat in den Verkehr gebracht werden dürfen, aus dem sie in den Geltungsbereich dieses Gesetzes berbraucht werden und von Apotheken bestellt sind. Apotheken dürfen solche Arzneimittel nur in geringen Mengen und auf besondere Bestellung einzelner Personen beziehen und nur im Rahmen des üblichen Apothekenbetriebs abgeben sowie, soweit es sich nicht um Arzneimittel aus Mitgliedstaaten der Europäischen Gemeinschaft oder anderen Vertragsstaaten des Abkommens über den Europäischen Wirtschaftsraum handelt, nur auf ärztliche, zahnärztliche oder tierärztliche Verschreibung beziehen; das Nähere regelt die Apothekenbetriebsordnung. Satz 1 gilt nicht für Arzneimittel, die zur Anwendung bei Tieren bestimmt sind, die der Gewinnung von Lebensmitteln dienen.

## § 73 a
## Ausfuhr

## § 74
## Mitwirkung von Zolldienststellen

Vierzehnter Abschnitt
Informationsbeauftragter,
Pharmaberater

## § 74 a
## Informationsbeauftragter

## § 75
### Sachkenntnis

## § 76
### Pflichten

Fünfzehnter Abschnitt
Bestimmung der zuständigen
Bundesoberbehörden und
sonstige Bestimmungen

## § 77
### Zuständige Bundesoberbehörde

(1) Zuständige Bundesoberbehörde ist das
Bundesinstitut für Arzneimittel und Medizinprodukte, es sei denn, daß das Paul-Ehrlich-
Institut oder das Bundesinstitut für gesundheitlichen Verbraucherschutz und Veterinärmedizin zuständig ist.

(2) Das Paul-Ehrlich-Institut ist zuständig
für Sera, Impfstoffe, Blutzubereitungen, Testallergene, Testsera und Testantigene.

(3) Das Bundesinstitut für gesundheitlichen Verbraucherschutz und Veterinärmedizin ist zuständig für Arzneimittel, die zur Anwendung bei Tieren bestimmt sind.

(4) Das Bundesministerium wird ermächtigt, durch Rechtsverordnung ohne Zustimmung des Bundesrates die Zuständigkeit der
in den Absätzen 1 bis 3 genannten Behörden
zu ändern, sofern dies erforderlich ist, um
neueren wissenschaftlichen Entwicklungen
Rechnung zu tragen oder wenn Gründe der
gleichmäßigen Arbeitsauslastung eine solche
Änderung erfordern.

## § 78
### Preise

## § 79
### Ausnahmeermächtigungen
### für Krisenzeiten

## § 80
### Ausnahmen vom Anwendungsbereich

## § 81
### Verhältnis zu anderen Gesetzen

## § 82
### Allgemeine Verwaltungsvorschriften

## § 83
### Angleichung an Gemeinschaftsrecht

Sechzehnter Abschnitt
Haftung für Arzneimittelschäden

## § 84
### Gefährdungshaftung

Wird infolge der Anwendung eines zum Gebrauch bei Menschen bestimmten Arzneimittels, das im Geltungsbereich dieses Gesetzes an den Verbraucher abgegeben wurde und der Pflicht zur Zulassung unterliegt oder durch Rechtsverordnung von der Zulassung befreit worden ist, ein Mensch getötet oder der Körper oder die Gesundheit eines Menschen nicht unerheblich verletzt, so ist der pharmazeutische Unternehmer, der das Arzneimittel im Geltungsbereich dieses Gesetzes in den Verkehr gebracht hat, verpflichtet, dem Verletzten den daraus entstandenen Schaden zu ersetzen. Die Ersatzpflicht besteht nur, wenn

1. das Arzneimittel bei bestimmungsgemäßem Gebrauch schädliche Wirkungen hat, die über ein nach den Erkenntnissen der medizinischen Wissenschaft vertretbares Maß hinausgehen und ihre Ursache im Bereich der Entwicklung oder der Herstellung haben oder
2. der Schaden infolge einer nicht den Erkenntnissen der medizinischen Wissenschaft entsprechenden Kennzeichnung, Fachinformation oder Gebrauchsinformation eingetreten ist.

## § 85
### Mitverschulden

## § 86
### Umfang der Ersatzpflicht bei Tötung

## § 87
### Umfang der Ersatzpflicht bei Körperverletzung

## § 88
### Höchstbeträge

Der Ersatzpflichtige haftet

1. im Falle der Tötung oder Verletzung eines Menschen nur bis zu einem Kapitalbetrag von einer Million Deutsche Mark oder bis zu einem Rentenbetrag von jährlich sechzigtausend Deutsche Mark,
2. im Falle der Tötung oder Verletzung mehrerer Menschen durch das gleiche Arzneimittel unbeschadet der in Nummer 1 bestimmten Grenzen bis zu einem Kapitalbetrag von zweihundert Millionen Deutsche Mark oder bis zu einem Rentenbetrag von jährlich zwölf Millionen Deutsche Mark.

Übersteigen im Falle des Satzes 1 Nr. 2 die den mehreren Geschädigten zu leistenden Entschädigungen die dort vorgesehenen Höchstbeträge, so verringern sich die einzelnen Entschädigungen in dem Verhältnis, in welchem ihr Gesamtbetrag zu dem Höchstbetrag steht.

## § 89
### Schadensersatz durch Geldrenten

## § 90
### Verjährung

## § 91
### Weitergehende Haftung

## § 92
### Unabdingbarkeit

## § 93
### Mehrere Ersatzpflichtige

## § 94
### Deckungsvorsorge

(1) Der pharmazeutische Unternehmer hat dafür Vorsorge zu tragen, daß er seinen gesetzlichen Verpflichtungen zum Ersatz von Schäden nachkommen kann, die durch die Anwendung eines von ihm in den Verkehr gebrachten, zum Gebrauch bei Menschen bestimmten Arzneimittels entstehen, das der Pflicht zur Zulassung unterliegt oder durch Rechtsverordnung von der Zulassung befreit worden ist (Deckungsvorsorge). Die Deckungsvorsorge muß in Höhe der in § 88 Satz 1 genannten Beträge erbracht werden. Sie kann nur

1. durch eine Haftpflichtversicherung bei einem im Geltungsbereich dieses Gesetzes zum Geschäftsbetrieb befugten Versicherungsunternehmens oder
2. durch eine Freistellungs- oder Gewährleistungsverpflichtung eines inländischen Kreditinstituts oder eines Kreditinstituts eines anderen Mitgliedstaates der Euro-

päischen Gemeinschaften oder eines anderen Vertragsstaates des Abkommens über den Europäischen Wirtschaftsraum erbracht werden.

(5) Die Bundesrepublik Deutschland und die Länder sind zur Deckungsvorsorge gemäß Absatz 1 nicht verpflichtet.

## § 94 a
### Örtliche Zuständigkeit

## Siebzehnter Abschnitt
## Straf- und Bußgeldvorschriften

## § 95
### Strafvorschriften

(1) Mit Freiheitsstrafe bis zu drei Jahren oder mit Geldstrafe wird bestraft, wer

1. entgegen § 5, auch in Verbindung mit § 73 Abs. 4 oder § 73 a, Arzneimittel, bei denen begründeter Verdacht auf schädliche Wirkungen besteht, in den Verkehr bringt,

4. entgegen § 43 Abs. 1 Satz 2, Abs. 2 oder 3 Satz 1 mit Arzneimitteln, die nur auf Verschreibung an Verbraucher abgegeben werden dürfen, Handel treibt oder diese Arzneimittel abgibt,

(2) Der Versuch ist strafbar.

(3) In besonders schweren Fällen ist die Strafe Freiheitsstrafe von einem Jahr bis zu zehn Jahren. Ein besonders schwerer Fall liegt in der Regel vor, wenn der Täter durch eine der in Absatz 1 bezeichneten Handlungen

1. die Gesundheit einer großen Zahl von Menschen gefährdet,
2. einen anderen in die Gefahr des Todes oder einer schweren Schädigung an Körper oder Gesundheit bringt,
3. aus grobem Eigennutz für sich oder einen anderen Vermögensvorteile großen Ausmaßes erlangt oder

(4) Handelt der Täter in den Fällen des Absatzes 1 fahrlässig, so ist die Strafe Freiheitsstrafe bis zu einem Jahr oder Geldstrafe.

## § 96
### Strafvorschriften

Mit Freiheitsstrafe bis zu einem Jahr oder mit Geldstrafe wird bestraft, wer

2. entgegen § 8 Abs. 1 Nr. 1, auch in Verbindung mit § 73 Abs. 4 oder § 73 a, Arzneimittel herstellt oder in den Verkehr bringt, die in ihrer Qualität nicht unerheblich von den anerkannten pharmazeutischen Regeln abweichen,
3. entgegen § 8 Abs. 1 Nr. 2, auch in Verbindung mit § 73 Abs. 4 oder § 73 a, Arzneimittel herstellt oder in den Verkehr bringt, die mit irreführender Bezeichnung, Angabe oder Aufmachung versehen sind,

5. entgegen § 21 Abs. 1 Fertigarzneimittel oder Arzneimittel, die zur Anwendung bei Tieren bestimmt sind, oder in einer Rechtsverordnung nach § 35 Abs. 1 Nr. 2 oder § 60 Abs. 3 bezeichnete Arzneimittel ohne Zulassung ... in den Verkehr bringt,

## § 97
### Bußgeldvorschriften

(1) Ordnungswidrig handelt, wer eine der in § 96 bezeichneten Handlungen fahrlässig begeht.

(2) Ordnungswidrig handelt auch, wer vorsätzlich oder fahrlässig

1. entgegen § 8 Abs. 2, auch in Verbindung mit § 73 Abs. 4, Arzneimittel in den Verkehr bringt, deren Verfalldatum abgelaufen ist,

14. entgegen § 50 Abs. 1 Einzelhandel mit Arzneimitteln betreibt,
15. entgegen § 51 Abs. 1 Arzneimittel im Reisegewerbe feilbietet oder Bestellungen darauf aufsucht,
16. entgegen § 52 Abs. 1 Arzneimittel im Wege der Selbstbedienung in den Verkehr bringt,

(3) Die Ordnungswidrigkeit kann mit einer Geldbuße bis zu fünfzigtausend Deutsche Mark geahndet werden.

## § 98
### Einziehung

### Achtzehnter Abschnitt
### Überleitungs- und Übergangsvorschriften

ANHANG

## § 112

Wer am 1. Januar 1978 Arzneimittel im Sinne des § 2 Abs. 1 oder Abs. 2 Nr. 1 des Arzneimittelgesetzes, die zum Verkehr außerhalb der Apotheken freigegeben sind, im Einzelhandel außerhalb der Apotheken in den Verkehr bringt, kann diese Tätigkeit weiter ausüben, soweit er nach dem Gesetz über die Berufsausübung im Einzelhandel vom 5. August 1957 (Bundesgesetzbl. I S. 1121), geändert durch Artikel 150 Abs. 2 Nr. 15 des Einführungsgesetzes zum Gesetz über Ordnungswidrigkeiten vom 24. Mai 1968 (Bundesgesetzbl. I S. 503), dazu berechtigt war.

# Anhang 2
# Verordnung über den Nachweis der Sachkenntnis im Einzelhandel mit freiverkäuflichen Arzneimitteln

Vom 20. Juni 1978 (BGBl. I S. 753) i.d.F. des Einigungsvertrages
i.d.F. der 1. Verordnung vom 6. August 1998 (BGBl. I S. 2044)

Auf Grund des § 50 Abs. 2 Satz 2 bis 4 des Arzneimittelgesetzes vom 24. August 1976 (BGBl. I S. 2445, 2448) wird im Einvernehmen mit dem Bundesminister für Wirtschaft, dem Bundesminister für Bildung und Wissenschaft und dem Bundesminister für Ernährung, Landwirtschaft und Forsten mit Zustimmung des Bundesrates verordnet:

## § 1
## Nachweis der Sachkenntnis

Der Nachweis der Sachkenntnis für den Einzelhandel außerhalb von Apotheken mit Arzneimitteln im Sinne des § 2 Abs. 1 oder Abs. 2 Nr. 1 des Arzneimittelgesetzes, die zum Verkehr außerhalb der Apotheken freigegeben sind (freiverkäufliche Arzneimittel), kann durch eine Prüfung nach §§ 2 bis 9, durch Prüfungszeugnisse über eine andere abgeleistete berufliche Ausbildung nach § 10 oder in sonstiger Weise nach § 11 erbracht werden.

## § 2
## Errichtung und Tätigkeit
## des Prüfungsausschusses

(1) Für die Abnahme der Prüfung errichtet die zuständige Behörde einen Prüfungsausschuß oder mehrere Prüfungsausschüsse. Mehrere Behörden können einen gemeinsamen Prüfungsausschuß errichten.

(2) Der Prüfungsausschuß besteht nach Bestimmung durch die zuständige Behörde aus mindestens drei, höchstens fünf Mitgliedern. Die Mitglieder müssen für die Prüfung sach-

kundig und für die Mitwirkung im Prüfungswesen geeignet sein. Dem Prüfungsausschuß müssen als Mitglieder ein von der zuständigen Behörde Beauftragter sowie mindestens je ein selbständiger Kaufmann und kaufmännischer Angestellter des Einzelhandels angehören. Ein Mitglied muß Apotheker sein. Jedes Mitglied hat einen Stellvertreter.

(3) Vorsitzender des Prüfungsausschusses ist das von der zuständigen Behörde beauftragte Prüfungsausschußmitglied oder dessen Stellvertreter.

(4) Die Mitglieder und stellvertretenden Mitglieder werden von der zuständigen Behörde für drei Jahre berufen. Die Tätigkeit im Prüfungsausschuß ist ehrenamtlich.

(5) Auf die ehrenamtliche Tätigkeit der Mitglieder und deren Stellvertreter im Prüfungsausschuß sind die §§ 83 bis 86, auf die Tätigkeit des Prüfungsausschusses die §§ 89 bis 91 und 93 des Verwaltungsverfahrensgesetzes anzuwenden.

## § 3
## Prüfungstermine und Anmeldung
## zur Prüfung

(1) Die zuständige Behörde bestimmt die Termine für die Durchführung der Prüfung. Diese werden nach Bedarf, mindestens einmal im Jahr, angesetzt. Die zuständige Behörde gibt diese Termine und die Anmeldefristen in geeigneter Form rechtzeitig bekannt.

(2) Wird die Prüfung mit einheitlichen überregionalen Prüfungsaufgaben durchgeführt, sind einheitliche Prüfungstage von den

zuständigen Behörden anzusetzen, soweit die Durchführbarkeit sichergestellt werden kann.

(3) Der Prüfungsbewerber hat sich bei derjenigen zuständigen Behörde anzumelden, in deren Bezirk sein Beschäftigungsort oder seine Aus- oder Fortbildungsstätte liegt oder der Bewerber seinen gewöhnlichen Aufenthalt hat oder zuletzt hatte.

## § 4
### Prüfungsanforderungen

(1) Durch die Prüfung ist festzustellen, ob der Prüfungsteilnehmer ausreichende Kenntnisse und Fertigkeiten über das ordnungsgemäße Abfüllen, Abpacken, Kennzeichnen, Lagern und Inverkehrbringen von freiverkäuflichen Arzneimitteln sowie Kenntnisse über die für diese Arzneimittel geltenden Vorschriften besitzt.

(2) Im einzelnen ist festzustellen, ob der Prüfungsteilnehmer

1. das Sortiment freiverkäuflicher Arzneimittel übersieht,
2. die in freiverkäuflichen Arzneimitteln üblicherweise verwendeten Pflanzen und Chemikalien sowie die Darreichungsform kennt,
3. offensichtlich verwechselte, verfälschte oder verdorbene freiverkäufliche Arzneimittel erkennen kann,
4. freiverkäufliche Arzneimittel ordnungsgemäß, insbesondere unter Berücksichtigung der Lagertemperatur und des Verfalldatums, lagern kann,
5. über die für das ordnungsgemäße Abfüllen, Abpacken und die Abgabe freiverkäuflicher Arzneimittel erforderlichen Kenntnisse verfügt,
6. die mit dem unsachgemäßen Umgang mit freiverkäuflichen Arzneimitteln verbundenen Gefahren kennt,
7. die für freiverkäufliche Arzneimittel geltenden Vorschriften des Arzneimittelrechts der Werbung auf dem Gebiet des Heilwesens kennt.

## § 5
### Durchführung der Prüfung

(1) Die Prüfung wird mündlich oder schriftlich abgelegt. Die Prüfungsteilnehmer haben sich auf Verlangen des Vorsitzenden über ihre Person auszuweisen. Sie sind vor Beginn der Prüfung über den Prüfungsablauf, die zur Verfügung stehende Zeit, die erlaubten Arbeits- und Hilfsmittel, die Folgen von Täuschungshandlungen und Ordnungsverstößen zu belehren.

(2) Teilnehmer, die sich einer Täuschungshandlung oder einer erheblichen Störung des Prüfungsablaufs schuldig machen, kann der Aufsichtsführende von der Prüfung vorläufig ausschließen.

(3) Über den endgültigen Ausschluß und die Folgen entscheidet der Prüfungsausschuß nach Anhören des Prüfungsteilnehmers. In schwerwiegenden Fällen, insbesondere bei vorbereiteten Täuschungshandlungen, kann die Prüfung für nicht bestanden erklärt werden. In diesen Fällen kann die Prüfung nachträglich für nicht bestanden erklärt werden, wenn die Täuschung innerhalb eines Jahres nach Abschluß der Prüfung festgestellt wird.

(4) Die zuständige Behörde kann einen Beobachter zur Prüfung entsenden. Der Vorsitzende soll Personen, die sich auf die Prüfung vorbereiten, als Gäste bei einer mündlichen Prüfung zulassen. Bei der Beratung über die Prüfungsergebnisse dürfen nur die Mitglieder des Prüfungsausschusses anwesend sein.

## § 6
### Rücktritt, Nichtteilnahme

(1) Der Prüfungsbewerber kann nach der Anmeldung vor Beginn der Prüfung durch schriftliche Erklärung zurücktreten. In diesem Fall gilt die Prüfung als nicht abgelegt.

(2) Tritt der Prüfungsbewerber nach Beginn der Prüfung zurück oder nimmt er an der Prüfung nicht teil, ohne daß ein wichtiger Grund vorliegt, so gilt die Prüfung als nicht

bestanden. Über das Vorliegen eines wichtigen Grundes entscheidet der Prüfungsausschuß.

## § 7
## Prüfungsergebnis und Prüfungszeugnis

(1) Die Prüfung ist bestanden, wenn mindestens ausreichende Leistungen erbracht sind.

(2) Nach Beendigung der Prüfung hat der Vorsitzende des Prüfungsausschusses dem Prüfungsteilnehmer unverzüglich eine Bescheinigung auszuhändigen, ob er die Prüfung ,bestanden' oder ,nicht bestanden' hat. Im Fall einer mündlichen Prüfung soll der Prüfungsausschuß das Ergebnis dem Teilnehmer bereits am Prüfungstag mitteilen.

(3) Über die bestandene Prüfung erhält der Prüfungsteilnehmer von der zuständigen Behörde ein Zeugnis nach dem Muster der Anlage.

(4) Bei nicht bestandener Prüfung erhält der Prüfungsteilnehmer von der zuständigen Behörde einen schriftlichen Bescheid. Auf die Vorschriften über die Wiederholungsprüfung in § 8 ist hinzuweisen.

## § 8
## Wiederholung der Prüfung

Eine nicht bestandene Prüfung kann wiederholt werden. Die Prüfung kann frühestens zum nächsten Prüfungstermin wiederholt werden.

## § 9
## Zuständige Stelle

Wird von der zuständigen Behörde eine Stelle bestimmt, vor der die Prüfung abzulegen ist, so gelten für diese die §§ 2 bis 8 entsprechend. Die zuständige Behörde kann einen Beobachter zur Prüfung entsenden.

## § 10
## Anerkennung anderer Nachweise

Folgende Prüfungszeugnisse über eine abgeleistete berufliche Ausbildung werden als Nachweis der erforderlichen Sachkenntnis im Einzelhandel mit freiverkäuflichen Arzneimitteln anerkannt:

1. Das Zeugnis über eine nach abgeschlossenem Hochschulstudium der Pharmazie abgelegte Prüfung,
2. das Zeugnis über eine nach abgeschlossenem Hochschulstudium der Chemie, der Biologie, der Human- oder der Veterinärmedizin abgelegte Prüfung in Verbindung mit den Nachweisen nach § 15 Abs. 2 des Arzneimittelgesetzes,
3. das Zeugnis über die nach abgeschlossenem Hochschulstudium der Veterinärmedizin abgelegte Tierärztliche Prüfung, soweit es sich um Arzneimittel handelt, die zur Anwendung bei Tieren bestimmt sind,
4. das Zeugnis über die bestandene pharmazeutische Vorprüfung im Sinne des § 1 des Gesetzes über die Rechtsstellung vorgeprüfter Apothekenanwärter vom 4. Dezember 1973 (BGBl. I S. 1813),
5. das Zeugnis über die bestandene Prüfung für den Beruf des pharmazeutisch-technischen Assistenten oder der Nachweis der Gleichwertigkeit des Ausbildungsstandes nach dem Gesetz über den Beruf des pharmazeutisch-technischen Assistenten,
6. das Zeugnis zum staatlich anerkannten Ausbildungsberuf als Drogist,
7. das Zeugnis zum staatlich anerkannten Ausbildungsberuf als Apothekenhelfer oder als pharmazeutisch-kaufmännischer Angestellter/pharmazeutisch-kaufmännische Angestellte.

Satz 1 gilt entsprechend für Erlaubnisse als Pharmazieingenieur, Apothekenassistent, Pharmazeutischer Assistent oder Apothekenfacharbeiter, die vor dem Wirksamwerden des Beitritts nach den Vorschriften der Deutschen Demokratischen Republik erteilt worden sind oder nach Wirksamwerden des Beitritts in dem in Artikel 3 des Einigungsvertrages genannten Gebiet erteilt werden (s. auch Kap. 1.19).

## § 11
**Sonstiger Nachweis der Sachkenntnis**

Den Nachweis der Sachkenntnis im Einzelhandel mit freiverkäuflichen Arzneimitteln hat auch erbracht, wer nachweist, daß er bis zum 1. Januar 1978 die Voraussetzungen

1. der Sachkunde für den Einzelhandel mit Arzneimitteln nach den Vorschriften des Gesetzes über die Berufsausübung im Einzelhandel und der Verordnung über den Nachweis der Sachkunde für den Einzelhandel, jeweils in ihrer bis zum 1. Januar 1978 geltenden Fassung, oder

2. der Sachkenntnis als Herstellungsleiter nach § 14 Abs. 1 Nr. 2 des Arzneimittelgesetzes 1961

erfüllt hat.

## § 12
(gestrichen)

## § 13
**Inkrafttreten**

(gestrichen)

Anlage
zu § 7 Abs. 3

Prüfungszeugnis über die Sachkenntnis im Einzelhandel mit freiverkäuflichen Arzneimitteln nach § 50 des Arzneimittelgesetzes

_____

(Familienname und Vorname)

geboren am _____ in _____

hat die Prüfung der Sachkenntnis im Einzelhandel mit freiverkäuflichen Arzneimitteln

am _____ bestanden.

_____, den _____

_____              _____
(Unterschrift)                        (Unterschrift)

(Siegel)

## Begründung

Nach § 50 des Arzneimittelgesetzes vom 24. August 1976 (BGBl. I S. 2445, 2448) darf der Einzelhandel außerhalb von Apotheken mit Arzneimitteln im Sinne des § 2 Abs. 1 oder Abs. 2 Nr. 1, die zum Verkehr außerhalb der Apotheken freigegeben sind (freiverkäufliche Arzneimittel), nur betrieben werden, wenn der Unternehmer, eine zur Vertretung des Unternehmens gesetzlich berufene oder eine von dem Unternehmer mit der Leistung des Unternehmens oder mit dem Verkauf beauftragte Person die erforderliche Sachkenntnis besitzt. Bei Unternehmen mit mehreren Betriebsstellen muß für jede Betriebsstelle eine Person vorhanden sein, die die erforderliche Sachkenntnis besitzt (Absatz 1).

Die erforderliche Sachkenntnis besitzt, wer Kenntnisse und Fertigkeiten über das ordnungsgemäße Abfüllen, Abpacken, Kennzeichnen, Lagern und Inverkehrbringen von Arzneimitteln, die zum Verkehr außerhalb der Apotheken freigegeben sind, sowie Kenntnisse über die für diese Arzneimittel geltenden Vorschriften nachweist. Der Bundesminister für Gesundheit ist ermächtigt, im Einvernehmen mit dem Bundesminister für Wirtschaft und dem Bundesminister für Bildung und Wissenschaft und, soweit es sich um Arzneimittel handelt, die zur Anwendung bei Tieren bestimmt sind, im Einvernehmen mit dem Bundesminister für Ernährung, Landwirtschaft und Forsten durch Rechtsverordnung mit Zustimmung des Bundesrates Vorschriften darüber zu erlassen, wie der Nachweis der erforderlichen Sachkenntnis zu erbringen ist, um einen ordnungsgemäßen Verkehr mit Arzneimitteln zu gewährleisten. Er kann dabei Prüfungszeugnisse über eine abgeleistete berufliche Aus- oder Fortbildung als Nachweis anerkennen. Er kann ferner bestimmen, daß die Sachkenntnis durch eine Prüfung vor der zuständigen Behörde oder einer von ihr bestimmten Stelle nachgewiesen wird und das Nähere über die Prüfungsanforderungen und das Prüfungsverfahren regeln (Absatz 2).

Diese neue Regelung der Sachkenntnis im Einzelhandel mit freiverkäuflichen Arzneimitteln beruht auf der Grundlage des Arzneimittelgesetzes und löst die bisherigen Vorschriften über Arzneimittel im Gesetz über die Berufsausübung im Einzelhandel (Einzelhandelsgesetz) vom 5. August 1957 (BGBl. S. 1121) und der Verordnung über den Nachweis der Sachkunde für den Einzelhandel (Einzelhandelsverordnung) vom 4. März 1960 (BGBl. I S. 172) ab, die nach Artikel 9 Nr. 3 und 4 des Gesetzes zur Neuordnung des Arzneimittelrechts vom 24. August 1976 (BGBl. I S. 2445) am 1. Januar 1978 außer Kraft getreten sind, soweit sie sich nicht auf ärztliche Hilfsmittel beziehen.

Nach Artikel 3 § 14 (jetzt § 112) der Überleitungsvorschriften kann eine Person, die am 1. Januar 1978 freiverkäufliche Arzneimittel im Einzelhandel außerhalb der Apotheke in den Verkehr bringt, diese Tätigkeit weiter ausüben, soweit sie nach dem Einzelhandelsgesetz dazu berechtigt war.

Einzelhändler, die eine Sachkenntnis nach § 50 des Arzneimittelgesetzes besitzen, bedürfen keiner Erlaubnis nach § 13 Abs. 1 des Arzneimittelgesetzes für das Umfüllen, Abpakken oder Kennzeichen von Arzneimitteln zur Abgabe in unveränderter Form unmittelbar an den Verbraucher (§ 13 Abs. 2 Nr. 5).

### Zu § 1

Im Einklang mit der Ermächtigung nach § 50 Abs. 2 des Arzneimittelgesetzes ist im Verordnungsentwurf vorgesehen, daß die Sachkenntnis auf Grund einer Prüfung neu erworben oder auf Grund von Nachweisen über eine andere berufliche Ausbildung oder in sonstiger Weise anerkannt werden kann.

### Zu §§ 2 bis 9

Die Prüfungsordnung regelt entsprechend der Verordnungsermächtigung das Nähere über die Prüfungsanforderungen und das Prüfungsverfahren.

Für die Abnahme der Prüfung errichtet die zuständige Behörde einen oder mehrere Prüfungsausschüsse (§ 2). Soweit eine zuständige Stelle mit der Abnahme der Prüfung beauftragt wird, tritt diese an die Stelle der zuständigen Behörde (§ 9).

Für die ehrenamtliche Tätigkeit der Mitglieder und deren Stellvertreter im Prüfungsausschuß und die Tätigkeit des Prüfungsausschusses sind die einschlägigen Bestimmungen des Verwaltungsverfahrensgesetzes vom 25. Mai 1976 (BGBl. I S. 1253) anzuwenden. Diese regeln die Ausübung ehrenamtlicher Tätigkeit (§ 86) sowie die Ordnung in den Sitzungen des Prüfungsausschusses (§ 89), dessen Beschlußfähigkeit (§ 90) und Beschlußfassung (§ 91) und schließlich die Verpflichtung zur Anfertigung einer Niederschrift über die Sitzungen des Prüfungsausschusses (§ 93). Die Bestimmungen des Verwaltungsverfahrensgesetzes über die Befangenheit (§ 21 i.V.m. § 20 Abs. 4) gelten für die Mitglieder des Prüfungsausschusses und deren Stellvertreter unmittelbar.

Die Vorschriften über die Anmeldung zur Püfung (§ 3) besagen, daß sich der Prüfling auch bei der Behörde oder einer von ihr bestimmten Stelle zur Ablegung der Prüfung melden kann, in deren Zuständigkeitsbereich der Beschäftigungsort oder der Aus- und Fortbildungsort des Prüfungsbewerbers liegt.

Die Prüfungsanforderungen (§ 4) enthalten eine Präzisierung derjenigen Kenntnisse und Fertigkeiten, die nach dem Arzneimittelgesetz als Sachkenntnis über das ordnungsgemäße Abfüllen, Abpacken, Kennzeichnen, Lagern und Inverkehrbringen von freiverkäuflichen Arzneimitteln außerhalb der Apotheken erforderlich sind. Außerdem sind in der Prüfung Kenntnisse über die für freiverkäufliche Arzneimittel geltenden Vorschriften nachzuweisen. Bei der Festlegung der Prüfungsanforderungen steht der Gesichtspunkt der Arzneimittelsicherheit im Vordergrund. Mit diesen Prüfungsanforderungen wird eine spezifische Sachkenntnis für den Verkehr mit freiverkäuflichen Arzneimitteln außerhalb von Apotheken fixiert. Eine weitere Detaillierung der Prüfungsanforderungen soll zunächst nicht vorgenommen werden. Sie scheint auch im Interesse einer einheitlichen Durchführung der Prüfungsordnung vorerst nicht erforderlich zu sein. Sollte sich jedoch im Laufe der Zeit eine solche Forderung ergeben, so könnten dann bereits die inzwischen gesammelten Erfahrungen in die Diskussion einbezogen und berücksichtigt werden.

Die Prüfungsanforderungen gehen von einer einheitlichen Mindestsachkenntnis für den Verkehr mit freiverkäuflichen Arzneimitteln aus. Deshalb sind spezifische Kenntnisse und Fertigkeiten, etwa bezogen auf bestimmte Branchen oder Arzneimittelsortimente, nicht aufgenommen worden. Eine derartige Spezifizierung wäre von der Verordnungsermächtigung nicht gedeckt. Die Prüfungsanforderungen (§ 4) und das Prüfungsverfahren (§ 5) sind unter dem Gesichtspunkt der Verhältnismäßigkeit für den Prüfling zumutbar. Dies gilt umso mehr, als das Sortiment freiverkäuflicher Arzneimittel, für deren Abgabe eine Sachkenntnis verlangt wird, sehr begrenzt ist. Außerdem ist für die Ablegung der Prüfung keine Aus- oder Fortbildung vorgeschrieben (§ 4) und die Prüfung unbegrenzt wiederholbar (§ 8).

Die Fachkunde ist bisher mündlich geprüft worden. Dieses Verfahren hat sich bewährt. Um jedoch andere Prüfungsmodalitäten für die Zukunft nicht auszuschließen, die eine rationelle Prüfung mit der notwendigen Objektivität ermöglichen (z.B. multiple-choice-Verfahren), kann die Prüfung auch schriftlich durchgeführt werden. Eine Ungleichbehandlung der Prüflinge in der Prüfung ist dadurch nicht zu befürchten, da die Prüfungsanforderungen hinreichend präzise festgelegt sind. Soweit überregional Prüfungsaufgaben gestellt werden, soll die Durchführbarkeit durch § 3 Abs. 2 sichergestellt werden.

Die Prüfung der Sachkenntnis wird vor der durch Landesrecht bestimmten zuständigen Behörde abgelegt. Die zuständige Behörde kann auch eine Stelle mit der Durchführung der Prüfung beauftragen (§ 9). Die Industrie- und Handelskammern, die bisher bereits die Fachkundenprüfungen abgenommen haben, können somit mit der Abnahme der Prüfungen von der zuständigen Behörde beauftragt werden.

## Zu §§ 10 und 11

In § 10 wird geregelt, welche Prüfungszeugnisse über eine abgeleistete berufliche Ausbildung als Nachweis der Sachkenntnis anerkannt werden. Bei den in § 10 anerkannten Prüfungszeugnissen kann die erforderliche Sachkenntnis über den Einzelhandel mit freiverkäuflichen Arzneimitteln als nachgewiesen gelten. Unter Humanmedizin im Sinne des § 10 Nr. 2 ist auch die Zahnmedizin zu verstehen.

In § 11 wird festgelegt, wie der Nachweis der erforderlichen Sachkenntnis außerdem erbracht werden kann. In § 11 Nr. 1 sind die Fallgruppen der Sachkenntnis nach dem Einzelhandelsgesetz und der Einzelhandelsverordnung aufgenommen, bei denen die Sachkenntnis aus Gründen des Schutzes des Besitzstandes unterstellt werden muß.

Da die Prüfungsanforderungen nach § 4 besonders den Gesichtspunkt der Arzneimittelsicherheit berücksichtigen, müssen nach dem Inkrafttreten des Arzneimittelgesetzes in Zukunft alle diese Mindestsachkenntnisse nachweisen. Soweit Prüfungsanforderungen in anderen Ausbildungs- oder Fortbildungsordnungen (§ 25 oder § 46 des Berufsbildungsgesetzes) festgelegt werden und mindestens denen des § 4 entsprechen, können derartige Prüfungszeugnisse in Erweiterung des § 10 als Nachweis der erforderlichen Sachkenntnis zusätzlich anerkannt werden.

## Zu § 12
## (entfallen)

## Zu § 13

Die §§ 10 und 11 sollen zum Schutz des Besitzstandes rückwirkend bereits am 1. Januar 1978 in Kraft treten; im übrigen soll die Verordnung am Tage nach der Verkündung in Kraft treten.

## Zu den Kosten

Bund, Ländern und Gemeinden entstehen durch diese Verordnung keine Kosten. Die Länder beabsichtigen, die Durchführung der Prüfungen auf die Industrie- und Handelskammern zu delegieren, die ihrerseits kostendeckende Prüfungsgebühren erheben werden.

ANHANG

# Anhang 3
## Verordnung über apothekenpflichtige und freiverkäufliche Arzneimittel

**Bekanntmachung der Neufassung der Verordnung über apothekenpflichtige und freiverkäufliche Arzneimittel**

**Vom 24. November 1988 i. d. F. der Berichtigung vom 17. Februar 1989 (BGBl. I S. 254) geändert durch Verordnung vom 28. September 1993 (BGBl. I S. 1671) i. d. F. vom 22. Januar 1996 (BGBl. I S. 101), geändert durch das Seuchenrechtsneuordnungsgesetz vom 20. Juli 2000 (BGBl. I S. 1045)**

Auf Grund des Artikels 3 der Dritten Verordnung zur Änderung der Verordnung über die Zulassung von Arzneimitteln für den Verkehr außerhalb der Apotheken und zur Änderung der Verordnung über den Ausschluß von Arzneimitteln vom Verkehr außerhalb der Apotheken vom 26. Oktober 1988 (BGBl. I S. 2103) wird nachstehend der Wortlaut der Verordnung über apothekenpflichtige und freiverkäufliche Arzneimittel in der seit 12. November 1988 an geltenden Fassung bekanntgemacht. Die Neufassung berücksichtigt:

1. die am 1. Oktober 1969 in Kraft getretenen Verordnungen vom 19. September 1969 (BGBl. I S. 1651, 1662),
2. die am 22. Dezember 1977 in Kraft getretenen Verordnungen vom 13. Dezember 1977 (BGBl. I S. 2585, 2587),
3. die am 25. Dezember 1977 in Kraft getretene Verordnung vom 19. Dezember 1977 (BGBl. I S. 2760),
4. die am 12. November 1988 in Kraft getretene eingangs genannte Verordnung.

Die Rechtsvorschriften wurden erlassen auf Grund

zu 1. bis 3. der §§ 30 und 32 des Arzneimittelgesetzes vom 16. Mai 1961 (BGBl. I S. 533), die durch das Gesetz vom 29. Juli 1964 (BGBl. I S. 560) geändert worden sind,

zu 4. der §§ 45 und 46 des Arzneimittelgesetzes vom 24. August 1976 (BGBl. I S. 2445, 2448), von denen § 45 durch Artikel 1 Nr. 26 des Gesetzes vom 16. August 1986 (BGBl. I S. 1296) geändert worden ist.

Bonn, den 24. November 1988

Der Bundesminister für Jugend, Familie, Frauen und Gesundheit
Rita Süssmuth

**Verordnung über apothekenpflichtige und freiverkäufliche Arzneimittel**

Erster Abschnitt
Freigabe aus der Apothekenpflicht

**§ 1**

(1) Folgende Arzneimittel im Sinne des § 2 Abs. 1 oder Abs. 2 Nr. 1 des Arzneimittelgesetzes, die dazu bestimmt sind, zur Beseitigung oder Linderung von Krankheiten, Leiden, Körperschäden oder krankhaften Beschwerden zu dienen, werden für den Verkehr außerhalb der Apotheken freigegeben:

1. Stoffe und Zubereitungen aus Stoffen sowie Arzneimittel im Sinne des § 2 Abs. 2 Nr. 1 des Arzneimittelgesetzes, die in der Anlage 1 a zu dieser Verordnung bezeichnet sind, nach näherer Bestimmung dieser Anlage; die Stoffe und Zubereitungen aus Stoffen dürfen miteinander oder mit ande-

ren Stoffen oder Zubereitungen aus Stoffen nur gemischt werden, soweit dies in der Anlage ausdrücklich gestattet ist.

2. Destillate, ausgenommen Trockendestillate, aus Mischungen von Pflanzen, Pflanzenteilen, ätherischen Ölen, Campher, Menthol, Balsamen oder Harzen als Fertigarzneimittel, es sei denn, daß sie aus verschreibungspflichtigen oder den in der Anlage 1 b zu dieser Verordnung bezeichneten Pflanzen, deren Teilen oder Bestandteilen gewonnen sind und

3. Pflanzen und Pflanzenteile in Form von Dragees, Kapseln oder Tabletten als Fertigarzneimittel unter Zusatz arzneilich nicht wirksamer Stoffe oder Zubereitungen aus Stoffen, wenn sie aus höchstens vier der in der Anlage 1 c zu dieser Verordnung bezeichneten Pflanzen und Pflanzenteilen hergestellt sind und der Durchmesser des Drageekerns oder der Tablette mindestens 3 Millimeter beträgt.

(2) Ferner werden für den Verkehr außerhalb der Apotheken lösliche Teeaufgußpulver als wäßrige Gesamtauszüge in Form von Fertigarzneimitteln freigegeben, die aus

1. einer der in der Anlage 1 d zu dieser Verordnung bezeichneten Pflanzen oder deren Teilen hergestellt sind oder

2. Mischungen von höchstens sieben der in den Anlagen 1 d und 1 e zu dieser Verordnung bezeichneten Pflanzen oder deren Teilen hergestellt sind und ausschließlich zur Anwendung als „Hustentee", „Brusttee", „Husten- und Brusttee", „Magentee", „Darmtee", „Magen- und Darmtee", „Beruhigungstee" oder „Harntreibender Tee" in den Verkehr gebracht werden.

Der Zusatz von arzneilich nicht wirksamen Stoffen oder Zubereitungen aus Stoffen ist zulässig. Die bei der Herstellung verlorengegangenen ätherischen Öle der Ausgangsdrogen dürfen nach Art und Menge ersetzt werden.

## § 2

(1) Arzneimittel im Sinne des § 2 Abs. 1 oder Abs. 2 Nr. 1 des Arzneimittelgesetzes sind als Fertigarzneimittel für den Verkehr außerhalb der Apotheken auch freigegeben, wenn sie ausschließlich dazu bestimmt sind:

1. bei Husten oder Heiserkeit angewendet zu werden, sofern sie an arzneilich wirksamen Bestandteilen keine anderen als die in der Anlage 2 a zu dieser Verordnung genannten Stoffe oder Zubereitungen enthalten und sofern sie in Darreichungsformen zum Lutschen in den Verkehr gebracht werden,

2. als Abführmittel angewendet zu werden, sofern sie an arzneilich wirksamen Bestandteilen keine anderen als die in der Anlage 2 b zu dieser Verordnung genannten Stoffe oder Zubereitungen enthalten,

3. bei Hühneraugen oder Hornhaut angewendet zu werden, sofern sie an arzneilich wirksamen Bestandteilen keine anderen als die in der Anlage 2 c zu dieser Verordnung genannten Stoffe oder Zubereitungen enthalten.

(2) Den in Absatz 1 genannten Arzneimitteln dürfen auch arzneilich nicht wirksame Stoffe oder Zubereitungen aus Stoffen zugesetzt sein.

## § 3

Die §§ 1 und 2 gelten nicht für Arzneimittel, die zur Injektion oder Infusion, zur rektalen, vaginalen oder intrauterinen Anwendung, zur intramammären Anwendung bei Tieren, als Wundstäbchen, als Implantate sowie als Aerosole bis zu einer mittleren Teilchengröße von nicht mehr als 5 µm zur unmittelbaren Anwendung am oder im Körper in den Verkehr gebracht werden.

## § 4

Arzneimittel im Sinne des § 2 Abs. 1 oder Abs. 2 Nr. 1 des Arzneimittelgesetzes, die nicht nur auf ärztliche, zahnärztliche oder tierärztliche Verschreibung abgegeben werden dürfen, sind für den Verkehr außerhalb der Apotheken freigegeben, wenn sie ausschließlich zur Beseitigung oder Linderung von Krankheiten der Zierfische, Zier- oder Singvögel, Brieftauben, Terrarientiere oder Kleinnager bestimmt sind.

## § 5

Die Freigabe der in den §§ 1, 2 und 4 genannten Arzneimittel für den Verkehr außerhalb der Apotheken wird nicht dadurch ausgeschlossen, daß sie dazu bestimmt sind, teilweise auch zu anderen Zwecken als zur Beseitigung oder Linderung von Krankheiten, Leiden, Körperschäden oder krankhaften Beschwerden zu dienen.

## § 6

Die Freigabe der in den §§ 1, 2 und 5 genannten Arzneimittel für den Verkehr außerhalb der Apotheken ist, soweit in dieser Verordnung nichts anderes bestimmt ist, ausgeschlossen, wenn sie teilweise oder ausschließlich zur Beseitigung oder Linderung oder wenn sie teilweise zur Verhütung der in der Anlage 3 genannten Krankheiten oder Leiden bestimmt sind.

Zweiter Abschnitt
Einbeziehung in die Apothekenpflicht

## § 7

(1) Die in § 44 Abs. 2 des Arzneimittelgesetzes genannten Arzneimittel sind vom Verkehr außerhalb der Apotheken ausgeschlossen, wenn

1. sie die in der Anlage 4 zu dieser Verordnung genannten Stoffe oder Zubereitungen aus Stoffen sind,
2. sie die in der Anlage 1 b zu dieser Verordnung genannten Pflanzen, deren Teile, Zubereitungen daraus oder Preßsäfte sind,

3. ihnen die in den Nummern 1 oder 2 genannten Stoffe oder Zubereitungen aus Stoffen zugesetzt sind,
4. sie teilweise oder ausschließlich zur Beseitigung, Linderung oder Verhütung der in der Anlage 3 genannten Krankheiten oder Leiden bestimmt sind.

(2) Von den in § 44 Abs. 2 des Arzneimittelgesetzes genannten Arzneimitteln, die teilweise oder ausschließlich zur Beseitigung, Linderung oder Verhütung der in der Anlage 3 genannten Krankheiten oder Leiden bestimmt sind (Absatz 1 Nr. 4), sind jedoch für den Verkehr außerhalb der Apotheken freigegeben:

1. Heilwässer gegen die in der Anlage 3 unter Abschnitt A Nr. 3 und 5 Buchstaben d und e aufgeführten Krankheiten und Leiden,
2. Heilerden, Bademoore, andere Peloide und Zubereitungen zur Herstellung von Bädern, soweit sie nicht in Kleinpackungen im Einzelhandel in den Verkehr gebracht werden,
3. die in § 44 Abs. 2 Nr. 5 des Arzneimittelgesetzes bezeichneten Arzneimittel.

## § 8

(1) Die in § 44 Abs. 1 des Arzneimittelgesetzes genannten Arzneimittel sind vom Verkehr außerhalb der Apotheken ausgeschlossen, wenn

1. sie die in der Anlage 4 zu dieser Verordnung genannten Stoffe oder Zubereitungen aus Stoffen sind,
2. sie die in der Anlage 1 b zu dieser Verordnung genannten Pflanzen, deren Teile, Zubereitungen daraus oder Preßsäfte sind,
3. ihnen die in den Nummern 1 und 2 genannten Stoffe oder Zubereitungen aus Stoffen zugesetzt sind,
4. sie teilweise oder ausschließlich zur Verhütung der in der Anlage 3 genannten Krankheiten oder Leiden bestimmt sind.

(2) Absatz 1 Nr. 4 gilt nicht für Arnzeimittel, die zur Verhütung von Krankheiten der

Zierfische, Zier- oder Singvögel, Brieftauben, Terrarientiere oder Kleinnager bestimmt sind.

## § 9

Die in § 44 des Arzneimittelgesetzes genannten Arzneimittel sind ferner vom Verkehr außerhalb der Apotheken ausgeschlossen, wenn sie chemische Verbindungen sind, denen nach den Erkenntnissen der medizinischen Wissenschaft eine

– antibiotische,
– blutgerinnungsverzögernde,
– histaminwidrige,
– hormonartige,
– parasympathikomimetische (cholinergische) oder parasympathikolytische,
– sympathikomimetische (adrenergische) oder sympathikolytische

Wirkung auf den menschlichen oder tierischen Körper zukommt. Das gleiche gilt, wenn ihnen solche chemischen Verbindungen zugesetzt sind.

## § 10

Die in § 44 des Arzneimittelgesetzes genannten Arzneimittel sind ferner vom Verkehr außerhalb der Apotheken ausgeschlossen, wenn sie zur Injektion oder Infusion, zur rektalen oder intrauterinen Anwendung, zur intramammären oder vaginalen Anwendung bei Tieren, als Implantate oder als Aerosole bis zu einer mittleren Teilchengröße von nicht mehr als 5 µm in den Verkehr gebracht werden.

## Dritter Abschnitt
## Übergangs- und Schlußvorschriften

## § 11

Arzneimittel, die durch diese Verordnung*) apothekenpflichtig werden, bleiben noch bis zum zweiten Jahrestag des Inkrafttretens für den Verkehr außerhalb der Apotheken freigegeben.

## § 12
(entfallen)

**Anlage 1 a**
(zu § 1 Abs. 1 Nr. 1; s. Kap. 1.7.2)

Äthanol

Äthanol-Äther-Gemisch im Verhältnis 3:1 (Hoffmannstropfen)

Äthanol-Wasser-Gemische

Aloeextrakt
a) **zum äußeren Gebrauch als Zusatz in Fertigarzneimitteln**
b) **zum inneren Gebrauch in einer Tagesdosis bis zu 20 mg als Bittermittel in wäßrig alkoholischen Pfanzenauszügen als Fertigarzneimittel**

Aluminumacetat-tartrat-Lösung

Aluminiumacetat-tartrat,
als Tabletten auch mit Zusatz arzneilich nicht wirksamer Stoffe oder Zubereitungen als Fertigarzneimittel

Auminiumhydroxid,
auch in Mischungen mit arzneilich nicht wirksamen Stoffen oder Zubereitungen als Fertigarzneimittel

---

*) Artikel 5 Abs. 2 in Verbindung mit Artikel 3 der Dritten Verordnung zur Änderung der Verordnung über die Zulassung von Arzneimitteln für den Verkehr außerhalb der Apotheken und zur Änderung der Verordnung über den Ausschluß von Arzneimitteln vom Verkehr außerhalb der Apotheken vom 26. Oktober 1988 (BGBl. I S. 2103).

ANHANG

Aluminiumkaliumsulfat (Alaun),
  als blutstillende Stifte oder Steine auch mit
  Zusatz arzneilich nicht wirksamer Stoffe
  oder Zubereitungen

Aluminium-magnesium-silicat-Komplexe,
  als Tabletten auch mit Zusatz arzneilich
  nicht wirksamer Stoffe oder Zubereitungen
  als Fertigarzneimittel

Aluminiumsilicate,
  als Tabletten auch mit Zusatz arzneilich
  nicht wirksamer Stoffe oder Zubereitungen
  als Fertigarzneimittel

Ameisensäure-Äthanol-Wasser-Gemisch
  (Ameisenspiritus)
  mit einem Gehalt an Gesamtameisensäure
  bis zu 1,25 % mit mindestens 70 %igem
  Äthanol

Ammoniaklösung bis 10 %ig

Ammoniak-Lavendel-Riechessenz

Ammoniumchlorid

Angelikaöl, ätherisches

Anisöl, ätherisches

Aniswasser

Arnika,
  und ihre Zubereitungen zum äußeren Gebrauch, auch mit Zusatz arzneilich nicht
  wirksamer Stoffe oder Zubereitungen

Ascorbinsäure (Vitamin C),
  auch als Tabletten, auch mit Zusatz arzneilich nicht wirksamer Stoffe oder Zubereitungen, als Fertigarzneimittel

Baldrianextrakt,
  auch in Mischungen mit Hopfenextrakt
  und mit arzneilich nicht wirksamen Stoffen
  oder Zubereitungen, als Fertigarzneimittel

Baldriantinktur,
  auch ätherische, mit Äthanol-Äther-Gemi-
  schen im Verhältnis 1:5

Baldrianwein
  als Fertigarzneimittel

Benediktiner Essenz

als Fertigarzneimittel

Benzoetinktur,
  mit Äthanol 90 % im Verhältnis 1:5

Birkenteer,
  zum äußeren Gebrauch bei Tieren

Borsäure,
  und ihre Salze zur Pufferung und/oder Isotonisierung in Benetzungslösungen oder
  Desinfektionslösungen für Kontaktlinsen

Brausemagnesia

Calciumcarbonat,
  als Tabletten auch mit Zusatz arzneilich
  nicht wirksamer Stoffe oder Zubereitungen
  als Fertigarzneimittel

Calciumcitrat, Calciumlactat, Calciumphos-
  phate,
  auch gemischt als Tabletten und Mischungen auch mit Zusatz von Ascorbinsäure
  und arzneilich nicht wirksamen Stoffen
  oder Zubereitungen als Fertigarzneimittel

Campherliniment, flüchtiges

Campheröl
  zum äußeren Gebrauch

Camphersalbe,
  auch mit Zusatz von ätherischen Ölen,
  Menthol und Menglytat (Äthylglykolsäurementhylester)

Campherspiritus

Chinawein,
  auch mit Eisen, als Fertigarzneimittel

Citronenöl, ätherisches

Colloidale Silberchloridlösung, eiweißfrei, bis
  zu 0,5 %
  auch mit Zusatz arzneilich nicht wirksamer
  Stoffe oder Zubereitungen, als Nasendesin-
  fektionsmittel, als Fertigarzneimittel

Eibischsirup,
  als Fertigarzneimittel

Enziantinktur,
  aus Enzianwurzel mit Äthanol 70 % im
  Verhältnis 1:5

2-(Ethylmercurithio)benzoesäure, Natriumsalz (Thiomersal)
bis zu 30 mg mit Zusatz arzneilich nicht wirksamer Stoffe oder Zubereitungen als Tabletten zur Bekämpfung der Nosemaseuche der Bienen als Fertigarzneimittel

Eucalyptusöl, ätherisches

Eucalyptuswasser im Verhältnis 1:1000

Fangokompressen und Schlickpackungen

Feigensirup,
auch mit Manna, als Fertigarzneimittel

Fenchelhonig,
unter Verwendung von mindestens 50 % Honig, auch mit konzentrierten Lösungen von süßschmeckenden Mono-, Disacchariden und Glukosesirup, als Fertigarzneimittel

Fenchelöl, ätherisches

Fichtennadelöle, ätherische

Fichtennadelspiritus,
mit mindestens 70%igem Äthanol

Franzbranntwein,
auch mit Kochsalz, Menthol, Campher, Fichtennadel- und Kiefernnadelöl bis zu 0,5 %, Geruchsstoffen oder Farbstoffen, mit mindestens 45%igem Äthanol

Fumagillin-1,1'-bicyclohexyl-4-ylamin-Salz (Bicyclohexylammoniumfumagillin),
mit Zusatz arzneilich nicht wirksamer Stoffe oder Zubereitungen zur Bekämpfung der Nosemaseuche der Bienen als Fertigarzneimittel

Germerwurzelstock (Nieswurzel),
in Zubereitungen mit einem Gehalt bis zu 3 % als Schneeberger Schnupftabak

Glycerol 85 % (Glycerin),
auch mit Zusatz von Wasser

Hartparaffin,
auch mit Zusatz von Heilerde, Bademooren oder anderen Peloiden im Sinne des § 44 Abs. 2 Nr. 2 des Arzneimittelgesetzes oder von arzneilich nicht wirksamen Stoffen oder Zubereitungen, zum äußeren Gebrauch

Hefe,
als Tabletten auch mit Zusatz arzneilich nicht wirksamer Stoffe oder Zubereitungen als Fertigarzneimittel

Heidelbeersirup,
als Fertigarzneimittel

Heilerde,
zur inneren Anwendung, auch in Kapseln

Heublumenkompressen

Holundersirup,
als Fertigarzneimittel

Holzteer,
zum äußeren Gebrauch bei Tieren

Johanniskraut oder Johanniskrautblüten,
Auszüge mit Öl als Fertigarzneimittel

Kaliumcarbonat

Kaliumcitrat

Kaliumdihydrogenphosphat

Kalium-(RR)-hydrogentartrat (Weinstein)

Kalium-natrium-(RR)-tartrat

Kaliumsulfat

Kalmusöl, ätherisches

Kamillenauszüge, flüssige,
auch mit Zusatz arzneilich nicht wirksamer Stoffe oder Zubereitungen, als Fertigarzneimittel

Kamillenextrakt,
auch mit Salbengrundlage, als Fertigarzneimittel

Kamillenöl

Kamillenwasser

Karmelitergeist,
als Fertigarzeimittel

Kiefernnadelöle, ätherische

Knoblauch,
und seine Zubereitungen, auch mit Zusatz arzneilich nicht wirksamer Stoffe und Zubereitungen

Kohle, medizinische
  als Tabletten oder Granulat auch mit Zusatz arzneilich nicht wirksamer Stoffe oder Zubereitungen als Fertigarzneimittel

Kondurangowein,
  als Fertigarzneimittel

Korianderöl, ätherisches

Krauseminzöl, ätherisches

Kühlsalbe,
  als Fertigarzneimittel

Kümmelöl, ätherisches,
  auch in Mischungen mit anderen ätherischen Ölen – ausgenommen Terpentinöl –, mit Glycerol, Leinöl, flüssigem Paraffin, feinverteiltem Schwefel oder Äthanol, für Tiere, als Fertigarzneimittel

Lactose (Milchzucker)

Lanolin

Lärchenterpentin,
  zum äußeren Gebrauch bei Tieren

Lavendelöl, ätherisches

Lavendelspiritus

Lavendelwasser

Lebertran,
  in Kapseln als Fertigarzneimittel

Lebertranemulsion,
  auch aromatisiert, als Fertigarzneimittel

Lecithin
  auch mit Zusatz arzneilich nicht wirksamer Stoffe oder Zubereitungen als Fertigarzneimittel

Leinkuchen

Leinöl

Leinöl, geschwefeltes,
  zum äußeren Gebrauch

Liniment, flüchtiges

Lorbeeröl

Magnesiumcarbonat, basisches, leichtes und schweres,

als Tabletten auch mit Zusatz arzneilich nicht wirksamer Stoffe oder Zubereitungen als Fertigarzneimittel

Magnesiumhydrogenphosphat

Magnesiumoxid, leichtes (Magnesia, gebrannte)

Magnesiumperoxid, bis 15%ig,
  als Tabletten auch mit Zusatz arzneilich nicht wirksamer Stoffe oder Zubereitungen als Fertigarzneimittel

Magnesiumsulfat 7 $H_2O$ (Bittersalz)

Magnesiumtrisilicat,
  als Tabletten auch mit Zusatz arzneilich nicht wirksamer Stoffe oder Zubereitungen als Fertigarzneimittel

Mandelöl

Mannasirup,
  als Fertigarzneimittel

Melissengeist,
  als Fertigarzneimittel

Melissenspiritus

Melissenwasser

Mentholstifte

Methenamin-Silbernitrat (Hexamethylentetraminsilbernitrat)
  als Streupulver 2%ig mit Zusatz arzneilich nicht wirksamer Stoffe oder Zubereitungen in Wochenbettpackungen als Fertigarzneimittel

Minzöl, ätherisches

Mischungen aus Dichloridifluormethan und Trichlorfluormethan,
  in Desinfektionssprays zur Anwendung an der menschlichen Haut als Treib- und Lösungsmittel und in Mitteln zur äußeren Kälteanwendung bei Muskelschmerzen und Stauchungen, auch mit Zusatz von Latschenkiefernöl, Campher, Menthol und Arnikaauszügen oder Propan und Butan, als Fertigarzneimittel

Mischungen von Äthanol-Äther, Campherspiritus, Seifenspiritus und wäßriger Ammoniaklösung oder von einzelnen dieser Flüssigkeiten für Tiere

Molkekonzentrat,
mit Zusatz arzneilich nicht wirksamer Stoffe oder Zubereitungen

Muskatblütenöl (Macisöl), ätherisches

Muskatnußöl, ätherisches

Myrrhentinktur

Natriumhydrogencarbonat,
als Tabletten, Granulat oder in Kapseln auch mit Zusatz arzneilich nicht wirksamer Stoffe oder Zubereitungen als Fertigarzneimittel

Natriummonohydrogenphosphat

Natriumsulfat-Dekahydrat (Glaubersalz)

Nelkenöl, ätherisches

Nelkentinktur,
mit Äthanol 70 % im Verhältnis 1:5

Opodeldok, flüssiger

Pappelsalbe

Pepsinwein,
als Fertigarzneimittel

Pfefferminzöl, ätherisches

Pfefferminzsirup,
als Fertigarzneimittel

Pfefferminzspiritus,
aus Pfefferminzöl mit Äthanol 90 % im Verhältnis 1:10

Pfefferminzwasser
auch mit Zusatz arzneilich nicht wirksamer Stoffe oder Zubereitungen als Fertigarzneimittel

Pomeranzenblütenöl, ätherisches

Pomeranzenschalenöl, ätherisches

Pomeranzensirup,
als Fertigarzneimittel

Pyrethrum-Extrakt
zur Anwendung bei Tieren mit Zusatz arzneilich nicht wirksamer Stoffe oder Zubereitung als Fertigarzneimittel

Ratanhiatinktur

Riechsalz

Rizinusöl,
auch raffiniertes, auch in Kapseln

Rosenhonig

Rosmarinblätter,
und ihre Zubereitungen, auch mit Zusatz arzneilich nicht wirksamer Stoffe oder Zubereitungen als Fertigarzneimittel

Rosmarinöl, ätherisches

Rosmarinspiritus

Salbeiöl, ätherisches

Salbeiwasser

Salicyltalg

Sauerstoff,
für medizinische Zwecke – auch zur Anwendung bei den in Anlage 3 genannten Krankheiten und Leiden –

Schwefel

Schwefel, feinverteilter (Schwefelblüte),
zum äußeren Gebrauch

Seifenspiritus

Silbernitratlösung, wäßrige 1%ig,
in Ampullen in Wochenbettpackungen

Siliciumdioxid (Kieselsäure),
als Streupulver auch mit Zusatz arzneilich nicht wirksamer Stoffe oder Zubereitungen als Fertigarzneimittel

Spitzwegerichauszug,
als Fertigarzneimittel

Spitzwegerichsirup,
als Fertigarzneimittel

Talkum

Tamponadestreifen,
imprägniert mit weißem Vaselin

Tannin-Eiweiß-Tabletten,
als Fertigarzneimittel

Thymianöl, ätherisches

Ton, weißer

Vaselin, weißes oder gelbes

Vaselinöl, weißes oder gelbes,
zum äußeren Gebrauch, als Fertigarzneimittel

Wacholderextrakt

Wacholdermus,
als Fertigarzneimittel

Wacholdersirup,
als Fertigarzneimittel

Wacholderspiritus

Watte,
imprägniert mit Capsicumextrakt

Watte,
imprägniert mit Eisen(III)-chlorid

Weinsäure

Weizenkeimöl,
in Kapseln als Fertigarzneimittel, als Perlen
auch mit Zusatz arzneilich nicht wirksamer
Stoffe oder Zubereitungen, als Fertigarzneimittel

Zimtöl, ätherisches

Zimtsirup,
als Fertigarzneimittel

Zinkoxid,
mit Zusatz arzneilich nicht wirksamer
Stoffe oder Zubereitungen als Puder, auch
mit Zusatz von Lebertran, als Fertigarzneimittel

Zinksalbe,
auch mit Zusatz von Lebertran, als Fertigarzneimittel

Zitronellöl, ätherisches

## Anlage 1 b
(zu § 1 Abs. 1 Nr. 2, § 7 Abs. 1 Nr. 2 und
§ 8 Abs. 1 Nr. 2; s. Kap. 1.7.2, 1.7.3)

| | |
|---|---|
| Adonisröschen | Adonis vernalis |
| Aloe-Arten | |
| Alraune | Mandragora officina-rum |
| Aristolochia-Arten | |
| Beinwell | Symphytum officinale |

(ausgenommen Zubereitungen zum äußeren Gebrauch, die in der Tagesdosis nicht
mehr als 100 μg Pyrrolizidin-Alkaloide mit
1,2-ungesättigtem Necingerüst einschließlich ihrer N-Oxide enthalten)

| | |
|---|---|
| Besenginster | Cytisus scoparius |
| Blasentang | Fucus vesiculosus |
| Cascararinde (Sagra-darinde) | Rhamnus purshiana |
| Digitalis-Arten | |
| Eisenhut | Aconitum napellus |
| Ephedra | Ephedra distachya |
| Farnkraut-Arten | |
| Faulbaumrinde | Rhamnus frangula |
| Fleckenschierling | Conium maculatum |
| Fußblatt-Arten | Podophyllum pelta-tum |
| | Podophyllum hexan-drum |
| Gartenrautenblätter | Ruta graveolens |
| Gelsemium (Gelber Jasmin) | Gelsemium sempervi-rens |
| Giftlattich | Lactuca virosa |
| Giftsumach | Toxicodendron quer-cifolium |
| Goldregen | Laburnum anagyroi-des |
| Herbstzeitlose | Colchicum autumnale |
| Huflattich | Tussilago farfara |

(ausgenommen Zubereitungen aus Huflattichblättern zum inneren Gebrauch, die in der
Tagesdosis als Frischpflanzenpreßsaft oder
Extrakt nicht mehr als 1 μg und als Teeaufguß
nicht mehr als 10 μg Pyrrolizidin-Alkaloide
und 1,2-ungesättigtem Necingerüst einschließlich ihrer N-Oxide enthalten)

| | | | |
|---|---|---|---|
| Hydrastis (Canadische Gelbwurz) | Hydrastis canadensis | Schlafmohn | Papaver somniferum |
| Hyoscyamus-Arten | | Schöllkraut | Chelidonium majus |
| Ignatiusbohne | Strychnos ignatii | Senna | Cassia angustifolia |
| Immergrün-Arten (Vinca) | | | Cassia senna |
| Ipecacuanha (Brechwurz) | Cephaelis ipecacuanha | Stechapfel-Arten (Datura) | |
| | Cephaelis acuminata | Stephansrittersporn | Delpinium staphisagria |
| Jakobskraut | Senecio jacobaea | Stropanthus-Arten | |
| Jalape | Ipomoea purga | Strychnos-Arten | |
| Kaskarillabaum (Granatill) | Croton cascarilla | Tollkirsche | Atropa bella-donna |
| | Croton eluteria | Tollkraut-Arten (Scopolia) | |
| Koloquinte | Citrullus colocynthis | Wasserschierling | Cicuta virosa |
| Krotonölbaum (Granatill) | Croton tiglium | Yohimbebaum | Pausinystalia yohimba |
| Küchenschelle | Pulsatilla pratensis Pulsatilla vulgaris | | |
| Lebensbaum | Thuja occidentalis | | |
| Lobelien-Arten | | | |
| Maiglöckchen | Convallaria majalis | | |

## Anlage 1 c
(zu § 1 Abs. 1 Nr. 3; s. Kap. 1.7.2)

| | | | |
|---|---|---|---|
| Meerzwiebel, weiße und rote | Urginea maritima | Alantwurzelstock | Helenii rhizoma |
| | | Anis | Anisi fructus |
| Mutterkorn | Secale cornutum | Arnikablüten und -wurzel | Arnicae flos et radix |
| Nachtschatten, bittersüßer | Solanum dulcamara | Bärentraubenblätter | Uvae ursi folium |
| Nieswurz, grüne | Helleborus viridis | Baldrianwurzel | Valerianae radix |
| Nieswurz, schwarze (Christrose) | Helloborus niger | Bibernellwurzel | Pimpinellae radix |
| | | Birkenblätter | Betulae folium |
| Oleander | Nerium oleander | Bitterkleeblätter | Trifolii fibrini folium |
| Pestwurz | | Bohnenhülsen | Phaseoli pericarpium |
| (Petasites) | | Brennesselkraut | Urticae herba |

(in Zubereitungen zum inneren Gebrauch, die in der Tagesdosis nicht mehr als 1 µg Pyrrolizidin-Alkaloide mit 1,2-ungesättigtem Necingerüst einschließlich ihrer N-Oxide enthalten)

| | | | |
|---|---|---|---|
| Physostigma-Arten | | Bruchkraut | Herniariae herba |
| Pilocarpus-Arten | | Condurangorinde | Condurango cortex |
| Rainfarn | Chrysanthemun vulgare | Eibischwurzel | Althaeae radix |
| | | Enzianwurzel | Gentianae radix |
| Rauwolfia | Rauwolfia serpentina | Färberginsterkraut | Genistae tinctoriae herba |
| | Rauwolfia tetraphylla | | |
| | Rauwolfia vomitoria | Fenchel | Foeniculi fructus |
| Rhabarber | Rheum palmatum | Gänsefingerkraut | Anserinae herba |
| | Rheum officinale | Goldrutenkraut | Solidaginis herba |
| Sadebaum | Juniperus sabina | Hagebutten | Cynosbati fructus cum semine |
| Scammonia | Convolvulus scammonia | Hamamelisblätter | Hamamelidis folium |
| | | Hauhechelwurzel | Ononidis radix |
| | | Hirtentäschelkraut | Bursae pastoris herba |
| | | Holunderblüten | Sambuci flos |
| | | Hopfendrüsen und -zapfen | Lupuli glandula et strobulus |

ANHANG

| | |
|---|---|
| Huflattichblätter) | Farfarae folium |
| (in Zubereitungen zum inneren Gebrauch, die in der Tagesdosis nicht mehr als 1 µg Pyrrolizidin-Alkaloide mit 1,2-ungesättigtem Necingerüst einschließlich ihrer N-Oxide enthalten) | |
| Ingwerwurzelstock | Zingiberis rhizoma |
| Isländisches Moos | Lichen islandicus |
| Johanniskraut | Hyperici herba |
| Kalmuswurzelstock | Calami rhizoma |
| Kamillenblüten | Matricariae flos |
| Knoblauchzwiebel | Allii sativi bulbus |
| Korianderfrüchte | Coriandri fructus |
| Kreuzdornbeeren | Rhamni cathartici fructus |
| Kümmel | Carvi fructus |
| Liebstöckelwurzel | Levistici radix |
| Löwenzahn-Ganzpflanze | Taraxaci radix cum herba |
| Lungenkraut | Pulmonariae herba |
| Majorankraut | Majoranae herba |
| Meisterwurzwurzelstock | Imperatoriae rhizoma |
| Melissenblätter | Melissae folium |
| Mistelkraut | Visci herba |
| Orthosiphonblätter | Orthosiphonis folium |
| Passionsblumenkraut | Passiflorae herba |
| Petersilienfrüchte | Petroselina fructus |
| Petersilienkraut | Petroselina herba |
| Petersilienwurzel | Petroselina radix |
| Pfefferminzblätter | Menthae piperitae folium |
| Pomeranzenblätter | Aurantii folium |
| Pomeranzenblüten | Aurantii flos |
| Pomeranzenschalen | Aurantii pericarpium |
| Queckenwurzelstock | Graminis rhizoma |
| Rettich | Raphani radix |
| Rosmarinblätter | Rosmarinus officinalis |
| Salbeiblätter | Salviae folium |
| Schachtelhalmkraut | Equiseti herba |
| Schafgarbenkraut | Millefolii herba |
| Schlehdornblüten | Pruni spinosae flos |
| Seifenwurzel, rote | Saponariae radix rubra |
| Sonnenhutwurzel | Echinaceae angustifoliae radix |
| Sonnentaukraut | Droserae herba |

| | |
|---|---|
| Spitzwegerichkraut | Plantaginis lanceolatae herba |
| Steinkleekraut | Meliloti herba |
| Süßholzwurzel | Liquiritiae radix |
| Tausendgüldenkraut | Centaurii herba |
| Thymian | Thymi herba |
| Vogelknöterichkraut | Polygoni avicularis herba |
| Wacholderbeeren | Junperi fructus |
| Wacholderholz | Juniperi lignum |
| Walnußblätter | Juglandis folium |
| Wegwartenwurzel (Zichorienwurzel) | Chichorii radix |
| Weidenrinde | Salicis cortex |
| Weißdornblätter | Crataegi folium |
| Wermutkraut | Absinthii herba |
| Ysopkraut | Hyssopi herba |
| Zitwerwurzelstock | Zedoariae rhizoma |

**Anlage 1 d**
(zu § 1 Abs. 2 Nr. 1 und 2; s. Kap. 1.7.2)

| | |
|---|---|
| Birkenblätter | Betulae folium |
| Baldrianwurzel | Valerianae radix |
| Eibischwurzel | Althaeae radix |
| Fenchel | Foeniculi fructus |
| Hagebutten | Cynosbati fructus cum semine |
| Holunderblüten | Sambuci flos |
| Hopfenzapfen | Lupuli strobulus |
| Huflattichblätter | Farfarae folium |
| (in Zubereitungen zum inneren Gebrauch, die in der Tagesdosis nicht mehr als 10 µg Pyrrolizidin-Alkaloide mit 1,2-ungesättigtem Necingerüst einschließlich ihrer N-Oxide enthalten) | |
| Isländisches Moos | Lichen islandicus |
| Kamillenblüten | Matricariae flos |
| Lindenblüten | Tiliae flos |
| Mateblätter | Mate folium |
| Melissenblätter | Melissae folium |
| Orthosiphonblätter | Orthosiphonis folium |
| Pfefferminzblätter | Menthae piperitae folium |
| Salbeiblätter | Salviae folium |
| Schachtelhalmkraut | Equiseti herba |
| Schafgarbenkraut | Millefolii herba |

Spitzwegerichkraut — Plantaginis lanceolatae herba
Tausendgüldenkraut — Centaurii herba
Weißdornblätter — Crataegi folium

## Anlage 1 e
(zu § 1 Abs. 2 Nr. 2; s. Kap. 1.7.2)

Angelikawurzel — Angelicae radix
Anis — Anisi fructus
Bibernellwurzel — Pimpinellae radix
Brennesselkraut — Urticae herba
Bruchkraut — Herniariae herba
Brunnenkressenkraut — Nasturtii herba
Condurangorinde — Condurango cortex
Curcumawurzelstock (Gelbwurzelstock) — Curcumae longae rhizoma
Enzianwurzel — Gentianae radix
Eucalyptusblätter — Eucalypti folium
Gänsefingerkraut — Anserinae herba
Goldrutenkraut — Solidaginis herba
Hamamelisrinde — Hamamelidis cortex
Hauhechel — Ononidis radix
Heidekraut — Callunae herba
Herzgespannkraut — Leonuri cardiacae herba
Kalmuswurzelstock — Calami rhizoma
Korianderfrüchte — Coriandri fructus
Kümmel — Carvi fructus
Liebstöckelwurzel — Levistici radix
Löwenzahn-Ganzpflanze — Taraxaci radix cum herba
Malvenblätter — Malvae folium
Mariendistelkraut — Cardui mariae herba
Paprika (Spanisch Pfefferfrüchte) — Capsici fructus
Primelwurzel — Primulae radix
Queckenwurzelstock — Graminis rhizoma
Quendelkraut — Serpylii herba
Sonnenhutwurzel — Echinaceae angustifolia radix
Süßholzwurzel — Liquiritiae radix
Thymian — Thymi herba
Tormentillwurzelstock — Tormentillae rhizoma
Wacholderbeeren — Juniperi fructus
Weidenrinde — Salicis cortex
Wermutkraut — Absinthii herba

## Anlage 2 a
(zu § 2 Abs. 1 Nr. 1; s. Kap. 1.7.2)

Ätherische Öle, soweit sie in der Anlage 1 a genannt sind
Ammoniumchlorid
Anethol
Ascorbinsäure bis zu einer Einzeldosis von 20 mg und deren Calcium-, Kalium- und Natriumsalze
Benzylalkohol
Campher
Cetylpyridiniumchlorid
Cineol (Eucalyptol)
Citronensäure
α-Dodecyl-ω-hydroxypoly(oxyethylen) (Oxypolyäthoxydodecan) bis zu einer Einzeldosis von 5 mg
Extrakte von Pflanzen und Pflanzenteilen, auch deren Mischungen, soweit sie nicht aus den in der Anlage 1 b bezeichneten Pflanzen oder deren Teilen gewonnen sind
Fenchelhonig
Menglytat (Äthylglykolsäurementhylester)
Menthol
Rosenhonig
Salze natürlicher Mineral-, Heil- und Meerwässer und die ihnen entsprechenden künstlichen Salze
Süßholzsaft
Thymol
Tolubalsam
Weinsäure

## Anlage 2 b
(zu § 2 Abs. 1 Nr. 2; s. Kap. 1.7.2)

Agar
Feigen und deren Zubereitungen
Fenchel
Kümmel
Lactose
Leinsamen und deren Zubereitungen
Manna
Paraffin, dick- und dünnflüssiges, bis zu einem Gehalt von 10 % in nichtflüssigen Zubereitungen
Pflaumen und deren Zubereitungen

Rizinusöl, auch raffiniertes
Tamarindenfrüchte und deren Zubereitungen
Tragant
Weizenkleie

**Anlage 2 c**
(zu § 2 Abs. 1 Nr. 3; s. Kap. 1.7.2)

2-Aminoethanol
Benzalkoniumchlorid
Benzocain
Benzylbenzoat
2,4-Dihydroxybenzoesäure
2,6-Dihydroxybenzoesäure
3,5-Dihydroxybenzoesäure
α-Dodecyl-ω-hydroxypoly(oxyethylen)
Essigsäure
Lärchenterpentin
Menthol
Milchsäure bis 10%ig
Salicylsäure bis 40%ig

**Anlage 3**
(zu §§ 6, 7 Abs. 1 Nr. 4, Abs. 2 Nr. 1 und
§ 8 Abs. 1 Nr. 4; s. Kap. 1.7.2, 1.7.3)

**A. Krankheiten und Leiden beim Menschen**

1. Im Infektionsschutzgesetz vom 20. Juli 2000 (BGBl. I S. 1045) aufgeführte durch Krankheitserreger verursachte Krankheiten
2. Geschwulstkrankheiten
3. Krankheiten des Stoffwechsels und der inneren Sekretion, ausgenommen Vitamin- und Mineralstoffmangel und alimentäre Fettsucht
4. Krankheiten des Blutes und der blutbildenden Organe, ausgenommen Eisenmangelanämie
5. organische Krankheiten
   a) des Nervensystems
   b) der Augen und Ohren, ausgenommen Blennorrhoe-Prophylaxe

   c) des Herzens und der Gefäße, ausgenommen allgemeine Arteriosklerose und Frostbeulen
   d) der Leber und des Pankreas
   e) der Harn- und Geschlechtsorgane
6. Geschwüre des Magens und des Darms
7. Epilepsie
8. Geisteskrankheiten, Psychosen, Neurosen
9. Trunksucht
10. Komplikationen der Schwangerschaft, der Entbindung und des Wochenbetts
11. Krankheiten des Lungenparenchyms
12. Wurmkrankheiten
13. Krankhafte Veränderungen des Blutdrucks
14. Ernährungskrankheiten des Säuglings
15. Ekzeme, Schuppenflechten, infektiöse Hautkrankheiten

**B. Krankheiten und Leiden beim Tier**

1. Übertragbare Krankheiten der Tiere, ausgenommen nach viehseuchenrechtlichen Vorschriften nicht anzeigepflichtige ektoparasitäre und dermatomykotische Krankheiten
2. Euterkrankheiten bei Kühen, Ziegen und Schafen, ausgenommen die Verhütung der Übertragung von Euterkrankheiten durch Arzneimittel, die zum äußeren Gebrauch bestimmt sind und deren Wirkung nicht auf der Resorption der wirksamen Bestandteile beruht
3. Kolik bei Pferden und Rindern
4. Stoffwechselkrankheiten und Krankheiten der inneren Sekretionsorgane, ausgenommen Vitamin- und Mineralstoffmangel
5. Krankheiten des Blutes und der blutbildenden Organe
6. Geschwulstkrankheiten
7. Fruchtbarkeitsstörungen bei Pferden, Rindern, Schweinen, Schafen und Ziegen

# Anlage 4
(zu § 7 Abs. 1 Nr. 1 und
§ 8 Abs. 1 Nr. 1; s. Kap. 1.7.3)

α-(Aminomethyl)benzylalkohol (Phenylaminoäthan), dessen Abkömmlinge und Salze

p-Aminophenol, dessen Abkömmlinge und deren Salze

2-Amino-1-phenylpropanol (Phenylaminopropanol), dessen Abkömmlinge und Salze

Anthrachinon, dessen Abkömmlinge und deren Salze

Antimonverbindungen

Bisacodyl

Bleiverbindungen

Borsäure und ihre Salze, ausgenommen zur Pufferung und/oder Isotonisierung in Benetzungslösungen oder Desinfektionslösungen für Kontaktlinsen

Bromverbindungen, ausgenommen Invertseifen, ferner in Arzneimitteln, die dazu bestimmt sind, die Beschaffenheit, den Zustand oder die Funktionen des Körpers oder seelische Zustände erkennen zu lassen sowie in ausschließlich zum äußeren Gebrauch bestimmten Desinfektionsmitteln, Mund- und Rachendesinfektionsmitteln

Carbamidsäure-Abkömmlinge

Carbamidsäure-Ester und -Amide mit insektizider, akarizider oder fungizider Wirkung, ausgenommen in Fertigarzneimitteln zur äußeren Anwendung bei Hunden und Katzen

Chinin und dessen Salze, ausgenommen Chinin-Triquecksilber(II)-dioxid-sulfat in Zubereitungen bis zu 2,75 % zur Verhütung von Geschlechtskrankheiten, als Fertigarzneimittel

Chinolinabkömmlinge, ausgenommen in Zubereitungen zum äußeren Gebrauch, zur Mund- und Rachendesinfektion sowie in Zubereitungen bis zu 3 % zur Empfängnisverhütung als Fertigarzneimittel; die Ausnahme gilt nicht für halogenierte Hydroxychinoline

Chlorierte Kohlenwasserstoffe

6-Chlorthymol, ausgenommen zum äußeren Gebrauch

Dantron

2-Dimethylaminoethyl-benzilat (Benzilsäure-2-dimethyl-amino-äthylester)

Fluoride, lösliche ausgenommen in Zubereitungen, sofern auf Behältnissen und äußeren Umhüllungen eine Tagesdosis angegeben ist, die einem Fluorgehalt bis zu 2 mg entspricht

Formaldehyd

Goldverbindungen

Heilbuttleberöl, ausgenommen zur Anwendung bei Menschen in Zubereitungen mit einer Tagesdosis von nicht mehr als 6 000 I. E. Vitamin A und 400 I. E. Vitamin D sowie ausgenommen zur Anwendung bei Tieren in Zubereitungen mit einer Tagesdosis von nicht mehr als 4 000 I. E. Vitamin A und 250 I. E. Vitamin D

Heilwässer, die 0,04 mg/l Arsen entsprechend 0,075 mg/l Hydrogenarsenat oder mehr enthalten

Heilwässer, natürliche, die mehr als $10^{-7}$ mg Radium 226 oder 370 Millibecquerel Radon 222 je Liter enthalten

Herzwirksame Glykoside

Jod, ausgenommen in Zubereitungen mit einen Gehalt von nicht mehr als 5 % Jod und in Arzneimitteln nach § 44 Abs. 2 Nr. 1 a und b des Arzneimittelgesetzes

Jodverbindungen, ausgenommen in Arzneimitteln, die dazu bestimmt sind, die Beschaffenheit, den Zustand oder die Funktionen des Körpers oder seelische Zustände erkennen zu lassen, ferner in ausschließlich zum äußeren Gebrauch bestimmten Desinfektionsmitteln und in Arzneimitteln nach § 44 Abs. 2 Nr. 1 a und b des

ANHANG

Arzneimittelgesetzes, ferner in Zubereitungen zur Herstellung von Bädern und von Seifen, auch unter Verwendung von Jod, zum äußeren Gebrauch, als Fertigarzneimittel

Natriumpicosulfat

Oxazin und seine Hydrierungsprodukte, ihre Salze, ihre Abkömmlinge sowie deren Salze

Paraffin, dick- und dünnflüssiges, ausgenommen zum äußeren Gebrauch oder bis zu einem Gehalt von 10 % in nichtflüssigen Zubereitungen

Paraformaldehyd

Pentetrazol

Phenethylamin, dessen Abkömmlinge und Salze

Phenolphthalein

Phosphorsäure-, Polyphosphorsäure-, substituierte Phosphorsäure- (z.B. Thiophosphorsäure-) Ester und -Amide, einschließlich der Ester mit Nitrophenol und Methylhydroxycumarin mit insektizider, akarizider oder fungizider Wirkung, ausgenommen in Fertigarzneimitteln zur äußeren Anwendung bei Hunden und Katzen

Procain und seine Salze zur oralen Anwendung

Pyrazol und seine Hydrierungsprodukte, ihre Salze, ihre Abkömmlinge sowie deren Salze

Resorcin

Salicylsäure, ihre Abkömmlinge und deren Salze, ausgenommen Zubereitungen zum äußeren Gebrauch, ferner Salicylsäureester in ausschließlich oder überwiegend zum äußeren Gebrauch bestimmten Desinfektionsmitteln, Mund- und Rachendesinfektionsmitteln

Senföle

Vitamin A, ausgenommen Zubereitungen mit einer Tagesdosis von nicht mehr als 5 000 I.E. und einer Einzeldosis von nicht mehr als 3 000 I.E., auch unter Zusatz von Vitamin D mit einer Tagesdosis von nicht mehr als 400 I.E., als Fertigarzneimittel für Menschen, sowie ausgenommen Zubereitungen mit einer Tagesdosis von nicht mehr als 4 000 I.E., auch unter Zusatz von Vitamin D mit einer Tagesdosis von nicht mehr als 250 I.E., als Arzneimittel für Tiere

Vitamin D, ausgenommen Zubereitungen mit einer Tagesdosis von nicht mehr als 400 I.E. als Fertigarzneimittel für Menschen, sowie ausgenommen Zubereitungen mit einer Tagesdosis von nicht mehr als 250 I.E. als Arzneimittel für Tiere.

# Anhang 4

## Gesetz über die Werbung auf dem Gebiet des Heilwesens vom 18. Oktober 1978 (Heilmittelwerbegesetz)

**i. d. F. der Bekanntmachung vom 19. Oktober 1994 (BGBl. I S. 3068), zuletzt geändert durch das Gesetz zur vergleichenden Werbung und zur Änderung wettbewerbsrechtlicher Vorschriften vom 1. September 2000 (BGBl. I S. 1374)**

Die Neufassung berücksichtigt:

1. Die Fassung der Bekanntmachung des Gesetzes vom 18. Oktober 1978 (BGBl. I S. 1677),
2. Den am 1. Februar 1987 in Kraft getretenen Artikel 3 des Zweiten Gesetzes zur Änderung des Arzneimittelgesetzes vom 16. August 1986 (BGBl. I S. 1296),
3. Den am 20. April 1990 in Kraft getretenen Artikel 5 des Vierten Gesetzes zur Änderung des Arzneimittelgesetzes vom 11. April 1990 (BGBl. I S. 717),
4. Den am 17. August 1994 in Kraft getretenen Artikel 2 des Fünften Gesetzes zur Änderung des Arzneimittelgesetzes vom 9. August 1994 (BGBl. I S. 2071).

### Gesetz über die Werbung auf dem Gebiet des Heilwesens (Heilmittelwerbegesetz)

#### § 1

(1) Dieses Gesetz findet Anwendung auf die Werbung für

1. Arzneimittel im Sinne des § 2 des Arzneimittelgesetzes,
2. andere Mittel, Verfahren, Behandlungen und Gegenstände, soweit sich die Werbeaussage auf die Erkennung, Beseitigung oder Linderung von Krankheiten, Leiden, Körperschäden oder krankhaften Beschwerden bei Menschen oder Tier bezieht.

(2) Andere Mittel im Sinne des Absatzes 1 Nr. 2 sind kosmetische Mittel im Sinne des § 4 des Lebensmittel- und Bedarfsgegenständegesetzes. Gegenstände im Sinne des Absatzes 1 Nr. 2 sind auch Gegenstände zur Körperpflege im Sinne des § 5 Abs. 1 Nr. 4 des Lebensmittel- und Bedarfsgegenständegesetzes.

(3) Eine Werbung im Sinne dieses Gesetzes ist auch das Ankündigen oder Anbieten von Werbeaussagen, auf die dieses Gesetz Anwendung findet.

(4) Dieses Gesetz findet keine Anwendung auf die Werbung für Gegenstände zur Verhütung von Unfallschäden.

#### § 2

Fachkreise im Sinne dieses Gesetzes sind Angehörige der Heilberufe oder des Heilgewerbes, Einrichtungen, die der Gesundheit von Mensch oder Tier dienen, oder sonstige Personen, soweit sie mit Arzneimitteln, Verfahren, Behandlungen, Gegenständen oder anderen Mitteln erlaubterweise Handel treiben oder sie in Ausübung ihres Berufes anwenden.

#### § 3

Unzulässig ist eine irreführende Werbung. Eine Irreführung liegt insbesondere dann vor,

1. wenn Arzneimitteln, Verfahren, Behandlungen, Gegenständen und anderen Mitteln eine therapeutische Wirksamkeit oder Wirkungen beigelegt werden, die sie nicht haben,
2. wenn fälschlich der Eindruck erweckt wird, daß

a) ein Erfolg mit Sicherheit erwartet werden kann,

b) bei bestimungsgemäßem oder längerem Gebrauch keine schädlichen Wirkungen eintreten,

c) die Werbung nicht zu Zwecken des Wettbewerbs veranstaltet wird,

3. wenn unwahre oder zur Täuschung geeignete Angaben

a) über die Zusammensetzung oder Beschaffenheit von Arzneimitteln, Gegenständen oder anderen Mitteln oder über die Art und Weise der Verfahren oder Behandlungen oder

b) über die Person, Vorbildung, Befähigung oder Erfolge des Herstellers, Erfinders oder der für sie tätigen oder tätig gewesen Personen

gemacht werden.

## § 3 a

Unzulässig ist eine Werbung für Arzneimittel, die der Pflicht zur Zulassung unterliegen und die nicht nach den arzneimittelrechtlichen Vorschriften zugelassen sind oder als zugelassen gelten.

## § 4

(1) Jede Werbung für Arzneimittel im Sinne des § 2 Abs. 1 oder Abs. 2 Nr. 1 des Arzneimittelgesetzes muß folgende Angaben enthalten:

1. den Namen oder die Firma und den Sitz des pharmazeutischen Unternehmers,
2. die Bezeichnung des Arzneimittels,
3. die Zusammensetzung des Arzneimittels gem. § 11 Abs. 1 Satz 1 Nr. 2 der Arzneimittelgesetzes
4. die Anwendungsgebiete,
5. die Gegenanzeigen,
6. die Nebenwirkungen,
7. Warnhinweise, soweit sie für die Kennzeichnung der Behältnisse und äußeren Umhüllungen vorgeschrieben sind,

7 a. bei Arzneimitteln, die nur auf ärztliche, zahnärztliche oder tierärztliche Verschreibung abgegeben werden dürfen, den Hinweis „Verschreibungspflichtig",
8. die Wartezeit bei Arzneimitteln, die zur Anwendung bei Tieren bestimmt sind, die der Gewinnung von Lebensmitteln dienen.

(1a) Bei Arzneimitteln, die nur einen arzneilich wirksamen Bestandteil enthalten, muß der Angabe nach Absatz 1 Nr. 2 die Bezeichnung dieses Bestandteils mit dem Hinweis: „Wirkstoff:" folgen; dies gilt nicht, wenn in der Angabe nach Absatz 1 Nr. 2 die Bezeichnung des Wirkstoffs enthalten ist.

(2) Die Angaben nach den Absätzen 1 und 1 a müssen mit denjenigen übereinstimmen, die nach § 11 oder § 12 des Arzneimittelgesetzes für die Packungsbeilage vorgeschrieben sind. Können die in § 11 Abs. 1 Nr. 7, 9 und 13 des Arzneimittelgesetzes vorgeschriebenen Angaben nicht gemacht werden, so können sie entfallen.

(3) Bei einer Werbung außerhalb der Fachkreise ist der Text „Zu Risiken und Nebenwirkungen lesen Sie die Packungsbeilage und fragen Sie Ihren Arzt oder Apotheker" gut lesbar und von den übrigen Werbeaussagen deutlich abgesetzt und abgegrenzt anzugeben. Bei einer Werbung für Heilwässer tritt an die Stelle der Angabe „die Packungsbeilage" die Angabe „das Etikett" und bei einer Werbung für Tierarzneimittel an die Stelle der Angabe „Ihren Arzt" die Angabe „den Tierarzt". Die Angaben nach Absatz 1 Nr. 1, 3, 5 und 6 können entfallen. Satz 1 findet keine Anwendung auf Arzneimittel, die für den Verkehr außerhalb der Apotheken freigegeben sind, es sei denn, daß in der Packungsbeilage oder auf dem Behältnis Nebenwirkungen oder sonstige Risiken angegeben sind.

(4) Die nach Absatz 1 vorgeschriebenen Angaben müssen von den übrigen Werbeaussagen deutlich abgesetzt, abgegrenzt und erkennbar sein.

(5) Nach einer Werbung in audivisuellen Medien ist der nach Abs. 3 Satz 1 oder 2 vorgeschriebene Text einzublenden, der im Fernsehen vor neutralem Hintergrund gut lesbar wiederzugeben und gleichzeitig zu sprechen ist, sofern nicht die Angabe dieses Textes nach Abs. 3 Satz 4 entfällt. Die Angaben nach Absatz 1 können entfallen.

(6) Die Absätze 1, 1a, 3 und 5 gelten nicht für eine Erinnerungswerbung. Eine Erinnerungswerbung liegt vor, wenn ausschließlich mit der Bezeichnung eines Arzneimittels oder zusätzlich mit dem Namen, der Firma, der Marke des pharmazeutischen Unternehmers oder dem Hinweis „Wirkstoff:" geworben wird.

### § 4 a

Unzulässig ist es, in der Packungsbeilage eines Arzneimittels für andere Arzneimittel zu werben.

### § 5

Für homöopathische Arzneimittel, die nach dem Arzneimittelgesetz registriert oder von der Registrierung freigestellt sind, darf mit der Angabe von Anwendungsgebieten nicht geworben werden.

### § 6

Unzulässig ist eine Werbung, wenn
1. Gutachten oder Zeugnisse veröffentlicht oder erwähnt werden, die nicht von wissenschaftlich oder fachlich hierzu berufenen Personen erstattet worden sind und nicht die Angabe des Namens, Berufes und Wohnortes des Gutachters oder Ausstellers des Zeugnisses sowie den Zeitpunkt der Ausstellung des Gutachtens oder Zeugnisses enthalten,
2. auf wissenschaftliche, fachliche oder sonstige Veröffentlichung Bezug genommen wird, ohne daß aus der Werbung hervorgeht, ob die Veröffentlichung das Arzneimittel, das Verfahren, die Behandlung, den Gegenstand oder ein anderes Mittel selbst betrifft, für die geworben wird, und ohne daß der Name des Verfassers, der Zeitpunkt der Veröffentlichung und die Fundstelle genannt werden,

3. aus der Fachliteratur entnommene Zitate, Tabellen oder sonstige Darstellungen nicht wortgetreu übernommen werden.

### § 7

(1) Es ist unzulässig, Zuwendungen und sonstige Werbeangaben (Waren oder Leistungen) anzubieten, anzukündigen oder zu gewähren, es sei denn, daß es sich um Gegenstände von geringem Wert, die durch eine dauerhafte und deutlich sichtbare Bezeichnung des Werbenden oder des Arzneimittels oder beider gekennzeichnet sind, um geringwertige Kleinigkeiten oder um Werbegaben handelt, die als Zugaben zulässig wären. Werbegaben für Angehörige der Heilberufe sind unbeschadet des Satzes 1 nur dann zulässig, wenn sie zur Verwendung in der ärztlichen, tierärztlichen oder pharmazeutischen Praxis bestimmt sind. § 47 Abs. 3 des Arzneimittelgesetzes bleibt unberührt.

(2) Absatz 1 gilt nicht für Zuwendungen im Rahmen ausschließlich berufsbezogener wissenschaftlicher Veranstaltungen, sofern diese einen vertretbaren Rahmen nicht überschreiten, insbesondere in bezug auf den wissenschaftlichen Zweck der Veranstaltung von untergeordneter Bedeutung sind und sich nicht auf andere als im Gesundheitswesen tätige Personen erstrecken.

### § 8

(1) Unzulässig ist eine Werbung, die darauf hinwirkt, Arzneimittel, deren Abgabe den Apotheken vorbehalten ist, im Wege des Versandes zu beziehen. Dieses Verbot gilt nicht

für eine Werbung, die sich auf die Abgabe von Arzneimitteln in den Fällen des § 47 des Arzneimittelgesetzes bezieht.

(2) Unzulässig ist ferner die Werbung, Arzneimittel im Wege des Teleshopping oder bestimmte Arzneimittel im Wege der Einzeleinfuhr nach § 73 Abs. 2 Nr. 6 a oder § 73 Abs. 3 des Arzneimittelgesetzes zu beziehen.

## § 9

Unzulässig ist eine Werbung für die Erkennung oder Behandlung von Krankheiten, Leiden, Körperschäden oder krankhaften Beschwerden, die nicht auf eigener Wahrnehmung an dem zu behandelnden Menschen oder Tier beruht (Fernbehandlung).

## § 10

(1) Für verschreibungspflichtige Arzneimittel darf nur bei Ärzten, Zahnärzten, Tierärzten, Apothekern und Personen, die mit diesen Arzneimitteln erlaubterweise Handel treiben, geworben werden.

(2) Für Arzneimittel, die dazu bestimmt sind, beim Menschen die Schlaflosigkeit oder psychische Störungen zu beseitigen oder die Stimmungslage zu beeinflussen, darf außerhalb der Fachkreise nicht geworben werden.

## § 11

(1) Außerhalb der Fachkreise darf für Arzneimittel, Verfahren, Behandlungen, Gegenstände oder andere Mittel nicht geworben werden

1. mit Gutachten, Zeugnissen, wissenschaftlichen oder fachlichen Veröffentlichungen sowie mit Hinweisen darauf,
2. mit Angaben, daß das Arzneimittel, das Verfahren, die Behandlung, der Gegenstand oder das andere Mittel ärztlich, zahnärztlich, tierärztlich oder anderweitig

fachlich empfohlen oder geprüft ist oder angewendet wird,
3. mit der Wiedergabe von Krankengeschichten sowie mit Hinweisen darauf,
4. mit der bildlichen Darstellung von Personen in der Berufskleidung oder bei der Ausübung der Tätigkeit von Angehörigen der Heilberufe, des Heilgewerbes oder des Arzneimittelhandels,
5. mit der bildlichen Darstellung
   a) von Veränderungen des menschlichen Körpers oder seiner Teile durch Krankheiten, Leiden oder Körperschäden,
   b) der Wirkung eines Arzneimittels, eines Verfahrens, einer Behandlung, eines Gegenstandes oder eines anderen Mittels durch vergleichende Darstellung des Körperzustands oder des Aussehens vor und nach der Anwendung,
   c) des Wirkungsvorganges eines Arzneimittels, eines Verfahrens, einer Behandlung, eines Gegenstandes oder eines anderen Mittels am menschlichen Körper oder an seinen Teilen,
6. mit fremd- oder fachsprachlichen Bezeichnungen, soweit sie nicht in den allgemeinen deutschen Sprachgebrauch eingegangen sind,
7. mit einer Werbeaussage, die geeignet ist, Angstgefühle hervorzurufen oder auszunutzen,
8. durch Werbevorträge, mit denen ein Feilbieten oder eine Entgegennahme von Anschriften verbunden ist,
9. mit Veröffentlichungen, deren Werbezweck mißverständlich oder nicht deutlich erkennbar ist,
10. mit Veröffentlichungen, die dazu anleiten, bestimmte Krankheiten, Leiden, Körperschäden oder krankhafte Beschwerden beim Menschen selbst zu erkennen und mit den in der Werbung bezeichneten Arzneimitteln, Gegenständen, Verfahren, Behandlungen oder anderen Mitteln zu behandeln sowie mit entsprechenden Anleitungen in audiovisuellen Medien,

11. mit Äußerungen Dritter, insbesondere mit Dank-, Anerkennungs- oder Empfehlungsschreiben, oder mit Hinweisen auf solche Äußerungen,

12. mit Werbemaßnahmen, die sich ausschließlich oder überwiegend an Kinder oder an Jugendliche unter 14 Jahren richten,

13. mit Preisausschreiben, Verlosungen oder anderen Verfahren, deren Ergebnis vom Zufall abhängig ist,

14. durch die Abgabe von Mustern oder Proben von Arzneimitteln oder durch Gutscheine dafür,

15. durch die nicht verlangte Abgabe von Mustern oder Proben von anderen Mitteln oder Gegenständen oder durch Gutscheine dafür.

(2) Außerhalb der Fachkreise darf für Arzneimittel zur Anwendung bei Menschen nicht mit Angaben geworben werden, die nahe legen, daß die Wirkung des Arzneimittels einem anderen Arzneimittel oder einer anderen Behandlung entspricht oder überlegen ist.

## § 12

(1) Die Werbung für Arzneimittel außerhalb der Fachkreise darf sich nicht auf die Erkennung, Verhütung, Beseitigung oder Linderung der in der Anlage zu diesem Gesetz aufgeführten Krankheiten oder Leiden beim Menschen oder Tier beziehen.

(2) Die Werbung für andere Mittel, Verfahren, Behandlungen oder Gegenstände außerhalb der Fachkreise darf sich nicht auf die Erkennung, Beseitigung oder Linderung dieser Krankheiten oder Leiden beziehen. Dies gilt nicht für die Werbung für Verfahren oder Behandlungen in Heilbädern, Kurorten und Kuranstalten.

## § 13

Die Werbung eines Unternehmens mit Sitz außerhalb des Geltungsbereichs dieses Geset-

zes ist unzulässig, wenn nicht ein Unternehmen mit Sitz oder eine natürliche Person mit gewöhnlichem Aufenthalt im Geltungsbereich dieses Gesetzes oder in einem anderen Mitgliedstaat der Europäischen Gemeinschaften oder in einem anderen Vertragsstaat des Abkommens über den Europäischen Wirtschaftsraum, die nach diesem Gesetz unbeschränkt strafrechtlich verfolgt werden kann, ausdrücklich damit betraut ist, die sich aus diesem Gesetz ergebenden Pflichten zu übernehmen.

## § 14

Wer dem Verbot der irreführenden Werbung (§ 3) zuwiderhandelt, wird mit Freiheitsstrafe bis zu einem Jahr oder mit Geldstrafe bestraft.

## § 15

(1) Ordnungswidrig handelt, wer vorsätzlich oder fahrlässig

1. eine Werbung betreibt, die die nach § 4 vorgeschriebenen Angaben nicht enthält oder entgegen § 5 mit der Angabe von Anwendungsgebieten wirbt,

2. in einer nach § 6 unzulässigen Weise mit Gutachten, Zeugnissen oder Bezugnahmen auf Veröffentlichungen wirbt,

3. entgegen § 7 Abs. 1 eine mit Zuwendungen oder sonstigen Werbegaben verbundene Werbung betreibt,

4. entgegen § 8 Abs. 1 Satz 1 oder Abs. 2 eine dort genannte Werbung betreibt,

5. entgegen § 9 für eine Fernbehandlung wirbt,

6. entgegen § 10 für die dort bezeichneten Arzneimittel wirbt,

7. auf die durch § 11 verbotenen Weise außerhalb der Fachkreise wirbt,

8. entgegen § 12 eine Werbung betreibt, die sich auf die in der Anlage zu § 12 aufgeführten Krankheiten oder Leiden bezieht,

9. eine nach § 13 unzulässige Werbung betreibt.

(2) Ordnungswidrig handelt ferner, wer fahrlässig dem Verbot der irreführenden Werbung (§ 3) zuwiderhandelt.

(3) Die Ordnungswidrigkeit nach Absatz 1 kann mit einer Geldbuße bis zu fünfzigtausend Deutsche Mark, die Ordnungswidrigkeit nach Absatz 2 mit einer Geldbuße bis zu fünfundzwanzigtausend Deutsche Mark geahndet werden.

## § 16

Werbematerial, auf das sich eine Straftat nach § 14 oder eine Ordnungswidrigkeit nach § 15 bezieht, kann eingezogen werden.

## § 17

Unberührt bleiben:

1. das Gesetz gegen den unlauteren Wettbewerb in der im Bundesgesetzblatt Teil III, Gliederungsnummer 43-1, veröffentlichten bereinigten Fassung, zuletzt geändert durch Artikel 14 des Gesetzes vom 10. März 1975 (BGBl. I S. 685),
2. die Zugabeverordnung in der im Bundesgesetzblatt Teil III, Gliederungsnummer 43-3-1, veröffentlichten bereinigten Fassung, zuletzt geändert durch Artikel 141 des Gesetzes vom 2. März 1974 (BGBl. I S. 469).

## Anlage zu § 12

Krankheiten und Leiden, auf die sich die Werbung gemäß § 12 nicht beziehen darf:

A. Krankheiten und Leiden beim Menschen

1. Nach dem Infektionsschutzgesetz vom 20. Juli 2000 (BGBl. I S. 1045) meldepflichtige, durch Krankheitserreger verursachte Krankheiten,
2. Geschwulstkrankheiten,
3. Krankheiten des Stoffwechsels und der inneren Sekretion, ausgenommen Vitamin- und Mineralstoffmangel und alimentäre Fettsucht,
4. Krankheiten des Blutes und der blutbildenden Organe, ausgenommen Eisenmangelanämie,
5. organische Krankheiten
   a) des Nervensystems,
   b) der Augen und Ohren,
   c) des Herzens und der Gefäße, ausgenommen allgemeine Arteriosklerose, Varikose und Frostbeulen,
   d) der Leber und des Pankreas,
   e) der Harn- und Geschlechtsorgane,
6. Geschwüre des Magens und des Darms,
7. Epilepsie,
8. Geisteskrankheiten,
9. Trunksucht,
10. krankhafte Komplikationen der Schwangerschaft, der Entbindung und des Wochenbetts.

B. Krankheiten und Leiden beim Tier

1. Nach dem Viehseuchengesetz in der Fassung der Bekanntmachung vom 23. Februar 1977 (BGBl. I S. 313, 437) meldepflichtige Krankheiten,
2. ansteckender Scheidenkatarrh der Rinder,
3. Fruchbarkeitsstörungen der Pferde und Rinder,
4. infektiöse Aufzuchtkrankheiten der Tiere,
5. bakterielle Eutererkrankungen bei Kühen, Ziegen und Schafen,
6. Kolik bei Pferden und Rindern.

# Anhang 5

# Empfehlung des Bundesministeriums für Jugend, Familie und Gesundheit über Lagerungshinweise für Fertigarzneimittel

**Bekanntmachung vom 1. März 1989 (BAnz. S. 1216)**

Der Bundesminister für Jugend, Familie, Frauen und Gesundheit empfiehlt den am Arzneimittelverkehr Beteiligten, folgende Hinweise für die Lagerung von Fertigarzneimitteln zu beachten, sofern nicht andere Vorschriften entgegenstehen. Die Empfehlung bezweckt, unnötige und nicht sachgerechte Lagerungshinweise für Fertigarzneimittel zu vermeiden und die erforderlichen Hinweise zu vereinheitlichen.

Unter Lagerung im Sinne dieser Empfehlung wird eine länger dauernde Aufbewahrung durch die Fachkreise verstanden. Während kurzfristiger Unterbrechung (z.B. beim Transport) kann von der Beachtung der nachfolgenden Hinweise abgesehen werden, es sei denn, daß ausdrücklich auf deren Einhaltung hingewiesen wird (z.B. Kühlkette).

1. Fertigarzneimittel sind im Normalfall bei Raumtemperatur lagerungsfähig. Sie bedürfen dann keines besonderen Lagerungshinweises. Dabei wird davon ausgegangen, daß eine Lagerungstemperatur von $+2\,°C$ nicht unterschritten wird, es sei denn, daß ein anderslautender Hinweis angebracht ist.

2. Soweit im Interesse der Erhaltung einer einwandfreien Beschaffenheit der Fertigarzneimittel die Überschreitung einer bestimmten Temperatur vermieden werden soll, sollen folgende Hinweise verwendet werden:
   1. „Nicht über 25 °C lagern!"
   2. „Nicht über 20 °C lagern!"
   3. „Nicht über  8 °C lagern!"

3. Zäpfchen sollen nur in besonders begründeten Fällen einen Lagerungshinweis erhalten, weil in Fachkreisen bekannt ist, daß sie nicht – auch nicht kurzfristig – über 30 °C gelagert werden dürfen.

4. Lagerungshinweise sind an gut sichtbarer Stelle auf dem Behältnis und, soweit verwendet, auf der äußeren Umhüllung in gut lesbarer Schrift anzugeben.

Die vorstehende Bekanntmachung ersetzt die Bekanntmachung vom 14. März 1972 (BAnz. Nr. 59 vom 24. März 1972).

# Sachregister

## A

Abführmittel 11, 13 ff., 108
- für Kinder 47
-, salinische 110
Abführmittelmissbrauch 79
Abfüllen 74 ff.
- im Voraus 74
-, Regeln 76
Abgabe von Arzneimitteln 78
Abpacken 74
-, Regeln 76
Absinthii herba 29
Absinthin 29
Acidum ascorbicum 51
Acidum lacticum 55
Acidum salicylicum 57
Ackerminze 28
Ackerschachtelhalm 31
Adermin 62
Aerosole 68
Agar-Agar 14, 42
Agrumenöl 42
Aktivkohle 54
Alaun 50
Alkaloide 12
Alkohol 50
-, Säuglinge 80
-, Wechselwirkungen 80
-, 6wertiger 58
Alkohole 133
alkoholhaltige Arzneimittel 79
Alkoholsüchtiger 79
Allicin 23
Alliin 23
Allii sativi bulbi pulvis 23
Aloe 16
- extractum siccum normatum 42
Aloetrockenextrakt 42
Altersherz 104
Althaeae radix 19
Alumen 50
Aluminiumacetat-tartrat-Lösung 50
Aluminiumhydroxid 51, 172
Aluminiumkaliumsulfat 50, 172
Aluminiummagnesiumsilikat-Komplexe 51
Aluminiumsilikat 51, 172
Amarogentin 25
Ameisenspiritus 51
p-Aminobenzoesäureethylester 51
2-Aminoethanol 50
Ammi-visnaga-Früchte 104
Ammoniakflüssigkeit 51
Ammoniaklösung 51

Ammonium chloratum 51
Ammoniumchlorid 51, 172
Amygdalae oleum 47
Anämie, Folsäure 62
-, Vitamin $B_{12}$ 62
Anästhesin 51
Anästhetika, lokal wirkende 121
Anethol 25 f., 51
Aneurin 61, 113
Angelikaöl 39
-, ätherisches 172
Anisfrüchte 20, 25
Anisi aetheroleum 39
- fructus 25
Anisöl 39, 173
Anthrachinone 11
Anthraglykoside 11
Anthranoide 11
antiabsorptive Wirkung 109
Apothekenpflicht 8, 190
-, Ausnahmen 8
-, Ausweitung 8
- bei bestimmten Arzneimittelwirkungen 195
- bei bestimmten Darreichungsformen 195
-, Verordnung über 258
Appetitlosigkeit, Vitamin $B_1$ 61
-, Vitamin $B_{12}$ 62
Applikation 88
Arbutin 32
Arnicae tinctura 42
Arnica flos 34
Arnikablüten 34
Arnikatinktur 35, 42
Arteriosklerose 23, 38, 119
Artischocke 97
Arzneibuch 202
Arzneidrogen, freiverkäufliche 13
Arzneimittel, Abgrenzung 148
-, bedenkliche 152
-, Begriff 146
-, Chargenbezeichnung 154
-, Diätetikum/Nahrungsergänzungsmittel 149
-, Einfuhr 207
-, empfängnisverhütende 128
-, Freiverkäuflichkeit 167
-, Futtermittel 149
-, Gebrauchsinformation 156
-, Herstellen 158
-, Herstellungserlaubnis 158
-, homöopathische 164
-, Inverkehrbringen 152
-, Irreführung 153
-, Kennzeichnung 154
-, Kosmetikum 148

harndesinfizierende Arzneipflanzen 37
harntreibende Arzneipflanzen 37
harntreibende Mittel 30
Harnweg-desinfizierende Drogen 33
Harnwegsinfektion 98
Harpagophyti radix 29
Harpagosid 29
Hartgelatinekapseln 64
Hartparaffin s. Paraffin
Hefe 45
Heidekraut 33
Heidelbeeren 36
Heilerde 53, 141
Heilmittel 6, 171
–, Abführmittel 186
–, Anwendungsgebiete 187
–, Darreichungsformen 187
–, Heimtiere 187
–, Hornhaut 187
–, Hühneraugen 187
–, Husten oder Heiserkeit 186
–, Pflanzen 188
–, Verbot 187 f.
Heilmittelwerbegesetz 214, 273
–, Erinnerungswerbung 83
–, Fachwerbung 216
–, irreführende Werbung 216
–, Krankheitsliste 84
–, Laienwerbung 216
–, Mindestinformation 217
–, Ordnungswidrigkeiten 84
–, unzulässige irreführende Werbung 82
–, unzulässige Werbung 83, 217
–, Verbot der Publikumswerbung für
  Schlafmittel 83
–, Werbung außerhalb der Fachkreise 83
–, – innerhalb der Fachkreise 83
Heilwässer 126
–, Heilanzeige 127
–, Wirkungen der Ionen 127
Heiserkeit 186
Herba Epilobii 33
– Leonuri cardiacae 23
– Visci albi 23
herstellen 74, 81
Herstellungserlaubnis 74, 81, 158
–, Ausnahmen für Einzelhändler 158
–, sachkundige Personen 159
–, Teeaufgusspulver 184
–, Voraussetzungen 160
Herzbeschwerden, herzkräftigende Arzneipflanzen 37
–, kreislaufanregende Arzneipflanzen 37
Herzgespannkraut 17, 23
herzkräftigende Arzneipflanzen 37
Herzleistung, nachlassende 104
Herzmittel 22
herzwirksame Glykoside 12
Heublumenkompressen 45

Hippocastani semen 24
Hirschhorngeist 51
Holunderblüten 21
Holzteer 45
homöopathische Arzneimittel 164
Hopfen 16, 104, 107
Hornhaut 187
Huflattichblätter 19 f.
Huflattichblüten 19
Hühneraugen 129, 187
–, Pflaster 129
–, Tinktur 129
Husten 94, 186
Hustenbonbons 95, 123
Husten-Instanttee 66
hydragoge Wirkung 109
Hygiene 76
Hyperici herba 17
– oleum 33
Hypericine 34

**I**

Identität 9
Identitätsprüfung 69
Immunstimulanzien 140
Implantate 68
Informationsbeauftragter 208
Infus 64
Infusionen 68
Injektionen 68
Instanttees 65
Iod 58, 134
irreführende Werbung 216

**J**

Japanisches Minzöl 40
Johanniskraut 16, 107
Johanniskrautöl 33, 45
Juniperi fructus 31

**K**

Kalium 55
Kaliumalaun 50
Kaliumcarbonat 176
Kaliumcitrat 54
Kalium citricum 54
Kaliummangel 54
Kalium-Natrium-(RR)-tartrat 54, 176
Kalmusöl 39, 176
Kaltansatz 64
Kältespray 53
Kaltmazerat 64
Kamillenblüten 25

Matricariae flos 25
Mäusedornwurzelstock 24
Mazeration 67
Medizinalweine 66
medizinische Bäder 64
– Hefe 45
– Kohle 54, 141
medizinischer Wein 64
Medizinprodukte 6 f., 149
Meeresschlamm 53
Melaleuca alternifolia 41
Melissae folium 17, 23, 28
Melisse 104
Melissenblätter 17, 23, 28, 107
Melissengeist 47, 178
Melissenspiritus 47
Mel rosatum 48
Menglytat 50
Menthae arvensis 28
– – aetheroleum 40, 47
– piperitae aetheroleum 41
– – folium 28
Menthol 28, 55, 125
Mentholstifte 28, 47
Methylarbutin 32
Migränestifte 28, 47
Milchsäure 55
Milchzucker 55, 110
Millefolii herba 27
Mindestangaben 77
Mindestinformation 217
Mineralstoffe 55
Minzenrost 28
Minzöl 47, 179
Mischen 74
Mistel 119
Mistelkraut 23
Mistellektine 24
Müdigkeit, Vitamin $B_1$ 61
Muira puama lignum 24
Mullkompressen 131
Mundschleimhautentzündungen, Vitamin $B_2$ 61
Mundsoor bei Säuglingen 48
Mundwinkeleinrisse, Vitamin $B_2$ 61
Muskatblütenöl 179
Muskatnussöl 179
Muskatöl 40
Myrrhae tinctura 47
Myrrhentinktur 47
Myrtilli fructus 36

**N**

Nachtblindheit 60
–, Vitamin A 60
Nahrungsergänzungsmittel 149
Natrium 55
– phosphoricum 56

Natriumbicarbonat 56
Natriumhydrogencarbonat 56, 102, 179
Natriummonohydrogenphosphat 56
Natriumphosphat, sekundäres 56
Natriumsulfat-Dekahydrat 53, 179
Natron, doppeltkohlensaures 56
Neda®-Früchtewürfel 14
Negativlisten 5
Nelkenöl 41, 179
Nervenentzündung, Vitamin $B_6$ 62
Nervenentzündung, Vitamin $B_1$ 61
nervliche Störungen, Nicotinsäureamid 61
nervöse Erscheinungen 38
Niacinamid 61, 113
Nicotinamid 113
Nicotinsäureamid 61, 113, 118
Nicotinsäure-Ester 121
Nieren 98
–, harntreibende Mittel 30
Nierenkranke, Wacholderpräparate 80
Nierenmittel 31
–, das Harnlassen beeinflussende Drogen 33
–, desinfizierende Drogen 32
Nierentee, indischer 99
Nonoxinol 9 128

**O**

Öle
–, ätherische 66
–, fette 66
Oleum Calami 39
– camphoratum 43
– Cinnamomi 42
– Hyperici 45
– Lauri 46
– Lini 46
Öl-in-Wasser-Emulsionen 65
Opodeldok 47
Ovula 128
Oxipropionsäure 55

**P**

Packungsbeilage 78, 81, 156
–, Gebrauchsinformation 156
–, Mindestinformation 217
p-Aminobenzoesäureethylester 51
Panax Ginseng 24
Pantothensäure 61
Papain 56
Papaya-Früchte 56
Paraffin 53, 56, 175
–, flüssiges 57
–, hartes 56
Passiflorae herba 17
Passionsblumenkraut 17, 107

salinisches Abführmittel 53, 56
Salizylsäure 57
Salmiak 51
Salmiakgeist 51
Salviae aetheroleum 41
- folium 27
- trilobae 27
Sambuci flos 21
Saponine 12
Sauerstoff 181
- für medizinische Zwecke 57
Schachtelhalmkraut 31
Schafgarbenkraut 27
Schleimstoffe 10
Schlickpackungen 53
Schmerzen 141
Schwäche, Nicotinsäureamid 61
Schwalbenwurz 20
Schwefel 181
-, gereinigter 57
schwefelsaures Magnesium 52
- Natrium 53
Seignettesalz 54
Selbstbedienung 200
Selbstmedikation, bewährte Heilkräuter 36 ff.
Selen 58
Sennae folium 15
- fructus 15
Sennesblätter 15
Sennesfrüchte 15
Seydlitz-Salz 52
Silberlindenblüten 20
Silbernitratlösung 58
Silicium 59
Siliciumdioxid 58
Sionon® 58
Sirupe 64, 67, 90
Sirupus Althaeae 44
- Mannae 47
Sodbrennen 102
Solidaginis herba 24
Sonnenhutwurzel 21
Sonstige Begriffsbestimmungen 81
Sorbit 58
Sorbitol 58
Spiklavendel 17
Spiritus 50
- camphoratus 44
- Melissae 47
- - comp. 47
- Rosmarini 48
- saponato-camphoratus 47
Spitzwegerichauszug 48
Spitzwegerichkraut 19
Spitzwegerichsirup 20, 48
Sporen 133
Sprühtrockenextrakte 94
Sprühtrocknungsverfahren 65
Spurenelemente 58

Standardzulassungen 74, 81
-, Liste 75
-, Text 77
Stangenschwefel 57
Stärkungsmittel 68
Steigerung der spezifischen Abwehr-Funktion 37
Steineiche 36
Sterilisation 133
Stieleiche 36
Stoffbegriff 81
Stoffe, zentral erregende 121
Stoffwechsel 111
Strafvorschriften 211
Stufenplan 152, 204
Succus Liquiritiae 48
Sumpfschachtelhalm 31
Süßholzsaft 48
Süßholzwurzel 18
Süßstoff 57
Symphyti radix 35

## T

Tabletten 64, 67, 89
Tablettierhilfsmittel 89
Taigawurzel 24
Talcum 59
Talk 59
Talkum 181
Tamarindenmus 14
Tamarindus indicus 14
Tamponadestreifen 59
Tannin-Eiweiß-Tabletten 59
Taraxaci radix 30
Tausendgüldenkraut 29
Tee, wassertreibender 98
Teeabkochung 64
Teeaufguss 64
Teeaufgusspulver 65, 184
Teebaumöl 41
Terebinthina laricina 46
Terpinen-4-ol 31
Teufelskrallenwurzel 29
therapeutischer Effekt 89
Thiamin 61, 113
Thujon 27
Thymi aetheroleum 42
- herba 18
Thymian 18
Thymianöl 42, 181
Thymol 59
Tierarzneimittel 202
Tiliae flos 20
Tinctura Valerianae aetherea 43
Tinkturen 64, 67
Tocopherol 61, 113
Tolubalsam 49

Ton 181
Tonika 38, 68, 117
Ton, weißer 59
traditionelle Arzneimittel 82
Tragacantha 14, 49
Tragant 14, 49
Tritici aestivi oleum virginale 49
Trockenextrakte 65
Tropfen 90
Trypteta arnicivora 34

## U

Überwachung 205
Umfüllen 74
–, Regeln 76
Ungeziefer-Halsbänder 135
Unguentum camphoratum 44
unsachgemäßer Umgang 79
Uritcae herba 32
Urogenitaltrakt, Blasenfunktionsstärkung 37
–, harndesinfizierend 37
–, harntreibend 37
Uvae ursi folium 32

## V

Valerianae extractum siccum 43
– radix 16
– tinctura 43
Vaselin 181
–, gelbes 59
–, weißes 59
Vaselinöl 59
Venenfunktionsstörungen 38
Venenmittel 141
Verbandmull 131
Verbandpäckchen 132
Verbandstoffe 131
Verbote 152
–, bedenkliche Arzneimittel 152
–, Irreführung 153
–, Qualitätsminderung 152
Verderberscheinungen 70
verdorbene Arzneimittel 70
Verfallsdatum, Überwachung 73
verfälschte Arzneimittel 69
Verpackungsmaterial 76
Verschreibungspflicht 197
Verstopfung 37
Vertriebswege 196
verwechselte Arzneimittel 69
Vinum Condurango 46
– Pepsini 48
Vitamin(e) 60 ff., 112 ff., 118
–, A 60, 113
–, $B_1$ 61, 113 f.
–, $B_2$ 61, 113 f.

–, $B_6$ 62, 113 f.
–, $B_{12}$ 62, 113 f.
–, Bedeutung 114
–, C 51, 62, 113, 115
–, D 60, 115
–, $D_2$ 113
–, $D_3$ 113
–, E 161, 13, 115
–, H 113
–, K 113
–, Mangelerscheinungen 114
Vitamin-P-Faktoren 12
–, Tagesbedarf 113
–, Vorkommen 113
Vitis idaeae folia 33
Vorbeugungsmittel 6, 167

## W

Wacholderbeeren 31, 98
Wacholdermus, -öl s. Wacholderbeeren
Wacholderspiritus 49
Wachstumsstillstand, Pantothensäure 62
Warnhinweise 78
Wasser-in-Öl-Emulsionen 65
wasserlösliche Vitamine 60 f.
Wechselwirkungen 80
Weichgelatinekapseln 64
Weidenrinde 21
Weidenröschen, kleinblütiges 33
Weingeist 50
weinsaures Kalium-Natrium 54
Weißdorn 119
–, Blätter 22, 104
–, Blüten 22, 104
–, Früchte 22, 104
Weizenkeimöl 49
Weizenkleie 14, 49, 109
Werbung, Gesetz 82 f., 273
Wermutkraut 29
Wintereiche 36
Wunden, Mittel zur Behandlung von 33
Wundschnellverbände 131

## Z

Zahnstocherammeifrüchte 104
Zäpfchen 68, 90
Zecken 135
zentral erregende Stoffe 121
zerkleinern 74
Zimtöl 42, 182
Zink 58
Zitronenöl 42
zitronensaures Kalium 54
Zuckergehalt, Diabetiker 80
Zulassung von Fertigarzneimitteln 82
Zwergpalmenfrüchte 33